全国医药高职高专护理类专业"十二五"规划教材

U0265680

护理学基础

主编　李秀芝

中国医药科技出版社

内 容 提 要

　　本书是全国医药高职高专护理类专业"十二五"规划教材之一，依照教育部教育发展规划纲要等相关文件要求，紧密结合卫生部执业考试特点，根据护理专业教学大纲的基本要求和课程特点编写而成。

　　全书共分22章，主要介绍护理学的基本理论以及护理技术的基本操作等内容，在编排上，每章前提出学习目标和案例导入，加强了课堂的互动性，让学生主动参与课堂教学，突出实用性和可操作性。

　　本书适合医药卫生高职高专、函授及自学高考等护理类专业相同层次不同办学形式教学使用，也可作为医药行业培训和自学用书。

图书在版编目（CIP）数据

护理学基础 / 李秀芝主编 . —北京：中国医药科技出版社，2013.7

全国医药高职高专护理类专业"十二五"规划教材

ISBN 978-7-5067-6125-3

Ⅰ.①护…　Ⅱ.①李…　Ⅲ.①护理学 –高等职业教育 –教材　Ⅳ.① R47

中国版本图书馆 CIP 数据核字（2013）第 123135 号

美术编辑　陈君杞

版式设计　郭小平

出版　中国医药科技出版社

地址　北京市海淀区文慧园北路甲 22 号

邮编　100082

电话　发行：010–62227427　邮购：010–62236938

网址　www.cmstp.com

规格　787 × 1092mm $^1/_{16}$

印张　30 $^1/_2$

字数　611 千字

版次　2013 年 7 月第 1 版

印次　2013 年 7 月第 1 次印刷

印刷　北京宝旺印务有限公司

经销　全国各地新华书店

书号　ISBN 978-7-5067-6125-3

定价　**62.00 元**

全国医药高职高专护理类专业"十二五"规划教材建设委员会

编委会 / 《护理学基础》

主　编　李秀芝

副主编　张春菊　庄凤娟　陈亚清

编　委　(以姓氏笔画为序)

王　爽　(北京卫生职业学院)

王国芳　(北京卫生职业学院)

亢　克　(泰山护理职业学院)

申　宁　(北京卫生职业学院)

刘　敏　(泰山护理职业学院)

庄凤娟　(北京卫生职业学院)

李秀芝　(泰山护理职业学院)

李秀花　(汶上县人民医院)

张春菊　(泰山护理职业学院)

张英莉　(泰山医学院附属医院)

宋艳苹　(山东省菏泽医学专科学校)

陈亚清　(廊坊卫生职业学院)

陈宝华　(北京卫生职业学院)

林　琳　(北京卫生职业学院)

编写说明

当前，我国医药高等职业教育教学已步入了一个新的发展阶段，教育部门高度重视，依托行业主管部门规范指导，各学术团体和高等院校也开展了更加深入的医药高等职业教育教学改革的研究。为贯彻落实《国家中长期教育改革和发展规划纲要（2010～2020年）》和全国医学教育工作会议精神，结合我国"十二五"规划关于医疗卫生改革的战略和政策，适应最新颁布的护士执业资格考试新大纲的要求，推动高质量教材进课堂，2012年9月，在卫生计生委人才交流服务中心的指导下，中国医药科技出版社联合中华预防医学会公共卫生教育学会职教分会，在总结"十一五"期间教材建设经验的基础上，组织泰山护理职业学院、广西卫生职业技术学院、北京卫生职业学院、廊坊卫生职业学院、通辽职业学院、济南护理职业学院等十余所院校，启动了全国医药高职高专护理类专业"十二五"规划教材的编写工作。

《国家中长期教育改革和发展规划纲要（2010～2020年）》提出当前我国职业教育应把提高质量作为重点，到2020年，我国职业教育要形成适应经济发展方式转变和产业结构调整要求、体现终身教育理念、中等和高等职业教育协调发展的现代职业教育体系。作为重要的教学工具，教材建设应符合纲要提出的要求，符合行业对于医药职业教育发展的要求、符合医药职业教育教学实际的要求。根据全国医药行业的现状和对护理高技能型人才的需求，医药高职高专教学公共核心知识体系和课程体系的建立、精品课程与精品教材的建设，成为全国医药高职高专院校护理类专业教学改革和教材建设亟待解决的任务。

在编写过程中我们坚持以人才市场需求为导向，以技能培养为核心，以医药高素质实用技能型人才培养必需知识体系为要素，规范、科学并符合行业发展需要为该套教材的指导思想；坚持"技能素质需求→课程体系→课程内容→知识模块构建"的知识点模块化立体构建体系；坚持以行业需求为导向，以国家相关执业资格考试为参考的编写原则；坚持尊重学生认知特点、理论知识适度、技术应用能力强、知识面宽、综合素质较高的编写特点。

本套教材根据全国医药高职高专院校护理类专业教学基本要求和课程要求进行编写，涵盖了护理类专业教学的所有重点核心课程和若干选修课程，可供护理及其相关专业教学使用。欢迎广大读者特别是各院校师生提出宝贵意见。

全国医药高职高专护理类专业"十二五"
规划教材建设委员会
2013年6月

前言 / PREFACE

《护理学基础》是全国医药高职高专护理类专业"十二五"规划教材之一，是依据《护理专业教学大纲》和新版的《全国护士执业资格考试大纲》编写而成。本教材是护理专业的核心课程，是各专科护理的基础，在护理专业的教学中占有非常重要的地位，也是护士执业资格考试的重要内容。在教材内容的选择与编排上既贯穿了全新的护理理念，又体现了国内外护理学发展的特点和方向，强调理论与实践结合，注重技能的培养。教材内容简明、详略得当、重点突出、难度适中、深入浅出、图文并茂，有利于学生对知识的理解和掌握。

本教材具有以下特色：①紧扣新版的《护士执业资格考试大纲》，把最新的护士执业资格考点编入教材，突出考点，便于学生考取护士执业资格证书。②按照学生的认知特点和学科自身的结构编写。把《护理学导论》和《护理学技术》整合为《护理学基础》一书，增强了教材的系统性，便于学生的学习，使学生对护理学有一个整体的认识。③本教材体现三个"贴近"，即贴近学生现状、贴近社会需要、贴近岗位需求，做到教育与岗位需求零距离，有利于学生就业后尽快适应岗位的要求。④以典型"病例"为引导。突出与临床护理实践相结合，通过典型"病例"引出关键问题，让学生带着问题去学习，激发学生学习护理专业新知识和新技术的兴趣。⑤ 教材每章前面列出学习目标，每章后面有思考题（包括历年护士执业资格考试的真题），能提高学生的学习效果。⑥教材以"应用"为宗旨，本着"必需、够用"的原则选用理论内容，并融入足够的实践内容，使理论知识和实践技能有机结合。⑦书中适当插入"知识拓展"，有利于拓宽学生的学习内容和知识视野，激发了学生学习的兴趣。⑧重点突出学生动手能力的培养，构建了"教、学、做"一体化仿真护理实训模式。⑨ 突出"新"字。吸取了护理学的新理论、新知识、新技术，把临床的最新内容纳入教材，使教材更贴近临床，让学生进入临床后没有陌生感。

本教材共22章，第1~6章主要叙述了护理学的基本理论，第7~22章主要叙述了护理学技术的基本操作。本教材适用于高职高专护理、助产专业的学生，也适用于护理教育工作者从事教学的参考书及广大护理工作者继续教育的参考教材。

本教材的编写得到参编学院及泰山护理职业学院领导的大力支持和指导，凝聚了所有编者的智慧和多年的教学经验，在此表示衷心的感谢。

因为本教材编写时间较短，编者的水平有限，书中难免有疏漏之处，敬请使用本教材的广大师生和临床工作者加以指正。

编者
2013 年 3 月

目录 / CONTENTS

第四章 护理学理论 / 51

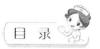

第十七章 静脉输液与输血法 / 350

绪　论

1. 掌握现代护理学发展的三个阶段及各阶段的主要特点。
2. 掌握护理学的四个基本概念。
3. 熟悉护理学的任务、范畴、工作方式。
4. 了解南丁格尔对护理事业的贡献。
5. 了解护理学的发展史及护理学发展的趋势。
6. 熟练掌握护理学基本概念之间的关系。
7. 学会为患者创造一个良好的修养环境。

【引导案例】

患者张某，女，50 岁，因腹痛伴发热、恶心、呕吐、腹泻，以"急性胃肠炎"收入院。入院时患者面色潮红、表情痛苦。查体：体温 38.1℃，脉搏细速。要求护士从患者入院到出院均实行 8h 在班，24h 负责。由责任护士评估患者情况、制定护理计划及护理措施，辅助护士按责任护士的计划实施护理措施。

请问：

1. 以上属于哪种护理工作方式？
2. 此种护理工作方式的优点是什么？
3. 护理工作方式有几种？

护理学是一门以自然科学和社会科学为理论基础，研究促进和恢复人类健康的护理理论、知识、技能及其发展规律的综合性应用学科。其研究内容与范畴涉及到影响人类健康的生物学、心理学、社会学等方面。它以应用科学的思维方式对护理对象进行整体的研究，从而揭示护理学的本质及其发展规律。

第一节　护理学的发展史

一、护理学的形成和发展

（一）人类早期的护理

远古时期，人类为了生存，在与自然环境斗争的过程中，积累了丰富的生产和生活经验，人们为了解除或减轻疾病带来的痛苦，逐渐形成了"自我保护"式的医疗照顾。如人们在受伤后，模仿动物的做法，用舌头舔伤口，防止伤口恶化；人们发现吃了某些食物而致消化不良、腹部不适时，用手抚摸腹部可减轻痛苦，由此形成了原始的按摩疗法；在火发明之后，发现食用熟食可以减少胃肠道疾病，使人们开始认识到饮食与胃肠道疾病的关系。人们为了在恶劣的环境下生存，逐渐开始群居，互相帮助，形成了以家族为中心的母系氏族社会。妇女凭借慈爱的本性和代代相传的经验，担负起照顾家中老、幼、残、弱的责任，进入了原始社会的"家庭式护理"阶段。

在原始社会，由于科学的落后，对天灾、疾病或一些自然现象无法解释，常常与神鬼联系在一起，认为神鬼有超自然的力量，一些巫师应运而生，采用念咒、祷告、画符、捶击、放血、冷热水浇浸等方法来取悦神灵或祛除鬼怪以祛除疾病或减轻痛苦，同时也会使用草药或一些治疗手段治病，使得医药、迷信和宗教长期联系在一起，巫医不分。随着社会的发展，人类的进步，人们对疾病有了新的认识，人们开始摒弃巫术，对患者使用草药和一些简单的治疗手段治病，同时结合饮食调理和生活照顾，形成了集医、护、药于一身的原始医生，医巫分开。

公元初年，随着基督教的兴起，一些教徒们在传播宗教信仰、广建修道院的同时，还开展了医疗、济贫等慈善事业，并建立了医院。这些医院最初是收容徒步朝圣者的休息站，后发展为医院和养老院。一些献身于宗教事业的妇女，在做教会工作的同时，还参与对老、幼、病、残的护理，并使护理工作开始从家庭走向社会。她们虽未受过专门的训练，但因工作认真，服务热忱，又具有奉献精神，受到了社会的赞誉和欢迎，逐渐形成了早期护理的雏形，对以后护理事业的发展有积极的影响。

（二）中世纪护理

中世纪护理的发展受宗教和战争的影响。中世纪的欧洲，由于政治、经济、宗教的发展，战争频发、伤员增多、疾病流行，形成了对医院和护士的迫切需求。因此，各国先后建立了数以百计的大小医院，但医院条件差、设备简陋，床位不足，管理混乱。受宗教的影响，在医院承担护理工作的主要为修女，她们没有受过专业培训，缺乏护理知识，使护理工作仅限于简单的生活照顾，因此，患者病死率较高。在这一时期，也形成了一些宗教性、军队性和民俗性的护理社团，使护理工作逐渐从"家庭式"转向了"社会化和组织化服务"。

（三）文艺复兴与宗教改革时期的护理

文艺复兴时期，也是欧洲文化昌盛时期，西方国家称之为科学新发现时代，期间各国建立了许多图书馆、大学、医学院等。随着科学的进步，社会的发展，医学也得到了迅速的发展，人们开始科学的认识疾病，对疾病的治疗有了新的依据。护理逐渐摆脱教会的控制，专业培训组织相继成立，从事护理工作的人员开始接受专业训练，护理工作开始具有职业性。但从1517年的宗教改革以后，社会结构和妇女的地位发生了变化，护理质量大大下降，护理工作停滞不前长达200年之久，被称为护理史上的黑暗时期。主要原因有：①由于当时社会重男轻女，妇女得不到良好的教育；②工业革命带来经济繁荣的同时改变了人们的价值观，社会上很少有人愿意参加济贫扶弱的社会福利事业；③教会腐败，战争频发，致很多教会和修道院被毁。医院停办，男女修士离开医院，导致患者无人照顾。

（四）科学护理的诞生与南丁格尔的贡献

19 世纪中叶，随着社会的发展，科学及医学的进步，社会对护理的需求日益增加，护理的质量和地位都有所提高。为了进一步提高护士的工作能力，欧洲各国相继开设了许多护士培训班。1836 年德国牧师西奥多·弗里德尔（Fliedner）在凯撒斯威斯城建立了女执事训练所，招收年满 18 岁、身体健康、品德优良的女性接受护理专门训练，这是最早的具有系统化组织的护士训练班。佛罗伦斯·南丁格尔（Florence Nightingale）曾在此接受过训练。

1. 南丁格尔生平

南丁格尔（1820 ~ 1910 年）是现代护理学的奠基人，19 世纪中叶她首创了科学的护理专业，这是现代护理学的开始，也是护理学发展的一个重要转折点。

南丁格尔（图 1 - 1）1820 年出生于意大利的佛罗伦萨，其家庭为当时英国的名门望族，她从小接受了良好的教育，精通英、法、德、意等多国语言，具有较高的文化修养。从少女时代起，她就乐于助人，经常参与慈善活动，接济贫困人家，关心伤病者，并对护理工作表现出了浓厚的兴趣，立志成为一个为患者带来幸福的人，毕生从事护理工作。在当时从事护理工作的多数是未经培训的修女或没有文化的贫困妇女。她的选择遭到父母及家人的强烈反对，南丁格尔不顾家庭的反对和社会舆论的非议，毅然决定从事护理工作。1850 年，她只身前去德国的凯撒斯威斯（Kaiserswerth），参加了护士培训班的学习，并考察了英、法、德、意等国的护理工作。1853 年，学习归来后，她被任命为英国伦敦妇女医院的院长，开始了她的护理生涯。

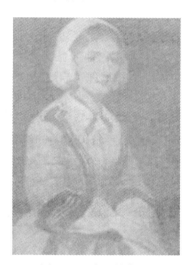

图 1 - 1 南丁格尔

1854 ~ 1856 年，英、法等国与俄国之间爆发了克里米亚战争，由于当时英军战地医院的条件差、设备落后、管理不善，使伤病员得不到合理的照顾及护理而大批死亡，死亡率高达 50%。在伦敦报纸披露了这种情况之后，引起了整个社会的一片哗然。南丁格尔立即致函当时的英国陆军大臣，表示自愿率领护士去前线救治伤病员。1854 年 10 月，南丁格尔带领 38 名护士，克服重重困难，到达战地医院，顶住前线医院人员的抵制及非难，开展了卓有成效的医疗救护工作。她利用自己募捐的 3 万英镑为医院添置了药物和医疗设备，改善了医院的环境，并调整了医院的组织结构。同时改善了士兵的伙食，设立阅览室、娱乐室，重整军队邮务，满足了伤员身心两方面的需求。深夜，她还常常手持油灯巡视病房，慰问伤员。她积极服务的精神赢得了医务人员的信任和伤员的尊敬，士兵们称颂她为"提灯女神"、"克里米亚天使"。在南丁格尔和她所率领护士的努力下，在半年的时间内，伤病员的死亡率下降到 2.2%。这一成绩的取得也改变了当时人们对护理的看法。克里米亚战争的护理实践，使得南丁格尔越发相信护理是一门科学，决定将自己的一生都奉献给科学的护理事业。回国后，她获得了全国民众的欢迎和政府颁发的巨额奖金，但她将所获奖金全部献给了护理事业。此后，她一直致力于护理事业的发展，终身未嫁。1910年8月13日，南丁格尔逝世，享年90岁。

2. 南丁格尔对护理的主要贡献

（1）开创了科学的护理专业　南丁格尔提出的护理理念为现代护理的发展奠定了基础，她认为护理是一门艺术，有其组织性、实用性和科学性。她确定了护理学的概念和护士的任务，提出了公共卫生的护理理念，重视对护理对象的生理和心理护理，发展了自己独特的护理环境学说。正是由于她的努力，护理逐渐摆脱了教会的控制，成为了一门独立的职业。

（2）创办了世界上第一所护士学校　南丁格尔认为护理工作是一门正规职业，护士必须经过正规训练。1860年，她在英国的圣托马斯医院（St. Thomas' Hospital）创办了世界上第一所正式的护士学校，使护理由学徒式教育成为了一种正式的学校教育，为护理教育奠定了基础，促进了护理教育的快速发展。从1860年至1890年共培养1005名学生，他们弘扬南丁格尔精神，创办南丁格尔式的护士学校，推动护理改革，使护理工作呈现了崭新的面貌。国际上称这一时期为"南丁格尔时期"。

（3）撰写著作指导护理工作　南丁格尔一生撰写了大量的论著、书信、日记，其中最有影响的是《护理札记》（Notes on Nursing）和《医院札记》（Notes on Hospital）。《护理札记》是护理学的经典著作，阐述了护理工作应遵循的指导思想和原理，论述了对患者的观察及精神、卫生、饮食对患者的影响。《医院札记》则对医院建筑、管理和卫生保健工作，提出了很多有针对性的改进意见。此外，她还发表了一百多篇护理论文，答复了上千封读者来信。至今，这些论著仍对护理工作有着指导意义。

（4）其他　创立了一整套护理管理制度，强调护理伦理和人道主义的护理观念，注重护理人员的训练和资历要求等。

知识拓展

南丁格尔誓言

余谨以至诚，于上帝及会众面前宣誓：终身纯洁，忠贞职守，尽力提高护理之标准；勿为有损之事，勿取服或故用有害之药；慎守患者家务及秘密，竭诚协助医生之诊治，务谋患者之福利。

为了表彰南丁格尔的卓越贡献和表示对她的纪念，1912年国际护士会将每年的5月12日——南丁格尔的诞辰日定为国际护士节；设立南丁格尔奖章，作为各国护士的最高荣誉奖，每两年颁发一次，我国从1983年开始参加第29届南丁格尔奖的评选活动，至2011年已经有63人获奖。此外，国际护士会还成立了南丁格尔国际护士基金会，此基金主要为各国优秀护士继续学习提供奖学金。

（五）现代护理学的发展

自19世纪中叶南丁格尔首创科学的护理专业以来，护理学科不断发展。现代护理学的发展从护理实践和理论研究来看，主要经历了以下三个阶段：

1. 以疾病为中心的护理阶段

以疾病为中心的护理阶段是现代护理的最初阶段，随着自然科学的不断发展，医学科学也逐渐摆脱了宗教和神学的影响，各种科学学说被揭示和建立，在解释健康与疾病的关系上，人们认为疾病是由于细菌或外伤等袭击人体后所致的损害和功能异常，有病就是不健康，无病就是健康。因此，一切医疗行为都围绕疾病进行，以消除病灶为目的。在这种观念的指导下，形成了以疾病为中心的医学指导思想，这一思想也成为指导和支配护理实践的基本理论观点。

此阶段的特点：①护理已成为专门的职业，护士从业前须经过专门的训练，护理从属于医疗，护士是医生的助手；②护理工作的主要内容是执行医嘱和各项护理技术操作，在长期对疾病护理的实践中逐步积累并形成了一套较规范的疾病护理常规与护理技术操作流程，为护理学的进一步发展奠定了坚实的基础；③护理只关心人的局部病灶，忽视了人的整体性；④护理学尚未形成自己的理论体系，因此护理教育类同于医学教育，课程内容涵盖较少的护理内容。

2. 以患者为中心的护理阶段

随着社会的不断进步，自然科学和社会科学都有了新的发展。20 世纪 40 年代，社会科学中许多有影响的理论和学说相继被提出和确立，如系统论、人的基本需求层次论等，为护理学的进一步发展奠定了理论基础，使人们重新认识人类健康与生理、心理、社会环境之间的关系。

1948 年世界卫生组织（WHO）提出新的健康定义。

1955 年美国的莉迪亚·海尔（L. Hall）首次提出"责任制护理"的概念。用系统论的观点解释了护理工作，把科学的方法应用于护理领域，使护理专业有了革命性的发展。

1977 年美国医学家恩格尔（G. L Engel）提出"生物－心理－社会医学模式"。在这种医学模式的影响下护理工作发生了根本性的变革，从"以疾病为中心"的护理阶段开始转向"以患者为中心"的护理阶段。

此阶段的特点：①强调护理是一门专业，逐步建立了护理的专业理论基础；②医护双方是合作伙伴；③护理工作内容不再是单纯地、被动地执行医嘱和完成护理技术操作，而是对患者实施身、心整体的护理，满足患者的健康需要；④护理教育开始摆脱类同于高等医学教育课程的模式，建立了以患者为中心的护理教育模式，丰富并完善了护理教育及护理研究的内容。

3. 以人的健康为中心的护理阶段

随着社会、经济、文化的发展和人类健康水平的不断提高，以患者为中心的护理模式已不能满足人们的健康需求。科学技术的日新月异，疾病谱发生了很大的变化，使人们对健康的观念也发生了转变。由细菌引起的疾病得到了较好的控制，但与人的行为和生活方式相关的疾病如心脏病、恶性肿瘤、脑血管病、外伤、糖尿病、精神病和艾滋病等已成为威胁人类健康的主要问题。同时，随着人们物质生活水平的提高，人类对健康的需求也日益增加，对护理服务的范围、质量也提出了更高的要求，使"以人的健康为中心的护理"成为必然。

此阶段的特点：①护理学已发展成为现代科学体系中综合人文、社会、自然科学知识的应用学科；②护理工作场所从医院扩展到家庭和社区；③护理工作范畴从对患者护理扩展到对人的生命全过程的护理，护理对象由个体扩展到群体；④护士角色多元化，护士不仅是医生的合作伙伴，还是护理计划制定者、照顾者、教育者、管理者、咨询者、患者代言人等；⑤护理教育方面有完善的教育体制，有雄厚的护理理论基础，有良好的科研体系，并有专业自主性，重视健康教育和发展高等护理教育。

二、中国护理学的发展史

（一）古代护理

我国医学有着悠久的历史，其特点是医、药、护不分。强调"三分治，七分养"，其中的"养"即为护理，古代护理寓于医药之中。在历代的医学书籍中记载了许多与护理相关的知识和技术。如《黄帝内经》是我国现存最早的医学经典著作，阐述了许多生理和病理现象、治疗和护理原则，记载着疾病与饮食调节、精神因素、自然环境和气候变化的关系，如"肾病勿食盐"、"病热少愈，食肉则复，多食则遗，此其禁也"；并提出要"扶正祛邪"，即要加强自身的抵抗力以防御疾病；同时也提出了"圣人不治已病而治未病"的预防观点。东汉末年名医张仲景发明了灌肠术、人工呼吸、舌下给药法和急救护理等医护措施；三国时期名医华佗的《五禽戏》中提倡强身健体、预防疾病的方针和措施。唐代杰出医药学家孙思邈所著《备急千金要方》中宣传了不可与人通用衣服、巾、枕、镜的预防、隔离观点，并首创了细葱管导尿法，以解除患者的痛苦。唐代公元624年，为培养医药人才，开设了太医属，是我国最早的医学教育机构。宋代名医陈自明所著《妇人大全良方》记载了妇女产前、产后护理的资料。明代李时珍是我国杰出的医药学家之一，他的著作《本草纲目》是医护人员正确认识、研究和应用药物的重要工具。几个世纪以来，它以被翻译成多种文字，是世界医药界的重要参考资料。

几千年来，中医把人看作是统一的整体，并把人的健康与内在心理状态和外在生活环境联系在一起；中医十分重视预防保健，强调讲究个人卫生、预防传染病及流行病，并注重精神卫生。因此，中医学为护理学的起源提供了丰富的理论和技术基础。

（二）近代护理

我国近代护理的形成和发展，在很大程度上受西方护理的影响。鸦片战争前后，随着西方军队和宗教的入侵，西方医学和护理学也迅速传入了中国。当时医院的环境、护士的服装、护理操作规程及教科书等均带有浓厚的西方文化色彩。1835年，美国传教士在广州建立了中国第一所西医医院，两年后这家医院即以短期培训的方法培养护士。1888年，由美国约翰逊女士在福州创办了我国第一所护士学校。1895年和1905年，在北京先后成立了护士训练班和护士职业学校。1900年以后，中国各大城市建立了许多教会医院并附设了护士学校，逐渐形成了我国的护理专业队伍。1909年，在美国信宝珠护士的倡导下，"中华护士会"在江西牯岭正式成立（1937年改为中华护士学会，1964年改为中华护理学会）。1920年《护士季报》创刊，是我国第一份护理专业报刊。1921年，北京协和医学院开办了高等护理教育，学制4～5年，5年制的毕业生授予理学士学位，也是我国高等护理教育的开端。1922年，我国加入国际护士会，成为国际护士会第十一个会员国。1934年，教育部成立护士教育专门委员会，将护理教育改为高级护士职业教育，护士教育被纳入了国家正式教育系统。在抗日战争时期，许多护理人员奔赴解放区，开办了医院和护士学校，克服重重困难救治伤员，为抗战胜利做出了重大贡献。护理工作也受到了党中央的重视和关怀，毛泽东同志曾亲笔题词"护士工作有很大的政治重要性"，"尊重护士、爱护护士"。至 1949 年，全国共有护士学校 180 余所，3 万多名护士，但还远远不能满足当时 6 亿人口医疗保健的需要。

（三）现代护理

1949 年中华人民共和国成立以后，在卫生工作应"面向工农兵，以预防为主，团结中西医及卫生工作与群众运动相结合"的正确方针指导下，我国医疗卫生事业和护理事业得到了迅速发展。

1. 中华护理学会的发展

中华护理学会是中国护理工作者的群体性组织，也是在卫生部和中国科协领导下的护理学术组织。学会在护理管理、护理教育、国际交流、人才培养等方面做了大量的工作。在卫生部的支持下，还成立了振兴中华护理事业基金会，为我国护理事业的繁荣和发展做出了贡献。

2. 护理教育体制逐步完善

1950 年在北京召开了全国第一届卫生工作会议，将护理专业教育列为中等专业教育之一，招生对象为初中毕业生，学制 3～4 年，由卫生部统一制定教学计划和编写教材，中等护理教育为我国培养了大批临床实用型护理人才。1966～1976 年的十年动乱使得护理教育遭受严重破坏，几乎全国所有的护士学校都被停办、解散或迁往偏远地区，护理教育基本停滞。直到 1978 年，护士学校才开始陆续恢复招生。1979 年 7 月卫生部为加强、整顿护理教育，先后发出《关于加强护理工作的意见》和《关于加强护理教育工作的意见》的通知，大力扶持护理工作和护理教育事业，使护理教育再次获得重生。首先恢复了中专护理教育。1983 年，教育部和卫生部联合召开会议，决定恢复高等护理教育，天津医学院率先开设了护理本科。1984 年 1 月教育部和卫生部联合在天津召开了高等护理专业教育座谈会，讨论了高等护理教育的层次、规格、学习年限及教学大纲，明确了高等护理教育的地位和作用。1992 年，北京协和医科大学开始了护理硕士研究生教育，并逐渐在全国多数医学院校建立了护理硕士学位授予点。1997 年，中华护理学会在无锡召开继续护理教育座谈会，制订了相应的规章制度及学分授予办法，这标志着我国护理继续教育正式纳入了国家规范化的管理。2004 年协和医科大学和第二军医大学分别开始招收护理博士生，结束了我国大陆没有护理博士教育的历史。从而形成了我国中专、专科、本科、研究生、博士生 5 个层次的护理教育体系。

3. 护理科研日益增强

随着高等护理教育的发展，具有一定科学研究能力的护理人才走向护理教育、护理管理的岗位，她们能用科学的思路和方法研究、解决护理工作中遇到的新问题，并通过报纸、护理杂志、网络等方式与护理同仁们交流。现在，护理研究正处于加速发展的阶段，研究的范围涉及到基础护理、专科护理、护理管理、护理教育、患者及家属的心理护理等等。研究的成果对指导临床护理工作和护理学的发展起到推动作用。中华护理学会第 21 届理事会设立了护理科技进步奖，每两年评选一次。

4. 护理管理体制逐步健全

为了加强对护理工作的领导，完善护理管理体制，国家卫生部医政司设立了护理处，负责全国护士的管理，制订了相关政策法规。1979 年国务院批准卫生部颁发了《卫生技术人员职称及晋升条例（试行）》，明确规定了护士的专业技术职称，由低到高为"护士"、"护师"、"主管护师"、"副主任护师"、"主任护师"。根据这一条例，各省、市、自治区制订了护士晋升考核的具体内容和方法，使护理人员有了完善的晋升考试制度。1993 年卫生部颁发了建国以来第一个关于护士执业和注册的部长令和《中华人民共和国护士管理办法》，中国开始有了完善的护士注册及考试制度。1995 年6 月，全国举行了首次护士执业资格考试，考试合格者方可获执业证书并申请注册。护理管理工作正式进入了法制化的轨道。2008 年，国务院通过了《护士执业注册管理办法》，自 2008 年 5 月 12 日起开始施行。

5. 护理学术交流日益增多

从 1977 年起，中华护理学会和各地分会先后恢复，总会多次召开全国性护理学术经验交流会，各地分会也普遍举行各种不同类型的专题学习班和研讨班。中华护理学会还成立了不同类型的学术委员会和护理专科委员会。1954 年创办了《护理杂志》，王琇瑛担任主编，1977 年复刊，1981 年改名为《中华护理杂志》。另外，面向全国发行的杂志还有《中华护理教育杂志》、《实用护理杂志》、《护士进修杂志》等十余种专业学术刊物。在此期间，大、中专的护理教材，护理论著和护理科普文章如雨后春笋般涌现。

党的十一届三中全会以后，随着我国对外开放政策的日益深入，中国护士与其他国家护士的国际交流日益增加。美国、加拿大、新加坡、日本、澳大利亚等国的护理专家纷纷来华讲学或进行学术交流，国家及各地每年也选派一定数量的优秀护理人员赴国外进修学习或攻读学位。各国学术交流的开展活跃了学术气氛，开阔了眼界，缩短了我国护理与国外护理的差距，提高了我国的护理教育水平和护理质量，促进了我国护理学科的发展。

6. 护理专业水平不断提高

随着护理教育的恢复和发展，护理人员学术水平和科研能力的提高，现代科学技术的进步，我国的护理专业水平不断提高。大面积烧伤、器官移植、肿瘤护理、重症监护等专科护理开始出现，护理人员也不再局限于医院护理，开始走向社会、走进社区和其他医疗机构开展护理服务，护理的内容和范围逐渐扩大，加上医学模式的转变，护理人员开始积极探讨以人的健康为中心的整体护理。

三、护理学的发展趋势

（一）护理工作国际化

加入 WTO 以后，我国在许多方面将进一步开放。经济全球化、国与国、行业与行业、人与人的关系愈加密切，相互影响和渗透。在经济全球化的进程中，最为显著的是人才的竞争，人才的跨国交流日益频繁，护理专业具有与人的健康密切相关及与人的健康需求同步发展的特性，这一特性成为护士在地区间、国际间流动的基础，而由于市场经济的作用，发展中国家的护士总是不断向发达国家流动。目前，护理专业人才短缺是世界许多国家面临的共性问题，给我国护理人员创造了更多迈出国门、进入国际市场就业的机会。面对这种国际化的趋势，21世纪的护理人才应该是具有国际意识、国际交往能力、国际竞争能力和相应知识与技能的高素质人才。护士的国际化流动将对我国的护士队伍建设和护理专业发展产生较大的影响。

（二）护理工作市场化

我国的经济体制改革处于从传统的计划经济体制向社会主义市场经济体制转变的阶段。卫生服务体制必须适应市场经济体制的要求。护理服务进入市场已成为不以人们的意志为转移的客观发展规律。护理工作将被推向市场，护理人员的流动和分布将由市场来调节，护理服务的内容和范畴也将根据市场需求的变化而变化。目前许多护理体制的改革，如护理人员聘用制、结构工资制的推行、护士独立开业的增多，家庭护理和社区护理的推广等，均体现了护理工作市场化的特点。服务第一、质量至上的宗旨将成为护理专业在市场竞争中的主要立足点。护理人员必须不断学习新知识、新技能，提高自己的能力和水平，以适应护理工作市场化的变化。

（三）护理教育高层次化

随着护理专业的飞速发展，护理的新理论、新技术也不断增加。为了进一步提高护理质量，适应护理模式的转变，护理教育必须改变以往单一的中专教育模式，要形成高层次护理教育体系。只有具有高学历的护士才有高水平的护理服务、开展护理科研工作、才能实施科学化的管理。因此，护理人员的基本学历将以大专为主，护理学士、护理硕士、护理博士人数将逐步增多。同时在培养目标上，将以提高护理人员素质作为主导目标，除注重对护士基本理论、基本知识和基本技能的培养外，更应注重护士心理素质和人文素质的培养，使其在变化和竞争中具有较强的社会适应能力。

此外，护理教育形式的多样化也是发展的趋势。除正规的学校教育外，还应大力开展自学高考、函授、成人教育、远程教育等多种形式的学位教育或非学位教育。将护理教育面向全社会。

（四）护理工作法制化

随着我国法制化建设的推进，国务院和卫生部相继颁布了《护士管理办法》和《医疗事故处理条例》等一系列相关的法律法规，这些法律的颁布，既保护了患者和医疗机构的合法权益，同时也保障了医护人员的合法权益，维护了医疗安全，促进了医学科学的发展。

《护士管理办法》以立法的形式，明确了各级卫生行政部门、医疗机构在护理工作管理方面的责任，完善了护士执业准入制度，保障了护士的合法权益，规范了护士执业行为。

（五）护理工作特色化

将中医学的理论、技术融入现代护理理论、技术之中，结合脏腑经络、阴阳五行学说为护理对象辨证施护，以谋求为人类健康事业做出更大贡献，这将是我国护理学术界在21世纪的重要任务之一。

第二节 护理学的任务、范畴及工作方法

一、护理学的任务

随着护理学科的发展，护理学的任务和目标发生了深刻变化。1987 年 WTO 指出："护士的唯一任务是帮助患者恢复健康，帮助健康的人促进健康"。护理人员不仅仅只服务于医院内的患者，还要将服务扩展到家庭、社区、社会；不仅要关注人类现存的健康问题，还要关注潜在的健康问题，最大限度地提高人的生命质量。护理人员需要帮助服务对象解决以下与健康相关的问题。

（一）减轻痛苦

减轻患者的痛苦是护理人员所从事护理工作的基本职责和任务。通过学习、掌握及运用护理专业知识和技能，帮助个体和群体减轻身心痛苦，提高生活质量。

（二）维持健康

维持健康是护理人员通过一系列护理活动帮助服务对象维持健康状态。如合理饮食达到营养均衡，增强机体的抵抗力，预防疾病；乐观的心态有利于减轻日常生活和工作中的压力；适当休息有助于松弛神经与体力恢复，对维持身体健康非常重要；教育和鼓励慢性病患者做一些力所能及的活动来维持肌肉的张力和关节活动度，以增强自理和自护的能力。

（三）恢复健康

恢复健康是帮助人们在患病或有影响健康的问题后，解除因疾病所带来的身体虚弱无力感，使他们发挥体内最大的潜能，逐步恢复健康，提高健康水平。如协助残障者参与他们力所能及的活动，使他们从活动中得到锻炼和自信，以利于他们恢复健康。

（四）促进健康

促进健康是帮助人们获取在维持或增进健康时个体所需要的知识及资源。促进健康的目标是帮助人们维持最佳健康水平或健康状态。护士可以通过健康教育，使人们理解和懂得参加适当的运动是促进身体健康的关键因素。

二、护理学的范畴

（一）护理学的理论范畴

1. 护理学的研究对象

护理学研究的对象是人，涉及人的生、老、病、死全过程，随着护理学的发展，护理学的研究对象也不断发生变化。从单纯研究生物的人向研究生物－心理－社会的人转变。

2. 护理学理论体系的建立

护理学理论体系是护理学发展到一定阶段的产物，是护理人员在长期的护理实践中不断探索的结果。护理学理论体系的构建揭示了护理的现象及护理活动的内在规律，对护理实践有很好的指导作用，对提高护理质量，改善护理服务起到了积极作用。当

护理人员在护理实践中发现过去的理论无法解释新问题、新现象时，便促使其建立和发展新的理论。从南丁格尔建立护理理论至今，随着医学模式的不断转变，护理学理论体系也在不断地更新。

3. 护理学与社会发展的关系

研究护理学在社会中的地位、作用和价值，研究社会对护理学的影响及发展对护理学的要求等。如老年人口的增多、疾病谱的变化等对护理学的影响，人类进入太空、深水、高速运转等新活动领域的健康护理，信息高速公路的建成对护理工作效率的影响等。

4. 护理交叉学科和分支学科的形成

护理学与自然科学、社会科学、人文科学等学科相互渗透，在理论上相互借鉴，在技术上相互促进，在方法上相互启迪，形成了许多综合型、边缘型新的交叉学科和分支学科，如护理心理学、护理管理学、护理伦理学、护理美学、社区护理学等，从而在更大范围内促进了护理学科的发展。

（二）护理学的实践范畴

1. 临床护理

（1）基础护理 是各专科护理的基础，是以护理学的基本理论、基本知识和基本技能为基础，结合患者治疗、康复的要求，来满足患者的基本需要。如饮食护理、排泄护理、清洁的护理、病情观察等。

（2）专科护理 以护理学和相关学科理论为基础，结合临床各专科患者的特点和治疗要求，为患者提供整体护理。如重症监护、多脏器衰竭、急救护理、器官移植、康复护理等。

2. 社区护理

社区护理是将公共卫生学及护理学的知识与技能相结合，借助社会力量以社区为基础，以社区的人群为服务对象，社区的护士以和蔼、亲切的态度、以吃苦耐劳的精神，应用临床医学、公共卫生学、社会科学方面的知识对个人、家庭及社区提供服务。通过社区卫生服务，帮助人们拥有健康的生活方式，促进全民健康水平的提高。

3. 护理管理

运用管理学的理论和方法，对护理工作的诸多要素——人、财、物、时间、信息进行科学的计划、组织、指挥、协调和控制。以培养护理人员良好的品质，提高护理工作的效率和效果，让患者得到更优质的服务。

4. 护理科研

是用科学的方法探索未知，回答和解决护理领域的问题，直接或间接地指导护理实践的过程。运用观察、科学实验、调查分析等方法揭示护理学的内在规律，促进护理理论、知识、技能的更新。

5. 护理教育

以护理学和教育学理论为基础，有目的地培养护理人才，以适应医疗卫生服务和护理学科发展的需要。护理教育一般分为基本护理教育、毕业后护理教育和继续护理教育。基本护理教育包括中专教育、大专教育和本科教育；毕业后护理教育包括规范化培训、研究生教育；继续护理教育是对从事护理工作的人员，以提供学习新理论、新知识、新技术为目的的终身教育。

三、护理的工作方式

（一）个案护理

个案护理（case nursing）也称为特别护理或专人护理，是一名护理人员负责一位患者全部护理内容的工作方式。即由专人负责实施个体化护理，护士负责完成患者的全部护理内容。适用于危重患者或某些特殊患者的护理，也适用于临床教学等。

优点：责任明确，并能全面掌握患者的情况，及时满足患者需要。

缺点：对护士要求较高，耗费人力，不适合所有患者的护理。

（二）功能制护理

功能制护理（functional nursing）最初形成于 20 世纪 30 年代，是一种以疾病为中心的护理模式，以完成各项医嘱和常规的基础护理为主要工作内容，将日常工作任务依工作性质机械地分配给护理人员，护士被分为"巡回护士"、"治疗护士"、"办公室护士"、"生活护理护士"等来完成护理工作，她们各尽其职，互不干扰，这是一种流水作业的工作方法。

优点：以工作内容为中心分配任务，护士分工明确，任务单一，流水作业，能有效地利用时间，易于组织管理，节省人力。

缺点：对患者的各项护理是相互分离的，间断的，没有考虑患者是一个整体的人，护士在实施各项护理措施时，很少与患者交流，只是机械地工作，因而没有人考虑患者的心理、社会需求，不能掌握患者的全面情况。护士也因分工的限制而被动地执行医嘱，不能发挥护士的主动性和创造性。

（三）小组护理

小组护理（team nursing）是以分组护理的方式对患者进行整体护理。把护士分为小组进行护理活动，一般一个护理小组由 7~8 名护士组成，每组分管 10~20 名患者。每个小组由不同级别的护理人员组成，由学历高、工作经验丰富的护士担任组长，组长负责为小组内的患者制定护理计划、护理措施及护理目标，根据组员的知识和能力分配工作任务，使小组的护士各负其责，共同实现护理目标。

优点：充分调动小组成员的积极性，发挥团队合作的精神，为患者提供综合的服务，使每个护理人员的能力得到发挥。

缺点：由于每个护理人员没有确定的护理对象，会影响护理人员的责任心；整个小组的护理工作质量也受组长的能力、水平和经验的影响。

（四）责任制护理

责任制护理（primary nursing）是以患者为中心，每位患者有一名责任护士负责，要求责任护士从患者入院到出院实行 8h 在班，24h 负责。为患者提供有计划、有目标的整体护理。责任护士按护理程序的工作方法对患者评估、制定护理计划、护理措施及评价护理效果，并给患者提供出院指导。辅助护士按责任护士的计划实施护理措施。

优点：能为患者提供连续、整体、个性化的护理，使患者和家属对护理工作满意度提高，护士工作的责任感和自主性增强，护士对自己的工作有成就感。

缺点：这种护理工作方式文字记录的内容多，需要护理人员也多；要求责任护士对患者24h负责难以实现；责任护士之间难以相互沟通和协助。

（五）综合护理

综合护理是一种通过最有效地利用人力资源、最恰当地选择并综合应用上述几种工作方式，为服务对象提供高效率、高质量、低消耗的护理服务方式。它是针对20世纪70年代兴起的责任制护理而改进的一种新的护理工作方式。

优点：各医疗机构的护理人员可根据机构特性和资源配备情况，选择符合自身特点的护理工作方法和流程，最终目标是促进患者康复，维持其最佳健康状态；根据患者需要，加强对护理人员的培训；明确不同层次护理人员的职责；既考虑了成本效益，又为护士的个人发展提供了空间和机会。

缺点：需要的护理人员多，各种标准计划的制定难度很大，在我国目前的医疗卫生管理体制下，很难真正实施。

以上各种护理工作方式是有继承性的，新的工作方式是在原有工作方式基础上的改进和提高。每一种护理工作方式，在护理学的发展历程中都起着重要作用。

第三节 护理学的基本概念

人、环境、健康和护理被大多数学者认为是护理学的基本概念。对这四个概念的研究和描述，构成了护理学的基本要素和理论框架。每位护理理论家在阐述自己的理论时，首先都对这四个概念进行描述，以使他人了解其基本思想。护士如何理解这四个概念，在实践中会得到体现。

一、人

人是护理实践的核心，一切护理活动都是围绕人的健康而进行的。护理学研究和服务的对象是人，包括个体的人和群体的人。对人的认识是护理理论、护理实践的核心和基础，它影响着整个护理概念的发展，并决定了护理工作的任务和性质，人的概念具有以下几个特点：

（一）人是一个统一的整体

人既指个体的人，又指群体的人。人是有组织、器官组成的，是受生物学控制的，即具有生物属性。人又是有思想、有情感、生活在社会里的人，人又具有社会属性。因此人是生物、心理、社会的统一整体。人的生理、心理、社会等各方面是相互作用、相互影响、相互依赖的，从而形成了完整的人，其中任何一个组成部分的功能改变都会影响到其他部分以至整体功能的改变；而人体各组成部分的功能正常运转，又能促进人体整体功能的最大发挥，从而使人体获得最佳的健康状态。例如生理疾病会影响人的情绪和心理，从而影响人的学习、工作，乃至社会活动；另一方面，长期的心理压力和精神抑郁又会造成身体的不适，而出现各种身心疾患，如高血压、应激性溃疡、肿瘤等，因此护理的对象不是"疾病"，而是整体的人。

（二）人是一个开放系统

人不是孤立存在的，而是与外界环境不断进行着物质、能量、信息的交换，同时，在自身内部各系统间也不停地进行着物质、能量、信息的交换，故人是一个开放系统。人的基本目标是维持人体内外环境的协调和平衡，护理的主要功能就是帮助个体调整其内环境，以适应外环境的不断变化，从而获得并维持身心的平衡及健康状态。强调人是一个开放系统，提示护理过程中不仅要关心机体各系统或各器官功能的协调平衡，还要注意环境对机体的影响，这样才能使人的整体功能更好地发挥和运转。

（三）人的基本需求

人的基本需求是指个体为了维持身心平衡及求得生存、成长与发展，在生理和心理上的最低限度的需求，如衣、食、住、行。当人的需要得到满足时，个体就处于一种相对平衡的健康状态，反之个体就会因失衡影响其生理功能或导致疾病。护理人员应满足护理对象的基本需要，使身心处于最佳的健康状态。

（四）人有自理能力并对自己的健康负责

恢复和维持健康是每个人的责任，人人对自己的身心健康都有所追求，人有不同程度的自我护理能力，因此，人不是被动地等待治疗和护理，而是主动地学习有关健康的知识和保健措施。护士应充分调动人的主观能动性，通过健康教育的方式，丰富人的健康知识，提高人的自理能力。

二、环境

人类赖以生存的周围一切事物称为环境，包括人的内环境和外环境。人类的健康与环境状况息息相关，环境对人类健康的影响越来越被人们所重视，良好的环境能促进人的健康，不良的环境会给人带来危害。护士应为患者创造一个良好的环境，帮助人们识别和避免环境中的不利因素，从而促进健康，维护健康。

（一）人的内环境

内环境是指人体内部的环境，包括生理、心理、思维和思想等方面。第一个描述人的内环境的人是生理学家伯纳德。他认为，一个生物体要生存，就必须努力保持其体内环境处于相对稳定状态。其后许多科学家都致力于这方面的研究，大量研究表明：人体不断地使内部环境维持在一种相对稳定的状态，这种稳定状态是靠机体的各种调节机制在无意识状态下以自我调整的方式来控制和维持的，只有内环境相对稳定，才能保持人体生理功能的正常，维持健康状态。如人体内的呼吸系统、循环系统、泌尿系统、神经系统、内分泌系统等都属于内环境中的生理方面，各系统之间通过神经、体液的调节维持生理稳定状态并与外环境进行物质、能量、信息的交换以适应外环境的变化。

（二）人的外环境

外环境由自然环境和社会环境所组成。自然环境即生态环境，是指存在于人类周围自然界中各种因素的总称，它是人类赖以生存和发展的物质基础，包括自然界中的空气、水、阳光、植物等。社会环境是人们为了提高物质和文化生活而创造的环境，包括社会交往、经济条件、劳动条件、生活方式、人际关系、宗教文化、风俗习惯等。

在社会环境中也存在着许多影响人类健康的因素，如人口过度增长、人际关系不和谐、医疗保健服务体系不健全等都会影响人类健康。

（三）人与环境相互影响

人与环境的关系十分密切，人类的一切活动都离不开环境。良好的环境可促进人的健康，不良的环境可影响人的健康。因此，人们在改造自然的同时，要有保护环境的意识，自觉地保护自己的生存环境，使人类与环境相互协调，维持一个动态平衡状态，使环境向着有利于人类健康的方向发展。

三、健康

（一）健康的概念

在不同时期、不同文化背景下人们对健康的概念有不同的解释。世界卫生组织在1948年把健康定义为：“健康不仅是没有疾病和身体缺陷，还要有完整的生理、心理状况与良好的社会适应能力”。这一概念揭示了健康的本质，它一提出，便得到了人们的普遍认可。与以前的健康定义相比，它有以下优点：

（1）指出了健康不仅是没有疾病，从而弥补了健康就是没有疾病这一定义的不足。

（2）正确指出健康包括生理、心理两方面，改变了把身、心机械分割开的传统观念，为医护特别是护理拓宽了工作领域。

（3）健康也包括对社会环境的适应，把健康与人们充实而富有创造性的生活联系起来，即将健康放入人类社会的广阔背景中，可见健康已不仅是医务人员的目标，而且也是国家和社会的责任。

1990年，世界卫生组织把道德修养纳入了健康的范畴，又提出了新的健康概念，即“健康不仅是没有疾病，而且包括躯体健康、心理健康、社会适应良好和道德健康”。这一健康概念的提出，强调从社会公共道德出发，维护人类的健康，要求每个社会公民不仅要为自己的健康负责，而且要对社会群体的健康承担社会公德。健康不再是单纯的生理上的病痛与伤残，它涵盖了生理、心理、社会及道德健康。

（二）影响人健康的因素

1. 环境因素

（1）自然环境因素 良好的自然环境是人类生存和发展的物质条件，如空气、阳光、水、适宜的气候等。如果自然环境发生某些改变，生态平衡遭到破坏，就会对人类健康造成直接或间接的影响。随着科学技术的发展，大量工业废弃物和生活废弃物的排放、人工合成的化学物质与日俱增，使空气、水、土壤等遭到严重破坏，就直接威胁人类的健康。

（2）社会环境因素 人生活在社会群体中，不同的社会制度、经济状况、风俗习惯、文化背景及劳动条件等社会环境因素，均可导致人们产生不同的社会心理反应，从而影响身心健康。与健康有关的社会环境有：①政治制度：是否将公民的健康放在重要位置，并采取积极措施以促进公民健康，政治制度能产生很大的影响。如大气污染、工业污染的治理，水资源的净化、降低二氧化碳排放量等，都直接与人们的健康密切相关。②社会经济因素：社会经济状况与个人经济状况都会直接影响人们的健康。

如社会经济水平的提高，有利于增加卫生资金的投入，改善卫生保健服务设施，从而提高人们的健康水平。另外，与经济因素有关的其他因素如工作条件、生活条件、营养状况也影响人的健康。③文化教育因素：文化教育通过影响人类素质间接影响人们的健康意识。人的文化素质、教育制度、受教育程度、风俗习惯、宗教信仰、传播媒介等都能影响人的健康。

2. 生物因素

在生物因素中，影响人类健康最重要的是心理因素和遗传因素。

（1）心理因素　　心理因素与疾病的产生、防治有密切关系，主要是通过情绪、情感、性格影响健康的。积极的心理状态是保持和增进健康的必要条件，消极的心理状态能引起许多疾病。临床实践和科学研究证明，积极的、乐观的、向上的情绪，能使人增强战胜疾病的信心，促进疾病的康复，促进健康。消极情绪如焦虑、怨恨、悲伤、恐惧、愤怒等可以使人体各系统机能失调，可导致食欲减退、血压升高、失眠、心动过速、肿瘤、月经失调、胃及十二指肠溃疡等疾病。中医学早就有"喜伤心、怒伤肝、思伤脾、忧伤肺、恐伤肾"之说，总之，心理状态是影响健康的重要因素。

（2）遗传因素　　生物遗传因素是指人类在长期生物进化过程中所形成的遗传、成熟、老化及机体内部的复合因素。生物遗传因素直接影响人类健康，它对人类诸多疾病的发生、发展及分布具有决定性的影响。许多疾病目前还没有有效的根治方法，给家庭、伦理、道德、法制和医疗康复带来很大的难题。目前主要是通过提倡科学婚配、优生和法制等手段来减少遗传性疾病的发生。

3. 生活方式

生活方式是指人们长期受一定文化、民族、经济、社会、风俗、规范，特别是家庭影响而形成的一系列生活习惯、生活制度和生活意识。虽然很早就认识到生活方式与健康有关，但由于危害人类生命的各种传染病一直是人类死亡的主要原因，就忽视了生活方式对健康的影响。随着社会的进步，医学科学的发展，人们认为许多疾病与不良的生活习惯和生活方式有关。例如不良饮食习惯、吸烟、酗酒、工作紧张、娱乐活动安排不当、家庭结构异常、滥用药物等，均可导致机体内部功能失调而致病。因此，科学家指出应大力提倡良好的生活习惯。

4. 个人健康观念的影响

每个人对健康都有自己的看法和认识，由于社会、经济背景及文化观念的不同，人们对健康的认识也不同，在经济条件低下时，人们的健康标准是吃饱、穿暖、无躯体疾病。经济条件改善后人们便重视精神生活充实、家庭和睦、人际关系和谐等方面在健康概念中的作用。护士应帮助人们转变不正确的健康观念，建立新的现代健康观念。

5. 卫生服务系统的影响

卫生服务系统包括预防、治疗和康复三大系统，卫生服务的功能和布局对地区居民的健康构成直接影响，卫生服务的质量和效果也对居民的健康产生影响。经济发达的地区医疗卫生服务系统比较完善，设施齐全，居民的健康水平相对较高，而欠发达地区三级医疗保健网功能不健全，居民的健康水平相对偏低。

（三）健康是一个动态的、连续变化的过程

健康与疾病是一个动态的、连续变化的过程，没有绝对的分界线。如果用一条直线来表示健康与疾病的动态过程，线的一端代表极佳健康状态，另一端代表死亡，期间有健康较好、一般、不佳、危重之分（图1-2）。一个人在这条直线上的位置随时都在发生变化，不是静止不动的，人的大多数时间处于这条线的中间位置。健康与疾病这对矛盾在一定条件下可以相互转化，如慢性疾病患者其病情稳定后可以参加社会实践活动，残疾人充分发挥其尚存的功能，成为残而不废的有用之人，达到他们最高的健康水平。因此，护理范围应从维护人的最佳状态到帮助濒临死亡的人舒适的、安详的、有尊严地离开人间。

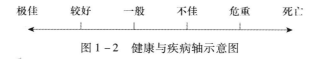

图1-2 健康与疾病轴示意图

四、护理

护理（nursing）源于拉丁文"nutrcius"，原意是抚养、保护、扶助、照顾幼小等。随着护理专业的发展，护理的概念也在不断的发生变化。

1859年，南丁格尔提出"护理的独特功能在于协助患者置身于自然而良好的环境下，恢复身心健康。"1885年她又指出"护理的主要功能在于维护人们良好的状态，协助他们免于疾病，达到他们最高可能的健康水平。"

1966年，美国护理学家弗吉尼亚·韩德森（Virginia Henderson）指出"护理的独特功能是协助个体（患病者或健康人）执行各项有利于健康或恢复健康（或安详死去）的活动。这些活动，在个人拥有体力、意愿与知识时，是可以独立完成的，护理也就是协助个体尽早不依靠他人来执行这些活动。"

1970年，美国护理学家罗杰斯（Rogers）指出"护理是一种人文方面的艺术和科学，它直接服务于整体的人。护理要适应、支持或改革人的生命过程，促进个体适应内外环境，使人的生命潜能得到发挥。"

美国护士协会（ANA）在1980年将护理定义为："护理是诊断和处理人类对现存的和潜在的健康问题的反应。"这个定义的内涵：①明确提出护理学是研究人类对"健康问题"的"反应"，限定护理学是为人的健康服务的一门科学；②明确指出护理重视的是人类对健康问题的"反应"，而不是健康和疾病本身，这就明确了医疗专业和护理专业之间的区别；③人类对健康问题的反应是多方面的，包括生理、心理、情感、社会等方面的反应，它是发生在整体人的身上，因此，确定了护理的对象不是单纯的疾病，而是整体的人；④护理的任务是"诊断"和"处理"人对健康问题的反应，因此，护士必须掌握护理程序的工作方法。这个定义突出了护理的独立性和专业性，护理贯穿于人的整个生命过程。护士运用护理程序的科学方法帮助生活在各种环境中的人与环境保持平衡，满足人的基本需求。

五、四个基本概念的相互关系

人、环境、健康和护理四个基本概念是密切相关的，缺少其中的任何一个概念，都使护理不能成为独立的学科，其关系可用模式图来表示（图1-3）。

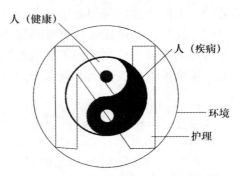

图1-3　人、环境、健康、护理的相互关系

外圆代表环境，内圆代表护理对象（人），其中白色代表"健康的人"，黑色代表"疾病的人"，黑白色之间的"S"线以及黑色中的白点、白色中的黑点，反映健康与疾病之间的动态连续性及两者之间交叉的辩证关系。圆中的"N"代表"护理"（护理英文的第一个字母），"N"贯穿于内、外圆之中，表示"护理"作用于护理对象和环境之中。护士应创造良好的环境，帮助护理对象尽快适应环境，从而促进由疾病向健康的转变，达到最佳健康状态。

目标检测

一、单项选择题

1. 世界上第一所护士学校创建于
   A.1820年美国　　　B.1850年德国　　　C.1860年英国　　　D.1860年美国
2. 我国第一所护士学校创建于
   A.1835年广州　　　B.1888年福州　　　C.1920年北京　　　D.1921年上海
3. 我国首次护士执业考试是哪年进行的
   A.1990年　　　　　B.1992年　　　　　C.1995年　　　　　D.1998年
4. 患者李某，女，因肝脏移植术后第一天，护士长安排护士小张对该患者进行24h监护，此种护理工作方式属于
   A.个案护理　　　B.功能制护理　　　C.小组护理　　　D.综合护理

二、简答题

1. 简述南丁格尔对护理学的伟大贡献。
2. 试述护理四个概念及其相互关系。
3. 护理学的任务是什么？护理学的范畴有哪些？
4. 比较各种护理工作方式的不同点。

（李秀芝）

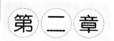

第二章

护士的基本素质及其行为规范

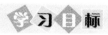

1. 掌握护士的基本素质。
2. 掌握护士的行为规范。
3. 熟悉护理工作中的日常用语。
4. 学会应用语言交流和非语言交流的技巧。

【引导案例】

患者张某，男，40 岁，因车祸造成开放性骨折而入院，为预防感染，入院后医嘱给予 0.9% 生理盐水 250ml 加青霉素 800 万 U 静脉滴注，每日 1 次。

请问：

1. 护士在询问患者有无青霉素过敏史时应采取哪种人际距离？

2. 在操作后如何嘱咐患者？

3. 护士应具备哪些素质？

护理学科的发展，关键在于护理人才；人才的培养，重在素质。护士素质的高低直接影响护理工作的质量和效果。护士要适应整体护理，要体现护理服务的艺术性与科学性，保证高质量的护理，护士必须具备较高的素质。

第一节　护士的基本素质

一、素质的概念

素质是心理学上的专门术语，指人的一种较稳定的心理特征。广义的素质有先天素质和后天素质之分。先天素质是生物的一面，指人的某些方面是先天形成的，即人的感觉器官和神经系统等，特别是大脑结构和功能上的一系列特点；后天素质是社会的一面，是指人在正常的生理、心理基础上，通过后天的教育、学习、实践锻炼和自我修养而获得的知识、技能、行为习惯、思维方式、劳动态度、审美观念、气质、文化涵养等方面的修养水平。

护士素质是在一般素质基础上，结合护理专业特征，对护理工作者提出的特殊的素质要求。它不仅体现在仪表、风度、言谈举止等外在形象上，更体现在护士的道德品质、业务能力等内在的素养上。南丁格尔曾经说过"人是各种各样的，由于社会地位、职业、民族、信仰、生活习惯与文化程度的不同，所患的疾病与病情也有差异，要使千差万别的人都能达到治疗康复所需要的最佳状态，这本身就是一项最精细的艺术。"所以，护士应培养自身特殊的职业素质，具备良好的护士素质是护士从事护理工作的基本条件。

二、护士素质的基本内容

（一）思想品德素质

1. 政治思想素质

热爱祖国，热爱人民，热爱护理事业，具有为人类健康服务的奉献精神。能够面对现实，展望未来，追求崇高的理想。在护理活动中努力提高自身的素质，做有理想、有道德、有文化、守纪律的社会主义建设者和接班人。

2. 思想品德素质

护士应具有高尚的思想品德，较高的慎独修养。护士要实现自己的人生理想，必须具有积极的人生态度，崇尚真、善、美，摒弃假、恶、丑，正确认识护理工作的价值和意义。同时，护士应有吃苦耐劳的精神和严肃认真的态度，能克服个人困难，必要时放弃个人利益，做不唯利是图，有益于人民的人。

3. 职业道德素质

护理工作维系着人们的生命健康与千家万户的幸福。因此，现代护士理想的道德素质应是：①自尊、自爱、自重和自强；②为追求护理学科的发展而勤奋学习，刻苦钻研业务；③有高度的社会责任感和爱护生命的淳朴情怀；④能正视自己的能力、品质和行为方面的优缺点，力求不断完善自我。护士应具有高度的责任心和同情心，忠于职守，救死扶伤，廉洁奉公，为增进人民的健康而努力做好自己的本职工作。

（二）科学文化素质

1. 基础文化知识

为了适应社会和护理学科发展的需要，护士必须具备一定的基础文化知识。掌握相应的数、理、化、计算机、外语知识，为深入理解护理学的新理论、新知识打下良好的基础。

2. 人文科学及社会科学知识

护理服务的对象是人，护士必须学会尊重"人"，尊重"生命"，尊重人的需要，进而才会真诚地关心人、体谅人。因此，护士不仅要懂得爱，懂得美，还要具备一定的人文科学及社会科学知识。所以护士应学习心理学、伦理学、哲学、美学等人文、社会科学知识，对培养护士的观察力、欣赏力、思维和表达能力尤为重要。

（三）专业素质

1. 护士的专业理论知识

护士的专业理论知识是护士能否胜任护理工作的基本条件之一。学习的解剖学、生理学，内、外、妇、儿科学，基础护理、专科护理等理论知识，是从事护理工作的理论基础。因此，要切实理解、掌握这些知识，并运用这些知识来解决临床护理工作中的一些问题。

2. 护士的实践技能

（1）规范的操作能力　规范、娴熟的护理操作技术，是做好护理工作，满足患者需要的重要条件，是有效抢救危重患者的保证。如在危重患者的抢救中，呼吸机、心电监护仪的使用、静脉通道的建立、氧气吸入等都需要护士具备规范、娴熟的操作能力。护理操作通常是直接或间接作用于人体，因而各项操作不得有丝毫的马虎，从而确保患者的安全。

（2）敏锐的观察能力　在护理实践中，患者的心理活动及身体状况的微小变化，恰是某些严重疾病的先兆。护士要有敏锐的观察力，及时发现患者的病情变化，从而判断病情的轻、重、缓、急，并能采取及时有效的治疗护理措施，解除因病情变化给患者带来的危机，做到"防患于未然"。

（3）应急能力　在患者病情突然出现变化时，护士应有细致分析、判断病情的能力，并有果断采取有效措施的能力。

（4）获取信息能力　护士在工作中必须学会阅读、检索、记录等搜集、提取、存贮信息的方法；并能以口述、文字表达等方式交流信息，以便不断提高知识水平和工作能力。

（5）人际交流能力　有效的人际交流是建立良好护患关系的基础。护士应掌握人际交流的知识，运用人际交流的技巧，与患者建立良好的护患关系，满足患者恢复、维持健康的需求。

（6）管理、协调能力　护理工作涉及面广，服务性强，护士必须树立整体观念，发扬团结协作的精神。护士之间、医护之间应互相尊重、互相支持，主动配合，保证患者的医疗、护理计划准确及时地实施。

（四）身体、心理素质

1. 身体素质

身体素质是指人体在活动时所表现出的力量、速度、耐力及柔韧性等。护士工作的特点及环境决定着护士应具有强健的身体素质，只有具备良好的身体素质，才能做到工作时精力充沛、朝气蓬勃、雷厉风行，才能很好地完成繁忙的护理工作。

2. 心理素质

心理素质是一个人行为内在的驱动力。作为一名护士要具备良好的心理素质，应加强自身修养，不应把家庭、人际关系或其他方面的不快带到工作中。要保持稳定的情绪和丰富的情感，要善于通过自己积极向上、乐观自信的内心情感鼓舞患者，以增进护患之间的情感交流，使患者积极主动的配合护理工作。

三、护士素质的形成与提高

（一）推广素质教育对护士素质的形成起着重要作用

素质既有先天禀赋，又需要在后天教育和影响下形成和发展。根据 21 世纪的社会需求，护理教育应着眼于提高学生的综合素质，融传授知识、培养能力和提高素质为一体，共同构筑护士素质教育的基本框架。

（二）护士素质教育应贯穿于护理教育的各门课程中

在政治、思想教育和专业教育中均应重视护士素质的培养。当前影响护理人员工作质量和效率的首要因素是护士的敬业精神和职业道德，因此，坚持将德育教育摆在首位，开展多种形式的德育教育，将护士素质教育贯穿于护理教育的各门课程中。提高学生的思想素质，是护士素质教育的当务之急。

（三）护士素质的提高在于强化自我修养、自我完善

护理是健康所系、生命相托的事业，合格护士应将培养和提高自身素质作为

> **知识拓展**
>
> "慎独"一词出于《礼记·中庸》。"慎"就是小心谨慎、随时戒备；"独"就是独处，独自行事。
>
> 所谓"慎独"，是指人们在独自活动无人监督的情况下，凭着高度自觉，按照一定的道德规范行动，而不做任何有违道德信念、做人原则之事。这是进行个人道德修养的重要方法，也是评定一个人道德水准的关键性环节。

执着追求的人生目标之一。每个护士都需要明确护士素质的基本内容、目标和要求，并在实践中积极学习，不断提高和完善，努力使自己成为一名高素质的护士。

第二节　护士的行为规范

一、护士的语言行为

语言是人与人之间进行感情和信息交流的工具，它能迅速、清楚地将信息传递给对方。语言受文化背景、教育水平、情绪等多因素影响，反映出个人的知识结构、心理修养、行为规范、道德水准和职业素质。在护理工作中护士应针对不同的护理对象、不同的场合和时间使用相适应的语言，把握语气、音调和感情色彩，表现自身职业素养。

（一）护理用语的基本要求

1. 语言的规范性

语言内容严谨、高尚，符合伦理道德的原则。为了使患者能够准确无误地理解护士的语言，保证护患沟通的顺利进行，护士说话一定要做到言简意赅、科学规范、表达清晰、措辞准确、达意，交代护理意图简洁、通俗、易懂，避免使用医学术语。

2. 语言的礼貌性

讲文明、讲礼貌是护士与患者沟通的原则。护士说话文明礼貌，态度亲切热情，能体现出对患者的关心和理解，患者也会感到亲切、温暖与安慰，使患者有安全感，为建立良好的护患关系打下良好的基础。护士在与患者沟通时，应使用尊称语言，如对待老年人应称呼"您"、"老大爷"、"老奶奶"等。相反，护士如果态度冷淡，甚至恶语伤人，会损伤患者的自尊心，影响护患关系的建立。

3. 语言的情感性

语言是建立情感交流的"桥梁"，在护理实践中将对护理对象的爱心、同情心和真

诚的态度融化在语言中，有利于建立和维持良好的护患关系。其中真诚的态度是护士与患者交流的基础。日常工作中，患者希望得到医护人员的尊重，因此，护士在与患者交谈中，应做到真挚、热情、稳重，如做晨间护理时护士面带微笑询问患者："您昨晚睡的好吗?"、"现在感觉好些了吗?"等，这是护士与患者一种情感的交流，也给患者带来精神上的安慰。

4. 语言的保密性

在护理工作中，出于尊重知情权的需要，护士要实事求是地向护理对象解释病情和治疗情况。面对护理对象对疾病认识差异较大，有的比较敏感，护士应根据不同的护理对象采取不同的解释方法，有的可直言，有的必须委婉、含蓄。对危重患者应尽量给予人文关怀，减少精神压力。护士必须尊重护理对象的隐私权，凡是涉及到隐私的如生理缺陷、性病、精神病等要保密，护理对象不愿讲述的问题不能过分追问。

（二）护理工作中的日常用语

1. 介绍用语

对新入院的患者护士要做自我介绍，使患者消除陌生感，增加对护士的信任。如"您好，我叫……，是您的责任护士，"请允许我为您介绍一下……、如果您有什么需要请找我，我会随时为您提供服务的"。

2. 招呼用语

招呼用语，应根据具体情况做到称呼得体、自然、有分寸。如"您好"、"请"、"请稍候"、"打搅了"、"谢谢"等。对患者的称呼可视职业、年龄、性别而选择不同的称呼，如"老师"、"老大爷"、"小朋友"、"女士"等，让人感觉到亲切、温暖、无拘束。不可用床号代替称呼。

3. 安慰用语

针对不同的患者选择不同的方法和语言，声音温和，表示真诚的关怀，使患者感觉亲切、获得安慰。

4. 征询用语

一般在患者需要帮助或取得其同意时使用，如"您需要我帮忙吗?"、"我打开窗户通通风好吗?"、"我能看一下注射部位吗?"等，主动征询，及时给予帮助，会使患者感受到家庭般的温暖。

5. 电话用语

接听电话时应先自我介绍，如"您好! 这里是外科病房，请讲……"。打电话时要有称呼，如"您好! 请问是……"。

6. 迎送用语

对新入院的患者，护士应主动热情接待，表示尊重和欢迎，并护送到床边，详细地向患者介绍相关事宜。患者出院时，护士应将患者送到病房门口，用送别的语言与患者告别，如"请注意休息"、"请按时服药"、"请定期复查"、"请走好"等。

（三）护理操作中的解释用语

（1）操作前解释 ①介绍本次操作的目的；②简要介绍操作方法及操作过程中患者将会产生的感觉；③ 必要时做出承诺，采用熟练的护理技术，尽可能减轻患者的不适；④交代患者应做的准备工作。

（2）操作中指导　①操作过程中指导患者如何配合；②应用鼓励性语言，使患者增强信心；③应用安慰性语言，转移患者的注意力，以消除患者的紧张和不安。

（3）操作后嘱咐　①及时询问患者的感觉，了解操作的效果；②交代操作后的注意事项；③感谢患者的配合。

二、护士的非语言行为

非语言行为是指不以语言为载体进行的信息传递，它包括人的面部表情、身体姿势、触摸、人际距离、手势、眼神等，人的非语言行为有时比语言表达更亲切，能较好的表达个人内心的真实的感受。护士在护理工作中要注意自己的非语言行为，同时要善于观察患者的非语言信息，以弥补语言交流的不足。

（一）面部表情

面部表情可以真实地反映人们各种复杂的内心活动及情绪变化，"喜怒形于色"就是这个道理，包括眉、眼、嘴及颜面肌肉的运动。患者在住院期间往往从医护人员的表情上来体察自己的病情变化，体察医护人员的服务态度。当护士面带笑容，以轻盈的步伐走到患者床旁时，患者会感到心情舒畅，并得到精神上的安慰。面部表情是人类情绪、情感的生理性表露，一般不是随意的，是受意识调控的。因此，面部表情在情感表达和人际交流中起着重要的作用。

1. 眼神

"眼睛是心灵的窗户"。我们可以通过眼神表达个人的情感、显示个人的特征，甚至还能影响他人的行为。不同的眼神可以起到不同的作用，护士在与患者交往中，可以用不同的眼神来表达对患者的关爱、鼓励、责备等，此时护士虽没有语言行为，但使患者得到鼓励、或产生内疚。因此，护士要善于运用眼神，尤其是对一些失语的患者，目光的接触可以产生很好的效应。

2. 笑容

笑容是人含笑的面容或表情。微笑是美的象征，是爱心的体现。护士的职业微笑展现出对患者的真诚、亲切、关怀、同情和理解。微笑的服务可以为患者创造出和谐、轻松、愉快、安全和可信赖的氛围。

（二）倾听

在倾听患者讲话时，护士应全神贯注、精力集中，保持目光的接触，与患者保持适当的距离，并应及时反馈。在倾听时要注意听患者的声音、语调、流畅程度等，以便掌握交流中所传达的信息。

（三）人际距离

人际距离是指人和人之间交往的距离，是一种人际交流的手段。"人际距离"有表情达意的功能，人际距离的远近能表达一些重要信息，人们总是喜欢有意无意地调整人际距离以表示彼此之间的亲疏程度。美国心理学家 E. T. 霍尔提出了距离学理论，他把人际距离划分为四种。

1. 亲密距离（0~0.45m）

这种距离一般适用于彼此之间关系密切或亲属之间。如父母与子女、夫妻、恋人等。

2. 个人距离（0.45~1.2m）

是在进行非正式的个人交谈时最常保持的距离。这种距离很少有身体接触，它能体现既友好又亲密的气氛，又能让人感到这种友好是有分寸的。

3. 社会距离（1.2~3.5m）

一般工作场合人们多采用这种距离交谈，在小型招待会上，与没有过多交往的人打招呼可采用此距离。这种距离交往不再是私人性质的，而是一种公开性质的，一般表达的是公事公办的态度。

4. 公共距离（3.5~7.5m）

一般适用于演讲者与听众、彼此极为生硬的交谈及非正式的场合的交谈。在商务活动中，根据其活动的对象和目的，选择和保持合适的距离是极为重要的。

（四）触摸

人体接触抚摩是非语言沟通的特殊形式，如握手、拥抱、搀扶、腹部检查等等。触摸所传递的信息是其他的沟通方式所不能取代的。

医护人员在为患者体检时的触摸，是一种医学专业性的人体接触，是职业需要，也代表一种关怀。在护理活动中，触摸是一种重要的方式，如待产者诉说腹痛，护理人员轻轻触摸待产者的腹部以观察子宫收缩的强度、持续时间以及间歇时间，是一种职业的接触，也传递了护理人员对患者关心、体贴和安慰。

（五）沉默

沉默是给对方时间让对方自由地表达思想与意见，述说最关心的事与物。短暂的沉默，会给对方重新调整自己思路的机会。恰当地运用沉默，会起到此时无声胜有声的作用，可以促进交流，尤其是在对方有焦虑或谈起伤心事时，若能保持短暂的沉默，会给患者传递护士关爱、体贴、同情和理解的信息，从而使患者获得更坚定的治疗信心。沉默虽然是一种交流的技巧，但一味的沉默将导致交流的对方失去兴趣，影响交流效果。

三、护士的仪表与举止

（一）护士的仪容仪表

护士端庄稳重的仪表、和蔼可亲的态度、高雅大方、训练有素的举止，不仅构成护士的外在美，而且在一定程度上反映其内心境界与情趣。一个人容貌、服饰、姿态不仅是风度雅俗的体现，而且也是护理工作环境的需要，在一定程度上反映了护士群体的职业道德水准。因此，护士要注重自己的仪容仪表，给患者留下一个很好的形象，以获得患者的信任。

1. 化妆

在人际交往中，修饰仪容体现了一个人的自尊、自爱和对他人、对社会的尊重，在护理工作中，护士着职业淡妆，突出职业特征，展示良好的精神风貌，体现对护理职业的尊重。化妆是一门艺术，讲究一定的原则：①自然协调：在一般工作和生活中应化淡妆，要淡雅自然，注意整体效果，与自己的年龄、职业、服饰以及所处的场合相协调；②扬长避短：化妆的目的是美化自己，取得赏心悦目的效果，因此，化妆要扬长避短，强化个人的长处，淡化和掩盖个人的不足；③尊重他人：在公众场合不能当众化妆，否则即不尊重自己也有碍于他人，不要议论他人的化妆，不要借用他人的化妆品。

2. 护士的服饰

护士服是护士工作的专用服装，它代表着护士的形象，是白衣天使的象征。①护士上班着装：护士服为护士的职业装，上班时穿护士服是护理工作的基本要求，非上班场合不宜穿护士服，以示严谨。②应佩戴工作牌：护士身着护士服工作时应同时佩戴标明其姓名、职称、职务的工作牌。一方面可促使护士更积极、主动地为患者服务，认真约束自己的言行；另一方面也易于患者辨认、询问和监督。所以，每一位护士都应自觉把工作牌端正地佩戴在左胸上方，避免反面佩戴。③应整齐清洁：护士服应保持平整，忌脏、皱、破、乱等。护士服的整齐和清洁体现护士严谨的工作作风和严肃的工作态度，显示护士职业的特殊品质。④应力求简约端庄：护士服的样式应以简洁、美观、穿着得体和操作时活动自如为原则。护士服的型号应适宜，腰带平整，松紧适度，衣扣扣齐。同时注意其他服饰的搭配与协调，如护士服内不宜穿过于臃肿、宽大的衣服，内衣的领边、袖边和裙边不宜外露于护士服外。护士服应有冬、夏装之分，根据季节更换护士服。

3. 护士帽

护士帽有两种，即燕帽和圆帽。燕帽是护士职业的象征。戴燕帽时，如是短发则要求前不遮眉、后不搭肩、侧不掩耳；如是长发，应梳理整齐盘于脑后，发饰素雅端庄。燕帽应平整无折并能挺立，应距离发际4~5cm，戴正戴稳，高低适中。戴圆帽时，头发应全部遮在帽子里面，前后左右都不外露头发，边缝应置于脑后，边缘整齐。护士帽应与护士服颜色统一、协调。

4. 口罩

戴口罩应端正，松紧适度，遮住口鼻，注意不可露出鼻孔。纱布口罩应及时换洗消毒，保持口罩清洁美观。一次性口罩应及时处理，不应反复使用。护士不应戴有污迹或被污染的口罩，不宜将口罩挂于胸前或装入不洁的口袋中。护士应先洗手，后戴口罩。

5. 护士鞋和袜

护士鞋要求样式简洁，以平跟或坡跟、软底为宜，颜色以白色或乳白色为佳。护士鞋要注意防滑、舒适、干净，与整体装束协调，不宜穿高跟鞋或走路时有响声的鞋。护士袜应以肉色或浅色为佳，袜口不宜露在裙摆或裤脚的外面。在炎热的夏季护士应穿着丝袜，不可光脚穿鞋，使腿部皮肤裸露，丝袜破损应及时更换。

（二）护士的行为举止

1. 站姿

站立时，头应抬起，面朝向正前方，头正颈直，双目平视，下颌微向内收，双肩放松且平齐。挺胸、收腹、腰部直立，将臀部向内向上收紧，髋部上提，上身自然挺拔。两臂自然下垂于身体两侧，手指自然弯曲，中指对准裤缝。女护士可将双手相握或叠放于腹前，男护士还可将双手相握于身后。两脚可呈"V"型，即双脚跟并拢，脚尖分开45°～60°，使身体重心落在两腿正中；"丁"字型，即一脚的后跟接触另一只脚的中间，前脚轻轻着地，重心在后腿上；"Ⅱ"（平行）型，站立时双脚平行，女士双脚应靠拢，脚尖向前平行，男士两脚分开，与肩同宽，整个身体既挺拔向上，又随和自然。

2. 坐姿

（1）就坐 就坐又叫入座、落座，就是走向座位到坐下这个过程，它是坐姿的重要组成部分。正式场合应是"左进左出"，即从座椅的左侧入座，再从左侧离开。护士就坐时应轻、稳，先侧身从座椅左侧走进，背对座椅站立，以右脚后移半步，待右腿接触座位边缘后，再轻轻坐下。女性在穿着裙装入座时，应先用双手从上往下将平裙摆，再坐下，以防坐出皱纹或因裙子被打折而使腿部裸露过多。

（2）坐定的姿势 ①女士坐定后人体重心垂直向下，腰部挺直，双肩平正放松，上身正直。臀部不应坐满座位，大体占据椅面的1/2至2/3的位置。入座后双脚并齐，双膝靠拢或微微分开，可视情况向一侧倾斜。两臂自然弯曲，两手心向下，双手交叉，叠放于大腿上、椅子扶手上或桌面上。坐定后的姿势应端庄优美，自然舒展；②男士坐姿：双眼平视，上身正直上挺，双肩正平，两腿可略分开，但不宜超过肩宽，小腿垂直落于地面，两手放在两腿接近膝盖的部位或扶手上。

3. 行姿

行姿又叫走姿或步态，是人们在行走时所表现的具体姿势，是站姿的延续。正确的行姿应是两目平视，面带微笑，表情自然，抬头、挺胸收腹、肩放松，有节奏。行进时目标要明确，腰部伸展放松。注意行走时移动的中心在腰部，而不是脚部。膝盖和脚踝应轻松自如，脚尖正对前方，脚跟先着地，通过后腿将身体的重心移至前脚，促使身体前移。在行进的过程中，双肩保持平稳，避免摇晃，两手臂自然、有节奏地摆动，摆动的幅度以30°左右为宜。行走有节奏感，避免在短时间内速度时快时慢。

4. 持治疗盘

身体站直，挺胸收腹，双眼平视前方，双肩放松，上臂下垂，肘关节呈90°贴近躯干，拇指扶住治疗盘中间的两侧，手掌和其余四指托住治疗盘的底部，与手臂一起用力。

5. 推治疗车行进

按照行姿的要求行走。抬头、面向前方，双眼平视，保持上身正直，挺胸收腹，腰部挺直避免弯曲，身体形成一条直线。双肩应保持平稳，两手扶住治疗车的两侧推车行走。

6. 手持病历本

一手持病历本，轻放在同侧胸前，稍外展，另一手自然下垂或轻托病历本的下方。

7. 下蹲

下蹲时左脚在前，右脚稍后，双脚平行。左脚应完全着地，小腿基本与地面垂直；右脚则脚掌着地，脚跟提起。右膝内侧紧靠于左小腿的内侧，形成左膝高右膝低的姿势。女性应单手或双手将平裙摆下端，双腿并拢，男性双腿可适度分开。臀部向下，基本上是右腿支撑身体。

目标检测

一、单项选择题

1. 下列属于护士思想品德素质的是
    A. 具有一定的文化修养   B. 具有较强的实践能力
    C. 具有和谐的人际关系   D. 具有较高的慎独修养

2. 护士具备职业素质的核心是
    A. 职业纪律   B. 职业道德   C. 职业思想   D. 职业作风

3. 护理学四个基本概念的核心
    A. 环境   B. 人   C. 健康   D. 护理

4. 患者刘某，女，45 岁，因患冠心病入院，护士在于患者沟通时难以取得患者的信任，其原因是
    A. 护士有针对性的解释   B. 护士与患者充分沟通
    C. 护士沟通时表情紧张   D. 护士用手势加强与患者沟通

5. 人的社会环境不包括
    A. 风俗习惯   B. 宗教信仰   C. 森林土壤   D. 人际关系

二、简答题

1. 护士应具备怎样的素质？
2. 护士应遵循的行为规范有哪些？

三、实训题

让学生互相训练站姿、坐姿、行姿、持治疗盘、推治疗车行进、手持病历本、下蹲行为举止。

（李秀花）

第三章

护理学相关理论

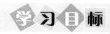

1. 掌握需要层次理论的基本内容。
2. 掌握压力的应对及人类对压力的适应。
3. 掌握需要层次理论、压力适应理论在护理中的应用。
4. 熟悉系统理论、角色理论、发展理论的基本内容。
5. 学会在护理实践中运用护理学相关理论。

【引导案例】

患者李某，男，50岁，技术工人，因晋级事情受到挫折，心理压力过大，2h前突然感到胸骨后疼痛、胸闷、憋气、出冷汗而入院，体检：神志清醒且合作，心率108次/分，律齐，心电图显示有急性前壁心肌梗死。

请问：

1. 患者目前必须立即满足的需要是什么？
2. 护士在确定该患者的护理计划的先后顺序时应遵循什么原则？

任何学科的发展都要建立在可用于指导实践的理论知识体系之上，护理学作为一门独立的年轻的学科，拥有自己的知识体系，在其发展过程中，运用和借助其他相关学科的理论，包括系统理论、需要层次理论、压力与适应理论、角色理论、成长与发展理论等，来丰富和完善护理理论的知识体系，使护理理论作为护理实践的基础和指导，从而促进护理专业的发展。自20世纪50年代起，护理学独立的理论体系逐渐形成和发展。这些理论用科学的方法解释护理现象，从不同的角度诠释了护理工作的性质，阐明护理学的范围和体系，确定以理论为基础的护理理念和价值观，指明了护理专业的发展方向。

第一节 系统理论

系统是一群相互联系、相互依存的事物的集合体。系统作为一种思想，古代就已萌芽，但系统作为科学概念、科学术语，作为一种理论，则是在现代。1925年，美籍奥地利生物学家贝塔朗菲（L·V·Bertalanffy）提出了应把有机体视为一个整体或系统来考虑。1937 年，他又首次提出了"一般系统论"的概念。1968 年，他发表了《一般系统论——基础、发展与应用》，为系统科学提供了理论指导。在贝塔朗菲德倡导下，许多其他学科的学者们发现一般系统的概念和原理同样可以很好地应用于其他领域，20 世纪 60 年代以后，系统论得到了广泛的发展，其理论与方法渗透到有关自然和社会的一切科学领域及生产、技术领域，产生着日益重大而深远的影响。

一、系统的概念与分类

（一）系统的概念

系统是指由若干相互联系、相互作用的要素所组成的具有一定结构和功能的整体。系统广泛地存在于自然界、人类社会和人类思维之中。各种系统的组成要素有多有少，具体构成千差万别，但任何一个系统都涵盖了双重意义：一是指系统是由一些要素（子系统）所组成，这些要素之间相互联系、相互制约；二是指系统中的每一个要素都有自己独特的结构和功能，但是这些要素集合起来构成一个整体系统后，它又具有各个孤立要素不具备的整体功能。例如，消化系统是由多个子系统（口腔、食管、胃、肝、胰、小肠、大肠等）组成的，各子系统都有自己的结构和功能，但是这些子系统集合起来成为一个整体系统后，它具有各子系统所没有的整体功能。

（二）系统的分类

自然界和人类社会中存在着形形色色、千差万别的系统，人们可以从不同角度对它们进行分类。常用的分类方法有：

1. 按组成系统的要素性质分类

系统可分为自然系统和人造系统。自然系统是指由自然物质所组成的、客观存在的系统，如人体系统、生态系统等。人造系统是指为达到某种目的而人为建立起来的系统。实际上现实生活中，大多数系统是自然系统与人造系统的结合，也称为复合系统，如医疗卫生系统、教育系统等。

2. 按系统与环境的关系分类

系统可分为封闭系统和开放系统。封闭系统是指不与外界环境进行物质、能量和信息交换的系统。封闭系统是相对的、暂时的，绝对的封闭系统是不存在的。开放系统是指与外界环境不断进行物质、能量和信息交换的系统。开放系统和环境的交往是通过输入、转换、输出和反馈完成的（图 3 – 1）。

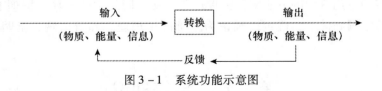

图 3 – 1　系统功能示意图

（1）输入　物质、能量和信息由环境进入系统的过程。

（2）转换　系统对输入的物质、信息和能量的识别、处理和转换。

（3）输出　将经过系统改变的物质、信息和能量散发到环境的过程。

（4）反馈 系统的输出反过来又进入系统并影响系统的功能。将输出的产物与系统目标做比较后，进行调整、控制和处理，最终达到目标。

3. 按系统运动的状态分类

系统可分为动态系统和静态系统。动态系统是指系统的状态随着时间的变化而变化，如生态系统。静态系统是指系统不随时间的变化而变化，它是具有相对稳定性的系统。不过，静态系统是动态系统的一种暂时的极限状态，绝对的静态系统是不存在的。

4. 按组成系统的内容分类

系统可分为物质系统和概念系统。物质系统是指以物质实体构成的系统，如动物、仪器等。概念系统是指由非物质实体构成的系统，如科学理论系统、计算机系统等。大多数情况下，物质系统和概念系统是相互结合、密不可分的。物质系统是概念系统的基础，概念系统为物质系统提供指导服务。

二、系统的基本属性

尽管系统形式多样、类型各异，但是都具有相同的属性。包括整体性、目的性、相关性、动态性和层次性。

（一）整体性

系统的整体性主要表现为系统的整体功能大于系统各要素功能之和。系统由要素组成，每一个要素都具有自己独特的结构和功能，但是系统功能不是各要素功能的简单相加。当系统将各要素以一定的方式有机地组织起来构成一个整体时，就具备了孤立要素所不具备的新功能。因此，系统的整体功能大于各要素功能之和。

（二）目的性

每个系统的存在都有其特定的、明确的目的，不同的系统有不同的目的。系统结构不是盲目建立的，而是根据系统的目的和功能需要，建立系统及各子系统之间的联系。

（三）相关性

相关性是指系统各要素之间是相互联系、相互制约的，任何一个要素的性质或行为发生变化，都会影响其他要素，甚至系统整体的性质或行为的变化。

（四）动态性

动态性是指系统随时间的变化而变化。一方面，系统要运动和发展必须通过内部各要素的相互作用，能量、信息和物质的转换，内部结构的不断调整以达到最佳功能状态。另一方面，系统总是存在于一定的环境中，不断地与环境进行着物质、能量和信息的交换，以适应环境变化，维持自身的生存与发展。

（五）层次性

任何系统都是有层次的。较简单、低层次的系统称为子系统，较复杂、高层次的系统称为超系统。对于某一系统来说，它既是由一些子系统（要素）组成的，同时，它自身又是更大系统（超系统）的子系统（要素）。例如，人是由器官组成的，但人又是家庭的组成部分（图3-2）。

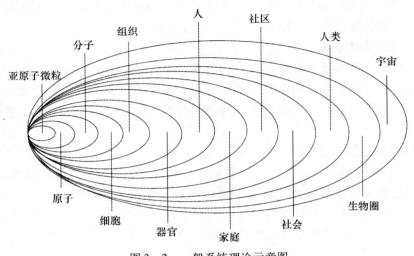

图3-2 一般系统理论示意图

三、一般系统论在护理中的应用

一般系统理论的观点对护理领域产生了重要的影响，主要包括：

1. 培育整体护理思想的产生

根据一般系统论的观点，人是由生理、心理、社会、文化组成的统一体，是一个系统。人的生理、心理、社会等方面相互依存、相互作用。人又在不断地与周围环境进行物质、能量和信息的交换，当机体的某一器官或组织发生病变，护理应提供包括生理、心理、社会等方面的整体护理。

2. 作为护理程序发展的依据

护理程序是临床护理中一个完整的、全面的、系统的工作过程，包括评估、诊断、计划、实施和评价五个步骤。护理程序的发展基于许多理论基础，其中一个重要的理论就是一般系统论。护理程序可以看成一个开放系统，输入的信息是护理人员经过评估后得到的患者的基本健康状况、护理人员的技能与知识水平、医疗实施等，经过诊断、计划和实施后，输出的信息为接受护理后的患者的健康状况。经过评价后进行信息反馈，若护理对象未达到预定健康目标，则需要重新收集资料，修改计划，重新实施，直至护理对象达到预定的健康目标。

3. 作为护理理论或模式发展的框架

一般系统论被许多护理理论学家借用，作为发展护理理论或模式的基本框架，例如罗伊的适应模式、纽曼的系统模式等。

4. 为护理管理者提供理论支持

一般系统论也可用于护理管理。如果将医院作为一个整体系统，那么医院护理系统可以看成医院整体系统的一个子系统，护理子系统的功能的发挥有助于医院整体功能的实现，而医院作为整体系统，它的一切活动都将影响护理子系统的运转。

第二节　需要层次理论

人是生物有机体，也是社会成员，为了自身的生存和发展，必然会产生一定的需要。当个体的需要得到满足时，身心就处于一种平衡状态，有助于个体保持健康，当个体的需要不能得到满足时，个体会产生焦虑、紧张等失衡状态，并直接或间接影响个体的生理功能，严重时可导致身心疾病的发生。通过学习有关需要层次理论，护士可以认识人类基本需要的特征及作用，及时满足护理对象的需要，维护和促进人类的健康。

一、需要的概述

（一）需要的概念

需要是人脑对生理与社会要求的反映。如在生理上对食物、氧气、水、休息、排泄的需要；在心理上对交往、自尊、求知等的需要。需要是一个人最基本的动力，人的一切活动都是为了满足需要。

（二）需要的特征

1. 需要的对象性

人的任何需要都有目的性和对象性。需要的对象可以是物质的，如食物、住所；也可以是精神的或社会的，如审美、娱乐等。但无论是物质的需要还是精神的需要，都必须有一定的外部物质条件才能达到满足。

2. 需要的发展性

人的需要随着年龄、时期的不同而发展变化。个体在发育的不同阶段有不同的优势需要。如婴幼儿主要是生理的需要，即吃、喝、排泄、睡眠等；少年时期发展到对知识、交往的需要；青年时期发展到对恋爱、婚姻的需要；成年时期发展到对事业成功、尊重的需要。

3. 需要的无限性

需要不会因暂时的满足而终止。当一些需要得到满足后，又会产生新的需要，新的需要又会推动人类去从事新的满足需要的活动。个体正是在不断产生需要与满足需要的过程中得到成长与发展，并推动了社会的发展与进步。

4. 需要的独特性

人与人之间的需要既有共同性，又有独特性。这种需要的独特性是个体的生理因素、遗传因素、环境因素所决定的，年龄、身体条件、社会地位、经济条件不同的人，在物质和精神方面的需要也不同。护理人员应细心观察护理对象的独特的需要，及时合理地予以满足。

5. 社会历史制约性

人有各种各样的需要。需要的产生与满足受所处的环境和社会经济发展水平的制约。如在经济落后、生活水平落后时期，人们的需要是满足温饱；在经济发达、生活水平提高的时期，人们不仅需要丰富的物质生活，还需要高雅的精神生活。因此，个体要根据主、客观条件，有意识地调整自己的需要，合理地提出和满足自己的需要。

二、马斯洛的需要层次理论

19世纪50年代，许多心理学家、哲学家和护理学家从不同角度研究和探讨了人的基本需要。其中影响力最大，应用最广泛的是马斯洛提出的人类基本需要层次论。

马斯洛（Abraham. Human. Maslow）是美国人本主义心理学家，他提出了人的需要有不同层次之分，并论述了不同层次之间的联系，从而形成了人类基本需要层次理论。

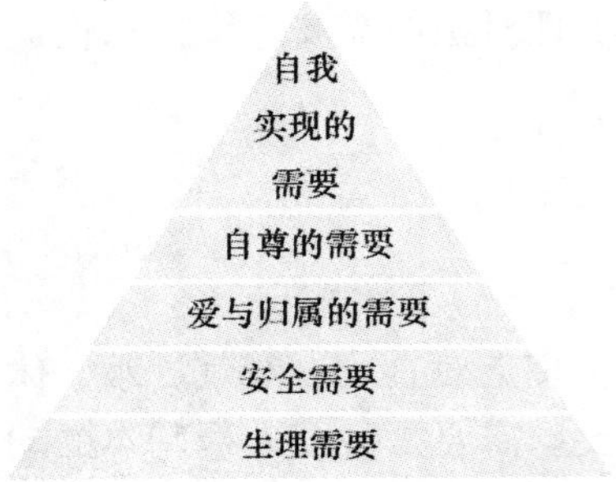

马斯洛认为，人类的需要可以分为基本需要和特殊需要。基本需要是指全人类共有的需要。特殊需要是指人在不同的社会文化条件下产生的各种不同的需要。当需要得不到满足时，机体就会处于焦虑、紧张状态，这种焦虑、紧张会激发机体产生动机，从而导致某些行为的形成。如果需要持续得不到满足，则将直接影响机体健康。

图3－3 马斯洛的人类基本需要层次示意图

马斯洛认为，人的基本需要有不同的层次，按其重要性和发生的先后顺序，由低到高分为五个层次（图3－3）。

1. 生理的需要

生理需要是人类最基本的需要，包括食物、空气、水、休息、睡眠、排泄、适宜的温度等，是人类最基本、最低层次、最强有力的需要，生理的需要优先产生并有限度的。生理需要是其他需要产生的基础。

2. 安全的需要

安全需要是指安全感、避免危险、生活稳定、有保障。安全需要普遍存在于各个年龄阶段，尤其是婴儿及危重患者最明显。

3. 爱与归属的需要

爱与归属的需要是指个体对家庭、朋友、伙伴的需要，对得到组织、团体认可的需要，希望得到他人的爱和给予他人爱的需要。爱与归属的需要表明人渴望亲密的感情，如果这种需要得不到满足，个体就会感到孤独、空虚、被遗弃。

4. 自尊的需要

自尊需要是指个体对自己的尊严和价值的追求，包括自尊、被尊重和尊重他人。尊重的需要得到满足，人感到有价值、有力量、有成就感；否则就会产生自卑、软弱、无助、无能等感觉。

5. 自我实现的需要

自我实现的需要是指一个人要充分发挥自己才能与潜力的要求，实现自己理想和抱负的需要。

马斯洛认为，人的基本需要普遍存在，虽然需要有高低层次之分，但是各层次需要之间彼此关联：首先必须满足低层次的需要，再考虑较高层次的需要；各种需要得到满足的时间不一定相同，有些需要需立即和持续满足，有些需要可以暂缓；一般是较低层次的需要得到满足后，才会出现更高层次的需要；各层次需要可能会重叠出现或需要层次顺序发生改变；越高层次的需要满足的方式和程度差异越大；基本需要满足的程度与人的健康密切相关。

三、需要层次理论在护理中的应用

需要理论对护理工作有着重要的指导意义，它能指导护士充分认识护理对象的需要，明确目前尚未满足的需要，预测可能出现的需要，并提供有效的护理措施，满足护理对象的需要，促进护理对象恢复健康。

（一）帮助护士识别护理对象未被满足的需要

人在健康的状态下，能够满足自己的各类需要，但患病后，有些基本需要就无法依靠自己的能力来满足。护士要按照人类基本需要理论，应用护理程序的方法评估患者未被满足的需要即确定了护理问题，并帮助解决。

患病时患者可能出现的未被满足的需要包括：

1. 生理需要

（1）氧气　氧气是最先应被满足的需要，必须给予立即和优先满足，否则会危及生命。护士应根据患者缺氧的原因，立即采取措施，满足患者对氧气的需要。

（2）水　常见的问题有脱水、水肿、水电解质紊乱、酸碱失衡。护士应评估患者的症状和原因，及时采取措施，满足患者对水的需要。

（3）营养　常见的问题有消瘦、肥胖、各种营养素缺乏、特殊饮食需求等。护士应评估患者的营养状况，确定引起患者营养问题的原因，积极采取措施，满足患者营养的需求。

（4）温度　包括人体的温度和环境的温度。体温或环境温度过高过低会给患者带来不适反应。护士应注意评估患者的体温，并提供温度适宜的环境。

（5）排泄　常见的问题有便秘、腹泻、大小便失禁、尿潴留、多尿、少尿、无尿等，护士应及时发现排泄问题，评估患者排泄方面的需要。

（6）休息与睡眠　常见问题有疲劳、睡眠型态紊乱等。护士应评估患者睡眠问题的原因，运用专业知识，满足患者的需要。

（7）避免疼痛　各种急慢性疼痛都会给患者带来不适的反应。护士应准确评估患者的疼痛程度，采取有效的措施，满足患者避免疼痛的需要。

2. 安全的需要

患病时安全感降低，尤其是对医院环境陌生，对医疗技术水平不了解，担心治疗效果，对检查和治疗的焦虑、恐惧，担心经济问题等。护士应针对引起患者缺乏安全感的原因，通过认真的工作态度、熟练的技术操作、真诚的关怀来提高患者的安全感，增加患者战胜疾病的信心。

3. 爱与归属的需要

人在患病时无助感增强，爱与归属的需要比健康时更强烈。患者希望得到家人、朋友、周围人的关心、理解和支持。因此，建立良好的护患关系，允许或鼓励家属探视，帮助患者之间建立友谊，满足患者爱与归属的需要，患者才能更好地接受护理。

4. 自尊和被尊重的需要

人在爱与归属的需要得到满足后，才会感到被重视和尊重，这两种需要是相关的。人在患病后会因为某些能力的下降而感到自己失去自身价值或成为别人的负担，担心被轻视等而影响自尊需要的满足。护士在与患者交往过程中，要介绍自己，礼貌称呼患者，倾听别人的意见，尊重别人的个人习惯、价值观和宗教信仰，让患者做力所能及的事，在进行护理操作时，减少暴露，保护隐私，维护患者的自尊，让患者充分感受到自己是重要的、能被别人接受、受人尊重并且有价值。

5. 自我实现的需要

自我实现是个体最高层次的需要，自我实现需要的产生和满足程度因人而异。护理的功能是在切实保证低层次需要满足的基础上，为自我实现需要的满足创造条件。在满足基本需要的基础上，护士应帮助患者认识自己的能力和条件，加强学习，并鼓励患者积极配合治疗，为实现自我价值而努力。

（二）确定护理计划的优先顺序

需要层次理论是按照对人的生存和发展的重要程度排列的，护士在照顾和护理患者时，也应该依据需要层次理论识别问题的轻、重、缓、急，在制定护理计划时准确排列护理诊断的先后顺序。一般来说，越是排在前面的需要越重要，越需要尽早给予满足。护士必须优先满足患者生存的需要，如维持呼吸道通畅，保证足够的氧气摄入，止血，维持有效的循环血量等，满足患者的生理需要；待病情稳定后，护士应进一步考虑其他生理、安全的需要，给予止痛剂、安置合适的卧位，满足患者舒适的需要，严格执行无菌操作，防止院内感染，满足其安全的需要；允许和鼓励家人、朋友探视患者，满足其爱与归属的需要；在治疗过程中，尊重患者并允许其参与某些措施的决策，满足患者自尊与被尊重的需要；引导患者正确对待疾病，积极治疗，促进康复，为满足患者自我实现的需要做准备。

（三）指导护士满足护理对象需要的方式

护士应根据患者的实际情况，采取合适的方式满足患者的需要，主要采取的方式有三种。

1. 直接满足患者的需要

对于完全无法自行满足基本需要的患者，护士要负责全面地帮助他们满足需要。如昏迷患者、瘫痪患者和新生儿等，护士应直接提供帮助。

2. 协助患者满足需要

对于部分无法自行满足其基本需要的患者，护士应鼓励患者完成力所能及的活动，协助患者达到最佳独立状态，发挥其最大潜能，促进早日康复。如协助术后患者功能锻炼、协助卧床患者进食等。

3. 进行健康教育

对于基本能够满足其需要，但缺乏健康知识的患者，护士可以通过卫生宣教、科普讲座、健康咨询等多种形式，为患者提供保健知识，消除影响需要满足的因素，更好地满足其基本需要。如对孕、产妇进行保健指导和育儿指导，协助糖尿病患者制定饮食计划等。

第三节 压力与适应理论

压力是一种跨越人格、文化、时间、空间的全人类的体验。这种体验贯穿于人的一生。压力的概念自古就有，但是直到二十世纪，科学家们才提出了具体、准确的压力的概念。1950年汉斯·塞利（Hans. Selye）把压力和某些疾病联系起来，证实了长期处于压力下会引起身心疾病。所以人们将汉斯·塞利称为"压力理论之父"。

一、压力的概述

（一）压力的概念

"压力（stress）"一词来源于拉丁文"stringere"，意思是"紧紧捆扎或用力提取"。在现代汉语中被翻译为"压力"、"应激"、"紧张"。

压力是个复杂的概念，在不同时期和不同的学科有不同的含义。生物心理学家塞利（Selye）认为：压力是指个体对作用于自身的内外环境刺激做出认知评价后，引起的一系列非特异性的生理及心理紧张性反应状态的过程，这种过程持续贯穿于人的一生。

（二）压力源的概念

压力源又称应急源或紧张源，指任何能使机体产生压力反应的内外环境的刺激。即能引起机体生理及心理发生异常的因素。压力源按性质可分为四类：

1. 躯体性

躯体性压力源指直接对个体产生刺激作用的各种刺激物，包括物理化学因素、生物因素、生理病理因素的刺激。如冷热刺激、细菌、病毒、妊娠、分娩、外伤、手术、更年期等。

2. 心理性

心理性压力源指来自大脑中的紧张信息而产生的压力。如考试、比赛、求职、竞聘等。

3. 社会性

社会性压力源指因各种社会现象及人际关系而产生的刺激。如下岗、失恋、结婚、离婚、战争、自然灾害、人际关系紧张等。

4. 文化性

文化性压力源指文化环境的改变而产生的刺激。如到一个陌生的环境，生活习惯、语言、信仰、价值观不同而引起的压力。

住院患者常见的压力源有：

1. 环境陌生

住院患者对医院环境不熟悉、对医护人员不了解、对医院的饮食不习惯、对医院的作息时间不适应等。

2. 疾病威胁

严重疾病、不治之症、突然生病住院、即将进行的手术有可能致残或影响机体功能、自我形象等。

3. 缺少信息

患者对疾病的诊断、治疗、护理措施不清楚，对手术和药物疗效有疑虑，患者提出的问题没有得到满意的答复等。

4. 丧失自尊

患者因患病失去自我照顾的能力，由他人帮助进食、入厕、洗澡、穿脱衣服或必须卧床，不能按照自己的意愿行事等。

5. 不被重视

医护人员未能及时满足患者的基本需要，忽视了与患者及家属的沟通等。

（三）压力反应

机体对压力源所产生的一系列身心反应称为压力反应。压力反应一般分为两类：

1. 生理反应

表现为心跳加快、血压升高、呼吸加快、胃肠蠕动减慢、肌张力增加、敏感性增强、免疫力下降等。

2. 心理反应

包括认知反应、情绪反应和行为反应

（1）认知反应　分为积极和消极两种。积极的反应可使人注意力集中，对事物的敏感性增强，提高分析判断能力和解决问题的能力。积极的认知反应有利于充分发挥个体的应对能力。消极的反应指情绪过度激动或抑郁，使认知能力降低，对事物的评价和应对无效。可表现为感知混乱、判断失误、思维迟钝、行为失控等。

（2）情绪反应　包括焦虑、忧郁、否认、怀疑、依赖、自卑、孤独、恐惧、愤怒、敌意、自怜等。

（3）行为反应　表现为个体对行为的控制能力降低或丧失，出现渴望隐退、回避、抽烟、酗酒、食欲低下或厌食、烦躁、失眠等。

二、压力理论

汉斯·塞利（Hans. Selye）是加拿大生物心理学家，20世纪40～50年代他对压力进行了大量广泛的研究，并完成了代表作《压力》（又译《应激》），阐明了压力理论的核心内容。

1. 压力

塞利认为，压力是人体应对环境刺激而产生的非特异性反应。由于人体都有尽量保持内环境稳定的平衡状态的倾向，当有任何破坏平衡状态的刺激发生时，机体总会设法调整自身状态去适应变化，以避免平衡状态被破坏。因此，个体面对压力源产生的非特异性反应就是机体对作用于自身的压力源所进行的调整。

2. 压力反应

塞利主要从生理角度描述了人体对压力的反应，他认为压力的生理反应包括全身适应证候群（GAS）和局部适应证候群（LAS）。全身适应证候群是指机体面临长期不断的压力而产生的一些共同的症状和体征，如全身不适、体重下降、疲乏、倦怠、疼痛、失眠、胃肠功能紊乱等。局部适应证候群是机体应对局部压力源而产生的局部反应，如身体局部严症出现的红、肿、热、痛和功能障碍。

3. 压力反应的过程

塞利认为压力的反应过程分为三个阶段：警告期、抵抗期和衰竭期。

在警告期，机体在压力源的刺激下，出现一系列以交感神经兴奋为主的改变，表现为血糖、血压升高、心跳加快、肌肉紧张等。这些生理反应的目的是动用机体足够的能量以适应压力。

如果压力源持续存在，机体进入抵抗期。在抵抗期，所有警告期的反应特征均消失，但此时机体的抵抗力处于高于正常水平的状态，使机体和压力源形成对峙。对峙的结果有两种：一是机体成功抵御了压力，内环境重新稳定；二是压力持续存在，机体进入衰竭期。

在衰竭期，由于压力源过于强大或侵袭机体时间过长，机体的适应资源被耗尽，所以个体已经没有能量应对压力源，机体不断出现不良生理反应，最终导致个体抵抗力下降、衰竭、死亡。

4. 压力与疾病的关系

塞利认为，适应在疾病中起着重要的作用，适应不良就会引起疾病。适应不良包括两种情形：防卫不足和防卫过度。防卫不足可引起感染或溃疡等，防卫过度可导致过敏、关节炎、哮喘等。

三、适应的概述

（一）适应的概念

适应是生物体促进自己更能适合生存的一个过程，是应对行为的最终目标，是所有生物的特征。事实上，适应是一种长期的应对行为。人遇到任何压力源，都会采取一系列的应对行为进行适应。若适应成功，身心就可以维持或恢复平衡；若适应有误，就会引起疾病。而疾病作为压力源，又会促使个体采取一系列的应对行为去适应。

（二）适应的特点

1. 稳定性

适应的目的是最大限度地维持机体内环境的稳定状态。当人遭遇压力时，机体会动员全部的力量以适应压力源对机体造成的不平衡，以维持机体的最佳物理化学状态。

2. 主动性

适应是主动的动态过程，是一种自我调节机制。当个体面对压力源时，会主动地应对或逃避。如在饥饿时，人就会主动寻找食物和水。

3. 整体性

适应是涉及多个层面的全身的反应过程。适应可以同时包括生理、心理、社会文化、技术等多个方面。

4. 差异性

适应能力有个体差异。适应能力与个体的遗传素质、身体状况、性格和经历有关。适应能力强的人，面对压力能及时调整自己，应用多种防卫机制对压力源做出及时的应对。

5. 有限性

适应是有限度的。虽然人应对压力的潜力很大，但适应仍然不能超出一个人的身体、社会心理及精神的稳定范围。

6. 时间性

适应的效果与时间有关，时间充分可以适应得较好，时间短难以适应。如急性失血时容易发生休克，而慢性失血不容易发生休克。心理方面，如亲人突然死亡，难以接受，若亲人患病已久，死亡则容易接受。

（三）压力的适应

1. 生理适应

生理适应是指当外界对人体的需求增加或改变时，人体体内所做出的反应。如一个人进行跑步锻炼，开始时会出现心跳加快、呼吸急促、肌肉酸痛等，但跑的时间长了，人的肌肉、心脏等就会逐渐适应了，不再感受到压力了。

身体对入侵微生物的反应，也是一种生理的适应。如当细菌或病毒侵入机体时，机体产生免疫力来对抗，实际是机体对疾病的适应。

人体对某种固定情况的连续刺激而导致个体感觉强度的降低，称为感觉适应。例如嗅觉，开始嗅到一种难闻的气味，很不舒服，但时间一长人们很快就习惯了这种气味的刺激而适应了。

2. 心理适应

心理适应是指人体感到心理压力时，调整自己的态度去认识压力源，摆脱或消除压力源，恢复心理平衡的过程。一般心理适应可以通过学习新的行为（如放松技术）或运用心理防御机制来完成。心理防御机制如果恰当应用，可以很好地帮助人们减轻压力；但是如果过度使用，则会产生不利影响，甚至出现病态人格。

3. 社会文化适应

社会适应指调整个人的行为举止，以符合社会规范、社会习惯、社会信仰，应对各种团体与家庭的压力。如刚参加工作的护士不仅要学习和掌握专业知识和基本技能，还必须尽快熟悉医院的环境、要求和规则，遵守医院的规章制度，与其他同事、患者有效沟通，建立良好的人际关系。

文化适应指调整个人的行为，以符合某一特殊文化环境的要求。如护士面对不同国籍、不同民族的患者时，要尊重他们的文化和民族习俗。"入乡随俗"很好地反映了社会文化适应的状态。

4. 技术适应

技术适应指通过技术的掌握，改造自然环境，控制环境中的压力源。如医学技术和护理技术的不断进步，对提高健康水平、预防疾病、减轻痛苦、恢复健康、降低死亡率等方面有巨大作用，但也带来一些问题，如药物的副作用和对抗生素的耐药性等。因此，技术适应是指人类对现代化的先进科学技术所产生的新压力源的适应。

四、压力与适应理论在护理中的应用

1. 明确压力与疾病的关系

压力理论揭示了压力与疾病的关系：压力可能是众多疾病的原因或诱因，而疾病又会对机体形成新的压力源。

2. 帮助护士识别患者的压力，并指导护士缓解或解除患者的压力

压力理论系统地描述了个体对抗压力源时的反应，这为护理人员识别患者的压力提供了观察要点，也让护士制定措施缓解或解除压力有了理论依据。

3. 帮助护士识别自身的压力，并减轻工作中的压力

因为护理工作的特殊性，紧急、抢救任务多，工作量大，工作环境不良，人际关系复杂，医患关系紧张，使护理人员在工作中压力巨大，应用压力理论，可以帮助护士正确认识工作中的压力，并通过适当的方法减轻压力，保证自身身心健康。

知识拓展

压力可伤害人体七个系统

你是否感到压力无所不在？据美国国家职业安全与健康研究所的最新数据显示，美国每年因工作压力造成的损失就达 3000 亿美元。而压力不仅带来物质损失，据《华盛顿邮报》报道，医学专家们发现，压力还会伤害人体以下 7 个系统的健康：

1. 神经系统：受到压力后，肌肉会突然转变能量的来源，"击退"被察觉到的威胁。交感神经系统向肾上腺发出信号，释放肾上腺素、皮质醇等激素。这些激素会加快心率、升高血压、改变消化系统的活动、升高血糖。

2. 骨骼肌系统：受到压力后的肌肉张力会增高，肌肉长时期的收缩可以触发张力性头痛、偏头痛和各种骨骼肌的疼痛。

3. 呼吸系统：压力让呼吸费力，由于费力，会让呼吸变快或者过度通气引起精神恐慌。

4. 心血管系统：压力的应激是短暂的，属于急性应激，就像人处在拥挤的车流中，引起心率加快和心肌收缩的增强。但反复发作的急性应激可以引起冠状动脉的炎症，甚至可以导致心脏病的发作。

5. 内分泌系统：压力来临，大脑从下丘脑发出信号，引起肾上腺皮质产生皮质醇。同时，肝脏会产生更多葡萄糖为身体提供额外的能量。压力消失后，你可能会觉得身体突然垮了下来，这是因为你消耗了过多的葡萄糖，身体中的血糖含量较低，就像一整天没有吃饭一样。

6. 胃肠道系统：压力会让人胃口大增，而后会发生胃灼热或酸返流，还会产生恶心甚至疼痛。如果压力很大的话，甚至会产生呕吐症状。压力还会影响消化道和肠道对营养物质的吸收，因此发生便秘。

7. 生殖系统：男性受到压力后，会影响生殖系统的正常功能，时间长了，这种压力导致的慢性应激会损害睾酮和精子的质量，引起阳痿。女性受到压力后，会引起月经失调或闭经，还会导致月经周期延长，甚至加剧疼痛。压力还会减低男女双方的性欲。

第四节　角色理论

一、角色的概念及特征

（一）角色的概念

角色原是戏剧、电影中的术语，指剧本中的人物，后来被广泛应用于分析个体心理、行为和社会规范之间的相互关系中，成为社会心理学中的一个专门术语。角色的含义为：处于一定社会地位的个体或群体，在实现与其地位相关的权利与义务中，所表现出的符合社会期望的模式化的行为。因此，角色是对于一个人在特定社会系统中，一个特定位置的行为期望和行为要求，表明一个人在社会结构和社会制度中的特定位置、相应权利和承担的责任。

（二）角色的特征

1. 角色具有多重性

角色的多重性是指多重角色集中于某一个体，该个体所处的位置，又称为复式角色或角色集。如一位女性，在家庭中，对丈夫来说，她是妻子，对孩子来说，她是母亲；在医院，她是护士；在社会上，她是顾客等。在复式角色中，不同的角色有不同的功能。每个人都有角色集，但最主要承担的角色是与职业和家庭相关的角色。

2. 角色之间互相依存

不同的角色在社会中不是孤立存在的，而是与其他角色互相依存的，也就是说一个人要完成某一角色，必须由一个或一些互补的角色存在。如要完成护士的角色，必须要有患者角色的存在；要执行学生的角色，就必须有教师角色的存在。因此，要形成某一角色，必须有互补角色作为这个角色的补充，这些互补角色统称为角色丛。

3. 角色行为由个体完成

角色行为由个体来执行和完成。社会对每一个角色都有"角色期待"，如医护人员应具备良好的医德医风，学生应遵守学校的规章制度。个体根据自身对角色期待的认识，表现出相应的角色行为。若个体或群体的行为符合角色期待，则社会和群体能和谐、圆满地共同生活，反之，则会导致角色冲突。

二、患者的角色

患者是指患有疾病、忍受疾病痛苦的人。传统的观念用患者来描述那些接受护理的人，现在常用护理对象代替患者，意味着护理对象不仅仅是患有疾病的人，还包括享受保健服务的人。

（一）患者角色的特征

患者角色是被认为适于患病的人的行为。美国著名的社会学家帕森斯（Parsons）将患者角色概括为四个方面：

1. 患病的人可免除正常的社会角色所应承担的责任

患者可以从其正常时所承担的社会角色中解脱出来。如不能期望患者做平常所做的工作。免除的程度取决于疾病的性质和严重程度。医生的诊断是患者角色合法的证明。

2. 患者对其陷入疾病状态没有责任

一般认为，患病是不以患者的意志为转移的事情，不是患者的过错，并且患者对患病无能为力，他们需要照顾，也有资格获得照顾。

3. 患者有义务要求痊愈

患病时患者处于痛苦不适、焦虑、甚至死亡的极度紧张状态中，大多数患者都期望早日恢复健康，并为之努力。社会希望每一个成员都健康，承担应尽的责任，所以患者应当主动寻求恢复健康。

4. 患者应主动寻求专业技术的帮助

一般是医护人员的帮助，并应在恢复健康的过程中与医护人员合作。

（二）患者角色适应中的问题

帕森斯说明的患者角色的四个方面，是我们期望患者表现出来的行为，但实际上，人们从其他角色转变为患者角色时，在角色适应上出现许多心理和行为的问题。常见的问题有下面几种：

1. 角色行为缺如

患者没有进入患者角色，不承认自己是患者，他们往往自我感觉良好，认为医生的诊断有误，有时为了证明自己"健康"而增加工作量，有人则采取观望的态度，这实际上是一种心理防御机制。

2. 角色行为冲突

患者在适应患者角色过程中，与其他角色发生心理冲突而引起行为矛盾。常表现为烦躁不安、茫然、悲伤等。这是一种视疾病为挫折的心理表现。如一位高三的老师，因担心自己学生的学习而不能静心养病，造成了老师角色与患者角色的冲突。

3. 角色行为强化

患者安于患者角色，对自我能力产生怀疑，产生退缩和依赖心理。另外，生病会让患者有一些特权，免除了其应该承担的部分社会责任，称之为"继发获益"，从而让他们继续扮演患者角色以享受特权。如某学生患病后，家长给予更多的关心，并且不会因为学习问题而受到责备，所以学生不愿自己恢复健康。这是角色适应中的一种变态现象。

4. 角色行为消退

指患者进入患者角色后，由于一些原因，又承担起其作为患者角色所应免除的社会角色的责任，从而使患者角色行为消退。

三、护士的角色

护士角色是指护士应具备的与职业相适应的社会行为模式。自19世纪中叶南丁格尔首创了护理专业以来，护理学得到了科学的发展，护士作为接受专门教育、有专门知识和技能的独立的护理实践者，被赋予了多元化的角色，履行多重角色功能。

1. 照顾者

护士的独特功能就是协助患者或健康人从事有益于健康、恢复健康与安详死亡的活动。这种功能通过满足人的基本需要来实现。护士的任务是应用专业知识满足患者生理、心理、社会文化、精神等方面的需求，如食物的摄取、呼吸的维持、感染的预防和控制、药物的给予、心理的疏导、健康宣教等，以促进和恢复健康。

2. 计划者

护士运用护理专业知识和技能，收集护理对象的生理、心理、社会等相关资料，评估护理对象的健康状况，找出其健康问题，为患者制定系统全面、切实可行、针对性强的护理计划，满足患者的基本需求，尽快恢复患者的健康。

3. 管理者

在临床护理工作中，护士必须对日常工作中的人、财、物、信息、时间、空间进行组织管理。护士应充分发挥管理才能，恰当运用管理艺术和技巧，合理利用资源，以患者为中心，提供个体化、人性化的护理，最大限度地满足患者的需要。

4. 咨询者

护士运用沟通技巧及自己的知识和技能，解答护理对象及家属的具体问题，提供相关信息，给予情感支持及健康指导。澄清护理对象对健康与疾病有关问题的疑问，让护理对象清楚地认识自己的健康状况，更好地配合治疗，尽快恢复患者的健康。

5. 协调者

护士需要联系并协调相关人员与机构的相互关系，维持有效的沟通，使诊断、治疗、护理等卫生保健工作互相协调、配合，保证护理对象获得适宜的整体性护理照顾。如护士要与医生联系，讨论治疗护理方案；与营养师联系，讨论有关膳食的安排。

6. 教育者

护士在医院、家庭、社区等各种场所，进行健康教育，改善人们的健康状态和健康行为，达到预防疾病、促进健康的目的。

7. 研究者

护理事业的发展，护理质量的提高，与护理科研密不可分。护士在工作中，要及时发现问题，运用系统的方法寻求答案，进行科学研究，扩展护理理论和知识，发展护理新技术，指导护理工作，提高护理质量，促进专业发展。

8. 代言人和保护者

护士是患者权益的维护者，有义务解释并维护患者的权益不受侵犯或侵害，尤其是无法表达自己意见的患者。随着医学的发展和新技术的应用，住院患者的医疗环境日益复杂，患者的权益可能会受到伤害，护士应保证患者有安全的治疗环境，预防损伤患者和治疗带来的副作用。护士还需要评估有碍全民健康的问题和事件，提供给医院行政部门或卫生行政单位作为拟定卫生政策和计划的参考。

四、角色理论在护理中的应用

（一）患者角色适应不良的护理

护士应根据患者的年龄、性别、文化程度、职业和个性特征，预测患者可能出现的角色适应问题，通过沟通和观察患者的角色行为，了解患者对患者角色的认识，明确角色适应不良的原因。帮助患者对患者角色有正确的认识，争取患者家属、朋友、同事等的配合，尽快适应患者角色，避免出现角色适应不良。具体方法有：

（1）常规指导。

（2）随时指导 护士要及时掌握患者相关信息，及时进行指导，引导患者树立正确的角色意识，履行角色权利与义务。

（3）情感性指导 护士应及时了解患者情感和情绪的变化，给予帮助以恢复患者的心理平衡状态。

（二）护士角色的冲突与协调

护士在对患者进行整体护理的过程中，承担着多种角色，不同的角色对其有不同的角色期待，容易造成角色冲突，引起护士心理和行为的不协调，影响身心健康，影响护理质量。处理角色冲突，应采取以下措施：

（1）通过角色学习，提高角色适应能力，使护士能更好地实现各种不同角色的期待。

（2）协调护士角色与其他角色的关系，取得家人、朋友等角色的理解、支持和帮助。

（3）协调互补角色的角色期待，使他们的期待更切合实际。

（三）护理教育

通过护理教育帮助护士完成护士角色社会化。在护理教育中重视角色意识的培养与训练。

第五节　成长与发展理论

成长与发展又称为生长与发育，是人体的基本特点。人的成长从出生、发育、成年到死亡，要经过不同的生理阶段和生长时期，是一个连续不断的过程，是按照一定的层次，具有一定的连续性。人的成长与发展不仅指体格的生长，还包括情感、认知、人格、道德水平等方面的发展。

一、成长与发展的概述

（一）基本概念

1. 成长

成长是指个体在生命过程中生理方面的量性增长，是细胞增殖的结果。表现为机体整体和各器官的长大，成长是可测量、可观察的，如身高、体重、年龄、胸围、头围、牙齿的变化等。

2. 发展

发展是生命过程中有顺序、可预期的功能改变，是个体随着年龄增长与环境间互动而产生的身、心两方面的变化过程。表现为细胞、组织、器官功能的成熟和机体能力的改变，如行为改变、技能增强等，是表示质方面的变化，不易测量。发展是学习的结果和成熟的象征。

3. 成熟

成熟是成长和发展的结果，是人生理上的成长于心理、智能发展充分发挥的过程，由遗传基因决定，又受到环境的影响。狭义的成熟是指生理上的生长发育，广义的成熟还包括心理社会的发展。

成长、发展和成熟三者之间密切相关，不能截然分开。

（二）成长和发展的规律

1. 规律性和可预测性

虽然每个人的生长、发展速度都不相同，但每个人都要经历相同的发展阶段。如每个孩子都先学会翻身、爬行和站立，然后才会走路。

2. 顺序性

人体各器官功能的生长发育都遵循特定的顺序。一般遵循由上到下、由近到远、由粗到细、由低级到高级、由简单到复杂的顺序或规律。例如由上到下：婴儿先学会抬头，后抬胸，再会坐、站、行走；由简单到复杂：儿童先学会画直线，再学会画圆；先咿呀学语，后学会字、词语和句子。

3. 连续性和阶段性

在人的整个生命过程中，生长和发展在不断进行，它是一个连续的过程。但又不是等速进行，具有阶段性，每个阶段的发展都有它的特点。如体格生长的特点：1 周岁内生长迅速，出现第一个生长高峰，周岁后稳步成长，青春期快速成长，出现第二个生长高峰，成年后相对稳定，老年期出现衰退和老化。心理社会的发展同样具有连续性和阶段性。

4. 不均衡性

在人的体格生长方面，各器官系统的发育快慢不同，有先有后，如人的神经系统发育先快后慢，生殖系统发育先慢后快，肌肉组织的发育学龄期开始加速。心理社会发展同样存在不均衡性，如语言发展 3 ~ 5 岁最快。

5. 个体差异性

人的生长发展虽然遵循一般规律，但由于遗传、环境等因素影响而存在较大的个体差异。如同一年龄组的健康儿童，有的语言发展快，有的运动能力强。心理社会方面的发展也因社会文化背景、家庭教养等不同而存在较大的差异。

（三）影响成长和发展的因素

人的成长与发展主要受遗传因素和环境因素的影响。遗传决定机体发育的可能范围。环境则决定发展的速度及最终达到的程度。内在遗传因素与外界环境因素相互作用决定了每个人的成长和发展。

1. 遗传因素

遗传是影响个体成长与发展的基本因素，遗传因素不仅影响身高、相貌、肤色、性成熟早晚等生理方面，对性格、气质、智力、能力等方面也有影响。

2. 环境因素

环境因素为个体的成长与发展提供条件。充足合理的营养、良好的生活学习环境、卫生条件、合理的生活制度，对儿童身体生长、性格及良好品德的形成、心理的健康发展和智力发育具有一定的推进作用。

3. 教育学习

教育学习是一种吸收知识、接受新概念、获得技能的过程，影响人的智力、道德、行为、个性、能力方面的发展。

二、成长与发展理论及其在护理中的应用

（一）弗洛伊德的性心理学说

弗洛伊德（Sigmnud Freud），奥地利神经科医生，被誉为"现代心理学之父"，他通过精神分析法观察人的行为，创建了性心理学说。弗洛伊德的学说包含三大理论要点。

1. 弗洛伊德的意识层次理论

弗洛伊德认为意识是有层次的，分为意识、前意识和潜意识。意识是直接感知的心理活动部分，潜意识是人们没有意识到的深层的心理活动部分，前意识介于意识和潜意识之间。潜意识的心理活动是一切意识活动的基础。潜意识中潜伏的心理矛盾、心理冲突等常常是导致个体产生焦虑不适甚至心理障碍的症结。

2. 弗洛伊德的人格结构理论

人格结构理论认为人格有三个部分：

（1）本我（id） 是人格最主要的部分，是潜意识欲望的根源，包含遗传的各种内容，出生时就存在。本我受快乐原则支配，目的在于争取最大的快乐和最小的痛苦。

（2）自我（ego） 是大脑中作用于本我与外部世界的一种特殊结构，其功能是在本我的冲动和超我的控制发生对抗时进行平衡。自我考虑现实，遵循唯实原则。

（3）超我（superego） 为维持社会准则的一种特殊结构，属于良心和道德范畴。其发展源自于与环境的互动，特别是权威形象的影响。

发展的过程就是人格结构的这三个部分相互作用结果的反映。

3. 弗洛伊德的人格发展理论

人格发展理论主要论述了性心理的发展，他将性心理发展分为五个阶段：

（1）口欲期 此期原欲集中在口部。原欲是一种原始本能冲动。婴儿的吸吮和进食欲望若能得到满足，可带来舒适和安全感；若未得到满足或过于满足则会造成人格的固结现象（fixation），从而出现日后的吮手指、咬指甲、吸烟、酗酒等。

（2）肛门期 此期原欲集中在肛门区。健康的发展建立在控制排便所带来的愉快经历上，从而养成讲卫生，能控制自己的习惯。固结则会造成缺乏自我意识或自以为是等。

（3）性蕾期　原欲集中在生殖器。孩子最初的性情感是向双亲发展的，男孩通过恋母情结而更喜欢母亲，而女孩则通过恋父情结而偏爱父亲。健康的发展在于与同性别的父亲或母亲建立起性别认同感。固结则会造成性别认同困难或难以建立正确的道德观念。

（4）潜伏期　此期孩子把性和攻击的冲动埋在潜意识中，而将精力集中在智力和身体活动上。愉快来自于外在的环境，固结则会造成压迫或强迫性人格。

（5）生殖期　原欲又重新回到生殖器。但青年人已将注意力从双亲转移到自己所喜欢的性伴侣身上，而建立起自己的生活。若这个阶段失败可导致个体出现身心方面的功能失常。

4. 弗洛伊德理论在护理上的应用

弗洛伊德理论的护理应用可用表 3-1 表示。

表 3-1　弗洛伊德性心理发展的五个阶段与护理应用

阶段	年龄	特点	护理应用
口欲期	0~1岁	口部成为快感来源的中心	喂养可为婴儿带来快乐、舒适和安全感。因此喂养应及时，而且方法得当
肛门期	1~3岁	肛门和直肠成为快感来源的中心	对大便的控制和最终排泄可为孩子带来快感和控制感。因此在对孩子大小便训练时，应留给他愉快经历的体验，并适当鼓励，以利于健康人格的发展
性蕾期	3~6岁	生殖器成为快感来源的中心	孩子对异性父母的认识有助于日后建立起自己正确的道德观与良好的两性关系，因此应鼓励他对性别的认同
潜伏期	6~12岁	精力主要集中在智力活动与身体活动上	鼓励孩子追求知识，认真学习和积极锻炼
生殖期	13岁以后	能量和精力逐步转向建立成熟的异性关系上	鼓励自立、自勉和自己作决定

（二）爱瑞克森的心理社会发展学说

爱瑞克森（Erik Erikson）是弗洛伊德的学生，他将弗洛伊德的理论扩展到社会方面，所以称为心理社会发展学说。爱瑞克森认为人格的各部分分别是在发展的各阶段形成的，个体应通过所有这些阶段以发展成一个完整的整体。

爱瑞克森将人格发展分为八期，即口感期、肛肌期、生殖运动期、潜在期、青春期、成年早期、中年期和老年期。每一时期都有一个主要的心理社会危机要面对，危机就是个体逐渐成熟的自我与社会之间的一种普遍冲突。危机处理得好坏将导致正性或负性的社会心理发展结果。解决得越好就越接近正性，也就越能发展成健康的人格。爱瑞克森的心理社会发展过程如（表 3-2）。

运用爱瑞克森学说，护士可通过评估患者所表现出的正性或负性危机解决指标，分析其在相应的发展阶段上的心理社会危机解决情况，然后给予相应的护理。

表 3-2 爱瑞克森的心理社会发展过程

阶段	年龄	危机	正性解决指标	负性解决指标
婴儿期	出生~18月	信任对不信任	学会相信别人	不信任、退缩或疏远别人
幼儿期	18个月~3岁	自主对羞愧	学会自控而不失自尊，能与人共处	时常出现过度自我约束或依从别人的行为
学龄前期	3~5岁	主动对内疚	敢于有目的地去影响和改变环境，并能评价自己的行为	缺乏自信，态度消极，怕出错，过于限制自己的活动
学龄期	6~12岁	勤奋对自卑	求得创造与自我发展，并能控制自己的世界	对自己失望，并从学校的学习及同学的交往中退缩下来
青春期	12~18岁	自我认同对角色紊乱	有自我认同感及发展自身潜能的计划	角色模糊不清，难以进入角色要求
青年期	18~25岁	亲密对孤独	与异性建立起亲密关系，对工作与家庭尽职尽责	缺乏人际交往，逃避工作或家庭中的责任
成年期	25~65岁	繁殖对停滞	富有创造性，生活充实，关心他人	纵容自己，自私，缺乏责任心与兴趣
老年期	65岁以上	完善对失望	感到一生值得，能乐观对待死亡	失望感，鄙视他人

（三）皮亚杰的认知发展学说

皮亚杰（Jean Piaget）是瑞士心理学家，他通过对儿童行为的详细观察发展了他的认知发展学说。他认为儿童思维的发展并不是由教师或父母传授给儿童的，它是通过儿童与环境互相作用，逐步将简单的概念集合成较复杂概念来完成。即认知发展是儿童通过他自己活动的一个主动发现与积极形成的过程，这个过程是通过适应来完成的。皮亚杰将认知发展过程分为四个阶段：

1. 感觉运动期

0~2岁，此期思维的特点是婴幼儿通过身体的动作与感觉来认识周围的世界。

2. 前运算期

2~7岁，此期儿童的思维发展到了使用符号的水平，即开始使用语言来表达自己的需要。但思维尚缺乏系统性和逻辑性。以自我为中心，观察事物时只能集中于问题的一个方面而不能持久和分类。

3. 具体运算期

7~11岁，此期儿童摆脱了自我为中心，能同时考虑问题的两个方面或更多方面，如能接受物体数目、长度、面积、体积和重量的改变。想法较具体，开始具有了逻辑思维能力。

4. 形式运算期

12岁以后，此期青年人思维迅速发展，进入纯粹抽象和假设的领域。他们能单独在心中整理自己的思想，并能按所有的可能性作推测和判断。

以上是皮亚杰认知发展的四个阶段，认知发展的阶段学说被护理工作者广泛应用在对儿童的教育及与儿童的沟通上。如在儿童教育方面提倡启发式教学，为儿童设定具体问题让其自己去解决，避免灌输式教学。又如在于儿童沟通时注意避免使用抽象难懂的词句，从而达到有效的沟通。

目标检测

一、单项选择题

1. 按系统与环境的关系分类，系统可划分为
   - A. 自然系统与人造系统
   - B. 封闭系统与开放系统
   - C. 动态系统与静态系统
   - D. 物质系统与概念系统

2. 为危重患者进行口腔护理是满足患者的
   - A. 生理的需要
   - B. 爱与归属的需要
   - C. 安全的需要
   - D. 尊重的需要

3. "希望能与他人友好相处"属于人的
   - A. 生理的需要
   - B. 心理的需要
   - C. 安全的需要
   - D. 尊重的需要

4. 当个体经受某种压力时，调整自己的态度去认识压力源，属于
   - A. 生理适应
   - B. 心理适应
   - C. 文化适应
   - D. 社会适应

5. 适应的特点不包括
   - A. 稳定性
   - B. 有限性
   - C. 差异性
   - D. 被动性

二、简答题

1. 简述系统的基本属性。
2. 简述马斯洛人类基本需要理论的内容。
3. 简述需要理论对护理实践的指导意义。

（王国芳）

第四章

护理学理论

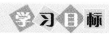 **学习目标**

1. 掌握奥瑞姆的自理理论的内容。
2. 熟悉奥瑞姆的自理理论、罗伊的适应模式及纽曼的健康系统模式对四个基本概念的理解的差异以及罗伊的适应模式的内容。
3. 了解纽曼的健康系统模式的内容。
4. 学会在临床护理实践中运用奥瑞姆的自护理论模式、罗伊的适应模式、纽曼的健康系统模式。

【引导案例】

患者，尹某，17 岁，高中三年级的学生。昨日因急性阑尾炎急诊入院手术，术后生命体征平稳，伤口敷料干燥，无渗血、渗液。患者自述伤口疼痛，因睡眠欠佳精神状态较差，目前按医嘱静脉补液每日 1500ml，青霉素 800 万 U 静脉滴注。患者近期面临期末考试，担心生病影响学习，再加上入院突然，环境陌生，患者感到不适应、紧张和焦虑。

请问：

1. 评估该患者有哪些方面的自理缺陷以及引起自理缺陷的原因？
2. 运用奥瑞姆的自理理论对患者的主要问题制定护理计划？

任何一个专业性学科都应建立在理论体系之上。护理理论是对护理现象系统的、整体的看法，以描述、解释、预测和控制护理现象。20 世纪 50 年代以后，国外的护理学家进行积极的尝试和不断的探索，发展了一些护理学的理论或模式，如奥瑞姆自理理论、罗伊适应模式、纽曼健康系统模式，为护理知识体系的初步建立和学科知识范畴的确立打下了良好的基础。这些护理理论和（或）模式从不同的角度对包含人、环境、健康、护理的四个基本概念进行了描述，对各个概念之间的关系进行了逻辑推测，对护理现象进行了解释。本章将就对护理学影响甚大的一些护理理论模式进行介绍。

第一节 奥瑞姆的自理理论

一、概述

自理理论由美国当代护理学理论家奥瑞姆提出的，奥瑞姆 1914 年出生于美国的马里兰州，1932 年完成护理初级教育，1939 年获美国天主教大学护理学士学位，1945 年获该大学护理教育硕士学位，1976 年获荣誉博士学位。奥瑞姆护理工作经验丰富，曾任临床护士、实习教师、护理教育咨询专家等。奥瑞姆的理论代表著作《护理：实践的概念》自 1971 年出版以来多次修订再版，在这本书中，她系统地阐述了自理理论的内容。奥瑞姆的自理理论已经成为护理教育、护理实践、护理管理和护理研究的主要的模式之一，被十余个国家所应用。

二、奥瑞姆自理理论的内容

奥瑞姆自理理论着重阐述了三方面问题：什么是自理、何时需要护理、如何提供护理；包括相关的三个理论，即自我护理理论、自理缺陷理论和护理系统理论。

（一）自我护理理论

自我护理简称自理，是指个体所独立完成的，贯穿于生命全过程的，旨在维持和促进个体完好状态所采取的一系列活动。奥瑞姆认为人有三种自我护理需求。

1. 一般性的自理需求

又称日常生活需要，是指所有的人都具有的需求。主要包括六方面：摄入足够的空气、水和食物；排泄代谢产物；维持活动与休息平衡；维持独处与社交平衡；预防对生命和健康有危害的因素；努力被群体认同。

2. 发展性的自理需求

指由成熟或与维持生命和人类发展有关的条件和事件而引发的需求。人生的不同阶段，都有不同的发展性自理需求，如婴幼儿期有养成良好饮食习惯、排泄习惯的需要；青少年期有学会和人相处及认识自己的第二性征的需要；成年期有事业稳定、婚姻成功的需要；当个人在成长发展过程中遇到不利情况时，有预防和处理这些不利情况的需求，如失学、丧偶的心理调整。

3. 健康偏理性的自理需求

指人体在疾病、创伤或在诊断、治疗过程中产生的需求。它包括寻找适当的医疗协助、处理疾病的多种反应、改变以往的生活健康观念、接受自己需要照顾的事实、改变生活习惯等，以促进个体健康的发展。如个体被诊断为糖尿病后，则有控制血糖、检测尿糖等需要。

（二）自理缺陷理论

自理缺陷理论是奥瑞姆自理理论的核心部分，阐述了个体什么时候需要护理。自理缺陷是指当个体受到部分或全部的限制，而使得个体自理能力无法满足部分或全部的自我照顾。奥瑞姆认为，在某一特定的时间内，个体有特定的自理能力及治疗性自理需要，当这种治疗性自理需要大于自理能力时就出现了自理缺陷，此时个体就需要护理照顾。治疗性自理需要是指需进行护理活动时的自理需要。她用图 4-1 具体描述了上述情形。

（三）护理系统理论

护理系统理论主要说明了如何调整或激发个体进行自我照顾的能力，满足个体的治疗性自理需求。护理系统理论阐述了患者的自理需求如何被满足。奥瑞姆在护理系统理论中指出，护士应根据患者的自理需要、自理能力以及职责范围，分别采取三种不同的

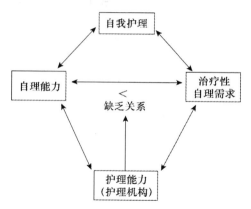

图 4-1　奥瑞姆自理缺陷结构示意图

护理系统，即全补偿系统、部分补偿系统和支持－教育系统，选择哪种护理系统是护士根据患者能力而设定的。各护理系统的适用范围及护士和患者在各系统中所承担的职责如图 4-2 所示。

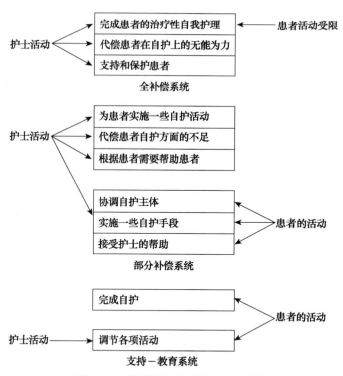

图 4-2　奥瑞姆护理系统理论示意图

1. 全补偿系统

患者因生理或心理上的障碍无法进行自理时，需要护理人员进行全面的帮助，以满足患者在氧气、水分、营养、排泄、个人卫生、活动以及感观刺激等各个方面的需求。它适用于病情危重、昏迷、重度智力障碍者及高位截瘫患者等。

2. 部分补偿系统

患者自理能力部分缺陷，自理需要的满足既需要护士给予适当的帮助，也需要患者自己采取自理活动，护理人员与患者共同承担患者的自理活动，在满足患者的自理需要上起着同样重要的作用。例如下肢骨折的患者，尽管自己能满足大部分自理需要，但清洁、排便及肢体活动仍需要护士提供不同程度的帮助。

3. 支持教育系统

患者有能力进行自我护理，但需要在护士的协助下做出决策、控制行为和学习相关知识和技能，如即将出院的术后患者。护士的角色是促进、提高患者的自理能力，促使患者成为自理者，而不需要替患者去做，帮助患者的方法有指导、支持、提供促进发展的环境、提高自理能力。

护理系统理论解释了当个体的自理能力缺陷时就需要护理人员的帮助，而护理人员的能力受其自身因素的影响，这些因素包括护理人员的教育程度、工作经验、文化背景、个人信念等。

三、奥瑞姆对四个基本概念的理解

（一）人

是指所有的人。奥瑞姆认为，人是一个具有生理、心理、社会及不同程度自理能力的整体。人具有学习和发展的潜力，人不是通过本能而是通过学习来达到自理的。

（二）健康

奥瑞姆支持 WHO 的关于健康的定义，指出健康不仅仅是指没有疾病，而且是身、心、社会处在幸福、安宁状态。自理对维持健康状态是必需的。

（三）环境

奥瑞姆认为，环境为存在于人的周围并影响人的自理能力的所有因素。人生活在社会中都希望能进行自我管理，对自己及依赖者的健康和幸福负责。对那些不能自我满足自理需要的人，社会是能接受的，如老年人、患者、残疾人等，并根据自己的现有能力提供帮助。自我帮助和帮助他人都被社会认为是有价值的活动。

（四）护理

护理是一种服务，一种助人的方式，同时也是一种技术。护理是预防自理缺陷并为有自理缺陷者提供治疗性自理的活动。护理行为视个体行为而具有不同的内容，可以是完全照顾、部分照顾或支持和教育性的帮助。

四、奥瑞姆自理理论在护理中的应用

以奥瑞姆自理理论为框架的护理工作方法分以下三步：

（一）护理评估

评估患者的自理能力和自理需要，确定患者存在哪些方面的自理缺陷以及引起自理缺陷的原因，并在此基础上决定患者需要哪些方面的帮助，来达到维持生命和恢复健康的目的。

（二）护理计划

根据患者的自理能力和自理需要确立适当的护理系统。然后结合患者治疗性自理需要的内容制定出详细的护理计划，特别是制定帮助患者的具体措施，以达到恢复和促进健康、增进自理能力的目的。

（三）护理实施

护士根据护理计划提供恰当的护理措施，然后观察和评价患者的反应，根据患者自理需要和自理能力的改变，调整所选择的护理系统，修改护理方案。

第二节 罗伊的适应模式

一、概述

适应模式是美国的护理理论家卡利斯塔·罗伊提出的。罗伊 1939 年生于美国的加利福尼亚州，1963 年获加州洛杉矶圣玛丽学院护理学士学位，1966 年获加州的洛杉矶加州大学护理学硕士学位，1977 年获加州的洛杉矶加州大学社会学博士学位。罗伊多年从事儿科临床护理工作，曾任洛杉矶圣玛丽学院护理系主任、波士顿大学护理学院的教授、美国护理学会的委员。罗伊以系统理论和汉斯·塞利的适应理论为理论基础，阐述了个人的适应行为在决定个人健康和疾病状态中的作用，创立并不断完善了适应模式。

二、罗伊对四个基本概念的理解

（一）人

罗伊认为人是一个适应系统，是一个具有生物、心理和社会属性的有机整体。首先，人是一个有生命的系统，处于不断与其环境互动的状态，在系统与环境之间存在着物质、能量和信息的交换，所以人是一个开放系统。其次，由于人与环境间的互动可引起自身内在的或者外部的变化，而人在这变化环境中必须保持完整性，因此，人也是一个适应系统。罗伊用下图（图 4 – 3）具体说明人作为一个适应系统的适应过程。

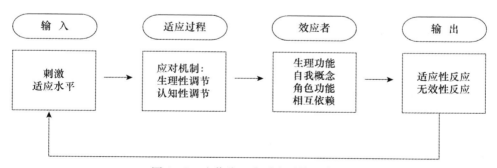

图 4 – 3 人作为一个适应系统示意图

适应系统包含四个部分，即输入、适应过程、效应者和输出。输入包含刺激和适应水平，适应过程包括生理性调节和认知性调节，效应者包括生理功能、自我概念、角色功能及相互依赖，输出则包括有效适应性反应和无效性反应。

1. 输入

刺激和人的适应水平构成适应系统的输入部分。

刺激是指来自外界环境或人体内部的可以引起反应的一个信息、物质或者能量单位。刺激可分为三类：①主要刺激：指人当时面对的、对人影响最大、需要立即适应的刺激。它可以是生理上的改变，如疾病；也可以是环境的改变，如住院；还可能是一种关系的改变，如家庭添加新成员。②相关刺激：指其他所有当时存在的对主要刺激引起的行为有影响的刺激，如遗传因素、年龄、性别、文化等。③固有刺激：指原有的、构成本人特征的，可能引起机体反应但不确定的刺激，这些刺激不易观察到或客观测量到，如个性、个人经验、态度等。

适应水平是指在一般情况下可实现适应性反应的刺激强度，代表人能忍受刺激和维持适应性反应的范围。每个个体的适应水平都是不同的，并不断发生改变。

2. 适应过程

个体的适应过程由生理调节器和认知调节器组成。生理调节器通过神经、化学和内分泌途径进行应对。如对抗细菌入侵的白细胞防御系统。认知调节器通过认知、情感途径进行应对。如感觉、信息的处理、学习、判断和情感。

3. 效应者

即生理功能、自我概念、角色功能、相互依赖，四个适应层面又称效应者，并通过这四个方面的行为得以表现出来。

（1）生理功能 人面对环境刺激产生的生理反应。包括氧化作用、营养、排泄、休息与活动、感觉、神经功能等。

（2）自我概念 涉及个人在特定时间内对自己的看法与感觉，由躯体自我和人格自我组成。躯体自我包括对自身的感觉和体象；人格自我包括对自我的理想化、期望、伦理、道德感等。

（3）角色功能 描述个人在社会中所承担角色的履行情况，如角色转移、角色冲突等。

（4）相互依赖 个体与对其有重要影响的人和支持系统之间的关系。如分离性焦虑、孤独等。通过对以上四个层面个体行为的观察，护士可识别个体所做出的反应是适应性反应还是无效性反应。

4. 输出

人的行为系统为输出。输出的行为包括内部和外部行为，这些行为都是可以被观察、测量并记录的。罗伊将输出分为适应性反应和无效性反应，适应性反应是对面临的刺激做出的积极反应，可以促进人的完整性，并使人得以生存、成长、繁衍、主宰及自我实现，而无效性反应则不能达到这些目的。

（二）健康

罗伊将健康定义为"个体处于和成为一个完整和全面的人的状态和过程"，故失去完整性就意味着失去健康。罗伊在适应模式理论中描述健康是人的功能处于对刺激的持续适应状态，若个体能不断适应各种改变，即能保持健康，故可认为健康是适应的一种反映。

（三）环境

罗伊认为环境是围绕和影响个人或群体发展与行为的所有情况、事件及因素，是刺激的来源。这些刺激通过输入途径输入人这个适应系统。

（四）护理

1. 护理目的

罗伊认为护理的目的就是减少无效性反应和促进适应性反应，即促进人在生理功能、自我概念、角色功能和相互依赖四个层面上的适应，从而促进健康和提高生活质量。

2. 护理活动

护士通过控制环境中的刺激和提高人的适应水平进行干预。因此，护理人员要有分辨各种刺激的能力，以便有意识地控制它们，使所有的刺激都落在患者的适应范围内。同时，护理人员要预测到患者无效性反应的发生，强化其生理调节器和认知调节器，以防止不良适应的发生。

三、罗伊的适应理论在护理中的应用

根据罗伊的适应模式，在护理实践中执行护理程序可分为六个步骤，即一级评估、二级评估、护理诊断、护理目标、护理措施和评价。

（一）一级评估

又称行为评估。是指收集与生理功能、自我概念、角色功能和相互依赖四个方面有关的输出性行为，并帮助找出无效性反应。

（二）二级评估

又称刺激评估。包括收集对患者产生影响的主要刺激、相关刺激和固有刺激进行评估，通过二级评估，可帮助护士明确引发个体无效反应的原因。

（三）护理诊断

护理诊断是一个判断过程，是对适应系统中个体状态的陈述。护士通过一级评估和二级评估，在明确个体的无效性反应及引起无效性反应的原因的基础上，找出个体的护理问题，进而做出护理诊断。

（四）护理目标

是指经过对个体进行护理措施后应达到的行为结果的陈述。制定目标时护士应注意激发个体参与共同制定计划，并尊重个体的选择，同时应注意目标应是可实现、可测量的目标。

（五）护理措施

专业护士采取的一种实现护理目标的行为。护理措施可通过改变和控制各种作用于适应系统的刺激，使其全部作用于个体的适应范围内。控制刺激的方式包括改变刺激、增强刺激、减弱刺激、消除刺激等。护理措施也可着重于提高个体的适应能力、扩大适应范围，使全部刺激能作用于个体的适应范围内，从而产生适应性反应。

（六）评价

将所制定的护理目标与患者的行为改变进行比较，从而判断护理措施的有效性，确定目标是否达到，再根据评价结果对计划进行完善和调整，使护理目标得以实现。

第三节 纽曼的健康系统模式

健康系统模式是由美国一位杰出的护理理论家、精神卫生护理领域的开拓者贝蒂·纽曼提出的。她于1924年出生在美国俄亥俄州，1947年完成了初级护理教育，1957年获得洛杉矶加州大学的学士学位，主修公共卫生护理，1966年获得加州的洛杉矶加州大学的公共卫生硕士学位，1985年获得西太平洋大学的博士学位，主修临床精神学。纽曼曾从事临床护理人员、护士长、私人护士及教师等工作，有较丰富的临床护理、家庭社区护理和护理教育经验。她从20世纪60年代以后逐步发展并完善了健康系统模式，发表过许多著作。1974年发表了她的理论著作《纽曼的健康照护系统模式》。

一、纽曼健康系统模式的内容

纽曼的健康系统模式是一个综合的、动态的护理模式，它以开放系统为理论框架。用整体的方法看待人与环境的不断互动。模式重点叙述了三部分内容：即持续与环境互动的人、压力源和反应。

（一）人

纽曼认为，人是一个与环境持续互动的开放系统，又称为服务对象系统。这个系

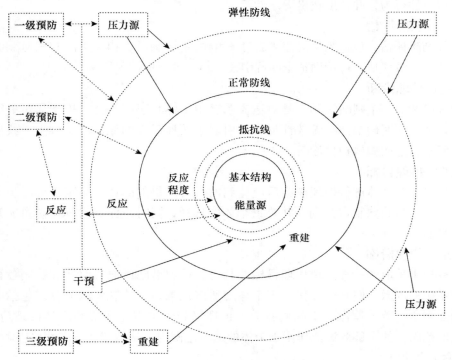

图4-4 纽曼人体结构及整体观示意图

统的结构可以用围绕着一个核心的一系列同心圆来表示（图4-4），核心部分为基本结构，是机体的能量源，它由生物体共有的生存基本因素组成，如解剖结构、生理功能、自我结构、基因类型、反应类型、认知能力、体内各亚系统的优势与劣势等。机体具有三种防线抵抗有害因素的干扰，维持自身系统的稳定与完整。

1. 弹性防御线

为最外层的虚线圈，又叫应变防御线。是保护基本结构的最外层防御机制。它位于机体正常防御线之外，以缓冲来保护机体正常和稳定状态，充当机体的缓冲器和过滤器，当环境施加压力时，它是正常防线的缓冲剂，可以防止压力源侵入系统；而当环境给以支持并有助于成长和发展时，它是正常防线的过滤器。此防线具有动态性，能在短期内急速变化。一般来说，弹性防线越宽，距正常防线越远，其缓冲、保护作用越强。

2. 正常防御线

弹性防线内层的实线圈，位于弹性防线和抵抗线之间，这是护理对象系统第二道防御机制。以保护护理对象系统的正常状态。与弹性防御线相似，正常防御线也是动态的，只是变化速度慢得多。当健康水平增高时，正常防御线扩展；健康状态恶化时，正常防御线萎缩。一旦压力源入侵正常防御线，个体即发生压力反应，表现为稳定性降低和疾病。

3. 抵抗线

为紧贴基本结构外层的虚线圈，这是护理对象系统的第三道防御线，由支持基本结构和正常防御线的一系列已知及未知的因素组成，如白细胞、免疫功能以及其他生理机制。当压力源侵入到正常防御线时，抵抗线被自动激活，如果抵抗线功能能有效发挥，它可促使系统恢复平衡，个体恢复到正常防御线的健康水平。如果抵抗线功能失效，则可导致个体能量耗竭，甚至死亡。

以上三种防御机制，既有先天获得的，也有后天习得的，抵抗效能取决于个体生理、心理、精神、社会文化、发展五个变量的相互作用。三条防御线中，弹性防御线保护正常防御线，抵抗线保护基本结构。当个体遇到压力源时，弹性防御线首先被激活，若弹性防御线抵抗无效，正常防御线遭到侵犯，压力反应或症状就会出现，此时，抵抗线开始起作用，如果有效则系统恢复健康。

（二）压力源

又称应激源，定义为能产生紧张及潜在的引起系统失衡的刺激。在健康系统模式理论中，纽曼将压力源分为三种。

1. 人体内的

是指来自于个体内部的与内环境有关的压力，如焦虑、愤怒、疼痛、失眠、自我形象改变等。

2. 人体间的

是指来自两个或多个个体之间的压力，如夫妻关系、护患关系等。

3. 人体外的

是指发生于体外的、距离人际间压力更远的压力，如环境陌生、失业、经济状况欠佳等。

（三）反应

纽曼认为护理的目的是通过护理干预来维持和恢复机体系统的平衡，护士应根据个体对压力源的反应采取不同水平的干预。她提出了三个级别的预防措施。

1. 一级预防

是指护理对象系统正面临或有可能面临压力源的到来，但反应还未出现时进行干预。其目的是防止压力源侵入正常防线，主要措施为减少或避免与压力源接触、保护正常防线和增强弹性防线，如预防注射、健康宣教、疾病早期检查等。

2. 二级预防

指当护理对象系统的正常防御线被压力源攻破，身体出现反应时进行的干预。即早期发现病例、及时治疗、增强内部抵抗机制。该水平的干预可在压力反应被识别的任何点开始，二级预防的目的是减轻和消除反应、恢复个体的稳定性，并促使其恢复到通常的健康状态，二级预防措施有效则护理对象系统恢复健康，如果失败，则就有可能出现死亡。

3. 三级预防

是指通过积极的治疗之后或个体达到相当程度的稳定时，为能彻底康复、减少后遗症而采取的干预，三级预防的目的是进一步维持个体的稳定性、防止复发，可通过教育护理对象和协助预防应激反应重复产生，使个体系统达到再适应、稳定并保护重建的适应或重返健康。

二、纽曼对四个基本概念的理解

（一）人

纽曼认为，人是被同心圆环绕的由生存因素组成的一个具有基本结构或能源核心（包括生理的、心理的、社会文化的、精神的、发展的）的开放的动态系统。纽曼还认为，作为护理对象的人不能仅局限在个体，还应该包括家庭、群体、社区。对人的诠释和人的整体观是纽曼健康系统模式的核心内容。

（二）健康

纽曼健康系统模式认为健康是个体的所有组成部分和整个系统处于协调的一种状态。健康是从完全健康到疾病这一连续体上的动态的某一点。她认为健康就像一种"活能量"，当机体产生和储存的能量多于消耗时，个体的完整性、稳定性增强，健康水平增高，逐步迈向强健；而当能量产生与储存不能满足机体需求，个体的完整性、稳定性就减弱，健康水平降低，并逐渐走向衰弱、死亡。所以，纽曼认为，无论个体系统是趋向强健或疾病状态，保存能量始终是护理的目标和基本工作原则。

（三）环境

纽曼认为，环境是内在和外在环境的存在和个体维持两者之间不同程度的协调和平衡，是所有影响人这一开放系统和被这一系统影响的因素。同时，纽曼还特别提到了压力源，认为人体内部的、外部的、人际间的压力源是环境的重要成分。

（四）护理

纽曼将护理定义为通过有目的的干预，减少或避免影响最佳功能状态发挥的压力因素和不利状况，以帮助护理对象获得并保持尽可能高的健康水平。护理的主要任务是保存能量，恢复、维持、促进个体的稳定、和谐和平衡，使之沿着健康疾病轴的正方向发展。

三、纽曼健康系统模式在护理中的应用

根据纽曼健康系统模式，在护理实践中执行护理程序包括护理诊断、护理目标和护理结果。

（一）护理诊断

首先对护理对象的基本结构、各防线的特征以及个体内、个体外、人际间存在和潜在的压力源进行评估，然后再收集资料并分析个体在生理的、心理的、社会文化的、精神的、发展的各个方面对压力源的反应及其相互作用资料，最后就其中偏离的方面做出诊断并排出优先顺序。

（二）护理目标

以保存能量，恢复、维持和促进护理对象稳定性为护理原则，护士与护理对象及家属共同制定护理目标、达到护理目标采取的护理措施以及设计预期护理结果。纽曼特别强调用"护理干预"来说明护理措施，并按一级、二级、三级预防原则来规划和组织护理活动。

（三）护理结果

是护士对干预效果进行评价并验证干预有效性的过程。评价内容包括个体内、个体外、人际间因素是否发生了变化，压力源本质及优先顺序是否改变，机体防御功能是否有所增强，压力反应症状是否得到缓解等。评价的结果可作为再制定护理目标和相应护理措施的依据。

知识拓展
高血压的危险因素

随着我国经济的发展，人们的生活方式和饮食结构的改变，我国高血压的发病率有明显上升的趋势。2002年，我国成年人高血压患病率达18.8%。导致高血压发病的危险因素有：①遗传性：父母患高血压的子女患高血压的机率要高于父母血压正常者；②摄入食盐过多：高钠饮食可导致血压升高；③饮食因素：长期食用饱和脂肪酸（动物油）发病率高；④饮酒：长期饮酒者，高血压的发病率高；⑤精神因素：长期从事精力高度集中的工作，高血压的发病率增高。

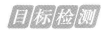

一、单项选择题

1. 提出健康系统模式的是
    A. 南丁格尔　　　　　　　　B. 佩普劳
    C. 罗伊　　　　　　　　　　D. 纽曼
2. 对于昏迷的患者使用自理模式的哪个护理系统
    A. 主动，被动系统　　　　　B. 完全补偿系统
    C. 部分补偿系统　　　　　　D. 共同参与系统

3. 当个体表现出压力反应，根据健康系统模式应选择
    A. 不需使用任何预防措施   B. 一级预防
    C. 二级预防   D. 三级预防

二、简答题

1. 护理理论的作用。
2. 奥伦自护模式的基本内容。
3. 罗伊适应模式对人的认识及影响人适应的刺激的分类。

（王　爽）

第 五 章

护理程序

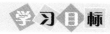 **学 习 目 标**

1. 掌握护理程序的概念及五个步骤。
2. 掌握评判性思维与循证护理的概念。
3. 熟悉护理诊断的分类、组成与陈述方式。
4. 熟悉护理病历的组成。
5. 了解评判性思维和循证护理在护理工作中的应用。

【引导案例】

患者，男，50岁，初中文化。因"冠心病急性广泛前壁心肌梗死"急诊入院。主诉持续性心前区压榨性疼痛，查体：神志清楚，面色苍白，出冷汗，烦躁不安有濒死感；身高165cm，体重75kg，体温37℃，脉搏102次/分，呼吸24次/分，血压140/90mmHg；心电图显示 $V_1 \sim V_6$ 导联ST段弓背向上抬高，且有病理性Q波。患者1年前发现有心前区疼痛，每次发作都与过度劳累、紧张、饱餐有关，经休息后可以缓解，未予重视，没有做过系统的检查和治疗。

请问：

1. 分析患者存在的护理诊断/问题，并用NANDA认可的护理诊断名称规范陈述。
2. 针对主要的护理诊断/问题制定一份护理计划。

护理程序是以护理对象为核心，科学的确认问题、系统的分析和解决问题的一种工作方法，包括评估、诊断、计划、实施和评价五个步骤，在临床护理、护理科研、护理教育等护理工作中被广泛应用。护理程序的应用不仅使护理工作更加科学化、独立化，而且也提高了护理人员的专业形象和自身价值，促进了护理学科的进步和发展。

第一节　护理程序的概述

一、护理程序的定义及发展历史

（一）护理程序的定义

护理程序是以促进和恢复患者的健康为目标所进行的一系列有目的、有计划的护理活动，是一个综合的、动态的、具有决策和反馈功能的过程。综合是指在整个护理活动中需要运用多学科的知识；动态是指根据患者的病情变化不断地修正护理计划；决策是指针对患者的健康问题确定护理诊断并制定护理计划的过程；反馈是指根据实施护理后的结果决定和指导下一步的护理活动，从而保障高质量的护理活动。

（二）护理程序的特征

1. 整体服务观

护理程序贯穿以护理对象的健康为中心的观念，从生理、心理、社会、精神、文化等各个方面全面综合地为护理对象提供护理照顾。

2. 目标指向性

护理程序以识别和解决护理对象的健康问题及对生命过程中问题的反应为特定的目标，并采取相应的护理措施，最终满足患者的健康需要，使其病痛减轻，生存质量得以提高，达到其最佳的健康状态。

3. 系统性

护理程序以系统论为理论框架，护理程序中的每一个步骤都是系统中的一个要素，每个步骤的护理活动都受先前护理活动结果的影响，并影响其后的护理活动，必须按顺序进行，以此协调一致共同实现护理活动的目标。

4. 动态性

护理程序必须根据护理对象的健康状况做出及时调整，护理对象出现的新问题可能导致护理计划改变和护理活动方向的调整，因此，护理程序是一个动态、循环的过程。

5. 科学性

护理程序是在护理理论的基础上，借鉴其他学科理论的成果构建而成的一种科学的思维方法和工作方法。一般系统理论、人的基本需要理论、压力和适应理论、沟通理论、解决问题论等护理相关理论为护理程序提供了坚实的理论基础。一般系统论构建了护理程序的框架（图5-1）；人的基本需要论为分析患者的健康需要提供了理论依据；解决问题论为确认患者的健康问题、寻求解决问题的最佳方案及评价效果，奠定了方法论的基础；沟通理论则赋予护士与患者交流能力和技巧的知识，从而确保程序的最佳运行。

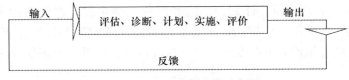

图5-1 护理程序系统示意图

6. 互动协调性

护理程序的制定与实施需要护理人员与护理对象、家属、医生及其他医务人员的密切合作。每个健康问题的解决都需要护理对象的参与和配合、护理人员之间的合作及其他医务人员的配合才能完成，这种互动可以增强护理对象的健康意识和自我照顾能力，帮助护士探知自身的力量和局限性，取得自我和专业的发展。

7. 普遍适用性

护理程序为护理对象提供了主动的、全面的、高质量的整体护理，使其达到最佳的健康状态，不仅适用于患者，也适用于健康人、家庭和社区，是一种科学高效的护理工作方法，是实施整体护理的核心和理论基础，可以在任何护理情境下为任何护理对象提供系统化的护理服务。

（三）护理程序的发展历史

1955 年，美国的护理学者莉迪亚·海尔（L. Hall）最早提出了护理程序的概念。20 世纪 50 年代末 60 年代初，约翰逊（D. Johnson）、奥兰多（Ida Orlando）及威登贝克（E. Wiedenbach）各自创立了一个护理程序的模式，并在护理教育和临床护理实践中应用，三位学者的观点各有不同，但都认为护理程序包括三个步骤，之后很多护理理论家提出了不同的护理程序。1967 年，尤拉（Yura）和沃尔斯（Walsh）编著出版了第一部权威性的教科书《护理程序》，认为护理程序包括四个步骤，分别是评估、计划、实施和评价。1973 年，盖比（Gebbie）和拉文（Lavin）增加了护理诊断，至此护理程序成为五个步骤，分别是评估、诊断、计划、实施和评价。1977 年，美国护士协会（ANA）正式发表声明，规定护理程序包括评估、诊断、计划、实施和评价五个步骤，并将其作为衡量护理实践的标准，使护理程序合法化。

20 世纪 80 年代初期，美籍华人学者李式鸾博士将护理程序引入我国，以护理程序为中心的责任制护理开始在我国临床实行。1994 年在美籍华人学者袁剑云博士的指导下，我国部分医院开始试点建设以护理程序为核心的系统化整体护理的"模拟病房"。1997 年卫生部下发《关于进一步加强护理管理工作的通知》，正式要求各医院积极推行整体护理。2001 年袁剑云博士又将以护理程序为基本框架的临床路径引入我国，促进了护理程序在我国进一步推广和应用。

二、护理程序的意义

（一）对护理对象的意义

护理程序通过系统的收集护理对象的健康资料，科学的分析并确定其健康问题，据此制定出的科学的全面的护理计划，不仅为患者提供了个性化的护理，而且使患者获得了从入院到出院以至康复的一系列全面、系统的持续性整体护理，充分体现了以人的健康为中心的护理理念。

（二）对护理人员的意义

护理程序的运用使护理人员能够迅速、准确地确定患者的健康问题，对护士职责范围内的健康问题，按照其严重程度为患者提供及时有序的护理照顾；对其他健康问题及时与相关人员联系并协助处理。这种工作方法使过去被动执行医嘱和护理常规转变为主动发现问题和解决问题，在工作中凸显了护理人员的专业能力，不仅有利于培养护理人员核心工作能力，而且充分体现了护理人员的自身价值。

（三）对护理专业的意义

护理程序是护理学专业化的重要标志，不仅明确了临床护理专业标准，规范了护理人员的专业行为，而且促进了护理管理、护理教育及护理科研的发展。护理程序在我国的推广应用，为我国的护理工作与国际高水平的护理工作更快、更好的接轨奠定了坚实的基础。

第二节 护理程序的步骤

护理程序包括五个步骤：评估、诊断、计划、实施和评价（图5-2）。护理程序是一个循环往复的过程，五个步骤之间相互关联，互为影响。

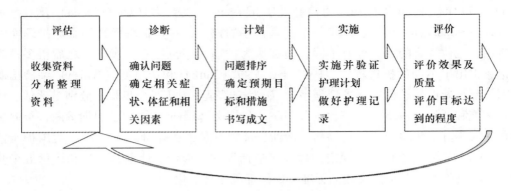

图5-2 护理程序基本步骤

一、护理评估

护理评估是护理程序的第一个步骤，是整个护理程序的基础和核心。护理评估是一个动态的、连续的过程，贯穿于患者住院期间的整个护理活动中，为整个护理活动提供依据，评估的质量直接影响护理程序其他步骤的准确性。

（一）评估的内容

不同医院的护理评估表格格式不尽相同，应用的理论依据不同其评估的内容也略有不同，但主要内容大致相同。常用的理论有：戈登（Gordon）的功能性健康型态、NANDA人类反应型态、马斯洛的人类基本需要层次论等。

入院护理评估单、住院患者评估单及出院患者评估单的具体内容见第三节护理病案。

入院评估、住院评估和出院评估分别在不同的时间段进行，评估的侧重点也不相同（表5-1）。

表5-1 不同评估类型的评估内容的比较

评估分类	评估时间	评估内容
入院护理评估	普通患者入院24h内完成	建立资料库，评估内容全面，反映患者入院时的健康状况
住院患者评估	住院期间随时进行	及时评估患者的病情变化，及时发现问题，补充并修正护理计划
出院护理评估	出院前一天	反映患者经过治疗护理后健康恢复状况，包括入院和住院期间出现的健康问题小结，目前存在的问题及建议

（二）护理评估的步骤

1. 收集资料

（1）目的 ①为确定正确的护理诊断提供依据；②为制定护理计划提供依据；③为评价护理效果提供依据；④为护理科研积累资料；⑤为患者建立健康资料库。

（2）资料类型 ①主观资料：是指患者的主诉及其对自身健康状况或生活状况的主观感觉，主观资料主要来自患者本人。如"我头晕的厉害"、"我感到很害怕"、"我担心自己活不长"等。②客观资料：是指护士通过观察、交谈、体格检查、实验室检查或借助医疗仪器而获得有关患者健康状况的资料。客观资料的收集需要护士具有敏锐的观察能力和丰富的临床经验。如"患者的血压 120/60mmHg"、"面色灰暗"、"患者骶尾部皮肤发红"等。

（3）资料来源 ①患者，是健康资料的主要来源。②与患者关系密切的人员，如患者的家属、亲人及朋友，尤其当服务对象是婴幼儿、病情危重或神志不清时，其家属和关系密切的人是资料的主要来源。③其他医护人员，如：主管医生、理疗师、心理医生、保健医生及其他医护人员等。④病历或健康记录，如门诊病案、实验室检查报告、既往的住院病历、儿童预防接种记录等。⑤相关文献资料。

（4）收集资料的方法 ①观察：是指护士通过视、触、听、嗅等感官或借助仪器设备获得护理对象健康资料的方法。通过视觉观察护理对象的外貌、营养发育状况、皮肤黏膜、排泄物及呕吐物的性状等；通过触觉了解患者皮肤的温度和湿度、脉搏的速率和节律、肿块的位置及大小等；通过听觉辨别患者的呼吸有无异常、有无咳嗽及发声异常，借助听诊器还能辨别患者心音、呼吸音及肠鸣音有无异常；通过嗅觉可以识别患者呕吐物、排泄物、体表及呼吸道的异常气味；②交谈：是通过有目的的谈话来获取护理对象健康状况的方法。包括正式交谈和非正式交谈两种。正式交谈是指事先通知患者，提前做好交谈准备，是一种有目的、有计划的交谈活动，能够在短时间内获得尽可能多的信息，如入院评估收集资料。非正式交谈是指护士在日常护理活动中与护理对象的随意交谈，能够及时了解患者的真实感受和心理反应；③护理体检：是指护士运用视、触、叩、听、嗅等方法，系统地对护理对象进行体格检查的方法，是收集客观资料的重要方法。护理体检不同于医疗检查，应重点收集护理活动有关的资料，并注意与医生所收集资料保持一致；④查阅相关资料：是指护士根据需要查阅患者的医疗病历、护理病历、各种医疗护理记录、各种辅助检查结果及报告以及有关书籍和资料等。

2. 整理分析资料

（1）分类整理 资料分类的方法较多，目前常用的方法有：马斯洛的需要层次论分类法，戈登的功能性健康型态分类法，NANDA 的人类反应型态分类法等理论框架。

（2）筛选 护士通过分析资料剔除无意义或无关的部分，发现护理对象的健康问题；通过与正常值进行比较找出异常的、有临床意义的资料，为确定护理诊断做好准备。

（3）核实 是指再次检查所收集的资料，以确保资料的准确性。

3. 记录资料

记录是护理评估的最后阶段，需注意以下问题：记录资料应及时、全面地反映患者的健康状况；记录要客观真实，不能有主观的判断和结论；客观资料用专业术语描述；主观资料尽量用患者自己的语言记录，并加注引号；记录应清晰、简明扼要、避免错别字。

二、护理诊断

护理诊断是护理程序的第二个步骤，是在护理评估的基础上，确定护理对象的健康问题及其原因，并用规范的方式进行陈述。

（一）护理诊断的定义

1990 年北美护理诊断协会（NANDA）第 9 次会议上提出并通过了护理诊断的定义"护理诊断是关于个人、家庭或社区对现存的或潜在的健康问题及生命过程中问题的反应的一种临床判断，是护士为达到预期结果（预期目标）选择护理措施的依据，这些预期结果（预期目标）应能通过护理职能达到。"

（二）护理诊断的分类方法与标准

1995 年 9 月我国卫生部护理中心在黄山召开的全国第一次护理诊断研讨会上，建议在我国使用北美护理诊断协会认可的护理诊断名称。目前护理诊断的分类方法是2000 年北美护理诊断协会第 14 次会议上通过的分类法 Ⅱ，包括 13 个范畴 155 项护理诊断（表 5 – 9）。

（三）护理诊断的组成

1. 名称

是对健康问题及生命过程中问题的反应的概括性描述。分为三类：

（1）现存的　是指护理对象目前已经存在的健康问题或生命过程中问题的反应。如"体温过高"、"睡眠型态紊乱"、"清理呼吸道无效"等。

（2）潜在的　是指护理对象可能出现的健康问题或生命过程中问题的反应。其特点是有危险因素存在，如果不及时采取措施，问题就极有可能发生。如"有皮肤完整性受损的危险"、"有自伤的危险"、"有感染的危险"等。

（3）健康的　是指护理对象有能力从特定的健康水平向更高的健康水平发展。如"执行治疗方案有效"、"母乳喂养有效"、"寻求健康行为"等。

2. 定义

是对护理诊断名称的一种清晰、正确的描述，准确地解释了每一个护理诊断的特征，以区别于其他的护理诊断。如"体液不足"，其定义是"个体处于血管内、细胞内或细胞间体液缺失的状态"；"活动无耐力"，其定义是"个体因生理能力降低而处于不能耐受日常必要活动的状态"。护理诊断的名称必须符合其定义特征。

3. 诊断依据

是确定护理诊断的临床判断标准，分为主要依据和次要依据。

（1）主要依据　是指证实某一个特定的护理诊断所必须具有的症状、体征等健康资料，是护理诊断成立的必要条件。

（2）次要依据　是指证实某一特定的护理诊断可能存在的症状、体征等健康资料，是护理诊断成立的补充条件。

如："体温过高"，主要依据是体温高于正常范围；次要依据有皮肤潮红、触之有热感，心率和呼吸加快，头晕、头痛，甚至可能发生抽搐或惊厥。

4. 相关因素

是指健康问题及生命过程中问题的产生和形成的直接原因或危险因素，表述格式"与……有关"。常见的相关因素包括病理生理、治疗、心理、年龄等方面。

（1）病理生理方面的因素　与病理生理改变有关的因素。

（2）治疗方面的因素　与治疗有关的因素。

（3）心理方面的因素　与心理有关的因素。

（4）年龄方面的因素　与年龄有关的因素。

相同的护理诊断的患者，其相关因素可能不同，如"疼痛"，其相关因素可能是烧伤、骨折等组织损伤所致，也可能是胃肠痉挛所致，也可能是体位不当所致。应根据患者的评估资料，找出该护理诊断的准确的相关因素，如"清理呼吸道无效"，其病理生理方面的因素可能是"肺部感染引起的分泌物过多，痰液黏稠，手术后引起呼吸运动受限而不能排出分泌物"等；其治疗因素可能是"使用镇静剂、麻醉剂导致患者不能有效咳嗽"；其情景因素可能是"由于手术疼痛或认知障碍等不敢咳嗽，空气干燥、空气严重污染等导致呼吸道分泌物异常"等；其年龄因素可能是"新生儿咳嗽反射低下，老年人咳嗽反射迟钝、咳嗽无力"等。

（四）护理诊断的陈述方式

护理诊断用 PES 公式陈述，包括三个要素：健康问题（problem，P），即护理诊断的名称；症状或体征（symptoms or signs，S）即护理对象已经存在的症状或体征；相关因素（etiology，E），即导致健康问题的直接因素或危险因素。

1. 三段式陈述

即 PES 公式。多用于现存的护理诊断，如："焦虑（P）：烦躁不安、失眠（S），与不适应医院环境有关（E）"。

2. 两段式陈述

即 PE 公式或 SE 公式。可用于现存的或潜在的护理诊断，如："失眠（S），与健康受到威胁有关（E）"；"有皮肤完整性受损的危险（P）：与长期卧床有关（E）"。

3. 一段式陈述

即 P 陈述。一般用于健康的护理诊断，如："执行治疗方案有效"、"母乳喂养有效"。

（五）护理诊断与医护合作性问题及医疗诊断的区别

1. 护理诊断与医护合作性问题的区别

医护合作性问题是多指各种原因造成的病理生理改变或潜在的并发症，需要医护人员共同进行干预，护理的重点在于监测病情的变化及并发症的发生。合作性问题是需要护理人员与其他医疗人员共同合作才能解决的问题，不是护理诊断，也不属于护理诊断的范畴，不是护士能够独立处理并达到预期目标的健康问题。有特定的陈述方式，"潜在并发症（PC）：——"，如"潜在并发症：心律失常"。护理诊断与合作性问题的区别见表 5 - 2。

表 5 - 2　护理诊断与医护合作性问题的区别

区别	护理诊断	合作性问题
治疗决策者	护理人员可独立处理	医生与护士合作处理
预期目标	必须确定预期目标，作为评价护理效果的标准	不强调确定预期目标，因为不是护理人员能够单独解决的
护理原则	应用护理措施治疗护理，如减轻病痛、消除症状、监测疾病的发生、发展、转归，促进康复	医护共同进行干预，如预防和监测并发症的发生、发展及转归
陈述方式举例	有废用综合征的危险：与长期卧床肌肉萎缩有关	PC：心律不齐

2. 护理诊断与医疗诊断的区别

护理诊断不同于医疗诊断，医疗诊断是用于一个疾病或病理生理变化的医疗术语，它与护理诊断具有不同的含义，主要区别见表 5 - 3。

表 5 - 3　护理诊断与医疗诊断的区别

区别	护理诊断	医疗诊断
诊断对象	个体、家庭、社区的所有人群	个体
诊断内容	诊断护理对象现存的或潜在的健康问题及对问题的反应	诊断患者发生的病理生理变化
可变性	随病情的发生发展变化而变化	一旦确诊一般不会改变
决策者	护士	医生
职责范围	在护理职责范围内进行	在医疗职责范围内进行
数量	一般有多个	一般只有一个
陈述方式举例	PSE 公式陈述。如：体温过高：38℃，与感染有关	有特定的专有名称。如：冠心病

（六）书写护理诊断的注意事项

（1）一项护理诊断仅针对一个护理问题。

（2）护理诊断的名称应准确、规范，应使用 NANDA 认可的护理诊断名称。

（3）护理诊断的诊断依据必须来自所收集的健康资料，主观资料和客观资料须在护理病历中有记录，不能凭护士主观臆造。

（4）相关因素必须准确，不同护理诊断的相关因素不同，其护理措施也不同，因此相关因素直接决定护理措施的选择。

（5）一位患者可以同时有数个健康问题，包括护理诊断和医护合作性问题，这些健康问题会随病情的发展而变化。

（6）护理诊断必须是护理措施能够完全或部分解决的，避免与医疗诊断相混淆。

（7）避免使用有损患者自尊的词语，如："知识缺乏：对糖尿病预后认识不准确，与智商低有关"。

（8）避免使用容易引起法律纠纷的词语，如："有受伤的危险：与护士未采取保护措施有关"。

三、护理计划

护理计划是护理程序的第三个步骤，是针对护理诊断制定的护理措施，是护理行动的指南。包括四个步骤：设定问题的优先次序，制定预期目标，选择护理措施，护理计划成文。

（一）设定问题的优先次序

将护理对象的健康问题按照轻、重、缓、急进行排序，以保证护理活动有重点、有次序地进行。健康问题可分为三类：首优问题、中优问题和次优问题。

1. 排列顺序

（1）首优问题　即威胁患者生命的问题。指直接威胁患者的生命，需要立即采取行动去解决的问题。如"清理呼吸道无效"、"组织灌注低效"、移植手术后患者的"潜在的感染"等。

（2）中优问题　即威胁患者健康的问题。指不直接威胁患者的生命，但对患者生理、心理造成极大痛苦，严重影响患者身心健康的一类问题。如"皮肤完整性受损"、"躯体移动障碍"、"活动无耐力"等。

（3）次优问题　指护理对象在应对发展和生活变化时产生的问题，可在护理过程中稍后解决的问题。如"缺乏娱乐活动"、"社交孤立"、"角色困扰"等。

护理问题的先后顺序不是固定不变的，会随着病情的变化而发生改变。当首优问题解决后，中优和次优问题就会上升先为首优问题。因此，将健康问题排序时首先应识别护理对象的首优问题。

2. 排序原则

（1）通常情况下优先解决威胁患者生命的问题。

（2）按照马斯洛需要层次论排列健康问题，优先解决低层次的需要。

（3）在与治疗、护理没有原则性冲突的情况下，可以优先解决护理对象认为最重要的问题。

（4）分析健康问题之间的联系，优先解决问题的原因，其次再考虑问题的结果。

（5）对于潜在的健康问题，根据其严重性决定其序列先后。

（二）制定预期目标

护理目标是指患者在接受护理后，期望得到的健康状态或行为改变，是护理活动的预期结果，是护理效果的评价标准。

1. 目标分类

（1）近期目标　是指在较短时间内（一周以内）可达到的目标，适用于病情变化快、住院时间短的患者。如"5 日内，患者独立行走 20m"。

（2）远期目标　是指需要较长时间（几周或几个月）才能实现的目标，适用于慢性疾病、康复患者等。如"3 个月内，患者能做到日常生活自理"。

2. 目标的陈述

主语 ＋ 谓语 ＋ 行为标准 ＋ 条件状语 ＋ 时间状语。

（1）主语是护理对象，陈述时可以省略。

（2）谓语是护理对象将能完成的行为，该行为是能够被观察到的。

（3）行为标准是护理对象完成该行为所要达到的程度。

（4）条件状语是护理对象完成该行为所需的条件。

（5）时间状语是护理对象完成该行为所需的时间。

如：第 5 天 患者 借助拐杖 行走 50 米

时间状语 主语 条件状语 谓语 行为标准

3. 注意事项

（1）主语必须是患者、患者身体或生理功能的一部分，避免使用"使患者""让患者"等词语。

（2）一个目标中只能有一个行为动词。

（3）行为标准必须是可测量，可观察的，避免使用"良好"、"尚可"、"正常"等模糊的词语。

（4）一个具体问题可有多个目标，但一个目标只能针对一个问题。

（5）目标必须切实可行，是患者能力所能达到的。

（6）目标属于护理工作范围，是护理措施能够达到的；医护合作性问题不要求制定预期目标。

（7）预期目标应与其他医疗活动的目标相一致。

（三）选择护理措施

1. 护理措施的类型

（1）独立性护理措施　是护士独立决策并完成的护理活动。如为患者定时翻身、健康教育、心理支持等。

（2）依赖性护理措施　是护士遵照医嘱进行的护理活动。如给药、持续低流量吸氧等操作。

（3）合作性护理措施　是护士与其他专业人员共同合作完成的护理活动。如为高血脂患者制定饮食计划等。

2. 护理措施的内容

包括：病情观察、基础护理、对症护理、检查及手术前后的护理、功能锻练、健康教育、执行医嘱、心理护理等。不同类型的护理诊断其护理措施的侧重点不同（表 5 - 4）。

表 5 - 4　不同类型护理诊断的护理措施比较

护理诊断	护理措施的重点
现存的	①去除或减少与问题相关的因素 ②监测问题的发展变化 ③指导患者自我照顾，预防问题再次发生
潜在的	①去除或减少可能的促发因素或危险因素 ②监测问题的发生 ③指导患者自我照顾，预防问题的发生
健康的	指导或干预护理对象使其健康状态达到更高的水平

3. 注意事项

（1）护理措施应具体、可行，考虑到护理对象的具体情况、护理人员的能力及医院的条件。

（2）护理措施针对预期目标，体现个性化的护理服务。

（3）护理措施应有科学依据，以循证护理为基础，运用最佳的护理证据制定恰当的护理措施。

（4）鼓励护理对象参与护理措施的制订，有助于他们更好地接受、配合护理活动，从而获得最佳的护理效果。

4. 护理计划成文

是将护理诊断、预期目标、护理措施等按一定格式书写成文，就构成了护理计划。护理计划是动态的、唯一的，一位患者一份护理计划，并随着该患者的病情变化，不断地进行补充、调整。各医院的护理计划格式有所不同，一般都有护理诊断、预期目标、护理措施、效果评价四项内容。

四、实施

实施是护理程序的第四个步骤，是将护理计划付诸实施的过程。包括：准备、执行和记录三个步骤。

（一）实施的步骤

1. 准备

再次评估患者，审阅护理计划，决定执行的方法和技能，分析可能发生的问题及对策；选择合适的执行人员；选择合适的时间、环境；准备所需的用物和器械。

即做什么（what）；怎么做（how）；谁去做（who）；何时做（when）；何地做（where）。

2. 执行

按照护理计划，与其他医务工作者相互配合，运用各项操作技能为患者提供高质量的护理服务。常用的方法有：操作，即运用各种护理操作来完成护理计划；管理，即委托其他护理人员按照护理计划执行护理措施；咨询，即对患者或家属的疑问进行解释和答复；教育，即对患者及家属进行与疾病有关健康教育；指导，即对患者或家属进行自我护理的指导；沟通，即运用沟通技巧，促使患者的积极配合；记录，即详细记录护理过程；报告，即及时向有关人员汇报患者出现的新问题。

3. 记录

应准确记录各项护理措施的实施情况及结果。要求简明扼要、及时准确、客观完整，防止漏记，避免漏做或重复实施相同的措施。常采用 PIO 的格式：P（problem）护理问题；I（intervention）护理措施；O（outcome）护理结果。具体内容见第三节护理病历。

（二）注意事项

（1）实施过程中应考虑护理对象各个方面的情况，如生理、心理、社会、精神、文化等，尽可能满足患者的需要。

（2）护理措施必须首先保证患者的安全，预防并发症的发生。

（3）执行医嘱时，应明确医嘱的意义及其准确性，有疑问应先澄清后执行。

（4）护理实施应以科学方法进行，把评估和评价贯穿于实施过程中，根据病情变化灵活实施。

（5）实施过程中应鼓励患者积极主动地参与护理活动，及时给患者以肯定和指导。

五、评价

护理评价是护理程序的第五个步骤，是最后一步，但这并不表示只有到最后阶段才评价，事实上评价存在于护理程序的每一步。评价是护士运用评判性思维对护理活动进行评判的过程，即将患者目前的健康状态与预期目标进行比较，衡量目标实现的情况，它贯穿于护理程序的始终。

（一）评价的步骤

1. 收集资料

根据患者的反应收集相关资料，并进行分析。

2. 判断结果

将患者的反应与预期目标进行比较，以评价护理效果。按照目标的实现程度可以分为：目标完全实现、目标部分实现、目标没有实现。

3. 分析原因

分析目标部分实现或没有实现的原因，常见的原因有：收集的资料不准确、不全面；护理诊断不确切；制定的目标不恰当；护理措施不当或执行不力；患者或家属不合作；患者的病情发生了变化等。

4. 修订计划

（1）停止　目标完全达到时，护理计划停止。

（2）继续　目标部分达标时，如果护理诊断正确，目标适合，措施恰当，则可以继续执行护理计划。

（3）修订　目标没有达到时，应重新收集资料，分析原因，修正不适当的诊断、目标或措施，重新评估并制定护理计划。

（二）评价的方式

1. 护士自我评价

以患者的反应为基础，随时检查护理措施的效果，根据病情变化及时修正护理计划，为患者提供高质量的护理服务。

2. 护士长的检查评定

护士长要掌握整个病区的护理质量，通过检查新入院、危重患者、大手术后等重点患者，全面评价护理工作，及时发现问题并处理，为临床护士更好地开展护理工作提供条件。

3. 护理查房

通过对典型病历的教学查房，对护理工作进行全面的回顾总结，在总结经验、教训的同时提升整体的护理水平。

4. 医院质量控制委员会的检查

通过对全院护理质量的检查、患者满意度调查等多种形式，在更大的范围内评价护理人员的专业服务水平及护理质量。据此，及时调整护理工作重点，合理布局，以全面指导护理工作。

第三节 护理病历

护理病历是患者住院期间，护理人员运用护理程序为患者实施整体护理的全程记录，详细记录了护理工作的具体内容，具有法律效应，具有科研价值，应长期保存。

目前，我国各个医院护理病历的设计各有不同，但基本都包括：入院护理评估单、住院护理评估单、护理计划单、护理记录单、出院护理评估单等内容。

一、入院护理评估单

入院护理评估单是护理病历的首页，是对新入院患者首次进行的系统而全面的护理评估记录。一般情况下要求在患者入院后24h内完成（表5-5）。

（一）主要内容包括

一般资料、健康状况、体格检查、特殊检查及实验室检查结果、日常生活状况及自理程度、心理社会状况等。

（二）书写要求

（1）记录应及时、全面地反映患者的健康状况。

（2）记录要客观真实，不能有主观的判断和结论。

（3）客观资料用专业术语描述。

（4）主观资料尽量用患者自己的语言记录，并加注引号。

（5）记录应清晰、简明扼要、避免错别字。

二、护理计划单

护理计划单是护士将护理问题按先后顺序列于护理计划单上，并为每一个护理问题制定预期目标和护理措施，用规定的格式记录成文。护理计划单是针对每一位患者实施整体护理的具体方案，是护理工作的行动指南，应根据患者病情的变化随时进行补充或修正。不同的医院要求不同，记录的格式也有所区别（表5-6）。

（一）主要内容包括

护理诊断、护理目标、护理措施和效果评价等。

（二）书写要求

（1）一级护理的患者或重症监护的患者应由责任护士负责书写护理计划单。

（2）护理问题应按轻重缓急次序排列，由于病情变化出现的新问题应及时补充，对已经解决的护理问题应停止。

（3）预期目标由责任护士根据护理问题，结合患者的具体情况，制定恰当的预期目标。

（4）护理措施由责任护士根据预期目标制定并执行，责任护士下班后由值班护士按照护理计划继续执行，对效果不好的护理措施应及时修正。

（5）护士长应对护理计划定期进行效果评价。

三、护理记录单

执行护理计划后临床上常用 PIO 格式进行记录。PIO 护理记录单见表 5-7，主要内容包括：护理诊断/护理问题、护士所采取的护理措施及执行措施后的效果等。记录要求：及时、准确、真实、重点突出。

P（problem）即健康问题，用 NANDA 认可的护理诊断名称进行陈述。

I（intervention）即护理措施，针对患者的某一健康问题所采取的护理措施。

O（outcome）即护理结果，指护理措施实施后的效果。

四、住院患者评估单

及时评估患者住院期间的病情变化，即时发现问题，补充并修正护理计划。目前我国各个医院有不同的要求。评估的次数应根据护理对象病情的不同做具体的规定。

根据护理评估的时间和内容不同可分为：患者入院护理评估后的首次护理记录，日常护理记录，分娩、手术护理记录，转科、出院、死亡护理记录，这些护理记录实际上就是对患者的健康状态的动态评估。根据患者的病情的轻重还可以分为：一般患者护理记录单和特殊患者护理记录单。具体内容参考护理相关文件记录。

五、出院护理评估单

出院护理评估的格式不同的医院有不同的要求，主要内容包括：护理小结、出院指导和护理评价等（表 5-8）。

（一）护理小结

护理小结是患者住院期间护士按照护理程序进行护理活动的概括总结。包括护理措施落实情况、护理效果是否满意、预期目标是否实现、护理问题是否解决等。

（二）出院指导

患者出院前，护士应针对患者目前的健康状况提出合理的建议，必要的时候为患者及家属提供书面的健康指导。如：饮食、用药、休息及活动、功能锻炼、定期复查等方面给予具体的有针对性的指导。目的是帮助患者在自身的健康基础上获得更高水平的健康状态。

（三）护理评价

护士长全面了解情况后给出护理评价，包括：患者评价、整体护理效果评价。

尽管我国各个医院的护理病历格式、内容各不相同，但是基本内容及要求是一致的。一份完整的护理病历，在内容上应该反映患者疾病的治疗和护理过程，在格式上应该符合基本的要求。①记录内容应真实、全面；②病历内容应该是连续的，按日期、时间的顺序进行记录；③记录内容不可删改，如有修改应用红笔在修改处签全名和日期；④应用蓝黑签字笔记录；⑤应在记录上签记录者的全名及日期。

完整的护理病历是护士在护理工作中的一份全面记录和总结。它不仅是患者疾病护理全过程的客观记录，也是总结护理经验、充实教学内容、进行护理科研的重要资料，还可为法律纠纷提供依据，同时也能反映出医院的护理质量和护理水平。因此，护士应进行终身学习，不断充实完善自身的知识结构，遵循护理程序这种科学的工作方法，以极端负责的精神和实事求是的科学态度，严肃认真地完成每一份护理病历。

表5-5　入院护理评估单（根据 NANDA 的人类反应型态分类法编写）

姓名	科别	病室	床号	诊断	住院号

一、一般资料

姓名　性别　年龄　民族　文化程度　职业　婚姻

籍贯　联系人　联系人住址　　联系人电话

主管医生　责任护士　入院日期和时间　　入院医疗诊断

入院方式：□步行　□扶行　□平车　□轮椅　□担架　□其他_____

医疗费用支付方式：□公费　□自费　□大病统筹　□医疗保险　□其他_____

二、健康史

（一）主诉

（二）现病史

（三）既往史

三、健康型态评估

（一）健康感知/健康管理

1. 自觉健康状况：□良好　□一般　□较差

2. 家族病史：□高血压　□糖尿病　□精神病　□其他_____

3. 吸烟：□无　□有（_____年，_____支/日。戒烟：□未　□已_____年）

4. 其他：_____

（二）营养

1. 饮食种类：□普食　□软质　□半流质　□流质　□治疗饮食　□其他_____

2. 食欲：□正常　□增加　□亢进　□减退　□厌食

3. 近6个月体重变化：□无　□有（增加_____kg，减少_____kg）

（三）排泄

1. 排便：次数_____次/日　性状_____　□便秘　□腹泻　□便失禁

2. 排尿：_____次/日　量_____ml/日　□尿潴留　□尿失禁　□其他_____

（四）活动/运动

1. 生活自理：□全部　□部分（□进食　□沐浴/卫生　□穿衣/修饰　□如厕）□不能

2. 活动能力：□行走　□上下床　□坐　□卧床（□自主翻身　□协助翻身）

3. 活动耐力：□正常　□容易疲劳（描述_____）

4. 疾病限制：□医嘱卧床　□持续静点　□石膏　□牵引　□瘫痪　□其他_____

5. 辅助工具：□无　□有（□手杖　□拐杖　□轮椅　□假肢　□其他_____

6. 其他_____

（五）睡眠/休息

1. 睡眠习惯：_____h/d　□正常　□入睡困难　□多梦　□易醒　□早醒　□失眠

2. 辅助睡眠：□无　□有（□药物_____，□准备睡眠环境_____，□催眠术）

（六）感知/认知

1. 疼痛：□无　□有（□急性_____h/d，□慢性_____月/年，□发作性_____）

2. 视力：□正常　□近视　□远视　□失明（□左　□右）　□白内障　□青光眼

3. 听力：□正常　□减退（□左　□右）□耳聋（□左　□右）□其他_____

4. 味觉：□正常　□减退　□缺失　□味觉改变

5. 嗅觉：□正常　□减退　□缺失　□其他_____

6. 语言表达：□清楚　□含糊　□语言困难　□失语　□其他_____

7. 定向力：□准确　□障碍（□自我　□时间　□地点　□人物）

8. 眩晕：□无　□有（原因_____）

（七）自我感知/自我概念

1. 对自我的看法：□肯定　□否定　□紊乱　描述：_____

2. 情绪状态：□镇静　□乐观　□焦虑　□恐惧　□悲哀　□沮丧　□烦躁　□绝望

描述：_____

3. 对疾病的认识：□接受　□不接受　描述：_____

（八）角色/关系

1. 就业状态：□固定职业　□失业　□丧失劳动力（□短期　□长期）

2. 家庭情况：结构_____关系（□和睦　□欠佳　□紊乱）

3. 社会交往：□正常　□较少　□回避

4. 角色适应：□良好　□不良（□角色冲突　□角色缺如　□角色强化　□角色消退）

（九）性/生殖

1. 女性月经：□正常　□紊乱　描述_____　孕次：_____　产次：_____

2. 性生活：□正常　□障碍（描述：_____）

（十）应对/应激耐受性

1. 对疾病和住院的反应：□适应　□否认　□依赖

2. 近期重要生活事件：□无　□有（描述：_____）

3. 适应能力：□能独立解决问题　□需要寻求帮助　□依赖他人解决

4. 支持系统：照顾者：□胜任　□勉强胜任　□不胜任

（十一）安全/防御

1. 有以下危险：□坠床　□跌倒　□烫伤　□自伤/伤人　□自杀　□窒息　□压疮

2. 描述：_____

（十二）舒适

1.□疼痛　□恶心　□呕吐（描述：_____）

（十三）成长/发展

成长发展障碍：□无　□有（描述：＿＿＿＿＿＿＿＿＿＿）

四、身体评估

（一）一般情况

1. 生命体征：体温＿＿＿℃　脉搏＿＿＿次/分　呼吸＿＿＿次/分　血压＿＿＿mmHg　身高＿＿＿cm

2. 意识：□清醒　□嗜睡　□模糊　□谵妄　□昏睡　□浅昏迷　□深昏迷

（二）皮肤黏膜

1. 色泽：□正常　□苍白　□潮红　□黄染　□发绀　□其他＿＿＿＿＿＿＿＿

2. □完整　□皮疹　□皮下出血　□水肿　□破溃（描述：＿＿＿＿＿＿＿＿＿）

（三）淋巴结：□正常　□肿大（描述：＿＿＿＿＿＿＿＿）

（四）头面部

1. 眼睑：□正常　□水肿　□其他（描述：＿＿＿＿＿＿＿＿＿）

2. 结膜：□正常　□出血　□水肿　□其他（描述：＿＿＿＿＿＿＿＿）

3. 巩膜：□正常　□黄染　其他（描述：＿＿＿＿＿＿＿＿）

4. 瞳孔：□等大　□等圆　□不等大　对光反射：□灵敏　□迟钝　□消失

5. 口腔黏膜：□正常　□充血　□溃疡　□其他（描述：＿＿＿＿＿＿＿＿）

（五）颈部　□正常　□异常（描述：＿＿＿＿＿＿＿＿）

（六）胸部

1. 呼吸：□规则　□潮式呼吸　□间断呼吸　□其他（描述：＿＿＿＿＿＿＿＿）

2. 心律：□规则　□心律不齐（性质＿＿＿＿＿＿＿＿）心脏杂音：□无　□有（描述：＿＿＿＿＿＿＿＿＿）

（七）腹部

1. 外形：□正常　□凹陷　□膨隆（腹围＿＿＿＿＿＿cm）

2. 压痛：□无　□有（描述：＿＿＿＿＿）反跳痛：□无　□有（描述：＿＿＿＿＿＿）

（八）脊柱四肢

1. 脊柱：弯曲度：□正常　□变形（描述：＿＿＿＿＿）　活动：□正常　□受限

2. 四肢：形态：□正常　□畸形（描述：＿＿＿＿＿）　运动：□正常　□受限

（九）神经反射　□阴性　□阳性（描述：＿＿＿＿＿＿＿＿＿）

五、其他评估

1. 实验检查结果：＿＿＿＿＿＿＿＿＿＿＿＿

2. 辅助检查结果：＿＿＿＿＿＿＿＿＿＿＿＿

3. 其他：＿＿＿＿＿＿＿＿＿＿＿＿＿＿

护士签名：

日期：

表5-6 护理计划单

姓名　　科别　　病室　　床号　　诊断　　住院号

日期	护理诊断/护理问题	预期目标	护理措施	签名	停止日期	效果评价	签名

表5-7 PIO护理记录单

姓名　　　科别　　　病室　　　床号　　　诊断　　　住院号

日期	时间	护理记录（PIO）	签名

表5-8 出院护理评估单

姓名　　科别　　病室　　床号　　诊断　　住院号

姓名	性别	年龄	入院时间

住院天数　　　　　　　出院时间

医疗诊断　　　　　主治医生　　　责任护士

一、护理小结

（住院期间护理过程及效果评价）

二、出院指导

1. 休息和活动：

2. 饮食：

3. 自我监测和护理（伤口处理、病情观察等）：

4. 用药指导：

5. 定期复查：

三、护理评价（由护士长综合评价）

1. 患者评价：　　　优　良　中　差

2. 整体护理效果评价：　优　良　中　差

出院指导护士签名：_____

患者或家属签名：_____

出院指导日期：_____年_____月_____日

护士长签名

责任护士签名

年　　月　　日

第四节 评判性思维及循证护理

在护理实践的过程中，护士面对的是不同的护理对象及复杂的临床现象，必须综合运用自身的知识、技能对其进行合理质疑并进行独立的思考，经过分析、推理、判断做出正确的决策，应用循证护理对所采取的措施进行论证后，付诸实施。因此，评判性思维和循证护理是护士必须具备的核心能力之一。

一、评判性思维

（一）评判性思维的发展历史

评判性思维（critical thinking），也翻译为批判性思维，是在 20 世纪 30 年代由德国法兰克福学派的学者提出。20 世纪 70 年代首次在护理文章中提及，20 世纪 80 年代以后，评判性思维被作为一种新的思维方式逐渐引入到护理领域，受到护理教育界的高度重视，被认为是高等护理毕业生应该具备的能力之一。1989 年美国护理联盟（national league for nursing，NLN）在护理本科的认证指南中指出评判性思维是衡量护理教育水平的一项重要指标。我国是从 20 世纪末开始逐渐加强了对护士评判性思维能力的培养。

（二）评判性思维的概念及特点

1. 评判性思维的概念

目前，对评判性思维的概念认识并不统一，主要来自哲学和教育学领域，学者们主要从认知过程、思维判断过程、思维能力等不同角度对其进行阐述。

"Critical" 一词来自于希腊词 "kritikos"，意思是 "提出疑问，进行分析判断，弄清本质"。1987 年，美国哲学学会（APA）认为评判性思维是一种有目的的自我调控的判断过程，这种判断是建立在对特定情境运用一定的标准采用循证的、科学的方法进行分析、评价、推理、解释和说明的基础之上的。这是各专业第一次对评判性思维提出的一个较为统一的定义。20 世纪 90 年代初，国外护理教育家认为，评判性思维作为一种教育思维方式和教育价值观而存在，其本质是教育者对教育中司空见惯的现象及整个社会的文化系统应具有自省能力和建设性批判精神；同时包括培养学生评判性思维能力，鼓励学生参与批判性的讨论，对教材和教师的权威提出质疑。

目前认为，评判性思维是指个体在面对复杂问题及多种选择时，能灵活运用已有的知识和经验，对问题的解决方法进行选择，在反思的基础上进行分析、推理，并做出合理判断和正确取舍的逻辑思维方式。

2. 评判性思维的特点

（1）主动思考的过程 评判性思维是对外界的信息、他人的观点或 "权威" 的说法，主动地运用知识和技能做出分析判断的思维过程，是经过独立思考产生自己的见解的过程，有评判性思维能力的个体不会被动接受他人的信念。

（2）质疑、反思的过程 评判性思维首先是质疑，通过提出问题，反思自己或他人的思维过程是否合理，客观判断相关证据，从而做出正确选择的过程。

（3）审慎开放的思考过程 在思考问题和解决问题的过程中，要求审慎全面地收集资料，进行科学的分析、推理，以寻求问题发生的原因和证据。审慎的同时要有高度的开放性，愿意听取和交流不同的观点，是公正的理性的思考过程，最终确保结论的客观、正确、合理。

（三）评判性思维的影响因素

1. 智能因素

智能因素是评判性思维的基础，包括：护理学专业知识、人文社会科学知识及一定的临床实践经验。不同的知识结构和临床经验，其评判性思维的能力是不同的，但只有具备基本的知识和技能，才可能做出准确的临床判断和决策。

2. 认知技能因素

认知技能是评判性思维的核心，包括：解释、分析、评估、推论、说明和自我调控。

（1）解释　是运用相关科学论据来做出有效推论。

（2）分析　是对不同观点的事实依据进行鉴别、分析、比较，提出不同的问题、概念或其他表达形式之间的推论性关系。

（3）评估　是指评价信息来源的可靠性和信息之间的相关性，对推论性关系之间的逻辑强度进行评判。

（4）推论　是根据相关信息得出可能发生的情况，并做出合理的结论，包括循证、推测可能性和做出结论。

（5）说明　是指解释和表达数据、事件、程序或规则、判断、结论、标准或信仰的意义及重要性。

（6）自我调控　是指通过监控自我的认知行为，及时进行自我调整。

认知技能是实现感性知识向理性认识飞跃的关键，较高水平的认知技能能够更好地在临床实践中运用评判性思维，并发展评判性思维能力。

3. 情感态度因素

情感态度主要包括：好奇执着、独立自信、诚实公正、谦虚谨慎、有创造性。

（1）好奇执着　对事物充满好奇，并渴望获得相关的信息。好奇可以激发护士对服务对象的情况进行深入的了解，并进行执着的思索和研究，以探究问题的实质，获得解决问题的正确方法。这种执着的态度倾向使护士在遇到复杂的护理问题时，能够主动寻求更多的资料，直到成功解决问题。

（2）独立自信　自信是指个体能够正确地认识自己的能力，相信自己能够完成某项任务或达到某个目标。护士在为服务对象提供护理照顾时，应该相信自己能够正确分析、判断并解决护理对象的健康问题，并承担与之相关的护理责任。

（3）诚实公正　指在质疑和验证他人的知识、观点时，敢于对已有的观点提出质疑并用同样的标准来验证自己的知识、观点，客观、正确的评估自身观点与他人观点的不一致性，而不是依据主观判断、个人或群体的喜好或偏见做出判断。在对护理问题进行讨论时，护士应公正地听取他人的不同观点，全面理解审视新观点，尤其是当与自己的观点发生冲突时，应用同样标准重新审视自己的观点，避免做出错误的决策。

（4）谦虚谨慎　护士在讨论护理问题时，应容许他人有不同意见甚至相反意见，善于从他人意见中摄取新知，在发现自己思维有缺陷或不足时愿意承认；当护理实践的过程中会有新的发现、新的证据时，愿意承认自身知识和技能的不足，希望通过学习，收集更多的资料，审慎地思考自己的决策是否正确；当意识到解决问题的方法有多种时，应不断评估可能的结果，探寻更好的解决方法，审慎的做出决策；

（5）有创造性 护理决策应该有创造性，不同的服务对象决定了其护理问题的独特性，需要有针对性的解决方法，护士应用创造性的方法、措施，根据不同服务对象的具体情况，有效地调动服务对象生活环境中的各种因素，为其解决具体的健康问题。

（四）评判性思维的层次

1. 基础层次

基础层次是一种建立在一系列规则之上的具体思维，是个体推理能力发展的早期阶段。基础层次的思维者相信专家对每个问题的答案都是正确的，而且坚信所有问题只有一个答案。在护理工作中，处于基础层次思维阶段的护士会参照规范的操作流程，严格遵循操作步骤为护理对象提供护理服务，不能根据患者的特殊情况做出调整以满足服务对象的独特需要，缺乏应变性和灵活性，缺乏足够的评判性思维经验。此层次的护士可以通过专家的不同观点和价值观的指导，来学习和提高评判性思维能力，使思维向更高层次发展。当护士缺乏经验、能力弱或态度固执时会限制评判性思维能力的发展。

2. 复杂层次

复杂层次的思维者开始走出权威、主动思考，能够独立地分析问题并选择解决问题的方案。此层次的护士在分析问题时会结合护理对象的具体情况，主动性增强，能够认识到问题可以有不同的解决方法，而且相信每种方法各有利弊，会仔细权衡不同方法的利弊，然后做出最终决策，选择最适合的解决方法。复杂层次的思维者在面临复杂问题时，愿意独立思考，脱离标准规程和政策的束缚，在一定程度上会用不同的方法来创造性地解决同一个问题，为服务对象提供个性化的护理服务。

3. 尽职层次

尽职层次的思维者能对解决各种复杂问题的备选方案进行思考，能根据方案的可行性来选择行为，并判断行为的结果，能够以专业要求的原则来执行方案。此层次的护士开始在护理专业信念的指导下，以维护服务对象利益为前提，进行专业决策，并愿意为此承担相应的责任。尽职层次的护士有时会按照专业经验和知识选择延迟行动或不采取行动，但必须充分考虑后果后再做出决策，一定是在专业所允许的范围内。

（五）评判性思维在护理工作中的应用

1. 评判性思维在护理教学中的应用

培养学生评判性思维是21世纪各国重要的研究课题，早期以独立开课的形式进行，近年来评判性思维的培养方式逐步融合在各个学科的教学过程中。

传统的护理教学模式只是为了培养"熟练操作者"，限制了护士思维的发展；现代的护理观要求护士能够决策护理问题并选择正确的方法进行干预。因此，必须改进教育观念，在教学方法和评价体系中，注重护生评判性思维能力的培养，以适应临床工作的需要。

在护理教学过程中，将评判性思维融入到常规教学中，在教授专科内容的同时教授思考策略，鼓励学生积极参与课堂教学，主动思考、提出质疑、敢于争论并阐述自己的独立见解，从而创造有利于培养学生评判性思维的教学环境。在课堂教学过程中创造平等民主的师生关系，给学生充分的自主权和选择权，使学生明确自己的学习需要，并参与到评价学习过程中。经过系统的学习并具备一定的知识和技能后，可以引导学生进行开放性的创造性的思考，进行多角度的训练，如：进行情景综合考试，以提高学生的评判性思维能力。

2. 评判性思维在护理临床实践中的应用

（1）评判性思维有助于护士在护理程序的各个步骤中做出更加合理的决策　护士的工作环境复杂多变，服务对象的健康状况随时都处于不断变化的过程中，必须用评判性思维对服务对象的各种情况进行全面评估，通过严谨的分析思考，鉴别其现存的、潜在的健康问题，并对服务对象表现出的症状、体征及获得的其他资料进行合理的逻辑推理，不受个人偏见的影响，最终做出正确的决策（即护理计划），并付诸实施。

（2）帮助和促进护士将其他学科的知识运用到护理实践中　在面对复杂的临床情景，护士应具备足够的知识储备，包括专业知识及相关领域的知识，才能评判性地理解各种资料的意义，进而做出正确的护理决策。广博的知识、扎实的护理技能是应用评判性思维的基础。因此，评判性思维要求护士不仅要掌握护理专业知识，还必须学习生物科学、社会科学以及人文科学知识。

3. 评判性思维在护理管理中的应用

进行各种决策是护理管理者的重要职责，正确的决策是管理的重要保障。在护理管理中，护理评判性思维可以使护理管理者在决策过程中有效地对传统的管理思想、管理方法进行质疑，对各种复杂现象、事物进行分析、推理和判断，并最终做出恰当的决策。

4. 评判性思维在护理科研中的应用

护理科研是对护理现象进行探索和研究的过程，需要对各种观点、方法、现象等进行思考和质疑，在此基础上进行调查或实验，以充分的证据得出新观点、新方法、新模式。护理科研要求科研者能够有效运用护理评判性思维进行质疑、假设、推理和求证，评判性思维体现在护理研究的各个环节中，从选题、设计、方法的选择、资料的收集分析统计、到结果和结论的逻辑推理，每一步都需要运用评判性思维进行分析、推理、判断并做出正确的抉择。

二、循证护理

（一）产生与发展

循证护理（evidence – based nursing，EBN）即遵循证据的护理，又名以"实证"为基础的护理。起源于循证医学（evidence – based medicine，EBM），即以"实证"为基础的医疗实践。循证护理是在循证医学的理论和实践框架的基础上建立和发展起来的。

1. 循证护理产生的历史背景

20世纪70年代英国流行病学家 Cochrane 认为，医护工作实践基础应建立在合理的证据之上而非传统的主观经验之上。1991年加拿大医学博士 Guyatt 首次使用了"循证医学"这一术语。1992年加拿大 McMaster 大学的学者对循证医学的概念进行了整理和完善。1993 年，在 Cochrane 的努力下，英国成立了国际 Cochrane 协作网，通过对医学文献进行系统评价，以帮助医护人员制定遵循证据的决策。1997 年我国华西医科大成立了循证医学中心，1999 年我国正式加入了国际 cohrane 协作网，注册为世界上第 15 个 cohrane 中心。目前，循证医学不仅在医学领域，在护理、公共卫生领域也发展了根据实证来决策的新理念。

2. 循证护理的发展

循证护理是 20 世纪末随着循证医学的发展而产生的一种护理观念。最早在英国、加拿大和美国，循证护理的观念被许多护士所接受，循证护理研究得以迅速发展，循证护理实践不断被尝试。1996 年英国的 York 大学成立了全球第一个循证护理中心（NHSCRD）。1998 年英国创办了《循证护理》杂志。1999 年我国四川大学华西医院首先开始对全体在职护理人员进行了循证思想的普及培训，并多次举办全国性理论学习班。2004 年 11 月复旦大学护理学院成立了我国第一个循证护理中心，致力于推广循证护理实践，以推动我国临床护理实践的发展。

（二）循证护理的概念

循证护理又称实证护理，是指护士运用现有的最好的研究证据为护理对象提供护理服务，使护理人员的临床决策更加科学，使护理对象得到最优的护理照顾。

循证护理的概念包含三个基本要素：护士、证据和护理对象。

1. 护士

是循证护理的实施者。有经验的护理人员是护理实践不可缺少的财富，护理人员的专业知识、临床经验和个人技能有助于循证护理的实践和研究。

2. 证据

是循证护理的核心。《现代汉语词典》中解释"证据"：甲事物能证明乙事物的真实性，则甲就是乙的证据。发掘和掌握当前最新的医学研究成果，找出最佳的研究证据这是循证护理的核心任务。科研证据对临床而言，有些临床价值不大；有些费用高昂，应用范围有限。循证护理中所需的最佳证据是指既要真实可靠，又要经济实惠便于推广的科研证据。

3. 护理对象

是循证护理的实施对象。护理对象对寻求护理帮助、期望获得最好的护理服务的愿望、价值观及其实际情况对循证护理的实施起着一定的作用。

实施循证护理时，应将这三个要素有机的结合起来，缺一不可。护士应慎重而准确地应用当前最新、最佳的科研证据，结合护理对象的实际情况、价值观和愿望，充分利用护理人员个人的专业技能和临床经验，制定护理计划并实施，为护理对象提供最佳的护理服务。

（三）步骤

1. 确定问题

发现并确定护理对象需要解决的问题，是循证护理实践的第一步，也是循证护理的首要关键环节。提出问题并确定问题，可使循证护理的目标明确，有助于护士明确需要寻找证据的方向。

在临床护理实践的过程中，护士会遇到许多问题，但由于护士的知识层次、临床经验各不相同，即是面对同一位患者其所发现和提出的问题也不相同。针对护理实践中仅凭护理常规、临床经验不易被解决问题，护士可以开展循证护理实践。

2. 检索文献

（1）确定检索策略　即将实际问题转化为结构化的精确的检索提问，以帮助初学检索的人群明确自己需要哪方面的问题，能够在最短的时间内检索到更多的有用信息。首先明确问题的三个要素，然后根据三要素确定检索的主题词和自由词。检索文献三要素是：①情景：指具有特定病情或健康问题的个体或群体。②干预：指采取的措施。③结果：指采取干预措施后的效果。如：耳穴贴压（干预）对全胃切除后患者（情景）肠蠕动恢复（结果）有没有效果？对65岁以上的人群（情景）实施注射流感疫苗（干预），能不能降低其发病率（结果）呢？

（2）检索　可以在网络或图书馆进行检索。目前，全世界的生物医学杂志共25000余种，发表论文达200万篇/年，丰富的网络资源是循证护理实践强有力的证据来源。常用检索网址有：

中国循证医学中心（http：//www.ebm.org.cn/）

中国循证医学杂志（http：//www.cjebm.org.cn/）

中国知网（http：//www.cnki.net/）

万方数据（http：//www.wanfangdata.com.cn/）

中文科技期刊数据库（http：//www.cqvip.com/）

中国医院数字图书馆（http：//www.cqvip.com/）

3. 分析与评价

针对第二步检索到的文献和证据，应用流行病学和循证医学评价文献的原则，进行评价并找出最佳证据，这是循证护理的核心任务。指护士运用评判性思维对科研证据的有效性和推广性进行分析与评价，评价证据的质量及可靠程度，评价文献正确性、可靠程度，以确保所找到的证据是真实的、可靠的、实用的；筛选出最佳的研究证据的过程。

4. 应用证据做出决策

将最佳证据结合护理对象的实际情况，转化为临床证据，利用专业知识和经验做出准确的临床护理决策，即制定护理计划。

5. 实施并评价应用效果

实施护理计划并评价证据的应用效果。

通过循证护理实践，树立以研究指导实践、带动实践的观念，达到提高临床护理质量和临床护士学术水平的目的，这是循证护理研究和实践的核心目的。

（四）循证护理的意义

1. 促使临床护理决策的科学化

循证护理是依据科研证据指导护理实践的方法。过去许多护理手段都停留在约定俗成的习惯和经验阶段，缺乏科学依据，甚至存在一些错误的观点和认识。如：对压疮早期局部组织受压发红，凭借过去的临床经验，护士会去按摩，认为按摩可以促进血液循环；但是现在的研究发现，按摩受压发红的局部皮肤会增加组织损伤，效果完全相反。通过循证护理促使护士停止了各种以经验和直觉为主的不科学的护理实践，运用最可靠的科研证据做出正确的护理决策，为护理对象提供最佳的护理服务，这就是其意义所在。

2. 促使护理人员知识更新、提高其科研水平

运用循证护理必须具备扎实的专业知识、专业技能以及较强的评判性思维能力。只有敢于质疑，能够提出专业性强的问题；善于思考，能够运用评判性思维去分析、推理；具有扎实的专业知识和技能，才能够正确地运用循证护理完成护理任务。因此，循证护理在临床实践中的应用，不仅促使护理人员提高和丰富自己的专业水平，完善自身知识结构，而且促进了护理人员的知识更新，提高了其科研水平。

3. 促进护理科研的发展和应用

循证护理将护理研究和护理实践有机地结合起来，以科学的方式促使经验向理论升华，促进了护理科研的发展，使护理真正成为一门以研究为基础的专业。循证护理在临床实践中的应用，有助于临床护理人员打破基于习惯和经验，轻视科研的传统观念，建立科研指导实践的新观念，将科研成果在临床实践中验证、推广，在实践过程中进行再研究。循证护理不仅促进了护理科研成果在临床中的应用，而且推动了护理科研的发展。

4. 更好地体现以患者为中心的整体护理思想

应用循证护理时，必须将最佳的研究依据与患者的实际情况、价值观和愿望结合考虑，才能将最佳证据转换为适合患者的临床证据，为患者制定出真正个性化的护理计划。因此，循证护理补充和完善了整体护理的不足，可以更好地体现了以患者为中心的整体护理思想。

5. 为护理工作提供法律保护

循证护理是"实证"护理，护理决策是以科学研究结果为依据的，有着严谨的推理过程和事实依据。在法律日益完善和患者维权意识日益增强的今天，临床循证护理的运用为可能面临的纠纷提供了法律保护，成为维护患者利益和保护护理人员合法权益的有力的保障。

随着循证护理的推广，仅凭经验的护理实践将逐渐成为历史。护士如果想尽快适应现代护理的发展需要，必须从护理教育着手，在学校教育中注重护生的评判性思维能力和临床护理决策能力的培养，在临床护理工作中强化护士对评判性思维的运用，加强临床循证护理实践。只有这样，临床的护理质量才能提高，患者才能得到更优质的护理服务，护理专业才能更快更好地发展。

知识拓展

临床路径

临床路径（clinical pathway）以循证医学证据为指导，从控制医疗成本入手，对某一疾病或手术制定的一套标准化的治疗护理程序，是一种多学科的整体医疗护理工作模式。研究如何为患者采用最有效的康复路径，缩短其治疗过程，提高医疗服务质量。范围涉及调查报告、药物治疗、康复治疗、护理措施和患者教育。

临床路径是针对某一个病种或手术，以时间为横轴，以入院指导、诊断、检查、用药、治疗、护理、饮食指导、健康教育、出院指导等理想的护理手段为纵轴，制定标准化的治疗护理流程（临床路径表），通过图标的形式为患者提供有序的、标准化的治疗护理服务，以期缩短患者的住院周期、控制医疗经费、提高医疗护理质量。意义：提高医院的竞争力、降低医疗服务成本、提高医疗护理质量、规范诊疗护理手段、加强多学科合作、提高服务对象的满意度。

表 5 - 9   NANDA 确认的 155 项护理诊断（按分类法 II 排列）

一、健康促进

1. 执行治疗方案有效
2. 执行治疗方案无效
3. 家庭执行治疗方案无效
4. 社区执行治疗方案无效

5. 寻求健康行为（具体说明）
6. 保持健康无效
7. 持家能力障碍

二、营养

8. 无效性婴儿喂养型态
9. 吞咽障碍
10. 营养失调：低于机体需要量
11. 营养失调：高于机体需要量
12. 有营养失调的危险：高于机体需要量

13. 体液不足
14. 有体液不足的危险
15. 体液过多
16. 有体液失衡的危险

三、排泄

17. 排尿障碍
18. 尿潴留
19. 完全性尿失禁
20. 功能性尿失禁
21. 压力性尿失禁
22. 急迫性尿失禁
23. 反射性尿失禁

24. 有急迫性尿失禁的危险
25. 排便失禁
26. 腹泻
27. 便秘
28. 有便秘的危险
29. 感知性便秘
30. 气体交换受损

四、活动/休息

31. 睡眠型态紊乱
32. 睡眠剥夺
33. 有废用综合征的危险
34. 躯体活动障碍
35. 床上活动障碍
36. 借助轮椅活动障碍
37. 转移能力障碍
38. 行走障碍
39. 缺乏娱乐活动
40. 漫游状态
41. 穿着/修饰自理缺陷
42. 沐浴/卫生自理缺陷
43. 进食自理缺陷

44. 入厕自理缺陷
45. 术后康复迟缓
46. 能量场紊乱
47. 疲乏
48. 心输出量减少
49. 自主呼吸受损
50. 低效性呼吸型态
51. 活动无耐力
52. 有活动无耐力的危险
53. 功能障碍性撤离呼吸机反应
54. 组织灌注无效（具体说明类型：肾脏、大脑、心肺、胃肠道、外周）

五、感知/认知

55. 单侧性忽视
56. 认识环境障碍综合征
57. 感觉紊乱（具体说明：视觉、听觉、运动觉、味觉、触觉、嗅觉）
58. 知识缺乏（具体说明）
59. 急性意识障碍

60. 慢性意识障碍
61. 记忆受损
62. 思维过程紊乱

63. 语言沟通障碍

六、自我感知

64. 自我认同紊乱

65. 无能为力感

66. 有无能为力感的危险

67. 无望感

68. 有孤独的危险

69. 长期自尊低下

70. 情境性自尊低下

71. 有情境性自尊低下的危险

72. 体象紊乱

七、角色关系

73. 照顾者角色紧张

74. 有照顾者角色紧张的危险

75. 父母不称职

76. 有父母不称职的危险

77. 家庭运作中断

78. 家庭运作功能不全：酗酒

79. 有亲子依恋受损的危险

80. 母乳喂养有效

81. 母乳喂养无效

82. 母乳喂养中断

83. 无效性角色行为

84. 父母角色冲突

85. 社交障碍

八、性

86. 性功能障碍

87. 无效性性生活型态

九、应对/应激耐受性

88. 迁居应激综合征

89. 有迁居应激综合征的危险

90. 强暴创伤综合征

91. 强暴创伤综合征：隐匿性反应

92. 强暴创伤综合征：复合性反应

93. 创伤后反应

94. 有创伤后反应的危险

95. 恐惧

96. 焦虑

97. 对死亡的焦虑

98. 长期悲伤

99. 无效性否认

100. 预感性悲哀

101. 功能障碍性悲哀

102. 调节障碍

103. 应对无效

104. 无能性家庭应对

105. 妥协性家庭应对

106. 防卫性应对

107. 社区应对无效

108. 有增强家庭应对的趋势

109. 有增强社区应对的趋势

110. 自主性反射失调

111. 有自主反射失调的危险

112. 婴儿行为紊乱

113. 有婴儿行为紊乱的危险

114. 有增强调节婴儿行为的趋势

115. 颅内适应能力低下

十、生活准则

116. 有增强精神健康的趋势

117. 精神困扰

118. 有精神困扰的危险

119. 抉择冲突（具体说明）

120. 不依从行为（具体说明）

十一、安全/防御

121. 有感染的危险

122. 口腔黏膜受损

123. 有受伤的危险

124. 有围手术期体位性损伤的危险

125. 有摔倒的危险

126. 有外伤的危险

141. 有中毒的危险

142. 乳胶过敏反应

143. 有乳胶过敏反应的危险

144. 有体温失调的危险

145. 体温调节无效

146. 体温过低

147. 体温过高

127. 皮肤完整性受损

128. 有皮肤完整性受损的危险

129. 组织完整性受损

130. 牙齿受损

131. 有窒息的危险

132. 有误吸的危险

133. 清理呼吸道无效

134. 有外周神经血管功能障碍的危险

135. 防护无效

136. 自伤

137. 有自伤的危险

138. 有对他人施行暴力的危险

139. 有对自己施行暴力的危险

140. 有自杀的危险

十二、舒适

148. 急性疼痛

149. 慢性疼痛

150. 恶心

151. 社交孤立

十三、成长与发展

152. 成长发展迟缓

153. 成人心身衰竭

154. 有发展迟滞的危险

155. 有成长比例失调的危险

目标检测

一、单项选择题

1. 属于主观资料的是（   ）
   A. 右下腹疼痛
   B. 恶心
   C. 体温38.9℃
   D. 右下腹压痛

2. 陈述正确的护理诊断是（   ）
   A. 急性阑尾炎
   B. 疼痛，炎症引起
   C. 恶心、呕吐，疼痛导致
   D. 温过高：体温38.9℃，与炎症有关

3. 不属于护理程序的步骤是（   ）
   A. 评估
   B. 诊断
   C. 计划
   D. 反馈

二、简答题

1. 叙述护理程序的五个步骤及各阶段的主要护理工作。

2. 护理诊断的陈述方式有哪几种？

3. 如何确定护理诊断问题的先后顺序？

（申　宁）

第六章

护理安全控制与职业防护

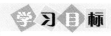

1. 掌握护理安全控制与常见护理职业损伤。
2. 熟悉护理安全的影响因素。
3. 熟悉常见护理职业损伤的防护措施。

【引导案例】

某医院护士在手术过程中因工作性质需要密切观察患者的病情变化，几乎完全将眼、面部、四肢等全部暴露在 X 线剂量较大的辐射场中进行护理操作，且操作时间长，出现了抵抗力降低、感冒、食欲减退、头晕乏力等症状。

请问：

1. 该护士为什么会出现上述症状？
2. 如果你是当事人，应该如何处理？

本章主要介绍护理安全的概念、影响因素、控制原则、护理职业防护的概念、护理职业损伤的危险因素和常见护理职业损伤的防护措施。从广义的角度和现代护理管理的发展看，护理安全不仅包括患者的安全，还包括护士的职业安全，即护士在执业过程中避免受到不良因素的影响和损害。护理安全是反映护理质量高低的重要标志，是保护患者得到良好护理和优质服务的基础，对维护医院正常工作秩序和社会治安起到至关重要的作用。

第一节　护理安全控制

在马斯洛的人类基本需要层次论中，安全需要是仅次于生理需要。安全环境是指平安的、无危险、无伤害的环境。在医院环境中，护理安全尤为重要。因此护理人员应懂得安全的重要性，具有安全护理的能力，在各个环节把好关，为患者和护理人员提供一个安全的治疗和休息环境。

一、护理安全的概念

安全是指为保证人的身心健康、财物不受损失，而采取的对各种不安全因素进行有效控制的过程。护理安全是指患者在接受护理过程中，不发生法律和规章制度允许范围以外的心理、生理结构或功能上的损害、障碍、缺陷或死亡。

护理事故指在护理工作中，由于护理人员的过失，直接造成患者死亡、残疾、组织器官损伤、导致功能障碍或造成患者明显人身损害的后果。

护理差错指在护理工作中，因责任心不强、工作疏忽、不严格执行规章制度或违反技术操作规程等原因，给患者造成精神及肉体的痛苦，或影响医疗护理工作的正常进行，但未造成严重后果或构成事故。

护理安全管理是指运用技术、教育、管理三大对策，采取有效措施，把隐患消灭在萌芽状态、把差错、事故减少到最低限度、防范意外、创造一个安全高效的护理环境，确保患者生命安全，护理安全是护理质量高低的基础。

二、护理安全的影响因素

（一）管理因素

1. 管理制度不健全

很多差错事故发生的根源，是没有严格执行规章制度和操作规程，从而导致差错事故的发生。

2. 业务培训不到位

主要表现在仅注重护士的工作完成情况，而忽视了护士在职培训的提高。对护士的业务培训及职业道德教育不够、培训管理监督不利等。这不仅是发生纠纷的主要原因，也是对患者安全的最大威胁。当前护理学科的发展对护理人员的素质和数量要求较高，如果不能及时根据专业技术发展的情况进行调整，找不到有效的途径提高护理人员素质，这些因素对护理安全的影响将越来越显著。

3. 管理监督不得力

管理者对潜在的不安全因素缺乏预见性，没有定期召开护理安全专题会，对护理过程进行分析、总结。没有制定常见急症抢救流程、工作环节流程、应急预案流程、服务规范用语以及科室护理质量控制标准等。使护士在日常护理工作中无章可循，随意性较大，存在安全隐患。

4. 护士配备不足

护理人员配备不足，而加大了护士的工作量。护士超负荷的工作，是护理工作不安全的重要原因。工作过度劳累就会引起注意力和警惕性的下降，从而导致错误的增多。

（二）护士因素

1. 护士职业素质偏低

在工作中责任心不强，注意力不集中，遇事容易情绪化，对患者态度生硬。有的护理人员语言、行为不当或过失，给患者造成不安全感或不良后果，这些是造成医疗纠纷的重要因素。

2. 护士自我防护意识欠缺

一是在接待患者时说话不谨慎，或在治疗护理操作时动作不规范，仪器应用不熟练，引发患者和家属对治疗效果不信任，从而引发医疗纠纷。二是对临床护理资料书写不规范、不及时。因此，要求护理人员要对本职工作精益求精，用法律约束自身的行为，避免和杜绝医疗纠纷的发生。

3. 护士缺乏职业安全意识

护士在学校和在职教育中缺乏相关法律知识教育，临床工作中往往忽视潜在的法律问题。如对患者的隐私权、患者的知情权等，没有在思想上产生足够的重视，往往会导致与患者发生冲突。

4. 专业技能不熟练

由于护理人员技术水平低或不熟练、操作失误或操作错误、违反操作常规、业务知识缺欠、临床经验不足、缺乏应激性处理的经验等对患者安全构成威胁。特别是随着新技术、新项目大量引进，护理工作中复杂程度高、技术要求高的内容日益增多，不仅增加了护士工作的压力，而且导致护理工作中技术方面风险加大，影响护理安全。

（三）环境因素

1. 医院设施设备不安全因素

如有菌区和无菌区未按要求严格分开；防蚊、防蝇、防蟑螂等设备不健全；地面过滑、病床无床挡等。

2. 医院危险物品管理使用不当

如氧气、乙醇、汽油等，易燃易爆物品管理不妥；高压氧舱、放射性治疗、电烤灯、热水袋、冰袋使用不当等。

3. 医院探视制度管理不严

如果病区探视管理不严，会给不法分子可乘之机，犯罪分子会在病区内进行偷盗等犯罪活动。

（四）患者家属因素

1. 患者或家属对治愈的期望过高

患者对疾病缺乏正确认识，对医院期望值过高，心理承受力差，就易产生焦虑、恐惧、心烦意乱等现象。如出现治疗效果不明显或病情反复，就会不信任医生，怀疑诊断错误，不听护理人员的安排，甚至拒绝治疗，形成护理安全隐患。

2. 患者的不良心理

患者由于疾病，特别是突发疾病的影响及经济承受能力的限制等因素，容易产生不良心理，可能导致过激行为，引发护患冲突。

3. 患者的自身素质

由于部分患者素质不高，对护理工作不理解，易出言不逊或有不尊重行为，也是导致护患纠纷的一个因素。护理活动是护患双方共同参与的双边活动，需要患者和家属密切配合及支持。患者和家属对疾病的认知程度，心理素质、承受力，对护理工作的理解程度，将会影响到患者的情绪及行为，也将会形成护理安全隐患。

（五）其他因素

目前差错、事故的鉴定处理仍没有一个使医患双方都信任满意的机制。社会、媒体等对医疗机构、医护人员尚缺乏公正的评价，医院生存的环境还令人不满意。对护理安全有直接影响的主要因素还包括院内感染、烫伤、跌倒与坠床、液体渗出及组织坏死、环境污染、食品污染等。

三、护理安全的控制原则

目前护理安全可以反映医院护理规章制度是否建全，护理措施落实是否到位，护理风险控制是否周密，护理安全措施是否有保障等综合管理水平。护理安全能从护士的法律意识、防护意识、职业道德、工作态度、责任心、技术水平、沟通能力等方面体现出来。护理工作中存在着很多不安全因素，一旦发生安全事故，将会增加患者痛苦，或给患者造成器官功能障碍，致残、甚至威胁患者的生命；还可引发医疗纠纷，使医院工作无法正常进行。护理不安全因素引发的后果（护理差错或护理事故），不仅使医院的形象受到影响，还增加医疗费用的支出及物资消耗，使医院成本上升。因此护理安全的控制是至关重要的。

（一）重视安全教育，提高护理人员的安全意识

必须重视安全教育，通过安全教育，使护理人员从被动接受安全管理的检查转变为自觉维护护理安全。安全教育不是一般性的讲大道理，而是要围绕如何有效保护患者和工作人员的生命安全，分析有哪些不安全因素以及产生的原因，从而调动护理人员的积极性，使护理安全工作常抓不懈。

（二）增强法制观念，提高法律意识

护理安全与法律法规有着密切的关系，因护理人员法制观念淡薄而导致的护理缺陷或纠纷时有发生。因此，应该经常组织护理人员学习《医院护理工作管理制度》、《护理差错制定标准及处理方法》及与护理安全管理有关的文件等，聘请法律顾问为护士上法制课，增强护理人员的法律意识和法制观念。

（三）重视专业理论与技能培训

加强护士规范化培训和继续教育，鼓励护士参加自学考试、函授大专或本科的再教育学习，可选送有培训前途的年轻护理骨干人员外出参加各类短期、学习班、进修班学习，不断拓展理论知识，了解国内外的新知识、新动态、新观念。护理人员业务技术素质对保证安全有着至关重要的影响。护理部要对新上岗护士进行岗前培训，职业道德教育和护理安全教育，一切工作都体现"以人为本"、"患者安全第一"、"依法施护的观念"，对上岗 5 年内的护士认真落实护士毕业后规范化培训方案，鼓励在职护士通过多种途径参加护理学继续教育，以更新观念，改变知识结构，拓宽知识面，提高专业理论素质。进行护理技能培训，通过组织观摩、示教、岗位练兵、选拔技术能手、月考核、季竞赛等形式，要求人人达标。对高年资、高职称的护士以提高专科理论和技能为主，要求熟练掌握专科技能及危重患者的急救技术，新理论、新技术、新方法的临床应用，安排讲课、带教、业务查房、护理科研等，以提高专科护士业务素质。

（四）建立护理安全分级管理体系

1. 建立和完善统一的护理安全质量管理体系

针对医院护理安全质量方面存在的问题，结合医院的实际情况，制定相应的预防与控制措施，规范护理工作流程的各个环节，确保护理安全。护理部按照《护理质量考评标准》对全院护理质量进行定期检查或不定期抽查，召开会议，分析和解决存在的问题，及时纠正处理，并将检查结果反馈到各病区，各病区对存在的问题进行分析，提出整改措施。

2. 完善和制订各项管理制度

要建立护理安全的有效体系，就必须实现对差错的严格预防和控制。制定相应的护理制度和流程，使人人知晓，并在实践中执行。对可能发生护理不安全的高危环节进行重点关注和整治，定期对存在的不安全隐患进行重点分析，对已经出现的医疗不安全事件，应有危机处理方案，尽快找出导致不安全的危险因素，并制定相应对策。

3. 对各类紧急情况有应急预案

为确保患者住院期间的安全，患者入院后，护士应根据患者的病情，结合病区环境做出初步评估。科室必须健全住院患者紧急状态时的应急预案，确保安全防范措施的落实。

4. 重视风险意识、法律意识教育

护理部要求护士对患者权利和护士义务有正确认识，加强风险意识及法律意识教育，规范护理行为，开展护理核心制度学习，结合《医疗事故处理条例》，让护士充分意识到遵守规章制度、遵守护理规范是对自己的保护。

5. 加强护理管理职能，转变观念，努力营造安全文化氛围

做好护理安全管理工作，首先必须在全体护理人员中树立护理安全的观念，加强职业道德教育，时刻把患者安危放在首位，建立安全第一的观点。护理管理者应着眼于系统分析，经常检查和督促护士严格遵守操作规程，并要加强护士业务素质培训，不断充实和更新知识，提高护理安全质量。

6. 安全管理纳入病房的目标管理

护士长采取科学管理病房的方法，进行恰当的人力资源管理，既要保证护理人员充足，又要避免护士长期处于紧张、疲劳状态而发生差错事故。当使用新的医疗仪器或开展新治疗、新检查时，组织全体护士认真学习以掌握新知识、新技能。科室建立交接班前的自查制度，以便及时发现问题并纠正。

知识拓展

护理不良事件的分级

护理不良事件是指伤害事件并非由原有疾病所致，而是由于医疗护理行为造成患者死亡、住院时间延长，或离院时仍带有某种程度的失能，分为可预防性不良事件和不可预防性不良事件。常被称为护理差错和护理事故。香港医管局将护理不良事件分为 7 级。0 级：事件在执行前被制止。Ⅰ级：事件发生并已执行，但未造成伤害。Ⅱ级：轻微伤害，生命体征无改变，需进行临床观察及轻微处理。Ⅲ级：中度伤害，部分生命体征有改变，需进一步临床观察及简单处理。Ⅳ级：重度伤害，生命体征明显改变，需提升护理级别及紧急处理。Ⅴ级：永久性功能丧失。Ⅵ级：死亡。

第二节 护理职业防护

一、护理职业防护的概念

护理职业防护是指在护理活动中，防止一切职业损伤因素侵袭护士，和采取一切有效措施，保护护士免受不安全因素的伤害，或将各种伤害降低到最低程度。

护理职业暴露是指护士在特定的工作环境中，在为患者提供护理活动同时，自身常受到周围的生物、物理、化学及社会心理等因素的侵袭。普及性预防是指护士在为患者提供护理活动时，只要有可能接触到他人的体液或血液（患者或医务人员），不论是否有阳性指标，都应将其作为有潜在的传染性加以预防。标准预防是指将所有患者的血液、体液、分泌物、排泄物均视为具有传染性，根据传播途径建立相应规范的隔离措施，防止病菌蔓延。

二、职业损伤的危险因素

（一）生物性因素

生物性因素主要是指医务人员在从事规范的诊断、治疗、护理及检验等工作过程中，意外沾染、吸食病原微生物或含有病原微生物的污染物。护理工作环境中主要的生物因素为细菌和病毒。

1. 细菌

常见的致病菌有：葡萄球菌、链球菌、肺炎球菌及大肠杆菌等，广泛存在于护理工作环境中，通过呼吸道、消化道、血液及皮肤等途径感染护士。细菌的致病作用取决于其侵袭力、毒素类型、侵入机体的数量及途径。

2. 病毒

常见的病毒有：肝炎病毒、冠状病毒及人类免疫缺陷病毒（HIV）等，其传播途径以呼吸道和血液传播为主。护士因职业性损伤感染的疾病中，最常见、最危险的乙型肝炎及艾滋病均由病毒引起。

（二）物理性因素

1. 锐器伤

锐器伤是医疗工作中最常见的一种职业危害，而感染的针刺伤是导致医护人员发生医源性传播病最危险的途径之一。最常传播的疾病有：乙型肝炎、丙型肝炎、艾滋病等。

2. 噪声

噪声主要来源于监护仪、呼吸机的机械声、报警声、电话铃声、患者的呻吟声、物品及机器移动的声音等。医院内噪声标准的理想值为35dB，极限值为40dB。而医院白天的平均声音强度72dB，晚上的声音强度则60dB。护士长期处于这样的工作环境中，会引发多器官功能的改变，严重者可导致听力、神经系统等的损害。

3. 电离辐射伤

在护理工作中，护士常接触到紫外线、激光等放射性物质，如防护不当，可导致不同程度的损伤，严重者可引起血液系统障碍或癌症。

4. 机械损伤

机械损伤在护理工作中极为常见，多为负重伤和温度性损伤。日常工作中，护士的体力劳动较多、劳动强度较大，特别是在为患者翻身、搬运患者时，用力不当，易造成腰部肌肉扭伤，引发腰椎间盘脱出。长时间的站立可引起下肢静脉曲张等。常见的温度性损伤有烫伤、烧伤及灼伤等。

（三）化学性因素

在护理工作中，护士长期接触到多种化学消毒剂或化疗药物等，可造成身体不同程度的损伤。

1. 常用消毒剂

常用的消毒剂有甲醛、过氧乙酸及含氯制剂等。对人体皮肤、黏膜、呼吸道、神经系统均有一定程度的影响。高浓度含氯消毒剂对人呼吸道黏膜及皮肤有明显的刺激作用。高浓度的甲醛可刺激黏膜引起职业性哮喘，急性大量接触可导致水肿，同时能使细胞突变、致癌、致畸，也是职业性皮炎最常见的原因。

2. 化疗药物

常用的化疗药物有环磷酰胺、阿霉素、丝裂霉素、氟尿嘧啶、铂类药物及长春新碱等。护士长期接触化疗药物时，如防护不当可通过皮肤或呼吸道等途径进入人体，带来潜在的危害。长期小剂量接触会因蓄积作用产生远期影响，不但引起自身细胞减少，而且有致癌、致畸、致突变的危险。

（四）心理性因素

医护人员的心理危害，主要是精神紧张、压力感所致。随着社会经济迅速发展和医学模式的转变，护理工作不是单纯地执行医嘱，同时还承担着管理者、科研者、教育者以及协调者等工作，护士长期处于超负荷的工作状态。而且由于观念的差异，某些患者及其家属对护理工作存有偏见，导致护患关系紧张。紧张的工作气氛及超负荷工作，使护士易发生机体疲劳性疾病，并容易产生心理疲惫，引发一系列心理问题。

三、常见护理职业损伤的防护

（一）化学药物损伤的职业防护

化学治疗是指病原微生物、寄生虫所引起的感染性疾病以及肿瘤采用化学治疗的方法，简称化疗。化疗药物在杀死肿瘤细胞、延长肿瘤患者生存时间的同时，也通过直接接触、呼吸道及消化道等途径，给经常接触它的护士带来一定的潜在危害。危害程度与其接触剂量有关，大量长期接触化疗药物可对人体造成不良反应以及某些远期的潜在危害。

1. 原因

（1）药物准备过程中可能发生的药物接触　如从药瓶中拔出针头时导致药物飞溅；打开安瓿时，药物粉末、药液向外飞溅；连接管、输液器、输液袋、输液瓶、药瓶的渗漏和破裂导致药物泄漏；拔针时造成部分药物喷出等。

（2）注射操作过程中可能发生的药物接触　如针头脱落，药液溢出；玻璃瓶、安瓿使用中破裂，药物溢出；护士在注射过程中意外损伤自己等。

（3）废弃物丢弃过程中可能发生的药物接触　如丢弃被化疗药物污染的材料时的接触；处理化疗患者体液或排泄物时的接触；清除溅出或溢出药物时的接触等。

（4）直接接触化疗患者的排泄物、分泌物或其他污染物，如患者的尿液、粪便、呕吐物及汗液等。

2. 化疗药物损害的防护措施

化疗防护应遵循两个基本原则：一是减少与化疗药物的接触；二是减少化疗药物污染环境。

（1）配制化疗药物的环境要求　条件允许应设专门化疗配药间，并配备空气净化装置，在专用层流柜内配药，以保持洁净的配置环境，操作台面应覆以一次性防渗透性防护垫或吸水纸，以吸附溅出的药液，以免蒸发造成空气污染。有条件的医院应设置化疗药物配置中心。

（2）化疗护士的素质要求　执行化疗的护士应经过专业培训，增强职业危害的防护意识，主动实施各项防护措施。注意锻炼身体，定期体检，每隔 6 个月检查一次肝功能、血常规及免疫功能。怀孕护士避免接触化疗药物，以免出现流产、胎儿畸形。

（3）配制化疗药物时的防护　①操作前流水洗手，穿一次性防渗透隔离衣，佩戴口罩、帽子、护目镜、聚氯乙烯手套并外套一副乳胶手套；②割锯安瓿前应轻弹其颈部，使附着的药粉降落至瓶底。掰开安瓿时应在锯锉部位垫纱布，避免药液或药粉外溢。溶解药物时，应沿瓶壁缓慢注入瓶底，药粉浸透后再轻轻晃动，避免药粉溢出。从药瓶中吸取药液后，先用无菌纱布或棉球裹住瓶塞，再撤针头，防止拔出针头瞬间药液外溢；抽取药液以不超过注射器容量的 3/4 为宜，防止活塞从针筒中意外滑落；③操作完毕，脱去手套后用流动水和洗手液彻底洗手，减轻药物毒性作用。

（4）化疗药物给药时的防护　①抗肿瘤药物应由经过专门培训的专业护士给药；②静脉给药时应带手套；③确保注射器及输液接头连接紧密，避免药液外漏；④若需从茂菲滴管加入药物，必须先用无菌棉球或纱布包在滴管开口处再进行加药，速度不宜过快，以防药液自管口溢出。

（5）化疗药物污染时的处理　化疗药物外溅后，应立即标明污染范围，避免其他人员接触；如果少量药液溢到桌面或地上，应用纱布吸附药液；但大量溢出（大于 5ml）时应用吸收力强的纱布垫清除。若为药粉溢出则利用潮湿纱布或具有吸附性纱布垫轻轻擦拭，以防药物粉尘飞扬，污染空气。并将污染纱布置于专用袋中封闭处理；溢出的区域用清洁剂和清水擦洗污染表面三次，再用 75% 乙醇擦拭。

（6）化疗废弃物和污染物的处理　①注射器、输液器、针头等均为一次性使用，加之全部污染物品用后放专用袋中密封处理，标有明显的警示标记；②所有污染物包括用过的防护衣、帽等需经 1000℃ 高温焚烧处理；③非一次性物品（如隔离衣、隔离裤等）应与其他物品分开放置，并高温处理；④化疗患者呕吐物及排泄物均含有抗癌剂，因此在处理其呕吐物、尿液、粪便或分泌物时必须穿隔离衣、戴手套以免沾染皮肤。被化疗药物或患者体液污染的床单等应单独洗涤；患者使用过的水池、马桶要用清洁剂和热水冲洗；⑤混有化学药物的污水，应先在医院的污水处理系统中灭活或破坏细胞毒性，再排入城市污水系统。

3. 化疗药物暴露后的处理

在化疗药物配置、使用和处理污染物的过程中，如眼睛、皮肤直接接触到化疗药物，或防护用品不慎被污染时，应采取以下措施：①迅速脱去手套或隔离衣；②立即用肥皂和清水清洗污染部位的皮肤；③眼睛内溅入应用大量清水或等渗生理盐水持续冲洗 5min；④记录接触情况，必要时就医。

（二）锐器伤的职业防护

锐器是指能刺破皮肤的物品，包括注射针、穿刺针和缝合针等针具，各类医用或检测用的锐器、载玻片、破损玻璃试管、安瓿、固定义齿并暴露在外的金属丝及实验室检测器材等。锐器伤是指由锐器造成的皮肤损伤，锐器伤是常见的一种职业损伤。

1. 原因

（1）护士自我防护意识淡薄　对锐器伤的认识不足，防范意识浅薄，同时缺乏系统的防护知识教育，是发生锐器伤的重要原因。如护士在接触患者的血液、体液及分泌物时未采用防护措施。

（2）护士操作不规范　护士在进行护理操作时，粗心大意、技术不熟练和操作不规范等极易造成锐器伤。如徒手掰安瓿、传递手术器械不规范等。

（3）患者因素　在护理工作中，经常遇到极度不配合的患者，如精神病患者等，护士易产生心理紧张导致操作失误发生锐器伤。

（4）意外损伤　如整理治疗盘、治疗室台面时被裸露的针头或碎玻璃扎伤；手术过程中使用的锐器较多，传递频繁及传递不规范极易造成自伤或伤及他人。

（5）教育培训不够，防护用品不到位　医院未开展安全防护教育，未进行相关培训；防护用品不足。

2. 锐器伤的防护措施

（1）增强自我防护意识　洗手、戴手套。有可能接触患者的体液、血液时，必须戴手套，操作完毕，立即洗手，必要时进行手的消毒。手部皮肤发生破损时，诊疗和护理操作时必须戴双层手套。保证充足的光线，器械传递要娴熟规范，特别注意防止被针头、缝合针、刀片等锐器刺伤或划伤。

（2）锐器使用中的防护　抽吸药液时严格使用无菌针头，抽吸后必须立即套上针帽；使用安瓿制剂时，先用砂轮划痕再掰安瓿，可采用垫棉花或纱布以防损伤皮肤。静脉加药时须去除针头经三通给药。

（3）严格管理医疗废物　护理工作中使用便捷的符合国际标准的锐器回收器，严格执行医疗垃圾分类标准。使用后的锐器应当直接放入耐刺、防渗漏的利器盒内，以防止刺伤。锐器不应与其他医疗垃圾混放，应放置在特定的场所。封好的锐器容器在搬离病房前应有明确的标志，便于监督执行。

（4）纠正损伤的危险行为　①禁止用双手分离污染的针头和注射器；②禁止用手直接接触使用后的针头、刀片等锐器；③禁止用手折弯或弄直针头；④禁止双手回套针头帽；⑤禁止直接传递锐器（手术中锐器用弯盘或托盘传递）；⑥禁止徒手携带裸露针头等锐器；⑦禁止消毒液浸泡针头；⑧禁止直接接触医疗垃圾。

（5）加强护士健康管理　①建立护士健康档案，定期体检；②建立损伤后登记上报制度；③建立医疗锐器处理流程；④建立受伤员工监控体系，追踪伤者状况。

（6）和谐沟通、相互配合　为不合作或昏迷躁动患者治疗时，易发生锐器伤害，因此必须请求其他人员协助配合，尽量减少锐器误伤自己或患者。

（7）使用具有安全装置的护理器材　①采用真空采血系统采集血标本；②使用无针连接系统，如可来福接头、一次性无针头输液管路等；③采用具有安全保护性装置的用品，如可自动毁形的安全注射器、安全型静脉留置针等；④使用安瓿启瓶器和砂轮开启安瓿。

3. 锐器伤紧急处理方法

（1）受伤护士要保持镇静，如戴手套者按操作规程迅速脱去手套。

知识拓展

艾滋病病毒职业暴露分级及处理措施

发生以下情形时，确定为一级暴露：

1．暴露源为体液、血液或者含有体液、血液的医疗器械、物品。

2．暴露类型为暴露源沾染了有损伤的皮肤或者黏膜，暴露量小且暴露时间较短。

发生以下情形时，确定为二级暴露：

1．暴露源为体液、血液或者含有体液、血液的医疗器械、物品。

2．暴露类型为暴露源沾染了有损伤的皮肤或者黏膜，暴露量大且暴露时间较长或者暴露类型为暴露源刺伤或者割伤皮肤，但损伤程度较轻，为表皮擦伤或者针刺伤。

发生以下情形时，确定为三级暴露：

1．暴露源为体液、血液或者含有体液、血液的医疗器械、物品。

2．暴露类型为暴露源刺伤或者割伤皮肤，但损伤程度较重，为深部伤口或者割伤物有明显可见的血液。

艾滋病病毒职业暴露后处理措施：

1．用肥皂液和流动水清洗污染的皮肤，用等渗盐水冲洗黏膜。

2．如有伤口，应当在伤口旁端轻轻挤压，尽可能挤出损伤处的血液，再用肥皂液和流动水进行冲洗；禁止进行伤口的局部挤压。

3．受伤部位的伤口冲洗后，应当用消毒液，如75％乙醇或0.5％碘伏进行消毒，并包扎伤口；被暴露的黏膜，应当反复用等渗盐水冲洗干净。

（2）伤口的处理　立即挤血从近心端→远心端，禁止在伤口局部按压或挤压；肥皂水清洗伤口并用流水冲洗5min，用0.5％碘伏、2％碘酊、75％乙醇消毒伤口，并包扎。

（3）报告　向主管部门汇报并填写锐器伤登记表，请有关专家根据患者血液中含病毒的情况和伤口深度、暴露时间、范围进行评估，做相应的处理。

（三）负重伤的职业防护

负重伤指由于工作性质的原因常需要搬动或移动重物，而使身体负重过度，或不合理用力等，导致肌肉、骨骼、关节的损伤。

1. 原因

（1）较大的工作强度　工作压力较大，精神高度紧张，重负下身体承受力下降，用力不均或不当，加速了椎间盘的损伤几率，导致椎间盘突出症。

（2）外界温差的刺激　工作环境的变化，须适应外界温差。较大温差刺激会阻碍腰部血液循环，加速椎间盘退变的速度，引发腰肌劳损，腰椎间盘突出症。

（3）长期的积累损伤　损伤是发生椎间盘突出症的常见原因，积累损伤是其重要诱因。护士执行相关护理操作，对腰部损伤较大，使其易患腰部疾病。

2. 负重伤的防护措施

（1）加强锻炼、提高身体素质　加强腰部锻炼是预防负重伤的重要措施。如太极拳、游泳及瑜伽等。锻炼不但可以提高机体免疫力、肌肉的柔韧性，还可增加骨关节的活动度，防止发生负重伤。

（2）保持正确的劳动姿势　在护理工作中，应注意保持身体姿势的正确性，良好的身体姿势可以预防职业性腰背痛，延缓腰椎间盘突出症的发生。

（3）避免长时间维持一种体位　护士在工作中，要经常变换工作姿势，避免保持一种体位，可以缓解肌肉、关节及骨骼疲劳，减轻脊柱负荷。

（4）养成良好的生活习惯　提倡卧硬板床休息；从事家务劳动时，避免长时间弯腰活动或尽量减少弯腰次数。

（5）促进下肢血液循环　长时间站立可导致下肢血液回流受阻发生下肢静脉曲张。因此护士在工作中要经常变换体位、姿势、或进行适当轻微活动，以促进下肢血液回流，减轻或消除肢体的沉重感。

（6）科学使用劳动保护用具　在护理工作中，护士可以佩戴腰围等保护用品以加强腰部的稳定性。

（四）职业疲溃感的职业防护

职业疲溃感指由于持续的工作压力引起个体的"严重紧张"反应，从而出现的一组证候群。主要表现为缺乏工作动机、回避与人交流、对事物持否定态度、情感冷漠等。

1. 原因

（1）工作时间长，负荷过重，且比较琐碎　护士工作负荷过重，频繁夜班，搅乱了人的正常生理节律，加之没有周末及节假日定期休息，对护士的生理及心理功能、家庭生活和社交活动产生不良影响。人际关系复杂，沟通不畅，容易出现冲突。

（2）工作环境无安全感　经常接触病毒等有害物质，且接受继续教育、培训机会较少，职称晋升较难。

（3）护士参与决策机会少，缺乏主人翁意识　在传统观念中，护士只是医嘱的执行者，对护士的价值认同不够，护士对工作缺少积极性。

（4）自我期望值过高，长期压抑自己的情绪　缺乏必要的心理知识和心理应对能力。

2. 职业疲溃感的防护措施

（1）减少职业压力，合理安排劳动时间。

（2）改善工作环境，参加教育与培训。医院主管部门为护士创造健康的职业环境，加强多渠道的培训，增加晋升的机会，提高护理工作价值感。

（3）提高工作积极性，树立主人翁精神。

（4）合理疏导压力带来的影响，提高自身综合素质，培养积极乐观的精神。

护理职业防护措施的有效实施，不仅可以避免由职业卫生和职业安全对护士造成的机体损害，而且还可以控制由环境和行为引发的不安全因素。通过职业防护可以维护护士的身体健康，减轻工作过程中的心理压力，增强社会适应能力。

目标检测

一、单项选择题

1. 哪项不是护理安全的影响因素
   A. 管理因素　　　　B. 护士因素　　　　C. 家庭因素　　　　D. 环境因素

2. 化疗防护应遵循基本原则是
   A. 减少与化疗药物的接触　　　　　　B. 接触化疗药物后用清水洗手即可
   C. 严格管理医疗废物　　　　　　　　D. 改善工作环境，参加教育与培训

3. 哪项不是锐器伤紧急处理方法
   A. 受伤护士要保持镇静
   B. 肥皂水清洗伤口并用流水冲洗5min
   C. 进行伤口的局部挤压
   D. 用0.5%碘伏、2%碘酊、75%乙醇消毒伤口

二、问答题

1. 举例说明护理安全的重要性。

2. 医院中不安全的环境因素包括哪几个方面？举例说明。

3. 护理人员长期接触化学制剂可对机体造成怎样的影响？

4. 护士小王，26岁，工作三年后被安排在艾滋病病房，某日下班前，在处理病房污物的过程中，不慎被污物筒中裸露的穿刺针刺破手指，出血不止。请问：
   （1）小王应立即采取怎样的紧急措施，处理伤口？
   （2）该情况是否需要报告医院相关部门？

（张英莉）

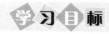

第七章

医院与住院环境

学习目标

1. 掌握医院的类型与分级。
2. 掌握门诊、急诊的护理工作；病区的物理环境。
3. 熟悉医院的性质与任务；门诊、急诊、病区的设置与布局；病区的社会环境；人体力学的应用原则。
4. 了解医院工作的特点；医院的组织结构；常用的力学原理。
5. 学会各种铺床法的操作技术。

【引导案例】

王女士，40 岁，教师。因车祸受伤入院，患者入院后神志不清、各种反射消失，单侧瞳孔扩大、固定。

问题：

1. 急诊科护士接诊后，针对患者病情如何配合医生进行抢救？
2. 抢救室的护士对于医生的口头医嘱如何处理？
3. 若患者需进行手术，病区护士应做哪些床单位的准备？

第一节 医院

医院是指对群众或特定人群进行预防疾病和治疗疾病的场所，具有一定数量的病床、必要的设备和相应的医务人员，通过医务人员的集体协作，运用医学科学的知识和技术，达到对住院或门诊、急诊患者实施科学和正确的诊疗护理为目的的卫生事业机构。

一、医院的性质和任务

（一）医院的性质

在 1982 年卫生部颁发的《全国医院工作条例》指出："医院是防病治病、保障人民健康的社会主义卫生事业单位，必须贯彻党和国家的卫生工作方针、政策，遵守政府法令，为社会主义现代化建设服务。"这是我国医院的基本性质。

（二）医院的任务

卫生部颁发的《全国医院工作条例》指出：医院的任务是以医疗工作为中心，在提高医疗质量的基础上，保证教学和科研任务的完成，并不断提高教学质量和科研水平。同时做好扩大预防、指导基层和计划生育的技术工作。

1. 医疗工作

医疗工作是医院的中心任务。医疗工作以诊疗和护理两大业务为主体，并与医技科室密切配合形成一个医疗整体为患者提供医疗护理服务。

2. 教学工作

教学是医院的重要任务。医学教育包括学校教育和临床实践两个阶段，医院为各专业医学生提供临床实践的场所。同时医院还应为在职人员提供不断接受继续教育学习的机会，包括新知识、新技术、新业务的学习和培训。所以医院是进行医学临床教育的重要场所。

3. 科学研究

医院是医疗实践的重要场所。许多临床上的问题都是科学研究的课题。通过科学研究可解决医疗护理中遇到的难以解决的问题。在临床中，进行科学研究能促进医学和护理的发展，同时，这些科研成果也将不断的充实教学内容，推动医疗教学的发展。

4. 预防和社区卫生服务

各级医院都有预防保健和社区卫生服务的任务。如开展社区医疗和家庭服务；进行健康教育和普及卫生知识；指导基层做好计划生育工作、开展健康咨询和疾病普查工作，倡导健康生活方式和加强自我保健意识等。

二、医院的种类及分级

（一）医院的种类

根据不同的分类方法，将医院可划分为不同的种类（表7-1）。

表7-1　医院的种类

划分的方法	医院的种类
按收治患者范围	综合医院、专科医院、康复医院和职业病医院
按特定任务	军队医院、企业医院和医学院校附属医院
按所有制	全民所有制医院、集体所有制医院、个体所有制医院和中外合资医院
按经营目的	非营利性医疗机构和营利性医疗机构
按地区	城市医院（市、区、街道医院）、农村医院（县、乡、镇医院）

（二）医院的分级

根据卫生部颁发的《医院分级管理标准》，医院实施标准化的分级管理。按照医院的任务和功能、设施条件、技术水平、管理水平的不同，将医院划分为三级（一、二、三级）十等（每级医院分甲、乙、丙等和三级医院增设特等）。

1. 一级医院

是直接为一定人口（≤10万）的社区提供医疗、护理、预防保健和康复服务的基层医疗卫生机构。如城市街道医院、农村的乡镇卫生院和某些企事业单位的职工医院。

2. 二级医院

是向多个社区（半径人口＞10万）提供医疗、护理、预防保健和康复服务的医疗卫生机构，并能开展教学、科研工作及指导基层卫生机构开展工作，接受一级医院转诊，对一级医院进行业务指导，进行一定程度的教学和科研。如县医院和直辖市的区级医院以及相当规模的厂矿医院。

3. 三级医院

是向几个地区或全国范围提供高水平医疗服务的医院，是国家高层次的医疗卫生机构，是省（自治区、直辖市）或全国的医疗、预防、教学和科研相结合的技术中心，提供全面连续的医疗护理、预防保健、康复服务和高水平的专科服务，解决危重、疑难病症，接受一、二级医院转诊，对下级医院进行指导和培训，并承担教学、科研任务。如国家、省、市直属的市级大医院、医学院校的附属医院等。

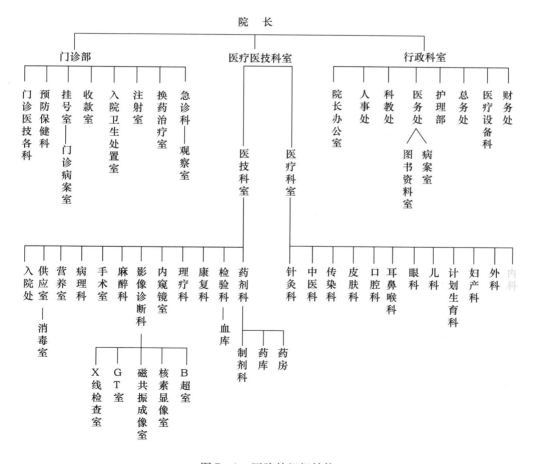

图 7－1　医院的组织结构

三、医院的组织结构

按照国家卫生部统一颁布的医院组织编制原则设置组织结构，根据医院各部门的功能和任务，医院大致由医疗部门、医疗辅助部门和行政后勤部门三大系统构成（图7-1）。各部门之间分工明确，相互合作。

第二节　门诊部

门诊部（outpatient department）是医院面向社会的窗口，是医院医疗工作的第一线。门诊是医院直接为公众提供诊断、治疗和预防保健服务的场所。门诊部医疗、护理工作的质量直接影响医院的社会形象及患者对医院的认识和评价。

一、门诊

门诊具有人员多、流动性大、病种复杂、就诊时间短、交叉感染的可能性大等特点。所以对门诊的设施、布局、组织管理、医疗护理服务提出了更高的要求。

（一）门诊的设置和布局

门诊的候诊、就诊环境以方便患者为目的。医院就诊环境应做到美化、绿化、安静、整洁、布局合理。门诊大厅应设立导诊处，配置多媒体查询屏及电子显示屏，使就诊者能及时获得医疗服务信息，各种医疗服务项目清晰、透明。备有醒目的标志和指示路牌，使就诊程序简便、快捷。各科候诊室应宽敞，候诊椅充足，舒适，布局装饰突出专科特色，备有电视、饮水设施、常见病预防和康复等宣传读物，体现医院对患者的人文关怀，从而对医院产生信任感，愿意配合医院工作。

门诊设有和医院各科室相应的诊室，并设有挂号室、收费室、化验室、药房、治疗室、候诊室等。诊室内配备诊查床，床前有隔帘，室内设有洗手池和诊断桌，桌上放置各种体检用具、化验检查申请单、处方等。治疗室内备有急救物品和设备，如氧气、吸引装置、急救药品等。

（二）门诊护理工作

1. 预检分诊

门诊就诊的患者应先预检分诊，后挂号诊疗。预检分诊需由临床经验丰富并且具有良好职业道德素质的护士承担。护士应热情、主动接待来院就诊的患者，简明扼要询问病史、观察病情，做出初步判断，给予合理的分诊指导。对于传染病患者或疑似病例应分诊至隔离门诊就诊。

2. 安排候诊与就诊

患者挂号后，分别到各科候诊室等候就诊。为保证患者候诊、就诊的次序，护士应做好下列工作：

（1）开诊前检查候诊环境和就诊环境，准备好诊疗过程中使用的各种器械和用物。

（2）开诊后根据患者挂号的先后顺序安排就诊，维持良好的诊疗和候诊环境。

（3）根据病情测量患者的生命体征，并记录在门诊病案上。

（4）分理初诊和复诊病案，收集整理各种检查报告单，必要时协助医生进行诊断和检查等工作。

（5）观察候诊患者病情变化，遇高热、剧痛、呼吸困难、出血、休克等患者，应立即安排就诊或送急诊科处理。对病情较重或年老体弱患者，可适当调整就诊顺序提前就诊。

（6）门诊结束后，整理、消毒环境。

3. 健康教育

门诊护士利用候诊时间，可采用口头宣教、图片、墙报、电视录像或赠送有关健康教育方面的宣传小册子等多种方式对患者进行健康教育。对患者提出的问题，应耐心、热情的解答。

4. 治疗

根据医嘱执行治疗，如注射、换药、导尿、灌肠、穿刺等，护士必须严格执行操作规程，确保治疗安全、有效。

5. 消毒隔离

门诊人群流量大，患者集中，易发生交叉感染，要认真做好消毒隔离工作。对门诊各诊室、治疗室、换药室、候诊室等密切接触患者的地方，应对其空气、地面、家具定期清洁、消毒；与患者接触的医疗器械应随时消毒；遇传染病或疑似传染病患者，应分诊到隔离门诊就诊，并做好疫情报告。

6. 健康体检与预防接种

经过培训的护士可直接参与各类保健门诊的咨询或诊疗工作，如健康体检、疾病普查、预防接种等，以满足人们日益增长的健康和卫生保健需求。

二、急诊

急诊（emergency）是医院诊治急、危重患者的场所，是抢救患者生命的第一线。由于急诊科患者发病急、病情重、变化快，急诊科的护理工作范围广、时间性强、任务繁重而复杂等特点，因此，要求急诊科的护士应具有良好的素质、渊博的理论知识、丰富的抢救经验、高度的责任心、敏锐的临床思维能力和娴熟的抢救技术，及时有效地对患者实施抢救。急诊科的组织管理应保证抢救工作及时、准确、有效，技术管理应达到标准化、程序化、制度化。

（一）急诊的设置和布局

急诊环境应以方便患者就诊为目的，以最大限度地缩短候诊时间，争取抢救时机，提高抢救效率为原则。应做到宽敞、明亮、通风、安静和整洁。应设有专用电话、急救车、平车、轮椅等运送及通讯工具，设有专用路线和宽敞的通道通往医院各临床科室，标志清晰，路标指向明确，夜间有明亮的灯光，易于患者和家属寻找，以保证患者尽快得到救治。

急诊是医院相对独立的部分，设有预检处、诊室、抢救室、治疗室、监护室、观察室、清创室、药房、化验室、X射线室、心电图室、挂号室及收费室等，以保证急救工作的顺利完成。

（二）急诊护理工作

1. 预检分诊

预检分诊护士负责接待来就诊的患者，通过简要评估确定患者就诊的科室，并护送患者到相应的诊室或抢救室。护士必须掌握急诊就诊的标准，做到一问、二看、三检查、四分诊。遇有急、危重症患者，立即通知值班医生及抢救室护士进行抢救；遇到意外灾害事件，立即通知相关部门并救治伤员；遇有法律纠纷、刑事伤害、交通事故等事件，尽快通知医院保卫部门或直接与公安部门取得联系，并请家属或陪送者留下。

2. 抢救工作

抢救工作包括抢救物品的准备和配合抢救。

（1）物品准备　急救物品包括一般用物、无菌物品、急救包、急救设备、急救药品和通讯设备等。一切抢救物品要求做到"五定"，即定数量品种、定点安置、定人保管、定期消毒灭菌和定期检查维修。护士必须熟悉各种抢救物品的性能和使用方法，并能排除一般性故障，使所有抢救物品处于良好备用状态，急救物品完好率要求达到100%。

（2）配合抢救　①护士必须严格遵守操作规程，争分夺秒实施抢救。在医生到达之前，护士应根据患者病情做出初步判断，并实施紧急处理，如测量血压、给氧、吸痰、止血、配血、建立静脉输液通路、进行人工呼吸、胸外心脏按压等；医生到达后，立即汇报处理情况和效果，并积极配合医生进行抢救，正确执行医嘱、密切观察病情变化并及时报告医生；②护士应及时、准确、清晰地做好抢救记录。详细记录与抢救有关的事件并注明时间，如患者和医生到达时间、各项抢救措施执行及停止时间（如用药、吸氧、心肺复苏等），要详细记录执行医嘱的内容及患者病情的动态变化；③在抢救过程中，护士应严格执行查对制度。当医生下达口头医嘱时，护士必须复述一遍，确认无误后方可执行；抢救结束后，请医生在6小时内补写医嘱与处方。各种急救药品的空药瓶需经两人核对后方可弃去。输液袋、输血袋等用后要统一放置，以便查对。

3. 病情观察

通常急诊观察室设有一定数量的床位，以收治暂时未确诊的患者，或已确诊但因各种原因暂时不能住院的患者，或只需短时观察即可返家的患者。观察时间一般为3～7天。观察室护士应做好下列护理工作：

（1）入室登记、建立病案，详细填写各项记录，书写病情报告。

（2）主动巡视和观察患者，及时正确执行医嘱，做好各项护理工作，加强心理护理。

（3）做好出入病室患者及其家属的管理工作。

第三节　病区

病区（wards）是住院患者接受诊断、治疗和护理的场所，也是医护人员开展医疗、预防、教学、科研活动的重要基地。病区环境的布置要以患者为中心，使患者感到舒适与方便，减轻患者痛苦，利于康复。

一、病区环境的设置和布局

病区的布局应科学合理，病区设有病室、危重病室、抢救室、治疗室、护士办公室、医生办公室、配餐室、盥洗室、污物处置室、库房、医护值班室、示教室等。有条件的病区可设置患者娱乐室、健身房、会客室等。护士办公室应设在病区的中心位置，与抢救室、危重病室及治疗室临近，以便观察病情、抢救患者和准备物品。每个病区设 30～40 张病床，每间病室设 1～6 张病床，两床之间的距离应不少于 1m，病床之间应设有遮挡设备，以保护病人的隐私。病房有安全设施，地面要防滑，走廊、卫生间墙壁要安装扶手，以保证患者安全。

二、病区的环境管理

病区环境包括物理环境和社会环境。医护人员应为患者创造一个良好的住院环境，满足患者休养、生活及治疗的需要，以促进患者健康的恢复。

（一）物理环境

物理环境是指病区的布局、装饰、基本设施等环境。病区的物理环境是影响患者身心舒适的重要因素，护士应以患者为中心，对病区物理环境进行适当的调控，为患者创造一个整洁、安静、舒适、安全的物理环境。

1. 整洁

主要指病区的医疗环境及护理单元应整洁。保持病区环境整洁的措施：

（1）保持患者及其病床单位的整洁，床单被套及衣裤要及时更换。

（2）非患者必须的生活及医疗护理用品不得带入病区。

（3）及时清理患者的排泄物及治疗护理后的废弃物。

（4）及时清理环境，病区的内墙、地面及所有物品采用湿式清扫法。

（5）病区的陈设齐全，规格统一，摆放整齐，方便取用。

（6）病区的物品做到物有定位，用后归还。

2. 安静

安静的环境可减轻患者的焦虑，使患者得到充分的休息和睡眠，促进其早日康复。根据世界卫生组织（WHO）规定噪音的标准，白天医院较为理想的噪音强度应维持在 35～40dB。噪音对健康的危害程度由音量的大小、频率的高低、持续暴露时间和个人的耐受性而定。噪音的耐受性因人而异，与其过去的生活环境和经历有关。当噪音强度在 50～60dB 时即能使患者感觉疲倦不安，休息、睡眠受到影响；长时间处于 90dB 以上环境中，会导致耳鸣、血压升高、肌肉紧张，以及烦躁、易怒、头痛、失眠等症状；突发性音量大、频率高、强度达 120dB 以上时，即可造成高频率的听力丧失，甚至永久性耳聋。因而为更好地控制噪音，保持病区环境的安静，护理人员在工作中应做到：

（1）四轻，即"说话轻、走路轻、操作轻、关门轻"。

（2）病室的门窗和桌、椅脚应钉上橡皮垫，推车的轮轴应定期检查并涂润滑油。

（3）做好患者及家属的宣传工作，共同保持病室安静，创造一个良好的治疗和休养环境。

（4）电话、手机、呼叫系统等有声响的设备应使用消音设置，或将音量调至最低。

3. 舒适

（1）温度　适宜的温度使患者感到舒适、安宁，可减少能量消耗，有利于患者休息、治疗和护理工作的进行。一般病室内适宜的温度是18℃～22℃。新生儿室、手术室、产房、ICU、CCU等，室温可以适当升高，保持在22℃～24℃较为适宜。当室温过高时，神经系统受抑制，干扰呼吸和消化功能，不利于体热的散发，影响患者体力的恢复。而室温过低则因寒冷刺激，可以使患者畏缩，缺乏动力，肌肉紧张，护理和治疗时又易使其受凉。病室应备有温度计，随时掌握病室的温度并加以调节，护士应根据不同的季节采取不同的护理措施。夏季酷热，一般采用开窗通风、电风扇、空调等降低室内温度，达到舒适的目的。冬天严寒，病室多用暖气、空调设备保持室温，农村和基层单位可以用火炉、火墙取暖。此外，还应注意根据季节变化适时增减患者的盖被和衣服。在进行护理操作时，应尽量避免不必要的暴露，防止患者受凉。

（2）湿度　湿度会影响皮肤蒸发散热的速度，从而影响患者的舒适度。病室湿度以50%～60%为宜。湿度过高人体蒸发作用减弱，抑制汗液排出，患者感到潮湿、气闷，尿液排出量增加，肾脏负担加重，对患有心、肾疾病患者尤为不利，同时湿度过高使细菌繁殖增加，导致医院内感染的发生率提高；湿度过低，空气干燥，人体蒸发大量水分，可以引起口干、咽痛、烦渴等表现，对呼吸道疾患或气管切开患者不利。病室应配备湿度计，护士可以随时评估病室湿度的情况及时进行调节。室内湿度大于室外，使用空调或抽湿器进行调节；也可以打开门窗使空气流通。室内湿度过低，可以在地面洒水，或使用加湿器，冬天可在暖气或火炉上放水壶等蒸发水汽。同时注意皮肤的护理，以促进患者的舒适。

（3）通风　通风换气使空气流通，可调节室内的温度和湿度，增加室内空气中的氧气含量、降低二氧化碳和微生物的密度，保持空气清新。因此，通风可降低室内空气污染、减少呼吸道疾病传播，刺激皮肤的血液循环，利于汗液的蒸发和热量的散失，使患者心情愉快、精神振奋、增加舒适感。病室通风不良，可致病室内空气污浊，患者可出现烦躁、倦怠、头晕和食欲不振等表现。通风效果因通风面积、室内外温差、通风时间及室外气流速度而异。因此病室每天应定时开窗通风换气，每次通风30min左右。冬天通风时应注意保暖，避免对流风直吹患者，谨防感冒。

（4）光线　病室采光分为自然光源和人工光源两种。适量的日光照射可以使局部皮肤温度升高，血管扩张，改善皮肤的血液循环和组织的营养状况，促进机体内部合成维生素D。也可增加患者食欲，使其精神愉快，并有利于病情观察和诊疗、护理工作的进行。光线不足会影响患者的活动，甚至导致意外情况的发生；长期在光线不足的环境中会出现眼睛疲劳、头痛、视力受损等症状；当光线过强或24h光源不断，也会影响患者的休息与睡眠。护士应经常开窗，或协助患者到户外活动接受阳光照射，但应避免光线直接照射患者的眼睛，以免引起目眩。患者午睡时，可以用窗帘遮挡光线或使用眼罩。夜间睡眠时，应打开地灯，既能保证巡视工作的正常进行，又不影响患者的睡眠。

（5）装饰　色彩、装饰会影响患者的情绪、行为和健康，病室颜色设计可根据不同护理对象而选择合适的配置，如儿科病房的床单和护士服可用暖色，以减少儿童的恐惧感；手术室可选用绿色或蓝色，给患者宁静、舒适感；病室走廊可以适当摆放一些绿色植物以美化环境、净化空气、减轻眼睛疲劳和增添病室生机。在病室的周围栽种树木、草坪和修建花坛、桌凳等，供患者休息、散步和观赏，注意优化环境。

4. 安全

指为患者提供一个安定、无危险、无伤害的环境。

（1）避免各种原因引起的躯体损伤　如病室的地面应防滑，防止患者滑到摔伤；儿童或昏迷患者应加床档，防止患者坠床等。

（2）避免医源性的损伤　由于医务人员语言和行为的不当，给患者造成的心理、生理的损伤称为医源性损伤。护士为患者进行治疗和护理时，应严格遵守操作规程，防止差错事故的发生；语言和行为应符合职业规范，避免给患者造成心理和生理的伤害。

（3）避免医院内感染　病区内应有严格的操作系统和管理措施。如操作中严格执行无菌操作的原则和消毒隔离制度，定期对病区及各种设备进行清洁、消毒、灭菌等。

（二）社会环境

病区是一个特殊的社会环境。疾病本身会引起患者情绪和行为上的异常，住院后，加上对接触的人员、医院的陈设规则、声音和气味的陌生和不习惯，以致产生一些不良的心理反应。医务人员要创造和维持病区良好的社会环境，帮助患者建立和维持良好的人际关系，减轻和消除患者焦虑、抑郁等负性情绪的影响，使其尽快适应医院的社会环境。

1. 建立良好的人际关系

人际关系（interpersonal relationship）是在人际交往过程中形成的、建立在个人情感基础上的彼此为寻求满足某种需要而建立起来的人与人之间的互相吸引或排斥的关系。良好的人际关系可以满足住院患者的心理和社会需要，影响住院患者的重要人际关系，主要有护患关系、病友关系和医患关系。帮助患者建立良好的人际关系的措施有：

（1）护士应尊者患者，一切从患者利益出发，满足患者的身心需求，对患者一视同仁。

（2）尊重患者的权利与人格，保护患者的隐私；语言和非语言行为符合职业道德。

（3）操作要娴熟，做到稳、准、轻、快，从行为举止上消除患者的疑虑，赢得患者的信任。

（4）护士要善于调控自己的情绪，始终以乐观、积极的情绪感染患者，为患者提供舒适、良好的心理环境。

（5）鼓励病友之间相互帮助和照顾，营造融洽愉快的氛围。

（6）护士要善于发现病友之间的不和谐因素，及时给予疏导、解释，使病友之间能相互理解，增进病友之间的友谊

2. 医院规则

制定合理的医院规则既能保证医疗护理工作的正常进行，又能预防和控制医院感染的发生，为患者创造一个良好的环境，促进患者身心健康。医院根据自己的具体情况制定医院规则，如入院须知、探视制度、陪护制度等。医院规则既是对患者行为的

指导，又是一种约束，会对患者的生活产生一定影响。为了使患者尽快适应医院环境，促进疾病的康复，护理人员应根据患者的情况和需求，协助患者熟悉医院规则，主动地给予帮助和指导。具体措施有：

（1）耐心解释，取得理解　向患者及家属解释每一项医院规则的内容和执行各项医院规则的必要性，以取得患者及家属的主动配合，使其自觉遵守各项规章制度。

（2）允许患者对周围环境有部分的自主权　患者入院后，凡事都要遵从医生护士的安排和医院规则的约束，容易产生压抑。因此在维护医院规则的前提下，尽可能让患者拥有对个人环境自主权，并对其居住空间表示尊重，如入室时先敲门，为患者服务时，先取得其同意等。

（3）满足患者需求，尊重探视人员　患者家属和亲朋好友的探视能给患者带来心理安慰和支持，并可帮助患者获得社交信息，减少患者的孤独感。医务人员应鼓励并尊重前来探视患者的家属和朋友，如果探视者不受患者的欢迎，或探视时间不适当，影响医疗护理工作，则要适当的劝阻和限制，并给予解释，以取得患者、家属及探视者的理解。

（4）提供有关信息与健康教育　实施任何治疗、护理或检查措施前，应向患者或家属解释目的、配合方法，实施中提供心理支持，实施后要交待注意事项。应鼓励患者参与护理计划的决策，以增进自我价值感和控制能力，可以消除其困惑、恐惧等心理反应，使患者能够积极主动配合治疗护理。

（5）尊重患者的隐私权和保密权　为患者做检查、治疗和护理时，应适当遮挡患者，避免暴露患者隐私部位。医护人员有义务为患者的诊断、检查结果、治疗与记录等信息保密。

（6）鼓励患者自我照顾　对于生活能力受限、需依赖他人照顾的患者，护士应主动巡视，关心，给予及时帮助并鼓励患者参与自我照顾，帮助其恢复自信心和自我护理能力。

知识拓展

噪　声

噪声是一种恶性刺激物，长期作用于人的中枢神经系统，可使大脑皮层的兴奋和抑制失调，条件反射异常，出现头晕、头痛、耳鸣、多梦、失眠、心慌、记忆力减退、注意力不集中等症状，严重者可产生精神错乱。这种症状，药物治疗疗效很差，但当脱离噪声环境时，症状就会明显好转。噪声可引起植物神经系统功能紊乱，表现在血压升高或降低，心率改变，心脏病加剧。噪声会使人唾液、胃液分泌减少，胃酸降低，胃蠕动减弱，食欲不振，引起胃溃疡。噪声对人的内分泌机能也会产生影响，如：导致女性性机能紊乱，月经失调，流产率增加等。噪声对儿童的智力发育也有不利影响，据调查，3岁前儿童生活在75dB的噪声环境里，他们的心脑功能发育都会受到不同程度的损害，在噪声环境下生活的儿童，智力发育水平要比安静条件下的儿童低20%。噪声对人的心理影响主要是使人烦恼、激动、易怒，甚至失去理智。此外，噪声还对动物、建筑物有损害，在噪声下的植物也生长不好，有的甚至死亡。

第四节 人体力学在护理工作中的应用

人体力学（human mechanics）是运用力学原理研究维持和掌握身体的平衡，以及人体从一种姿势变成另一种姿势时身体如何有效协调的一门科学。护士在执行各项护理技术操作的过程中，正确运用力学原理，可减轻自身肌肉紧张和疲劳，提高工作效率。同时，运用力学原理帮助患者采取正确的姿势和体位，有利于减少能量消耗、保证患者的安全，增进患者的舒适感，促进康复。

一、人体力学的原理

（一）杠杆原理

杠杆是利用直杆或曲杆在外力作用下，能绕杆上一固定点转动的一种简单机械。人体活动是在神经的调节下由骨、关节和骨骼肌共同完成。骨骼起杠杆作用，关节起支点作用，骨骼肌收缩产生的力为动力或阻力。根据支点与动力点、阻力点的位置，杠杆分为以下三类。

1. 平衡杠杆

平衡杠杆是支点位于动力点与阻力点之间，动力臂与阻力臂可等长，也可不等长。例如，人的头部在寰枕关节上进行仰头和低头的动作。当人在仰头、低头时，寰椎是支点，支点前后各有一群肌肉收缩产生作用力，头颅的重量是阻力。头部支点前肌群的收缩力和头部重力使头前低；当颈前肌群产生的力与重力的力矩之和与后部肌群产生的力矩相等时，头部处于平衡状态（图7-2）。

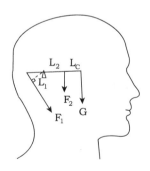
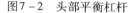
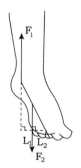

图7-2 头部平衡杠杆 　　图7-3 足部省力杠杆

2. 省力杠杆

省力杠杆是阻力点在支点和动力点之间，这类杠杆因动力臂比阻力臂长，所以省力，用较小的力可使杠杆转动。例如，人们用脚尖踮起站立时，脚尖是支点，脚跟后肌肉收缩产生的力是动力，人体的重力是阻力，阻力点（体重）落在支点与力点之间。因为动力臂长于阻力臂（图7-3），用较小的力就可以支持体重。

3. 速度杠杆

速度杠杆是力点位于阻力点与支点之间，这类杠杆因动力臂比阻力臂短，故费力。

但运动时动力臂通过的距离较短，可获得较快的运动速度和较大的运动范围。例如，用手臂举起重物时的肘关节运动，肘关节是支点，手臂前肌群（肱二头肌）的力作用于支点和重量之间，由于力臂较短，就得用较大的力。手臂后肌群（肱三头肌）的力和手中的重物的力矩使手臂伸直，而肱二头肌的力矩使手臂向上弯曲，当二者相等时，手臂则处于平衡状态（图7-4）。

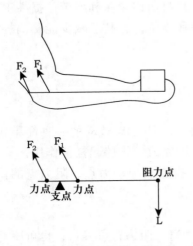

图7-4 手和前臂速度杠杆

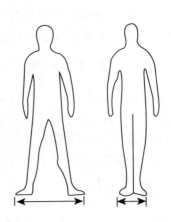

图7-5 稳定度与支撑面积呈正比

（二）摩擦力

两个互相接触的物体，其中一个物体对另一个物体有相对滑动倾向时，就会受到另一物体阻碍其运动的力即摩擦力。摩擦力的方向与物体相对运动的方向相反。摩擦力的大小，取决于正压力的大小（即垂直于接触面的压力）和摩擦系数的大小。干燥、粗糙平面的摩擦系数大于光滑面的摩擦系数。摩擦力有三种：

1. 静摩擦力

互相接触的两个物体，在外力作用下，有滑动的趋势但尚未滑动，所产生的阻碍物体开始运动的力称静摩擦力。如手杖下端加上橡胶垫可以增加摩擦力。

2. 滑动摩擦力

一个物体在另一物体上相对滑动时，所产生的阻碍滑动的力叫滑动摩擦力，其方向与物体相对运动的方向相反。如在病室卫生间等潮湿的地面，增加防滑设施以增加摩擦力。

3. 滚动摩擦力

滚动物体时受到的摩擦力称滚动摩擦力。一般情况下，物体之间的滚动摩擦力远小于滑动摩擦力。比如推动有轮的床比没有轮的床需要的力要小得多。

（三）平衡与稳定

为了使人体或物体保持平衡与稳定，必须使作用于物体的一切外力相互平衡，它取决于人或物体的重量、支撑面的大小、重心的高低及重力线和支撑面边缘之间的距离。

1. 物体的重量与稳定度成正比

物体重量越大，稳定度就越大。要推倒一较轻的物体比推倒一较重的物体所需的力要小。在护理操作中，如要把患者移到轻椅子上就应注意有其他力量的支持，如将椅子靠墙等。

2. 支撑面的大小与稳定度成正比

支撑面是人或物体与地面接触的支撑面积，支撑面积越大，人或物体越稳定。如老年人行走时，使用手杖扩大支撑面以增加身体的稳定度；支撑面小，则需付出较大的肌肉拉力，以保持平衡稳定，如用一只脚站立时，肌肉就必须用较大的拉力，才能维持人体平衡稳定（图7-5）。

3. 物体的重心高度与稳定度成反比

重心是物体重量的中心。例如物体的组成成分均匀，重心将位于它的几何中心。当物体的形状发生变化时，重心的位置也会随之变化。人体重心的位置随着躯干和四肢的姿势改变而改变。在直立垂臂时，重心位于骨盆的第二骶椎前约7cm处（图7-6），当把手臂举过头顶，重心随之升高，同样，当身体下蹲时，重心下降，甚至吸气时膈肌下降，重心也会下降。重心越低，稳定度越大（图7-7）。

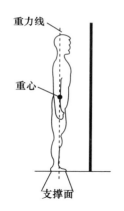

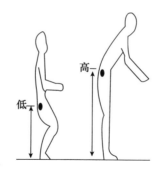

图7-6 人直立时重心在骨盆中部　　图7-7 稳定度与重心高度成正比

4. 重力线

重力线是通过重心垂直于地面的线。人体只有在重力线通过支撑面时，才能保持平衡。当人从座椅上站起来时，最好先将身体向前倾，两脚一前一后放置，使重力线落在扩大的支撑面内，这样可以平稳地站起来（图7-8）。如果重力线落在支撑面外，重量将会产生一个破坏力矩，使人体倾倒。

二、人体力学的运用原则

（一）利用杠杆作用

护士操作时应靠近操作物，两臂持物时，两肘紧靠身体两侧，上臂下垂，前臂和所持物体靠近身体。因阻力臂缩短，从而省力。在提取重物时，最好把重物分成相等的两部分，分别由两手提拿，以保持平衡。

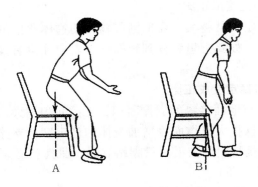

图7-8 从座位上站起时重力线改变情况

（二）扩大支撑面

护士在操作中，应根据实际需要两脚前后或左右分开，以扩大支撑面。协助或给患者安置卧位时，应尽量扩大支撑面，如患者侧卧时，应两臂屈肘，一手放于枕旁，一手放于胸前，两腿前后分开，上腿弯曲在前，下腿稍伸直以扩大支撑面，稳定患者的卧位。

（三）减少身体重力线的偏移程度

护士在提物品时应尽量将物体靠近身体；抱起或抬起患者移动时，应将患者靠近自己，以使重力线落在支撑面内。

（四）降低重心

护士在低平面取物或进行护理操作时，尽量降低重心，两下肢应随身体动作的方向前后或左右分开，以增加支撑面，使重力线落在支撑面内，以保持身体的稳定性。

（五）使用大肌肉或多肌群

根据肌肉的生理特点，肌力的大小与肌纤维的数目及横断面成正比。护士进行护理操作时，应使用手臂，避免只用手指进行操作；应使用躯干部和下肢肌肉的力量，尽量避免使用上肢的力量。

（六）用最小量的肌力做功

移动重物时护士应注意用力平衡，并计划好所要移动的位置和方向，以直线方向移动，尽可能遵循推或拉代替提拿的原则。

在护理操作中，正确运用人体力学的原理，有助于减少护士工作中不必要的付出，节力省力，提高工作效率；同时，还可保持患者良好的姿势和体位，增进舒适，促进健康。

第五节　病床单位及设备

患者床单位是患者住院期间休息、睡眠、饮食、排泄、活动与治疗的最基本的生活单位，是指在住院期间医疗机构提供给患者使用的家具和设备。由于患者多数时间在床单位内活动，因此床单位要经常保持整洁，床上用物要定期更换。患者床单位和设备要以患者的舒适、安全、利于康复为原则。

一、病床单位设施

患者床单位包括：床、床垫、床褥、棉胎或毛毯、枕芯、大单、被套、枕套、橡胶和中单（需要时）、床旁桌、床旁椅及跨床桌，床头墙壁上有照明灯、呼叫装置、中心供氧和负压吸引装置等设施（图7－9）。

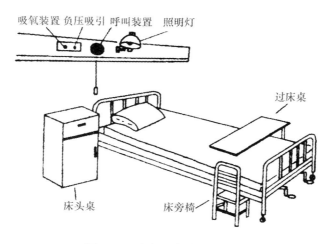

图7－9 患者的床单位及设施

（一）病床

病床是病室中的主要设施，它是患者睡眠和休息的用具，因而病床应实用、耐用、舒适、安全。目前医院使用的多为床头、床尾可支起的不锈钢床，另外还有电动控制的多功能床，可以自由升降及变换患者的姿势，便于患者随时调节。此外，医院的病床还须具备以下特点：

1. 一般病床的长为2m，宽0.9m，高0.6m；能升降的病床可满足医护人员在工作时身体过度伸展或弯曲，避免工作人员腰背部肌肉过度的疲劳；同时可方便患者上下床，避免发生跌床的危险。

2. 病床可以根据患者的病情需要分别摇起床头、床尾或膝下支架，满足患者休息、治疗和护理的需要（图7－10）。

3. 病床的两侧安有活动床档，可以预防老人、小孩、意识不清的患者从床上跌落，确保患者的安全（图7－11）。

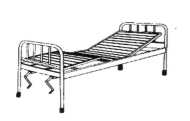

图7－10 床头、床尾都可摇起的不锈钢床

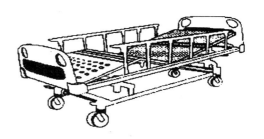

图7－11 带有床挡和脚轮的病床

（二）床上用品

1. 床垫

长宽与床同规格，厚10cm。垫芯可用棕丝、棉花、木棉、马鬃或海绵，包布应选用牢固的布料制作。

2. 床褥

长宽与床垫相同，铺于床垫上。可用棉花作褥芯，棉布作褥面。

3. 棉胎

长2.3m，宽1.6m，多用棉花胎，也可用人造棉或羽绒被。

4. 大单

长2.5m，宽1.8m，用棉布制作。

5. 被套

长2.5m，宽1.7m，用棉布制作，开口处（尾端或侧边）钉有布带或纽扣。

6. 枕套

长0.65m，宽0.45m，用棉布制作。

7. 中单

长1.7m，宽0.85m，用棉布制作。

8. 橡胶中单

长0.85m，宽0.65m，长的两端各加棉布0.4m。

9. 枕芯

长0.6m，宽0.4m，内装荞麦皮、木棉或人造棉等。

（三）床旁用品

1. 床旁桌

放于患者床头一侧，用于放置日常用品。

2. 床旁椅

患者床单位至少有一把床旁椅，宽大、有靠背，以供患者、家属、探视者使用。

3. 跨床桌

可移动、高度可以调节，以供患者进食、阅读、写字等活动使用。

二、铺床法

铺床是为保持病室床单位整齐，满足患者休息的需要。铺好的病床应舒适、安全、实用、耐用。常用的铺床法有备用床、暂空床、麻醉床。

（一）备用床（图7-12）。

【目的】

1. 保持病室整洁、舒适和美观。

2. 准备接收新患者。

【评估】

1. 设备和用物是否齐全。

2. 病室内环境、病室内温、湿度是否适宜。

【计划】

1. 护士准备

着装整洁，修剪指甲，洗手，戴口罩。

2. 用物准备

床、床垫、床褥、棉胎或毛毯、枕芯、被套、大单、枕套、床旁桌、床旁椅、床刷及刷套。

3. 环境准备

病室安静、清洁、通风良好，无患者进行治疗或进餐。

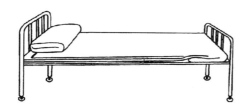

图 7 - 12　备用床

【实施】

1. 操作方法

操作流程	操作步骤	要点与说明
1. 放置用物	备齐用物，按取用顺序放于治疗车上（自下而上放置枕芯、枕套、棉胎或毛毯、被套、大单）推用物至床旁	节省体力，避免护士多次走动，提高工作效率。检查床、床垫的功能是否完好，固定床脚，调整床的高度
2. 移开桌椅	移开床旁桌距床20cm，椅移至床尾正中离床尾约15cm	动作轻稳
3. 放置用物	将用物放置于床旁椅上	利于取用
4. 翻扫床垫	从床头至床尾湿扫床垫床褥S形三折放于床旁椅上，翻转床垫，上缘紧靠床头，将床褥齐床头平放于床垫上，下拉至床尾，铺平床褥	避免床垫局部经常受压而凹陷
5. 铺平大单	取已折叠好的大单放于床的正中处，大单纵、横中线与床的纵、横中线对齐，同时向床头、床尾、近侧、对侧展开，正确运用人体力学原理，两腿左右分开，站于床右侧铺床角：先床头，后床尾；先近侧，后对侧。右手托起床头床垫一角，左手伸过床头中线将大单拉入床垫下，在距床头约30cm处，右手向上提起大单边缘使其同床边沿垂直，呈一等腰三角形，以床沿为界，将三角形分为上下两半，先将下半部塞入床垫下，再将上半部三角翻下折于床垫下，将角铺成45°角（图7-13）。操作者至床尾更换左右手法，拉紧大单同法铺好床尾，再将床沿中段部分拉紧塞入床垫下。转至对侧，同法铺好对侧大单	手法规范，动作平稳，注意节省体力

续表

操作流程	操作步骤	要点与说明
6. 套被套 ▲（S式）	取折叠好的被套，正面在外，封口端（被头）齐床头，中线与大单中线对齐，依序打开平铺于床单上，将被套尾端开口的上层约 1/3 部分打开，将 S 形三折的棉胎置于被套开口处，对齐纵中线，拉棉胎上缘至被套头端，将竖折的棉胎向两边展开，与被套两上角套好，对齐上缘。护士至床尾，分别对齐被套和棉胎两边，分三层拉平被套下层、棉胎和被套上层，系好各带（图 7-14）	被套正面在上，开口端朝床尾便于放棉胎使之充实盖被美观、平整，中线对齐
▲卷筒式	被套正面向内折叠，将棉胎平铺于被套上，上缘与被套封口齐，将棉胎与被套上层一起自床尾卷至床头，将棉胎与被套一起翻转，自床头向床尾拉平，系带，折成被筒（图 7-15）	
7. 套枕套	将枕套套于枕芯上，四角充实 枕芯平整、充实，与枕套角、线相吻合将枕头开口背门放平于床头盖被上	
8. 整理归位	移回床旁桌、椅，洗手，取下口罩	保持病室整洁、美观

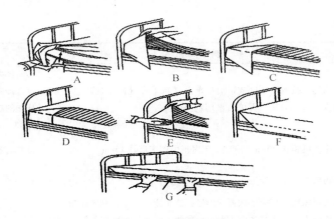

图 7-13 铺床角法

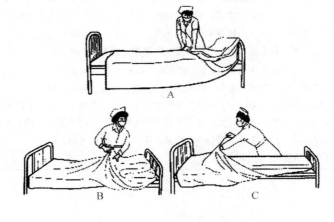

图 7-14 "S"式套被套法

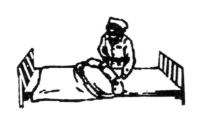

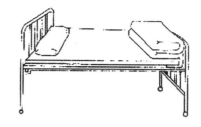

图 7－15　卷筒式套被套法　　　　图 7－16　暂空床

2. 注意事项

（1）病床单位符合实用、耐用、舒适、安全、美观的原则。

（2）床单中缝与床中线对齐，各角要平整、紧。

（3）操作中动作轻稳，避免抖动、拍打等动作，应避开患者进餐或治疗的时间。

（4）操作中正确应用节力的原理、动作轻巧、敏捷。

【评价】

1. 床铺的平紧、耐用，各单中线对齐，均做到平、整、紧、实、美。

2. 护士操作熟练，手法正确，动作轻稳、规范，符合节力原则。

3. 病室及床单位环境整洁、美观。

（二）暂空床（图 7－16）

【目的】

1. 保持病室整洁、舒适和美观。

2. 供新住院患者或暂时离床患者使用。

【评估】

1. 患者病情、伤口情况；有无外出活动、检查等离床情况。

2. 设备和用物是否齐全。

3. 病室内环境、病室内温、湿度是否适宜。

【计划】

1. 护士准备

着装整洁，修剪指甲，洗手，戴口罩。

2. 用物准备

同备用床，必要时备橡胶单、中单。

3. 环境准备

同备用床。

【实施】

1. 操作方法

操作流程	操作步骤	要点与说明
▲将备用床改为暂空床		在备用床的基础上完成暂空床的操作
1. 放置用物 2. 折叠盖被	备齐用物，携至床旁，按序放置，移开床旁桌距床 20cm，椅移至床尾正中离床约 15cm	便于患者上床
	将用物放置于床旁椅上将备用床的盖被扇形三折于床尾，并使各层平齐	

续表

操作流程	操作步骤	要点与说明
3. 铺橡胶单、中单	根据病情需要铺橡胶单、中单，将橡胶单放于床上，上缘距床头45~50cm，中线与床中线齐，展开将中单以同法铺在橡胶单上，两单边缘下垂部分一并塞于床垫下，转至对侧，同法铺平橡胶单和中单	保持病室整洁、美观
▲直接铺暂空床	先铺近侧大单、橡胶单、中单，然后至对侧同法铺各单，盖被铺好后直接三折于床尾	床铺平整、无皱褶
4. 整理归位	将枕头放回床头，移回床旁桌、椅，洗手，取下口罩	

2. 注意事项

（1）同备用床。

（2）橡胶单和中单铺的位置，应根据患者病情、伤口位置而定。

【评价】

（1）同备用床。

（2）患者满意，便于上、下床。

（三）麻醉床（图7-17）

【目的】

（1）便于接收和护理麻醉手术后的患者。

（2）使患者安全、舒适，预防并发症。

（3）保护床上用物不被血液、呕吐物等污染，便于更换。

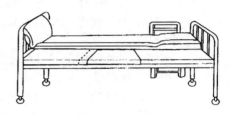

图7-17 麻醉床

【评估】

（1）患者的诊断、病情、手术名称、部位、手术时间和麻醉方式及有无特殊要求，是否需要准备引流装置及急救设备等。

（2）床单元和设施是否齐全。

（3）床上用物是否符合季节需要。

【计划】

1. 护士准备

同备用床。

2. 用物准备

（1）床上用物 同备用床，另备2条橡胶单和2条中单。

（2）麻醉护理盘 内置治疗碗、开口器、压舌板、舌钳、牙垫、通气导管、吸氧导管、吸痰管、镊子、纱布数块；外置手电筒、血压计、听诊器、治疗巾、弯盘、棉签、胶布、别针、护理记录单、笔等。

（3）其他用物 输液架，必要时备吸痰器、胃肠减压器、氧气筒、心电监护仪，按需准备热水袋及布套、毛毯等。

3. 环境准备

病室内无患者进餐或正在进行治疗。

【实施】

1. 操作方法

操作流程	操作步骤	要点与说明
1. 备齐用物	携用物至床尾，固定床脚，调整床的高度	动作轻稳
2. 移开桌椅	同备用床	
3. 撤除原物	拆除污大单、被套、枕套，放入污物袋内	降低手术后患者感染的机会，患者舒适
4. 扫床翻垫	同备用床	
5. 铺平大单	同铺备用床法铺好近侧大单	
6. 铺橡胶单和中单	取橡胶单放于床上，上缘距床头 45～50cm，中线与床中线对齐，展开，取中单以同法铺在橡胶单上，两单边缘下垂部分一并拉近平整塞入床垫下；取另一橡胶单放于床上，上缘与床头齐，下缘铺在中部橡胶单和中单上，中线与床中线齐，展开，取中单以同法铺在橡胶单上，两单边缘下垂部分一并拉紧平整塞入床垫下；护士转至对侧，同法逐层铺好大单、橡胶单和中单	患者皮肤避免直接与橡胶接触，以免引起不适感根据患者病情与手术部位铺橡胶中单、中单符合省时节力原则
7. 套好被套	同备用床	
8. 三折盖被	将盖被折成被筒，将盖被纵向三折于一侧床边，开口处向门，套好枕芯，开口背门，横立于床头	便于将患者移至病床
9. 备麻醉盘	移回床旁桌、椅，将麻醉护理盘放置于床旁桌上。椅子放于盖被折叠侧	便于抢救患者
10. 整理归位	整理、洗手，取下口罩	

2. 注意事项

（1）铺麻醉床时，应全部更换为清洁被单，以降低手术后患者受感染的机率，使患者感到舒适。

（2）根据患者评估结果，准备麻醉护理盘及其他用物。

（3）中单要全部遮盖住橡胶，以免患者皮肤与橡胶接触。

【评价】

（1）同备用床。

（2）麻醉护理盘及其他用物能满足急救和护理的需要。

三、卧有患者床更换床单法（图 7 - 18）

【目的】

（1）保持病床平整、舒适，保持病室整洁、美观。

（2）预防压疮等并发症发生。

【评估】

（1）患者的病情、意识状况、活动能力、有无伤口或各种导管，患者的心理反应及合作程度。

（2）床单位的清洁程度。

（3）病室环境是否符合，有无其他患者进餐或接受治疗等。

【计划】

1. 护士准备

衣帽整洁，洗手，戴口罩。

2. 用物准备

护理车上层放清洁大单、中单、被套、枕套，需要时备清洁衣裤，床刷、一次性刷套；下层放便器、便器巾。

3. 患者准备

患者了解更换床单的目的、方法及注意事项，能主动配合。

4. 环境准备

同病室内无其他患者进餐或治疗；按季节调节室内温度，关好门窗，拉好围帘或备屏风。

【实施】

1. 操作方法

操作流程	操作步骤	要点与说明
1. 核对解释	备齐用物，推至床尾，核对床号、姓名，解释更换床单的目的、注意事项，取得患者配合，询问患者是否需要使用便器	护理车与床尾间距离以便于护士走动为宜
2. 移开桌椅	移开床旁桌椅，病情许可，放平床上支架，拉起对侧床档 松开床尾盖被，协助患者侧卧（背向护士），身体靠近床边，使一侧床面暂空，枕头和患者一起移动，躺卧舒适	便于操作 防止患者坠床，保证安全
3. 清扫床褥	松开近侧各单，将污染的中单上卷至床中线，塞于患者身下，清扫橡胶单，搭于患者身上，将污染的大单上卷至床中线，塞于患者身下，清扫床褥	清扫原则：从床头到床尾；从床中线到床外缘
4. 更换大单	将清洁的大单正面向上放置于床褥上，中线与床中线对齐，展开近侧大单，卷起对侧一半大单塞于患者身下，（污大单下面）铺好近侧大单	大单污染面向上内卷
5. 更换中单	放平橡胶单，铺清洁中单于橡胶中单上，中线与床中线对齐，展开近侧中单，卷起对侧一半中单塞于污中单下（患者身下），将近侧的橡胶单、中单一并拉紧塞入床垫下	
6. 更换对侧	协助患者平卧，移枕于近侧，协助患者卧于近侧清洁单上，拉起近侧床档，护士转至对侧，松开各层床单 将污染的中单卷起置于床中，扫净橡胶单搭于患者身上 将污染的大单、中单污染面向内卷好放于污衣袋中，清扫床褥上的渣屑，依次将患者身下的清洁大单、橡胶单、中单拉平铺好	避免患者受凉 保持恰当的姿势，注意节力
7. 更换被套	协助患者平卧，将患者枕头移向床中间 解开被套尾端系带，从开口处棉胎一侧纵向上折叠1/3，同法折叠另一侧盖被，手持盖被前端，呈"S"形折叠拉出，放于床尾椅上 将清洁的被套正面向外展开，同时撤除污染的被套，放入污物袋内，将清洁的被套尾端打开，棉胎放入清洁的被套内，拉平棉胎和被套上下层，系好被套尾部的系带，两侧边缘向内折叠与床缘平齐，叠成被筒，尾端内折与床尾平齐	避免患者受凉 避免患者皮肤接触棉胎
8. 更换枕套	一手托起患者头部，另一手迅速取出枕头，取下污染的枕套，将枕芯套至清洁枕套中，置于患者头下	保持病室整齐、美观 患者卧位舒适
9. 整理归位	移回床旁桌、椅，整理床单位，酌情摇起支架 清理用物，按消毒隔离原则处理用物，洗手，取下口罩	

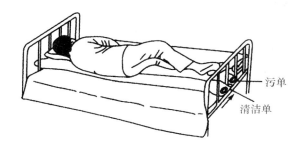

图 7 - 18 卧有患者床更换床单法

2. 注意事项

（1）病室内如有患者进餐或治疗时应暂停更换。

（2）操作者动作敏捷轻稳，避免尘埃飞扬，使用节力原则。

（3）保证患者安全与舒适，带引流管时，要防止管道扭曲受压或脱落；注意保暖，防止受凉。

（4）操作过程中注意观察患者反应，及时进行处理。

【评价】

（1）患者感觉安全、舒适。

（2）操作轻稳、节力、床单位整洁、美观。

（3）护患沟通良好，患者身心需要得到满足。

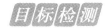

一、单项选择题

1. 门诊就诊顺序应先

　　A. 挂号　　　　　　　　　　B. 预检分诊

　　C. 测体温　　　　　　　　　D. 提供检验单

2. 急救物品做到"五定"，不包括

　　A. 定期消毒灭菌　　　　　　B. 定期检查维修

　　C. 定期使用　　　　　　　　D. 定人保管

3. 病室相对湿度为30%时，患者可出现

　　A. 肌肉紧张　　　　　　　　B. 咽干、口渴

　　C. 闷热、不适　　　　　　　D. 头晕、倦怠

4. 不符合节力原则的是

　　A. 备齐用物，按序放置

　　B. 身体靠近床沿

　　C. 上身前倾，两膝直立

　　D. 下肢稍分开，保持稳定

5. 患者张某，男性，65岁，因突然意识丧失，口吐白沫，继而呼吸困难来院就诊。医生未到之前，护士给予的紧急处理中，不妥的是

A. 平卧床上，头偏向一侧

B. 静脉给予抢救药物

C. 吸氧

D. 清理呼吸道

二、简答题

1. 简述医院的类型及分级？

2. 比较备用床、暂空床、麻醉床的操作方法，区别其共同点和不同点。

3. 李某，男，48岁，因交通事故导致颅脑损伤，昏迷，被肇事司机送到医院急诊科，你作为一名急诊科护士，应该怎样配合抢救？

（张英莉　张春菊）

第八章

患者入院和出院的护理

学习目标

1. 掌握患者入院、出院的护理程序以及患者进入病区后的分级护理。
2. 熟悉入院护理、出院护理和分级护理的概念。
3. 了解入院、出院护理的目的。
4. 熟悉掌握轮椅和平车运送患者法及注意事项。
5. 学会正确使用担架运送患者。

【引导案例】

患者，王某，女，55岁，农民，经门诊医生初步诊断为阑尾炎需住院治疗。患者有家属陪伴，为帮助患者顺利住院。

请问：

1. 住院处护士如何接待患者？

2. 护士在患者入病区后需要做哪些护理工作？

3. 该患者经过治疗和护理痊愈，经医生同意出院，护士在患者出院前应做哪些护理工作？患者出院后的有关医疗文件怎样处理？患者出院后的床单位怎样处理？

患者在医院门诊或急诊就诊后，经医生初步诊断，确定需要住院治疗时，需要办理住院手续。护士应掌握患者入院的程序，并对患者进行评估，了解患者的需要，给予针对性的护理，使患者尽快适应住院环境，积极配合治疗和护理。经过一段时间的治疗和护理，患者的病情好转或痊愈，可以出院时，需要办理出院手续。护士应熟悉出院的程序，协助患者办理出院手续，同时做好出院指导和健康教育。

第一节　入院护理

入院护理是指患者经门诊或急诊医生初步诊查后，因病情需要住院做进一步观察、检查和治疗时，经诊查医生签发住院证后，办理入院手续，收入病区，由护理人员所提供的一系列护理活动。

一、患者的入院程序

入院程序是指门诊或急诊患者经医生诊查，根据医生签发住院证，办理入院手续至进入病区的护理过程。

（一）办理入院手续

患者或家属持医生签发的住院证到住院处，交纳住院保证金，填写登记表格，办理入院手续。住院处将患者入院手续办理完毕后，立即通知相关病区值班护理人员根据患者病情做好接纳新患者的准备。对于病情危重或急需手术的患者，则应先收入病房或先手术，后补办入院手续。

（二）进行卫生处置

护理人员根据入院患者的病情及身体状况，在卫生处置室协助患者进行卫生处置，如理发、沐浴、更衣、修剪指甲等。危、重、急患者、体质虚弱者及即将分娩者可酌情免浴。对有头虱或体虱的患者，应先行灭虱，再做常规的卫生处置。患者换下的衣服或不需要的衣物可交家属带回或暂存放在住院处。传染病患者或疑似传染病患者应送隔离室处置，其所用过的物品均应按照消毒隔离原则处理。

（三）护送患者进入病区

患者完成卫生处置后，住院处护理人员携病历护送患者进入病区，根据患者病情选用不同的方式，如步行、轮椅、平车或担架护送。护送患者时注意安全、保暖、不中断输液、给氧等治疗措施。护送有外伤的患者应注意其卧位。急诊患者送入病房流程中要有识别患者身份的具体措施、交接程序与记录；对于手术、昏迷、神志不清、无自主能力的重症患者应使用"腕带"，以正确识别患者，保证患者安全。护送患者入病区后，与病区值班护理人员就患者的病情、所采取或需要继续的治疗与护理措施、患者的个人卫生情况及物品进行交接。

二、患者入病区后的初步护理工作

危重患者安置在危重病室，并在床单上加铺橡胶单和中单；急诊手术患者需改为麻醉床。危重患者和急诊手术患者应同时准备急救药物和急救设备。

（一）一般患者的入院护理

1. 准备床单元

病区值班护理人员接到住院处通知后，立即为患者安置床位，将备用床改为暂空床，根据病情可在床上加铺橡胶单和中单。备好患者所需用物，如热水瓶、脸盆、痰杯、拖鞋等。

2. 迎接新入院患者

核对住院证及患者信息，进行入科登记。护理人员应以亲切的语言、热情的态度迎接新患者至指定的病室床位，协助患者上床休息。向患者进行自我介绍，说明护理人员将为患者提供的服务及其工作职责，并为患者介绍邻床病友等。在接触患者过程中，以自己良好的行为和语言消除患者的不安情绪、增强患者的安全感和对护理人员的信任感。向患者及家属介绍医院环境、入院须知及相关制度（如探视、陪护、作息制度）；病床单位设备及使用方法，指导常规标本的留取方法、时间及注意事项，使患者能尽快适应环境。

3. 通知医生诊疗

通知负责医生诊疗患者，必要时，协助医生为患者进行体检、治疗。

4. 测量生命体征

测量患者体温、脉搏、呼吸、血压，对可站立者测身高、体重，并记录。

5. 通知营养室为患者准备膳食

6. 填写病案和有关护理表格

（1）按住院病案的排列顺序建立患者住院病案。

（2）用蓝（黑）笔填写病历眉栏项目及各种表格。

（3）在体温单40℃～42℃之间相应时间栏内用红笔顶格竖写入院时间。

（4）填写入院登记本、诊断卡（插入患者一览表）、床尾卡（插入病床床尾牌内）。

7. 执行入院医嘱

执行各项治疗护理措施；按照"分级护理"实施常规护理。

8. 入院护理评估

按护理程序收集资料，对患者的健康状况进行评估，了解患者的身体情况、心理需要及健康问题，为制定护理计划提供依据，填写护理评估单。一般患者在当班内完成，急、危、重症患者在24h内完成，并做出初步的护理计划。

（二）急诊患者的入院护理

病区接收的急、危、重症患者多由急诊室或手术室转入，值班护理人员接到通知后应立即做好准备。

1. 通知医生

接到住院处电话通知后，护理人员应立即通知有关医生做好抢救准备。

2. 准备急救器材及药品

如急救车、呼吸机、心电监护仪、电除颤仪、洗胃机、吸氧、吸痰装置、抢救车、床头灯、多用插座等，另备木板、简易呼吸器等物品。

3. 安置患者

危重患者安置在危重病室或抢救室，抢救床上加铺橡胶单和中单，急诊手术患者铺好麻醉床。并使用"腕带"进行标示。

4. 积极配合抢救

密切观察患者病情变化，积极配合医生进行抢救，并做好护理记录。

5. 入院护理评估

对于不能正确叙述病情和需求的患者（如语言障碍、听力障碍），意识不清的婴幼儿等，需暂留陪送人员，以便询问患者病史等相关材料。

三、分级护理

分级护理是指患者在住院期间，医护人员根据对患者病情的轻、重、缓、急以及自理能力的评估结果，实施不同级别的护理。通常将护理级别分为四个等级，即特级护理、一级护理、二级护理及三级护理（表8-1）。

表8-1　各级护理级别适用的对象和护理内容

护理级别	适用对象	护理要求
特级护理	病情危重、随时可能发生病情变化需要进行抢救的患者；重症监护患者；各种复杂或疑难的大手术后的患者；严重创伤或大面积烧伤的患者；使用呼吸机辅助呼吸并需要严密监护病情的患者；实施连续性肾脏替代治疗（CRRT）并需要严密监护生命体征的患者；其他有生命危险，需要严密监测生命体征的患者	①专人24小时护理，严密观察患者病情变化，监测生命体征；②根据医嘱，正确实施治疗给药措施；③根据医嘱，准确记录出入量；④根据患者病情，正确实施基础护理和专科护理，如口腔护理、压疮护理、气道护理及管路护理等，实施安全措施；⑤保持患者的舒适和功能体位；⑥实施床旁交接班
一级护理	病情趋向稳定的重症患者；手术后或者治疗期间需要绝对卧床的患者；生活完全不能自理且病情不稳定的患者；生活部分自理，病情随时可能发生变化的患者	①每小时巡视患者一次，观察患者病情变化；②根据患者病情测量生命体征；③依据医嘱准确实施治疗、给药措施；④根据患者病情，正确实施基础护理和专科护理，如口腔护理、压疮护理、气道护理及管路护理等，实施安全措施；⑤提供护理相关的健康指导
二级护理	病情稳定，仍需要卧床的患者；生活部分自理的患者；如大手术后病情稳定者，年老体弱、慢性病不宜多活动以及幼儿等	①每2小时巡视患者一次，观察患者病情变化；②根据患者病情，测量生命体征；③依据医嘱，准确实施治疗、给药措施；④根据患者病情，正确实施基础护理和专科护理，如口腔护理、压疮护理、气道护理及管路护理等，实施安全措施；⑤提供护理相关的健康指导
三级护理	生活完全自理且病情稳定的患者；生活完全自理且处于康复期的患者。如一般慢性病，疾病恢复期及选择手术前的准备阶段等	①每3小时巡视患者一次，观察患者病情变化；②根据患者病情，测量生命体征；③依据医嘱，准确实施治疗、给药措施；④提供护理相关的健康指导

临床护理工作中，护士应当遵守护理技术规范和疾病护理常规，并根据患者的护理级别和医师制定的诊疗计划，开展护理工作，为患者提供基础护理服务和护理专业技术服务以满足患者身心需要。

护士实施的护理工作包括：

（1）严密观察患者的生命体征和病情变化。

（2）准确实施治疗、护理以及给药措施，并观察、了解患者的反应。

（3）根据患者病情和生活自理能力提供照顾和帮助。

知识拓展

"腕带"的使用

对无法有效沟通的患者应使用"腕带"作为患者的识别标志，例如昏迷、神志不清、无自主能力的患者，至少应在重症监护病房、手术室、急诊抢救室、新生儿等科室中得到实施。"腕带"填入的识别信息必须经二人核对后方可使用，若损坏需更新时同样需要经二人核对。

（4）提供康复和健康指导。

第二节 出院护理

出院护理（discharge nursing）是指患者经过治疗与护理，病情好转、稳定、痊愈需出院或转院（科），或患者不愿接受医生的建议而自动出院时，护理人员对患者进行的一系列护理活动。

一、出院前的护理工作

患者经过诊疗、护理，经主管医生根据患者健康情况决定出院日期，开写出院医嘱后，护理人员应做好下列工作。

（一）通知患者及家属准备出院

护理人员根据医生开写的出院医嘱，将出院日期提前通知患者及家属，协助其做好出院准备。指导患者、家属到住院处办理出院手续。

（二）进行健康教育

出院前护理人员应对患者全身情况进行评估，及时填写出院护理评估单。并根据患者的康复现状，进行针对的健康教育，如患者出院后在休息、饮食、用药、功能锻炼和定期复查等方面的注意事项，必要时可为患者或家属提供有关书面资料。指导患者或家属有关自我护理、家庭护理的知识和技能，提高身心健康水平。

（三）做好心理护理

注意患者的情绪变化，护理人员应注意病情无明显好转、转院、自动出院的患者并做好针对性的护理，以减轻患者因离开医院所产生的恐惧与焦虑。自动出院的患者应在出院医嘱上注明"自动出院"，并要求患者或家属在病程记录签名认可。

（四）征求患者意见

征求患者及家属对医院工作的意见，以便不断改进，提高医疗护理质量。

二、出院时的护理工作

护理人员在患者出院当日应做以下护理工作：

（一）执行出院医嘱，填写相关资料

（1）办理出院手续 护理人员根据出院医嘱，停止一切医嘱，撤去患者一览表的诊断卡及床头（尾）卡，通知患者或家属到住院处结账并办理出院手续。

（2）填写出院患者登记本。

（3）指导出院用药 患者出院后需继续用药时，护士按医嘱处方到药房领取药物交给患者，同时告知用药的方法和注意事项。

（4）在体温单40℃～42℃之间，相应出院日期和时间栏内，用红钢笔纵行填写出院时间。

（5）填写患者出院护理记录（护理评估单），整理病案归档，按出院病案排列顺序整理病案，交病案室保存。

（二）协助清理用物

护理人员接到出院通知时，协助患者清理个人用物，归还寄存的物品，收回患者住院期间所借物品，并消毒处理。

（三）护送患者出院

患者办完出院手续，护理人员收到住院收费处签写的出院通知单后，根据患者病情，步行护送或用平车护送至病区门外或医院门口。

三、出院后的护理工作

患者离开病床后方可整理床单位，避免在患者未离开病床时撤去被服引起心理上的不舒适感。

（一）整理病房床单元

（1）撤下污染被服，放入污衣袋中，根据疾病的种类决定清洗、消毒方法。

（2）用消毒液擦拭床旁桌、床旁椅及床。非一次性使用的痰杯、脸盆，须用消毒液浸泡。

（3）床垫、床褥、棉胎、枕芯等置于日光下曝晒 6h，也可用紫外线灯照射消毒或使用臭氧机消毒。

（4）准备好备用床，迎接新患者。

（二）病室清洁处理

做好病室清洁卫生，开窗通风。

（三）传染病患者的管理

传染病患者出院后，按传染病终末消毒法处理。

第三节　运送患者的护理技术

凡不能自行移动的患者在入院、接受检查、治疗或出院时，护理人员根据患者病情选用不同的运送工具。如平车、轮椅或担架等运送患者。在运送患者过程中，护理人员应将人体力学原理正确地运用于操作中，以避免发生损伤，减轻双方疲劳，提高工作效率，减轻患者痛苦，并保证患者安全与舒适。

一、轮椅运送法

【目的】

（1）护送不能行走但能坐起的患者入院、出院、检查、治疗或室外活动。

（2）帮助患者进行适当的活动，促进血液循环和体力恢复。

【评估】

1. 患者

评估患者的病情、意识状态、体重、躯体活动能力与耐力。患者损伤的部位和理解合作程度。

2. 用物

轮椅各部件性能是否完好。

3. 环境

室内障碍物及宽敞度；室外温度情况。

【计划】

1. 护士准备

着装整洁，修剪指甲，洗手，戴口罩。

2. 患者准备

了解轮椅运送的目的、方法及注意事项，"二便"已完毕，能主动配合。

3. 用物准备

轮椅，毛毯（根据季节酌情准备）别针，软针（根据患者的需要）。

4. 环境准备

安静，整洁，温度、湿度适宜，移开室内障碍物。

【实施】

1. 操作方法

操作流程	操作步骤	要点与说明
1. 正确评估，耐心解释	检查轮椅性能，推至床旁根据医嘱，核对并评估患者；向患者解释说明目的、过程及方法	检查轮椅，保证安全 确认患者并了解病情 解除患者的紧张情绪，使患者有安全感，取得合作
2. 安置轮椅	推轮椅至床旁，将椅背与床尾平齐，面朝向床头；将闸制动，翻起脚踏板；需用毛毯时，将毛毯单层、双层对称平铺在轮椅上，毛毯上端高过患者颈部15cm左右	缩短距离，便于患者坐入轮椅 防止轮椅滑动 寒冷季节注意患者保暖
3. 协助患者	将盖被扇形折叠至床尾，护士一手伸入患者颈肩下，另一手托在膝下，帮助患者坐于床边，并嘱其用手掌撑在床面以维持坐姿，协助患者穿衣、穿鞋	便于协助患者 方便患者下床 询问患者有无头晕等不适
4. 上轮椅	患者将双手置于护士肩上，护士双手环抱患者腰部，协助患者下床，嘱患者用手扶住轮椅把手，坐于轮椅中（图8-1）；翻下脚踏板，协助患者将脚放于脚踏板上；将毛毯上端围在患者颈部，用别针固定；将毛毯两侧围裹患者双臂，用别针固定；再用毛毯围裹患者上身、下肢和双脚（图8-2）；整理床单位，铺暂空床，运送患者	注意观察患者病情变化 确保患者安全 保持患者舒适 避免患者受凉 保持病室整洁、美观 推行中，注意患者病情变化
5. 下轮椅	将轮椅推至床尾，固定轮椅，翻起脚踏板，解下患者毛毯上的别针，松解毛毯；护士协助患者移至床上，取舒适卧位，盖好盖被休息	确保患者安全 观察病情变化
6. 整理	整理床单元，清理用物，洗手，记录 轮椅放回原处	

2. 注意事项

（1）使用轮椅前，检查轮椅性能，确保患者安全。

（2）护送过程中，注意观察患者病情变化，及时处理。

（3）遵循节力原则，速度适宜。

（4）根据室外温度适当地增加衣服、盖被（或毛毯），以免着凉。

（5）患者坐不稳或推轮椅下斜坡时，用安全带保护患者并减速慢行，嘱患者抓紧扶手，尽量靠后坐。

（6）如有下肢水肿、溃疡或关节疼痛，可将足踏板抬起，并垫软枕。

【评价】

（1）患者能主动配合，无疲劳及不适感，感觉舒适。

（2）护患沟通交流有效，患者满意。

（3）运送过程顺利、安全。

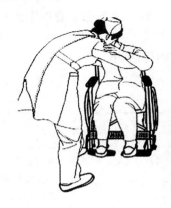 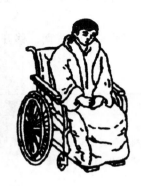

图 8 - 1　协助患者坐进轮椅　　图 8 - 2　协助患者包盖保暖

二、平车运送法

【目的】

护送不能起床的患者入院，做各种检查、治疗、手术或转运等。

【评估】

1. 患者

评估患者的生命体征、意识状态、病情与躯体活动能力，患者损伤的部位和理解合作程度。并嘱患者做好"二便"（大、小便）工作，以保证运送工作顺利进行。

2. 用物

平车各部件性能是否完好。

3. 环境

室内宽敞度；室外温度情况。

【计划】

1. 护士准备

着装整洁，修剪指甲，洗手，戴口罩。

2. 患者准备

能主动配合，了解平车运送的目的、方法及注意事项。

3. 用物准备

平车（车上置以大单和橡胶单包好的平车垫、盖被或毛毯、枕头），如为骨折患者，平车上应垫木板，并将骨折部位固定稳妥；如为颈椎骨折、腰椎骨折或者病情较重的患者，应备有帆布中单或布中单。

4. 环境准备

环境宽敞，便于操作。

【实施】

1. 操作方法

操作流程	操作步骤	要点与说明
1. 正确评估，耐心解释	检查平车性能，推至床旁；根据医嘱，核对并评估患者；向患者解释说明目的、过程及方法	检查平车：车轮、车面、制动闸等各部件性能，保证安全，确认患者并了解病情 解除患者的紧张情绪，使者有安全感，取得合作
2. 安置导管	护士妥善安置患者身上的导管	避免导管脱落、受压或液体逆流
3. 搬运患者		根据患者病情及体重，确定搬运方法
▲挪动法（图8－3）		病情许可，能在床上配合的患者
（1）准备	移开床旁桌、椅，松开盖被，协助患者穿衣移至床边	便于患者靠近平车
（2）安置平车	将平车推至床旁与床平行，将闸制动，调整平车或病床高度	平车贴近床缘便于搬运
（3）挪动患者	协助患者将上身、臀部、下肢依次向平车移动 协助患者在平车上躺好，用被单或盖被包裹患者，先足部再两侧，头部盖被折成45℃	患者头部枕于大轮端 协助患者回床时，应先协助患者移动下肢，再移动上肢
▲单人搬运法（图8－4）		适用于病情较轻，体重较轻，上肢活动自如的患者
（1）准备	松开盖被，协助患者穿衣	缩短搬运距离
（2）安置平车	将平车推至患者床旁，大轮端靠近床尾，使平车与床尾成钝角，将闸制动，放下平车两侧护栏	便于搬运 防止平车移动，保证患者安全
（3）搬运患者	搬运者两脚前后分开，稍屈膝，一手臂自患者腋下伸至对侧肩部，另一手臂伸入患者臀下；患者双臂交叉依附于搬运者颈部，搬运者抱起患者，移步转身将患者轻放在平车中央，盖好盖被	搬运者双脚前后分开，可扩大支撑面；稍屈膝，可降低重心，增加稳定度，便于转身
▲二人搬运法（图8－5） （1）准备	同单人搬运法	适用于不能自行活动，体重较重的患者

操作流程	操作步骤	要点与说明
（2）安置平车	同单人法	
（3）搬运患者	搬运者依次站在患者同侧床旁，协助患者双手交叉置于胸腹部，移至床缘；搬运者甲一手伸至患者头、颈、肩下方，另一手伸至患者腰部下方；搬运者乙一手伸至患者臀部下方，另一手伸至患者膝部下方，两人同时抬起患者稳步移向平车，将患者放于平车中央，盖好盖被	缩短重力臂达到节力的目的，动作协调，轻稳 搬运者手法到位，利于搬运 搬运者甲让患者头部处于较高位置，避免不适 搬运时，尽量让患者靠近搬运者身体，节力
▲三人搬运法（图8-6）		适用于不能自行活动、体重超重的患者
（1）准备	同单人法	
（2）安置平车	同单人法	
（3）搬运患者	搬运者依次站在患者同侧床旁，协助患者双手交叉置于胸腹部，移至床缘；搬运者甲双手托住患者头、颈、肩部及胸部，搬运者乙双手托住患者背、腰、臀部，搬运者丙双手托住膝部及双足，同时抬起患者稳步移向平车，将患者放于平车中央，盖好盖被	缩短重力臂达到节力的目的，动作协调，轻稳 搬运者甲应让患者头部处于较高位置，避免不适 三人同时抬起患者，应保持动作轻稳，协调一致，减少意外伤害
▲四人搬运法（图8-7）		适用于病情较重或颈椎、腰椎骨折的患者
（1）准备	同挪动法	骨折患者时，平车上放置木板，固定好骨折部位
（2）安置平车	同挪动法	避免平车滑动，保证安全
（3）搬运患者	搬运者甲站在床头，托住患者的患者的头、颈、肩部；搬运者乙站在床尾，托住患者的双足；搬运者丙、丁分别站在病床及平车两侧，紧抓中单或帆布中单的四角，同时抬起患者稳步移向平车，将患者放于平车中央，盖好盖被	搬运者协调一致，搬运者甲应随时注意观察患者病情变化
4. 整理	整理床单元，铺暂空床	保持病室整洁、美观
5. 运送患者	松开平车闸，推送患者至目的地	推送患者时，应密切观察患者病情变化 保持各种管道通畅 昏迷患者、颅脑损伤以及颌面部外伤者，注意将头偏向一侧

2. 注意事项

（1）使用平车前应先检查性能，保证完好无损方可使用；平车放置位置合理，移动前应先固定。

（2）搬运前，妥善安置各种管路，避免牵拉、脱落、受压、扭曲和液体逆流，保持通畅。

（3）遵循节力原则，速度适宜。

（4）保证患者安全、舒适，注意保暖，骨折患者应固定好骨折部位再搬运。

（5）平车使用中注意观察病情变化，确保安全。

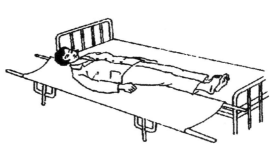

图 8-3　挪动法

【评价】

（1）搬运过程中患者感觉舒适、平稳、安全，速度适宜，无并发症。

（2）护患沟通交流有效，患者主动配合。

（3）患者的持续性治疗未受影响。

（4）搬运过程协调、顺利，符合节力原理。

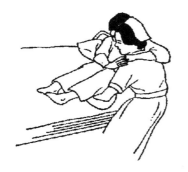

图 8-4　单人搬运法

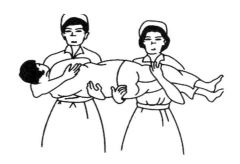

图 8-5　二人搬运法

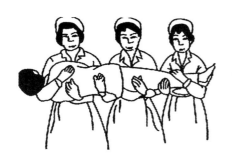

图 8-6　三人搬运法

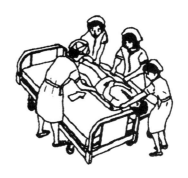

图 8-7　四人搬运法

三、担架运送法

担架是运送患者最基本、最常用的工具，特别是在野外急救的过程中，其特点是运送患者平稳，对体位影响较小。使用各种交通工具时上下方便，且不受地形、道路等条件限制。

【目的】

运送不能起床的患者入院、检查、治疗或者转运患者等。主要用于无条件使用平车时转运患者，如战地、野外、上下急救车等。

【评估】

同平车转运法。

【计划】

1. 护士准备

着装整洁，修剪指甲，根据患者情况决定搬运人数，熟悉担架运送方法。

2. 用物准备

担架一副，所有结构须牢固，尤其简易担架更应牢固、可靠，避免在转运途中发生断裂，造成患者损伤。担架上须铺有软垫，其他用物同平车运送法。

3. 患者准备

了解担架运送过程及配合方法。

4. 环境准备

环境宽敞，道路宽敞。

【实施】

1. 操作方法

操作流程	操作步骤	要点与说明
1. 正确评估	检查担架性能，抬至患者身旁；核对并评估患者，向患者解释说明目的、过程及方法	检查各部件性能，保证安全 确认患者并了解病情 解除患者的紧张情绪，使患者有安全感，取得合作
2. 安置导管	妥善安置患者身上的导管	避免导管脱落，受压或液体逆流，寒冷季节注意患者保暖
3. 搬运患者		根据患者病情及体重，确定搬运方法
▲三人搬运法	同平车运送法	
▲滚动搬运法	将患者四肢伸直，并拢，向床边移动，将担架放置于患者身旁。操作者位于患者同一侧，甲扶持患者的头、颈及胸部，乙扶持患者的腰及臀部，丙扶持患者的双下肢。三人同时像卷地毯或滚圆木样使患者成一整体向担架滚动。使患者位于担架中央，采取仰卧位	适用于脊柱、脊髓损伤 搬运过程中注意观察病情变化

续表

操作流程	操作步骤	要点与说明
▲平托法	搬运者站在患者和担架同一侧，将担架移至患者身旁。由一人或二人托起患者的头、颈部，另外二人分别托起患者胸、腰、臀及上、下肢。搬运者将患者水平托起，头部处于中立位，并沿身体纵轴向上略加牵引颈部由患者自己用双手托起头部，缓慢移至担架上。患者采取仰卧位，卧于担架中央，并在颈下垫相应高的小枕或衣物，保持头颈部中立位。头、颈两侧应用衣物或沙袋加以固定。步调要一致，统一托起和放下伤员的动作，避免再次损伤	畅通呼吸道
4. 整理	整理床单元，铺暂空床	保持病室整洁、美观
5. 运送患者	送患者至目的地	保持各种管道通畅

2. 注意事项

（1）搬运时动作轻稳，协调一致，遵循节力原则，确保患者安全、舒适。

（2）胸、腰椎损伤患者使用硬板担架。

（3）上下交通工具或上下楼时，患者的头部始终处于高位。

（4）运送时，患者的头在后，便于观察病情。

（5）护送过程中不可中断治疗，各引流管保持畅通。

【评价】

（1）患者安全、无加重损伤等，患者的持续性治疗不能影响。

（2）护患沟通有效，达到预期结果。

（3）护士能正确运用人体力学原理，做到节力、安全，配合协调。

知识拓展

担架的种类

担架作为最基本的伤病员搬运工具，其种类繁多，名字各异，按其结构、功能、材料特征可将其分为简易担架、通用担架、特种用途担架三类。简易担架是在缺少担架或担架不足的情况下，就地取材临时制作的担架。一般采用两根结实的长杆物配合毛毯、农物等结实的织物制成临时担架，用于应付紧急情况下的伤员转运；通用担架主要是指采用统一规格的制式担架，一般保证在军兵种间、不同勤务部门间能够互换使用，不太强调外观，以实用为主。通用担架由担架杆、担架面、担架支脚、横支撑、以及有关附件组成，许多国家还制定了相应的担架标准；特种用途担架是针对特殊气候、地形、伤病员伤情特点等条件不适合使用通用担架进行转送而设计使用的。该种担架是目前国内外研究较多的担架，种类繁多，名字各异，有按发明人姓氏命名的，如托马斯担架卿、罗宾逊担架、斯托克斯担架、SKED 担架等，有按实际用途命名的，如海上或空中营救医疗后送担架、多部位骨折固定担架等，还可以担架外形命名的，如 SCOOIP 铲形担架、篮形担架等。

目标检测

一、选择题

1. 一般患者入院初步护理，以下哪项不妥（　　）

    A. 接住院处通知后将备用床改为暂空床

    B. 排列入院病案，最上面是住院病历首页

    C. 在体温单40℃~42℃之间相应的时间栏内竖写入院时间。

    D. 测量体重并填写在体温单上

2. 急症患者入院后，病区责任护士应首先做到（　　）

    A. 通知医生并测体温、脉搏、呼吸、血压，配合医生进行抢救

    B. 介绍病区的有关制度

    C. 立即了解病情

    D. 填写表格

3. 患者出院后，床垫、床褥、枕心、棉被等物品应放于日光下曝晒的时间为（　　）

    A. 2h   B. 4h   C. 6h   D. 8h   E. 5h

二、问答题

1. 患者李某，手术后第4天，身上带有吸氧管、导尿管、伤口引流管，现在遵医嘱运送患者去进行CT检查，其采用什么运送方法？如何保证患者安全？

2. 简述一级护理的护理要求。

（张英莉）

第九章

患者卧位与安全的护理

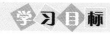

1. 掌握卧位的种类，协助患者翻身侧卧法和协助患者移向床头法。
2. 熟悉卧位的性质和保护具的种类。
3. 学会安置各种卧位，协助患者更换卧位法和保护具的使用技术。

【引导案例】

患者，钱某，支气管哮喘急性发作，呼吸困难，患者焦虑不安。

请问：

1. 该患者应采取什么卧位，为什么采取此种卧位？
2. 请为该患者安置卧位。

临床上常根据患者的病情、治疗和护理的需要为之调整相应的卧位。适当地安置患者，维持正确的姿势和体位，不仅可以协助患者感到舒适，而且可以预防并发症，同时也便于检查和治疗。因此，护士在临床护理工作中应熟悉各种卧位的目的及安置方法、协助患者更换卧位的方法以及正确选择和使用保护具。

第一节 临床常用卧位

卧位是患者卧床的姿势。正确的卧位对减轻症状、治疗疾病、预防并发症均起到良好的作用。护士在临床护理工作中应熟悉各种卧位的安置方法与要求，协助患者舒适和安全。

一、卧位的性质

根据卧位的自主性可分为主动、被动和被迫三种卧位。

1. 主动卧位

患者身体活动自如，能根据自己的意愿随意采取最舒适的卧位。

2. 被动卧位

患者自身无变换卧位的能力，只能处于被安置的卧位。通常见于瘫痪、极度衰弱、昏迷的患者。

3. 被迫卧位

患者意识存在，有变换卧位的能力，由于疾病、治疗或检查的需要，被迫采取的卧位。如支气管哮喘的患者呼吸困难时，被迫采取端坐卧位。

二、卧位的种类

（一）仰卧位

1. 去枕仰卧位

（1）姿势　去枕仰卧，头偏向一侧，两臂放于身体两侧，两腿自然放平，将枕头横立于床头（图9-1）。

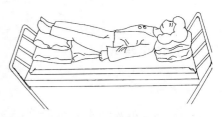

图9-1　去枕仰卧位

（2）适用范围　①昏迷或全身麻醉未清醒的患者采取此种卧位，可防止呕吐物流入气管而引起窒息及吸入性肺炎等并发症；②椎管内麻醉或脊髓腔穿刺后的患者采取此种卧位，可预防颅内压降低而引起的头痛。

2. 中凹卧位（休克卧位）

（1）姿势　患者头胸部抬高约10°~20°，下肢抬高约20°~30°（图9-2）。

（2）适用范围　休克患者。抬高头胸部，使膈肌下降，有利于保持气道通畅，改善呼吸及缺氧症状；抬高下肢，有利于静脉血回流，增加回心血量和心输出量。

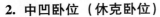

图9-2　中凹卧位

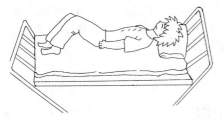

图9-3　屈膝仰卧位

3. 屈膝仰卧位

（1）姿势　患者自然仰卧，头下放枕头，两臂放在身体两侧，双腿曲屈，并稍向外分开使腹肌放松（图9-3）。

（2）适用范围　①胸腹部检查的患者，可使腹肌放松，便于检查；②患者行导尿术、会阴冲洗时，暴露操作部位。

（二）侧卧位

1. 姿势

患者侧卧，两臂屈肘，一手放于胸前，一手放于枕旁，下腿稍伸直，上腿弯曲；必要时两膝之间、背后、胸腹部可放置一软枕支撑患者，使患者感到舒适（图9-4）。

2. 适用范围

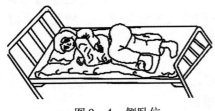

图9-4　侧卧位

（1）灌肠、肛门检查，配合胃镜、肠镜检查。

（2）侧卧与平卧交替可预防压疮。

（3）臀部肌内注射（上腿伸直，下腿弯曲）。

（三）半坐卧位

1. 姿势

（1）摇床法　患者仰卧，以髋关节为轴心，摇起床头支架使上半身抬高与床的水平成30°～50°（自动床、半自动床、或手摇床），再摇起膝下支架。放平时，先摇平膝下支架，再摇平床头支架（图9－5）。

（2）靠背架法　将患者上半身抬高，在床头垫褥下放一靠背架，下肢屈膝，用大单裹住枕芯放于两膝下，将大单两端固定于床沿处，使下肢屈曲，以防患者下滑。放平时，先放平膝下，再放平床头（图9－6）。

2. 适用范围

（1）心肺疾病所引起呼吸困难的患者。由于重力作用，使膈肌位置下降，胸腔容量扩大，同时腹腔内脏器对心肺的压力也减轻，肺活量增加；另一方面，半坐卧位可使部分血液滞留在下肢和盆腔，回心血量减少，从而减轻肺部瘀血和心脏负担，改善呼吸困难。

（2）腹腔、盆腔手术后或有炎症的患者，采取半坐卧位，可使腹腔渗出物流入盆腔，防止感染向上蔓延引起膈下脓肿，促使炎症局限化。另外，盆腔部位腹膜的抗感染性能较强而吸收性能较差，减少炎症扩散和毒素吸收，减轻中毒反应。

（3）腹部手术后，采取半坐卧位能减轻腹部伤口缝合处的张力，缓解疼痛，促进舒适，有利于伤口愈合。

（4）某些面部及颈部手术后患者，采取半坐卧位可减少局部出血。

（5）疾病恢复期体质虚弱的患者，有利于向站立过渡。

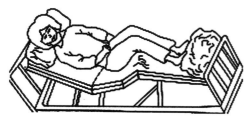

图9－5　半坐卧位（摇床法）　　　图9－6　半坐卧位（靠背架法）

（四）端坐位

1. 姿势

患者坐在床上，身体稍向前倾，床上放一小桌，桌上垫软枕，患者可伏桌休息，并用床头支架或靠背架抬高床头70°～80°，使患者能向后依靠。膝下支架抬高15°～20°（图9－7）。

2. 适用范围

心力衰竭、心包积液、支气管哮喘发作时的患者。由于极度呼吸困难，患者被迫端坐。

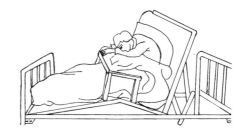

图9－7　端坐位

（五）俯卧位

1. 姿势

患者俯卧，头偏向一侧，两臂屈肘放于头的两侧，两腿伸直，胸下、髋部及踝部各放一软枕（图9-8）。

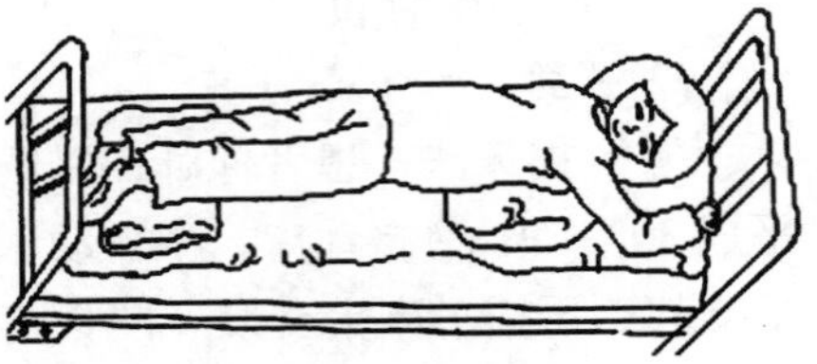

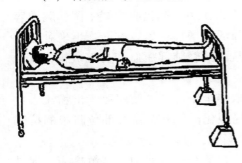

图9-8 俯卧位

2. 适用范围

（1）腰背部检查或配合胰、胆管造影检查时。

（2）脊椎手术后或腰、背、臀部有伤口，不能平卧或侧卧的患者。

（3）胃肠胀气所致腹痛。

图9-9 头低脚高位

（4）下肢牵引时作为反牵引力。

（七）头高脚低位

1. 姿势

患者仰卧，床头垫高15～30cm或视病情而定。另用一软枕横立于床尾（图9-10）。

2. 适用范围

（1）减轻颅内压，预防脑水肿。

（2）颈椎骨折作颅骨牵引时，作为反牵引力。

（3）颅脑手术后的患者。

（八）膝胸卧位

1. 姿势

患者跪卧，两小腿平放床上，大腿与床面垂直，两腿稍分开，胸及膝部紧贴床面，腹部悬空，臀部抬起，头转向一侧，两臂屈肘放于头的两侧（图9-11）。

2. 适用范围

（1）肛门、直肠、乙状结肠镜检查及治疗。

（2）矫正胎位不正或子宫后倾。

（3）促进产后子宫复原。

（六）头低脚高位

1. 姿势

患者仰卧，头偏向一侧，枕头横立于床头，以防碰伤头部。床尾垫高15～30cm。这种体位使患者感觉不适，不宜长时间使用，颅内高压者禁用（图9-9）。

2. 适用范围

（1）肺部分泌物引流，使痰液易于咳出。

（2）十二指肠引流术，有利于胆汁引流。

（3）产妇胎膜早破，防止脐带脱出。

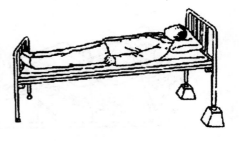

图9-10 头高脚低位

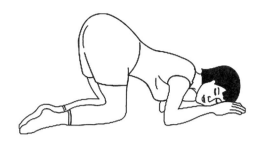

图 9-11 膝胸卧位

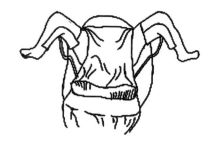

图 9-12 截石位

（九）截石位

1. 姿势

患者仰卧于检查台上，两腿分开，放在支腿架上，臀部齐床边，两手放在胸前或身体两侧。应注意遮挡患者及保暖（图 9-12）。

2. 适用范围

（1）会阴、肛门部位的检查、治疗或手术。如膀胱镜、妇产科检查、阴道灌洗等。

（2）产妇分娩。

> **知识拓展**
>
> **舒适卧位的基本要求**
>
> 要协助患者维持正确与舒适的卧位，护士应了解舒适卧位的基本要求：①卧位姿势应尽量符合人体力学的要求；②经常变换卧位，至少每两小时一次；③患者身体各部位每天均应活动；④加强受压部位的皮肤护理；⑤适当遮盖患者，保护患者隐私。

第二节　协助患者更换卧位

一、协助患者翻身侧卧法

【目的】

（1）变换卧位，增进舒适。

（2）预防并发症，如压疮、坠积性肺炎等。

（3）满足治疗和护理的需要，如背部皮肤护理、肌内注射以及便于更换床单和整理床单位。

【评估】

（1）患者的一般情况　年龄、体重、病情、意识状态、伤口、局部受压皮肤的情况，有无引流管及骨折固定。

（2）患者的认知反应　合作能力、心理状态及对更换卧位的意义和具体方法的了解程度。

【计划】

1. 护士准备

衣帽整洁，洗手，戴口罩；熟悉翻身相关的知识；根据病情决定护士人数。

2. 患者准备

了解变换卧位的意义和具体的操作方法，取得患者合作和信任。

3. 用物准备

根据需要准备枕头，必要时准备换药用物。

4. 环境准备

环境整洁，温度适宜，安全，必要时进行遮挡。

【实施】

1. 操作方法

操作流程	操作步骤	要点与说明
1. 核对解释	核对并评估患者；向患者及家属解释操作目的、过程及注意事项，以取得患者的合作	确认患者并了解病情，解除患者的紧张情绪，使患者有安全感，取得合作
2. 固定装置	固定床脚轮，将各种导管及输液装置等安置妥当。必要时将盖被折叠至床尾或一侧	防止翻身时导管脱落或扭曲受压
3. 患者卧位	患者仰卧，两手放于腹部，两腿屈曲	减少摩擦力和移动时的阻力，防止损伤患者的手臂
▲一人协助患者翻身侧卧法：适用于体重较轻的患者（图9-13）		
（1）移至床缘	先将患者双下肢移向靠近护士侧的床沿，再将患者肩部、臀部向护士侧移动	不可拖拉，以免擦伤皮肤；注意应用节力原理
（2）翻向对侧	一手托肩，一手托膝，轻轻将患者转向对侧，使其背向护士	手放于身体两个最重的部位，以便翻身时控制身体的移动
（3）放置软枕	按照侧卧位要求，在患者的背部、胸前及两膝间放置软枕，必要时使用床档	扩大支撑面，确保患者稳定、安全
（4）检查记录	检查并安置患者肢体，各关节处于功能位置，记录翻身时间和皮肤状况，做好交接班	促进舒适，防止关节挛缩
▲两人协助患者翻身侧卧法：适用于体重较重或病情较重的患者。如截瘫、偏瘫、昏迷等（图9-14）		
（1）移至床缘	两人站在床的同一侧，一人托住患者颈肩部和腰部，另一人托住患者臀部和腘窝部，两人同时将患者抬起移向近侧	两人动作应轻稳协调
（2）转至对侧	分别托扶患者的肩、腰、臀和膝等部位，轻轻将患者转向对侧	
（3）放置软枕	按照侧卧位要求，在患者的背部、胸前及两膝间放置软枕，必要时使用床档	扩大支撑面，确保患者稳定、安全
（4）检查记录	检查并安置患者肢体各关节处于功能位置，记录翻身时间和皮肤状况，做好交接班	促进舒适，防止关节挛缩
▲轴线翻身法：适用于脊髓受损或脊髓手术后患者		
（1）核对解释	核对并评估患者；向患者及家属解释操作目的、过程及注意事项，以取得患者的合作	确认患者并了解病情，解除患者的紧张情绪，使患者有安全感，取得合作

续表

操作流程	操作步骤	要点与说明
（2）固定装置	固定床脚轮，将各种导管及输液装置等安置妥当。必要时将盖被折叠至床尾或一侧	防止翻身时导管脱落或扭曲受压
（3）患者卧位	患者取仰卧位	
（4）移动患者	两名护士站在床的同侧，将大单置于患者身体下，分别抓紧靠近患者肩、腰背、髋部、大腿等处的大单，将患者移至近侧，并放置床档	
（5）安置体位	绕至病床另一侧，将患者近侧手臂移到头侧，另一手放于胸前，两膝间放一软枕	
（6）协助翻身	护士两脚前后分开，两人双手抓紧患者肩、腰背、髋部、大腿等处远侧大单，由其中一人发口令，两人动作一致地将患者整个身体以圆滚轴式翻转至侧卧，使患者面向护士	翻转时，勿让患者身体屈曲，以免脊柱错位
（7）促进舒适	按侧卧位的要求，用枕头将患者背部和肢体垫好，使患者舒适、安全	扩大支撑面，确保患者卧位稳定、安全
（8）检查记录	检查并安置患者肢体各关节处于功能位置，观察背部皮肤，记录翻身时间、皮肤状况；做好交班	翻身间隔时间视病情及局部受压情况而定

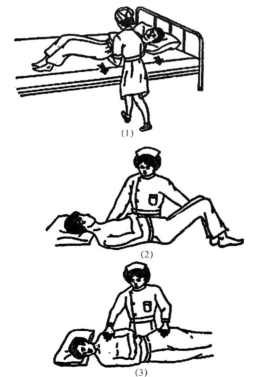

（1）

（2）

（3）

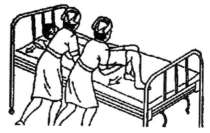

图9-13 一人协助患者翻身侧卧法　　图9-14 两人协助患者翻身侧卧法

2. 注意事项

（1）翻身时，护士应注意节力原则。让患者尽量靠近护士，使重力线通过支撑面保持平衡，缩短重力臂而省力。

（2）协助患者翻身时，动作轻稳，协调一致，不可拖拉，以免擦伤皮肤，应将患者身体稍抬起，再行翻身。轴线翻身法翻转时，维持躯干的正常生理弯曲，以避免加重脊柱骨折、脊髓损伤和关节脱位。移动后需用软枕垫好。

（3）根据病情及皮肤受压情况，确定翻身间隔的时间，一般每 2h 翻身一次，必要时 1h 一次。同时记录于翻身卡上，做好交接班。

（4）患者身上带有各种导管，翻身前应将各种导管安置妥当，翻身后，检查导管是否脱落、扭曲、受压，以保持导管通畅。

（5）为手术后患者翻身时，应先检查敷料是否干燥、有无脱落，如分泌物浸湿敷料，应先更换敷料再行翻身。

【评价】

（1）患者感觉舒适、安全。护患沟通有效，患者或家属明确翻身目的、了解有关预防并发症的知识，并积极配合操作。

（2）护士能运用人体力学原理，动作轻稳、节力、协调，未发生并发症。

二、协助患者移向床头法

【目的】

协助滑向床尾而不能自己移动的患者移向床头，使其感到舒适。

【评估】

（1）患者的一般情况　年龄、体重、病情、伤口、意识状态、有无引流管、躯体活动能力、骨折固定及受压皮肤的情况。

（2）患者的认知反应　合作能力、心理状态。

【计划】

1. 护士准备

衣帽整洁，洗手，戴口罩。熟悉协助移向床头法的相关知识。根据病情决定护士人数。

2. 患者准备

能主动配合，了解移向床头的意义。

3. 用物准备

根据需要准备枕头和床档。

4. 环境准备

环境整洁，温度适宜，安全，必要时进行遮挡。

【实施】

1. 操作方法

操作流程	操作步骤	要点与说明
1. 核对解释	核对并评估患者；向患者及家属解释操作目的、过程及注意事项，以取得患者的合作	确认患者并了解病情，解除患者的紧张情绪，使患者有安全感，取得合作
2. 固定装置	固定床脚轮，根据病情放平床头，枕头横立于床头，将各种导管及输液装置安置妥当，必要时将盖被折叠至床尾或床的一侧	保护患者头部，避免撞伤患者
3. 患者取位	嘱患者仰卧屈膝，双手握住床头栏杆，双脚蹬床面	有利于患者自行用力上移
▲一人协助患者移向床头法：适用于部分自理的患者（图9-15）		
（1）护士姿势	护士屈膝，两腿前后稍分开，一手托起患者的肩部，一手托起臀部	增加自身稳定性
（2）移向床头	在护士抬起患者的同时，患者脚蹬床面，使其移向床头	减少患者与床之间的摩擦力，避免组织受损
（3）整理归位	放回枕头，协助患者取舒适卧位，整理床铺	安置患者舒适卧位
▲二人协助患者移向床头法：适用于病情较重不能自理的患者		
（1）护士姿势	方法一：两名护士站于同侧，一人托住患者颈肩部及腰部，另一人托住臀部及腘窝 方法二：两名护士分别站于床的两侧，两人双手相接，手指相互交叉，托住患者颈肩部和臀部	增加自身稳定性
（2）合力上移	两名护士同时用力，协调地将患者抬起，移向床头	不可拖拉，以免皮肤受损，注意保护患者头部
（3）整理归位	放回枕头，协助患者取舒适卧位，整理床铺	安置患者舒适卧位

2. 注意事项

（1）枕头横立于床头，保护患者头部。

（2）操作过程中，护士应注意节力原则，两名护士动作应协调一致。

（3）移动患者时，避免拖、拉、推、拽，减少患者与床之间的摩擦力，避免皮肤受损。

【评价】

（1）护患沟通有效，患者能积极配合操作。

（2）操作后，患者感觉舒适、安全，未造成损伤，皮肤受压情况得到改善，各种引流管保持通畅。

（3）护士操作轻稳、节力、安全、无并发症的发生。

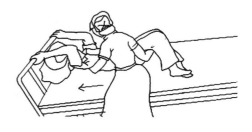

图9-15 一人协助患者移向床头法

第三节 保护具的应用

临床上使用的保护具是用来约束患者身体全部或某部位的活动或为保护受压部位而采取的必要措施，以达到维护患者安全、舒适及疾病治疗效果的各种器具。

一、保护具的种类

1. 床挡

床挡也称床栏。主要预防患者坠床。

（1）木杆床挡　使用时将床挡稳妥固定于两侧床边，床头及床尾用布带固定好，在进行治疗和护理时，可解开带子，操作完毕将床挡固定好。床挡中间为活动门，使用时打开，用毕关好活动门（图9-16）。

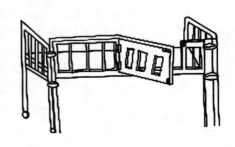

图9-16　木杆床挡

（2）半自动床挡　可按需升降，不用时固定在床缘两侧（图9-17）。

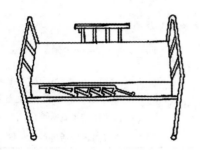

图9-17　半自动床挡

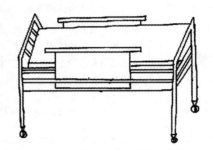

图9-18　多功能床挡

（3）多功能床挡　使用时插入两边床缘，不用时插入床尾。附加一木桌，以便患者在床上进餐。必要时还可垫于患者背部，进行胸外心脏按压（图9-18）。

2. 约束带

主要用于保护躁动的患者，约束失控的肢体活动，防止患者伤害自己或他人。

（1）宽绷带约束　常用于固定手腕部及踝部。先用棉垫包裹手腕或踝部，再用宽绷带打成双套结，套在棉垫外稍拉紧，使肢体不易脱出（以不影响肢体血循环为宜），然后将宽绷带固定于床缘。

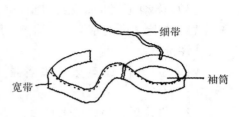

图9-19　肩部约束带

（2）肩部约束带　常用于固定肩部，限制患者坐起。肩部约束带用宽布制成，长120cm，宽8cm，一端制成袖筒。操作时，将患者两侧肩部套进袖筒，腋窝衬棉垫，两袖筒上的细带子在胸前打结固定，将下面两条较宽的长带系于床头。也可用大单斜折成长条制成（图9-19）。

（3）膝部约束带 常用于固定膝部，限制患者下肢活动。膝部约束带用布制成，长250cm，宽10cm，宽带中部相距15cm分别钉两头系带。操作时，两膝及腘窝均衬棉垫，将约束带横放于两膝上，宽带下的两头系带各固定一侧膝关节，然后将宽带两端系于床缘。也可用大单固定（图9-20）。

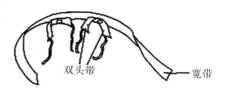

图9-20 膝部约束带

（4）尼龙搭扣约束带（图9-21）常用于固定手腕、上臂、踝部、膝部。约束带由尼龙搭扣和宽布带构成，操作时，将约束带置于关节处，被约束部位衬棉垫，松紧度要适宜，对合尼龙搭扣后将带子系于床缘。具有操作简便、安全，便于洗涤和消毒，可以反复使用的优点，临床已广泛应用。

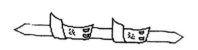

图9-21 尼龙搭扣约束带

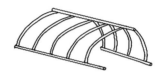

图9-22 支被架

3. 支被架 主要用于肢体瘫痪或极度衰弱的患者，防止盖被压迫肢体而造成足下垂、足尖压疮和不适等，也可用于烧伤患者暴露疗法需保暖时（图9-22）。

二、保护具的操作

【目的】

（1）防止小儿、高热、躁动、昏迷及危重患者因虚弱、意识不清或其他原因而发生坠床、撞伤、抓伤等意外，确保其安全。

（2）保证各项治疗、护理活动的有效进行。

【评估】

（1）患者的一般情况 年龄、体重、病情、意识状态、生命体征、血液循环、肢体活动度及有无局部外伤等情况。

（2）患者及家属的认知反应 对保护具的作用及使用方法的了解程度、心理反应、接受及合作程度。

【计划】

1. 护士准备

衣帽整洁，洗手，戴口罩；熟悉保护具的相关知识；根据病情决定护士人数。

2. 患者准备

了解使用保护具的意义和具体的操作方法。

3. 用物准备

酌情准备床档、枕头、各种约束带、保护棉垫及支被架等。

4. 环境准备

环境整洁，温度适宜，安全，必要时进行遮挡。

【实施】

1. 操作方法

操作流程	操作步骤	要点与说明
1. 核对解释	核对患者床号、姓名，向患者及家属解释此项护理操作目的、过程及注意事项，说明操作要点	确认患者，使其建立安全感，取得患者及其患者家属的合作
▲床档的应用		需要为患者做护理时，将中间的活动门打开，操作完成，将门关闭
（1）木杆床档	床档放于床的两侧，固定	
（2）半自动床档	根据需要升降床档，不用时固定在床缘两侧	
（3）多功能床档	从床尾取出床档，插入两侧床缘	抢救时垫于患者背部，可做胸外心脏按压垫板
▲约束带的应用		
（1）放衬垫	在需约束的部位放置衬垫	防止皮肤受损
（2）固定	①宽绷带约束固定法（图9-23）：用宽绷带打成双套结（图9-24），套在衬垫包裹的手腕或踝部外，稍拉紧，绷带头端固定在床缘上	松紧度以能容一指不影响血液循环为宜
	②肩部约束带固定法（图9-25）：将袖筒套于患者肩部，腋窝下放衬垫，细带在胸前打结固定，长带固定于床头	必要时，将枕头横立于床头
	③膝部约束带固定法（图9-26）：将约束带横放于两膝上，两膝腘窝处放衬垫，宽带下的两头系带各固定一侧膝关节，将宽带两端系于床缘上	
（3）观察	观察受约束肢体的末梢血液循环，如皮肤的颜色、温度等。松紧度以能容一指为宜。注意倾听患者的主诉	防止约束过紧，加重肢体血液循环障碍，必要时进行局部按摩，促进血液循环
▲支被架的应用（图9-27）		
放置支被架	将支被架罩于防止受压部位，盖好盖被	
2. 整理嘱咐	整理用物，交代注意事项，将呼叫器置于易取处，如有异常及时呼叫	
3. 记录	洗手，记录有关内容	记录时间、部位以及观察结果

2. 注意事项

（1）严格掌握保护具应用的指征，向患者及家属介绍保护具使用的必要性、操作程序，说明操作要领及注意事项，以取得理解和配合，注意维持患者自尊。

（2）保护具只能短期使用，用时使肢体处于功能位置，并协助患者翻身，进行局部按摩，保证患者安全、舒适。

（3）使用约束带时，局部必须垫衬垫，松紧适宜，并经常观察患者生命体征、皮肤、血液循环、骨骼、肌肉等各方面情况。

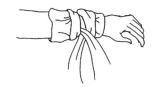

图9-23 宽绷带约束固定法

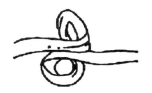

图9-24 双套结

【评价】

（1）患者无坠床、伤害自己或他人等行为发生。

（2）受约束部位皮肤完整，血液循环良好，患者处于安全保护中。

（3）患者及家属了解使用保护具的原因及目的，能配合、接受其使用。

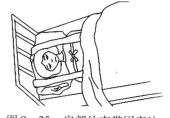

图9-25 肩部约束带固定法

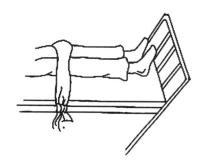

图9-26 膝部约束带固定法

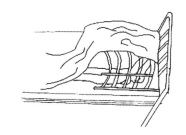

图9-27 支被架的应用

目标检测

一、单项选择题

1. 下列哪项不是腹膜炎患者采取半坐卧位的目的

    A. 减轻中毒反应   B. 有利于呼吸

    C. 减少毒物吸收   D. 减少炎症扩散

2. 头低足高位将床尾抬高

    A. 5～8cm   B. 8～10cm

    C. 10～15cm   D. 15～30cm

3. 不需要使用保护具的患者是

    A. 小儿   B. 昏迷

    C. 哮喘   D. 躁动

4. 下列不是心力衰竭患者取端坐卧位的目的的是

    A. 减少回心血量　　　　　　　　B. 减轻肺瘀血和心脏负担

    C. 使膈肌下降　　　　　　　　　D. 胸腔容积缩小

5. 李女士，半月来大便带血，准备做直肠镜检查，护士应协助患者采取的卧位是

    A. 膝胸位　　　　　　　　　　　B. 截石位

    C. 侧卧位　　　　　　　　　　　D. 仰卧位

二、简答题

1. 半坐卧位的适用范围？

2. 协助患者更换卧位的注意事项？

（王　爽）

第十章

医院感染的预防与控制

学习目标

1. 掌握医院内感染的概念、分类及其主要因素；清洁、消毒、灭菌的概念；无菌技术的概念及其操作原则；隔离的概念、隔离区域的划分。
2. 熟悉清洁、消毒、灭菌的方法；隔离种类及措施，隔离区域的设置和隔离消毒原则。
3. 了解供应室的护理工作。
4. 熟练掌握无菌技术基本操作方法；穿脱隔离衣的方法。
5. 学会避污纸的使用。

【引导案例】

某医院发生血液透析的严重感染事件，进行血液透析的患者中，有多名患者血液丙肝 RNA 检测阳性，事件后果严重，影响恶劣。处理结果：撤销该院院长职务，撤销血液透析室护士长职务等。

请问：

1. 什么是医院内感染？

2. 医院内感染发生的主要因素有哪些？

3. 如何预防和控制医院内感染？

医院是患者集中的场所，也是病原微生物集中的场所。由于各种医疗技术的开展，大量抗生素和免疫抑制剂的应用，使医院内感染的发生率逐年增加。医院内感染不仅增加患者的身心痛苦，延长住院时间，还给家庭、医院和社会造成严重的损失。因此，制定有关的管理制度和采取有效的综合性措施，预防和控制医院内感染已经成为医学研究中的一个重要课题。WHO 提出有效控制医院内感染的关键措施为：清洁、消毒、灭菌、无菌技术、隔离、合理使用抗生素等。这些措施贯穿于医疗、护理工作全过程。护理人员应从思想上高度重视，严格管理，掌握医院内感染的知识和技术，将各项预防措施落实到位，避免或控制医院内感染的发生。

第一节 医院内感染

一、医院内感染的概念及分类

(一) 医院内感染的概念

医院内感染 (nosocomial infections) 又称医院获得性感染，是指患者、探视者和医院工作人员在医院内受到感染并出现症状者。由于感染有一定的潜伏期，因此医院感染也包括在医院内感染而在出院后才发病者。

(二) 感染链

医院内感染的形成必须具备三个基本条件，即感染源、传播途径和易感宿主。当三者同时并存时，就构成了感染链，感染链的存在导致医院感染的发生 (图 10 - 1)。

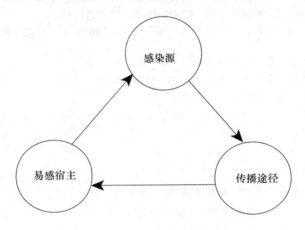

图 10 - 1　感染链

1. 感染源

是指病原微生物生存、繁殖及排出的场所或宿主 (人或动物)。医院内感染的主要感染源有以下几种。

(1) 已感染的患者及病原携带者　已感染的患者是最重要的感染源。病原微生物从患者感染部位的脓液、分泌物中不断排出，这些病原微生物往往具有耐药性而且容易在另一易感宿主体内生长和繁殖。此外，病原携带者也是另一主要的感染源。

(2) 患者自身　患者身体的特定部位如皮肤、泌尿生殖道、胃肠道、上呼吸道及口腔黏膜等处寄居有人体正常菌群，在一定条件下可引起患者自身感染或向外界传播。

(3) 医院环境　医院的环境，设备、食物、垃圾以及用于患者的器械、用物等，容易受各种病原微生物的污染而成为感染源。

2. 传播途径

是指病原微生物从感染源传至易感宿主的途径和方式。主要的传播途径有以下几种。

(1) 接触传播　是医院感染的主要途径。①直接接触传播：已感染的患者与易感宿主直接接触，将病原微生物传递给易感宿主。如母婴间疱疹病毒、沙眼衣原体等的感染。②间接接触传播：病原微生物通过传播媒介传递给易感宿主。如医护人员的手、医疗器械、水和食物等都是最常见的传播媒介。

（2）空气传播　易感宿主通过吸入感染源排出的飞沫及飞沫降落前形成的飞沫核，或吸入带菌的灰尘而感染疾病。

（3）饮水、饮食传播　病原微生物通过污染水、食物而造成疾病的传播。常可导致医院感染暴发流行。

（4）注射、输液、输血传播　通过使用污染的注射器、输液器、输血器、药液、血制品等而造成疾病的传播。如输血导致的丙型肝炎。

（5）生物传播　指动物或昆虫携带病原微生物作为人体传播的中间宿主。如蚊子传播疟疾，流行性乙型脑炎，野鼠传播流行性出血热等。

3. 易感宿主

主要指对感染性疾病缺乏免疫力而易感染的人。将易感宿主作为一个整体，称为易感人群。医院是易感人群相对集中的地方，容易发生感染和感染的流行。

（三）医院内感染的分类

根据感染来源不同，医院感染分为：

1. 内源性感染（endogenous infections）

又称自身感染（autogenous infections），指寄居在患者体内的正常菌群或条件致病菌，在机体免疫力低下时引起的感染。

2. 外源性感染（exogenpus infections）

又称交叉感染（cross infections），指病原体来自于患者体外，通过直接或间接感染途径而引起的感染。如患者与患者，患者与探视者，患者与工作人员之间的直接感染，或通过水、空气、物品之间的间接感染。

二、医院内感染的因素

（一）病原体来源广泛，环境污染严重

医院是各种病原体汇集的场所，医院的卫生设施不足或污染处理不当，则会增加感染的机会。

（二）易感人群增多

随着医疗技术的进步，过去的某些不治之症现在可治愈或大大延长患者的生存时间，因此，住院患者中慢性疾病和恶性疾病比例增加，此外，某些治疗方法，如化疗、放疗等可降低患者的感染防御能力。

（三）大量新型抗生素的开发和使用

大量使用抗生素，使患者体内正常菌群失调，耐药菌株增加，使内源性感染增多。

（四）各种侵入性诊疗手段增多

各种导管、内镜、穿刺针的使用，可用器械的污染或皮肤黏膜的损伤而使感染的机会增多。

（五）医务人员对医院感染的严重性认识不足

医院感染管理制度不健全，消毒灭菌不严格和无菌技术操作不当等。

三、医院内感染的预防与控制

（一）建立三级监控体系

成立医院感染管理委员会，建立由专职医生、护士为主体的医院内感染监控办公室及层次分明的三级护理管理体系（一级管理——病区护士长和兼职监控护士；二级管理——专科护士长；三级管理——护理部主任，为医院感染管理委员会副主任）。负责评估医院内感染发生的危险性，及时发现和处理问题。

（二）健全各项规章制度

1. 管理制度

如清洁卫生制度、消毒隔离制度以及感染管理报告制度等的健全与落实。

2. 监测制度

包括对灭菌效果、消毒剂使用效果、一次性医疗器材及常用器械的检测；对感染高发科室，如手术室、供应室、分娩室、换药室、监护室（ICU）血透室等消毒卫生标准的检测。

3. 消毒质控标准

应符合国家卫生行政部门所规定的"医院消毒卫生标准"，如医护人员手的消毒及术前手的消毒、空气消毒、物品表面消毒、各种管道装置的消毒等。一次性使用医疗用品后，必须毁形、消毒，进行无害化处理。

（三）医院布局设施合理

医院建筑布局合理，设施应有利于消毒隔离。

（四）人员控制

主要是控制感染源和易感人群，特别是易感患者。医护人员要定期健康检查和做好个人防护。

（五）合理使用抗生素

使用抗生素要严格掌握使用指征，一般不宜预防性使用抗生素。

（六）医院内感染知识的教育

加强教育，提高全体医务人员对医院感染的认识，增强预防和控制医院内感染的自觉性，并认真履行在医院内感染管理中的职责。

第二节 清洁、消毒、灭菌

一、清洁、消毒、灭菌的概念

1. 清洁（cleaning）

是指清除物体表面上的一切污秽，如尘埃、油脂、分泌物等。

2. 消毒（disinfection）

是指用物理或化学方法清除或杀灭物体上除细菌芽孢外的所有病原微生物，使其数量减少，达到无害化。

3. 灭菌（sterilization）

是指用物理或化学方法清除或杀灭物体上所有微生物，包括细菌芽孢。

二、清洁、消毒、灭菌的方法

（一）清洁的方法

先将物品用清水冲洗，再用洗涤剂刷洗，最后用清水洗净。常用于医院地面、墙壁、家具等物体表面的处理以及物品消毒、灭菌前的准备。常用的清洁方法有水洗、机械去污和去污剂去污等。

物品如有污渍，清洁前应先进行相应处理。如碘酊污渍用乙醇擦拭，甲紫污渍用乙醇或草酸擦拭，高锰酸钾污渍用维生素 C 溶液或 0.1% ~ 0.5% 过氧化氢溶液浸泡后洗净，陈旧血渍用过氧化氢溶液浸泡后洗净。

（二）物理消毒灭菌法

物理消毒灭菌法是利用物理因素作用于病原微生物，将之清除或杀灭。常用的有热力、光照、辐射、过滤除菌等方法。

1. 热力消毒灭菌法

主要利用热力破坏微生物的蛋白质、核酸、细胞壁和细胞膜，从而导致其死亡。是应用最早，效果可靠，使用最广泛的方法。分干热法和湿热法两种。干热是指相对湿度在 20% 以下的高热，由空气导热，传导较慢，所需温度较高，时间较长；湿热消毒灭菌是由空气和水蒸气导热，传热快，穿透力强，湿热灭菌法比干热灭菌法所需温度低、时间短。

（1）燃烧法 是一种简单、迅速、彻底的灭菌方法。常用于无保留价值的物品，如污染的废弃物、病理标本、特殊感染（破伤风杆菌、绿脓杆菌、气性坏疽感染）的敷料处理，可直接点燃或在焚烧炉内焚烧。一些耐高温的器械（金属、搪瓷类），在急用或无条件用其他方法消毒时可采用此法。将器械放在火焰上烧灼 1 ~ 2min。若为搪瓷容器，可倒少量 95% 乙醇，慢慢转动容器，使乙醇分布均匀，点火燃烧至熄灭约 1 ~ 2min。采集作细菌培养的标本时，在留取标本前后（即启盖后，闭盖前）都应将试管（瓶）口和盖子置于火焰上烧灼，来回旋转 2 ~ 3 次。燃烧时要注意安全，须远离易燃易爆物品，如氧气、汽油、乙醚等。燃烧过程不得添加乙醇，以免引起火焰上窜而致灼伤或火灾。锐利刀剪为保护刀锋，不宜用燃烧灭菌法。

（2）干烤法 利用特制的烤箱进行灭菌，其热力传播和穿透主要依靠空气对流和介质传导，灭菌效果可靠。适用于在高温下不变质、不损坏、不蒸发的物品，如油剂、粉剂、玻璃器皿和金属制品等的灭菌。不适用于纤维织物，塑料制品等的灭菌。消毒：箱温 120℃ ~ 140℃，时间 10 ~ 20min。灭菌：箱温 160℃，时间 2h；箱温 170℃，时间 1h；箱温 180℃，时间 30min。

（3）煮沸消毒法 是应用最早的消毒方法之一，适用于耐湿、耐高温的物品。如金属、搪瓷、玻璃和橡胶类等。不能用于外科手术器械的灭菌。

方法：将物品刷洗干净，全部浸没在水中，然后加热煮沸，煮沸时间从水沸后开始计时，水沸后 5 ~ 10min 可杀灭细菌繁殖体，达到消毒的效果。如中途加入物品，则在第二次水沸后重新计时。煮沸消毒时，在水中加入1%～2%碳酸氢钠，可提高沸点至105℃，既可增强杀菌作用，又可去污防锈。消毒后应及时将物品取出，放入无菌容器内。

注意事项：①煮沸消毒前，物品必须刷洗干净，全部浸没于水中；有轴节的器械和有盖的容器要打开，大小形状相同的碗、盆不能重叠，空腔导管须先在管腔内灌水；物品不易放置过多，一般不超过消毒容器容量的3/4。②玻璃器皿用纱布包好，冷水或温水放入；橡胶制品用纱布包好水沸后放入，消毒后及时取出以免老化。③较小较轻的物品用纱布包裹，使其沉入水中。

（3）压力蒸汽灭菌法　是热力消毒灭菌中效果最好，也是临床首选和应用最广泛的灭菌方法。利用高压及饱和蒸汽的高热所释放的潜热灭菌（潜热是指当 1g 100℃的水蒸汽变成 1g 100℃水时，释放出 2255.2J 的热量）。目前，医院使用的灭菌器可分为下排气式压力蒸汽灭菌器和预真空压力蒸汽灭菌器两类，下排气式压力蒸汽灭菌器又包括手提式和卧式。当压力在 103～137kPa（预真空 205.8kPa），温度达 121℃～126℃（预真空 132℃），经 20～30min（预真空 5～10min），即能达到灭菌目的。适用于耐高温、耐高压、耐潮湿物品的灭菌，如敷料、手术器械（手术刀、剪除外）、搪瓷、橡胶、玻璃、细菌培养基及溶液等。

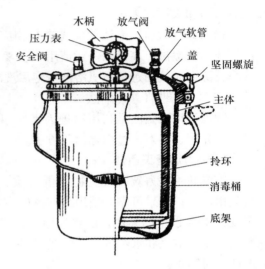

图 10-2　手提式压力蒸汽灭菌器

方法：手提式压力蒸汽灭菌器（图 10-2）：便于携带，使用方便，效果可靠，适用于基层医疗单位。①在外层锅腔中加入一定量的水，内层锅腔装上物品后加盖旋紧，接通电源加热；②开放排气阀，待冷空气排尽后，再关闭排气阀；③继续加热，待压力升至所需数值，维持 20～30min，可达到灭菌效果；④关闭热源，打开排气阀，待压力降到"0"，可慢慢打开盖子，取出物品。切忌突然打开盖子，以防冷空气大量进入，蒸汽凝成水滴，使物品受潮，玻璃类物品因骤然降温而易发生爆炸。

卧式压力蒸汽灭菌器（图 10-3）：

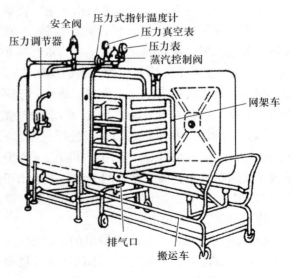

图 10-3　卧式压力蒸汽灭菌器

其结构原理与手提式高压蒸汽灭菌器相同。不同之处为容量较大，输入蒸汽，一次可灭菌大量物品。主要用于医院供应室大批量物品的灭菌，操作人员须经专业培训，合格后方能上岗。

预真空式高压蒸汽灭菌器：配有抽气机，在灭菌前先将内部抽成真空，形成负压，然后输入蒸汽，在负压吸引下蒸汽迅速透入物品而达到灭菌目的。

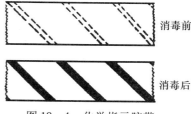

图 10 - 4　化学指示胶带

注意事项：①无菌包不宜过大（依据不同的锅形而定），不宜过紧，下排气式压力蒸汽灭菌器不宜超过 30cm×30cm×25cm；预真空压力蒸汽灭菌器不宜超过 30cm×30cm×50cm；各包裹间要有间隙，使蒸汽能对流易渗透到包裹中央。②布类物品应放在金属类物品上，否则蒸汽遇冷凝聚成水珠，使包布受潮，阻碍蒸汽进入包裹中央，影响灭菌效果。③盛装物品的容器有孔，应将通气孔打开，灭菌完毕后再关闭。④随时观察压力及温度情况。

灭菌效果的监测：①物理监测法：用 150℃ 或 200℃ 的留点温度计。使用前将温度计汞柱甩至 50℃ 以下，放入包裹内，灭菌后检视其读数是否达到灭菌温度。②化学监测法：常用化学指示胶带（图 10 - 4），使用时将其粘贴于待灭菌物品包外，灭菌后通过观察其颜色变化来判断灭菌效果。也可用化学指示卡（图 10 - 5），使用时将其放于待灭菌物品包的中央部位，灭菌后，通过观察其颜色及性状的变化来判断灭菌效果。③生物监测法：是最可靠的监测法，其指示剂为对热耐受力较强的非致病性嗜热脂肪杆菌芽孢，将其制成菌纸片，使用时将 10 片菌片分别放于灭菌器四角及中央，待灭菌结束，用无菌持物钳取出放培养基内，在 50℃ 温箱中培养 48 小时至 1 周，若全部菌片均无细菌生长则表示灭菌合格。

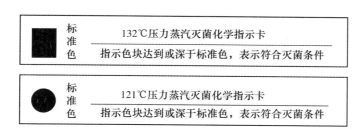

图 10 - 5　化学指示胶卡

2. 光照消毒法（又称辐射消毒）

利用紫外线照射使微生物的蛋白质发生光解、变性，从而导致其死亡的方法。光照消毒对杆菌杀菌力强，对球菌较弱，对霉菌、酵母菌更弱，对生长期细菌敏感，对芽胞敏感性差。

（1）日光曝晒法　利用日光的热、干燥和紫外线作用而杀菌，但杀菌力较弱。常用于被褥、床垫、毛毯、书籍等物品的消毒。方法将物品放在直射日光下曝晒 6h，定时翻动，使物体各面均受日光照射。

（2）紫外线灯管消毒法　紫外线灯管是低压汞，通电后汞气化放出紫外线，经 5～

7min，受紫外线照射的氧气电离产生臭氧，增强了杀菌效果。紫外线的杀菌力与其波长有密切关系，杀菌作用最强的波长为 250～270nm，最佳杀菌波长是 254nm。其装置有悬吊式和移动式，灯管有 15W、20W、30W、40W 四种。常用于物体表面和室内空气的消毒。①空气消毒：室内湿式清洁，关闭门窗，人员停止走动。每 $10m^2$ 安装 30W 的紫外线灯管一支，有效距离不超过 2m，照射时间为 30～60min。②物品消毒：选用 30W 紫外线灯管，最好是移动式，照射时，先将物品摊开或挂起，有效照射距离为 25～60cm，照射过程中定时翻动，每个面照射时间为 20～30min。

注意事项：①注意眼睛、皮肤的保护，照射时嘱患者勿直视紫外线光源，可戴墨镜，或者用纱布遮盖双眼，用被单遮盖肢体，以免引起眼炎或皮肤红斑。②紫外线灯管要保持清洁透亮，每周 2 次用无水酒精擦拭灯管，灯管要轻拿轻放。灯亮 5～7min 后开始计时，关灯后需间歇 3～4min 再开启。一次可连续使用 4h。③定期检测：3～6 月一次，灯管照射强度 $\geq 70uW/cm^2$；灯管使用时间 $\leq$ 1000 小时。定期监测消毒效果。④定期进行空气细菌培养，以检查杀菌效果。⑤紫外线消毒适宜温度为 20℃～40℃，相对湿度为 40%～60%。照射后病室应通风换气。

（3）臭氧灭菌灯消毒法　灭菌灯内装有臭氧发生管，在电场作用下，将空气中的氧气转换成高纯臭氧。臭氧主要依靠其强大的氧化作用而杀菌，可杀灭细菌繁殖体、病毒、真菌等。适用于空气消毒、物品表面（食具、衣物等）消毒、医院污水和诊疗用水的消毒。使用灭菌灯时，关闭门窗，确保消毒效果。消毒时，人员须离开现场。消毒结束后 20～30min 方可进入。

3. 电离辐射灭菌法（冷灭菌）

应用放射性同位素 ^{60}Co 发射 γ 射线或电子加速器产生的高能电子束进行辐射灭菌。此法具有广谱杀菌作用，适用于不耐高温物品的灭菌，尤其对一次性应用的医疗器材、密封包装后需长期储存的器材、精密医疗器材和仪器，以及移植和埋植的组织和人工器官，节育用品等特别适用。

4. 微波消毒灭菌法

微波是一种频率高、波长短的电磁波，可使物品的极性分子发生极化，并频繁改变方向，互相摩擦，使温度迅速升高，达到消毒灭菌的作用。微波可杀灭细菌繁殖体、真菌、病毒、细菌、细菌芽胞、真菌孢子等各种微生物。常用于食品、餐具的处理、化验单据、票证的消毒，医疗药品及耐热非金属材料器械的消毒灭菌。

5. 生物净化法（层流净化法）

生物净化法是在送风口安装高效过滤器，通过三级空气过滤器，除掉空气中 0.5 ~ 5μm 的尘埃，选用合理的气流方式，达到空气洁净的目的。适用于手术室、烧伤病房、器官移植室和 ICU 等。

（三）化学消毒灭菌法

化学消毒灭菌法是利用化学药物杀灭病原微生物的方法。其原理是使菌体蛋白凝固变性，干忧细菌酶的活性，抑制细菌代谢和生长或损害细胞膜的结构，改变其渗透性，使细胞破裂、溶解，从而起到消毒灭菌作用。

1. 化学消毒灭菌剂的使用原则

（1）根据物品的性能及病原体的特性，选择合适的消毒剂。

（2）严格掌握消毒剂的有效浓度、消毒时间和使用方法。

（3）需消毒的物品应洗净擦干，浸泡时打开轴节，将物品浸没于溶液里。

（4）消毒剂应定期更换，挥发剂应加盖并定期测定比重，及时调整浓度。

（5）消毒液中不能放置纱布、棉花等，以免吸附消毒剂而降低消毒效力。

（6）浸泡过的物品，使用前需用无菌等渗盐水冲洗；气体消毒后的物品，待气体散发后方可使用，以免残留消毒剂刺激人体组织。

2. 化学消毒灭菌剂的使用方法

（1）浸泡法 将物品洗净、擦干后浸没在消毒液中，在规定的浓度和时间内达到消毒灭菌作用。常用于耐湿不耐热的物品、器械的消毒，如人的体表、锐利器械、刀片、剪刀、精密仪器等。

（2）擦拭法 选用易溶于水、穿透性强、无显著刺激的化学消毒剂擦拭物品表面或人体体表，在划定的浓度内达到消毒作用。常用于地面、家具、墙壁等的消毒及皮肤消毒。

（3）喷雾法 用喷雾器将化学消毒剂均匀喷洒在空气中或物体表面，在划定的浓度内达到消毒作用。常用于地面、墙壁、环境等的消毒。

（4）熏蒸法 将消毒剂加热或加入氧化剂，使其成气体，在规定的浓度和时间内达到消毒灭菌作用。常用于室内空气、不耐高温物品的消毒。

用于熏蒸法的常用消毒剂有以下几种：

①纯乳酸：$0.12ml/m^3$ 加等量水，加热熏蒸。密闭门窗 30 ~ 120min 后打开通风换气。用于室内空气消毒。如手术室、换药室等。

②过氧乙酸（2%）：$8ml/m^3$ 熏蒸，密闭门窗 30 ~ 120min 后打开通风换气。用于室内空气消毒。

③37% ~40% 甲醛溶液（福尔马林）：2 ~ $10ml/m^3$ 加水 4 ~ 20ml 加热熏蒸，密闭门窗 30 ~ 120 分钟后打开通风换气。用于室内物品及空气消毒。40 ~ $60ml/m^3$ 加高锰酸钾 20 ~ 40g 柜内熏蒸物品，密闭 6 ~ 12h。

④食醋：5 ~ $10ml/m^3$ 加热水 1 ~ 2 倍，加热熏蒸，密闭门窗 30 ~ 120min 后打开通风换气。用于流行性感冒，流行性脑脊髓膜炎病室的消毒。

⑤环氧乙烷：利用环氧乙烷气体置于密闭容器内，经标准的浓度、温度和时间达

163

到消毒、灭菌作用。环氧乙烷是广谱气体杀菌剂，能杀灭细菌繁殖体和芽孢以及真菌和病毒等。穿透力强。对大多数物品无损害，消毒后可迅速挥发。适用于精密仪器、医疗器械、书籍、皮毛、棉、化纤、塑料制品、陶瓷、金属、橡胶类制品、一次性使用的诊疗用品等。灭菌时须使用专用的灭菌设备，操作人员须经专业培训，合格后方能上岗。

3. 常用的化学消毒剂（表 10 - 1）

表 10 - 1　常用的化学消毒剂及使用

名称	效力	使用范围	注意事项
碘酊	高效	2%碘酊用于皮肤消毒，涂擦后 20s，再用 75% 乙醇脱碘	①能用于黏膜消毒 ②碘过敏者禁用 ③对金属有腐蚀作用，不能浸泡金属器械。用后需加盖保存
过氧乙酸	高效	①0.2% 溶液：手的消毒，浸泡 1～2min；物体表面擦拭消毒或浸泡 10min ②0.5% 溶液：餐具消毒，浸泡 30～60min ③1%～2% 溶液：室内空气消毒，8ml/m³ 加热熏蒸，密闭门窗 30～120min ④1% 溶液：体温计消毒，浸泡 30min	①易氧化分解，应现配现用 ②对金属有腐蚀性 ③高浓度有刺激性及腐蚀性，配制时须戴口罩和橡胶手套 ④存放于避光、阴凉处、防高温引起爆炸
戊二醛	高效	2%碱性戊二醛：浸泡不耐高温的金属器械、医学仪器、内镜，消毒需 10～30min，灭菌需 7～10h	①每周过滤一次，每 2～3 周更换消毒液一次 ②浸泡金属类物品时，应加入 0.5% 亚硝酸钠防锈 ③内镜连续使用，需间隔消毒 10min，每天使用前后各消毒 30min，消毒后用冷开水冲洗 ④碱性戊二醛稳定性差，应现配现用。
含氯消毒剂（常用的有漂白粉、漂白粉精、氯氨T、二氯异氰脲酸钠等）	中、高效	①0.5% 漂白粉液、0.5%～1% 氯胺溶液：餐具便器等浸泡 30min ②1%～3% 漂白粉溶液、0.5%～3% 氯胺溶液：喷洒或擦拭地面、墙壁及物品表面 ③干粉：消毒排泄物，如漂白粉与粪便以 1:5 用量搅拌后，防置 2h；尿液 100ml 加漂白粉 1g，放置 1h	①保存在密闭、阴凉、干燥、通风处，以减少有效氯的丧失 ②配置的溶液性质不稳定，应现配现用 ③对金属有腐蚀性 ④有腐蚀及漂白作用，不宜用于有色衣服及油漆家具的消毒
乙醇	中效	①70%～75% 乙醇：皮肤消毒 ②95% 乙醇：燃烧灭菌 ③用于物品表面和某些医疗器械的消毒	①易挥发，需加盖保存，并定期测试，保持有效浓度 ②有刺激性，不宜用于黏膜及创面消毒 ③易燃，应加盖置于阴凉、避火处

续表

名称	效力	使用范围	注意事项
碘伏	中效	①0.5%~1%有效碘溶液：注射部位皮肤消毒，涂擦两遍 ②0.1%有效碘溶液：体温计消毒，浸泡30min后用冷开水冲净擦干即可 ③0.05%有效碘溶液：黏膜及创面消毒	①应避光密闭保存，放阴凉处，并防潮 ②稀释后稳定性较差，宜现配现用 ③消毒皮肤后不用乙醇脱碘
苯扎溴铵 （新洁尔灭）	低效	①0.01%~0.05%溶液：黏膜消毒 ②0.1%~0.2%溶液：皮肤消毒；也可用于浸泡、喷洒、擦拭污染物品，作用时间15~30min	①阴离子表面活性剂如肥皂、洗衣粉等对其有拮抗作用，不宜合用 ②不能作灭菌器械保存液 ③应现配现用 ④对铝制品有破坏作用，不可用铝制品盛装
氯己定 （洗必泰）	低效	①0.02%溶液：手的消毒，浸泡3min ②0.05%溶液：创面的消毒 ③0.05%~0.1%溶液：冲洗阴道、膀胱或擦洗外阴部	①不与肥皂、洗衣粉等阴离子表面活性剂混合使用 ②冲洗消毒时，若创面脓液过多，应延长冲洗时间

注：高效：能杀灭一切微生物，包括芽孢。中效：杀灭除芽孢外的细菌繁殖体、结核杆菌、病毒。低效：能杀灭细菌繁殖体、部分真菌和亲脂性病毒，不能杀灭结核杆菌、亲水性病毒和芽孢。高浓度的碘、含氯消毒剂属高效消毒剂，低浓度时属低效消毒剂。

第三节　无菌技术

一、无菌技术的基本概念

1. 无菌技术（aseptic technique）

是指在执行医疗护理操作中，防止一切微生物侵入人体和防止无菌物品及无菌区域被污染的操作技术和管理方法。

2. 无菌物品（aseptic supplies）

是指经过灭菌处理后未被污染的物品。

3. 无菌区域（aseptic area）

是指经过灭菌处理后未被污染的区域。

二、无菌技术的操作原则

1. 工作环境

环境应清洁、通风、宽敞、定期消毒；进行无菌技术操作前半小时，停止清扫工作，减少人员走动，以降低室内空气中的尘埃；治疗室每日用紫外线灯照射消毒一次。

2. 工作人员

无菌操作前，工作人员要修剪指甲、洗手，戴好帽子、口罩，必要时穿无菌衣、戴无菌手套。

3. 物品管理

无菌物品和非无菌物品应分别放置，并有标志；无菌物品必须存放于无菌包或无菌容器内，不可长时间暴露于空气中；无菌包外注明物品名称、灭菌日期，并按有效期先后顺序排放；无菌包有效期为 7 天，过期或潮湿应重新进行灭菌。

4. 进行无菌操作

进行无菌操作时，操作者身体应与无菌区保持一定距离，手臂应保持在腰部以上或治疗台面以上，不可跨越无菌区，不可面对无菌区讲话、咳嗽、打喷嚏；取无菌物品时须用无菌持物钳（镊），手不可触及无菌物品或跨越无菌区域；无菌物品取出后，不可过久暴露，若未使用，也不可放回无菌包或无菌容器内；若怀疑物品污染，不得使用，应予更换或重新灭菌。

5. 一物一人

一套无菌物品，只供一个患者使用，以防交叉感染。

三、无菌技术的基本操作方法

（一）无菌持物钳（镊）的使用

【目的】

用于取放和传递无菌物品。

【评估】

（1）根据夹取物品的种类选择合适的持物钳（镊）。

（2）操作环境及无菌物品是否符合无菌技术操作原则。

（3）无菌物品存放是否合理，无菌包或无菌容器外标签是否清楚、有无失效。

【计划】

1. 护士准备

着装整洁，剪指甲，洗手，戴口罩，熟悉操作方法。

2. 用物准备

无菌持物钳、无菌浸泡容器。

（1）无菌持物钳（镊）的种类　临床常用的无菌持物钳有卵圆钳（图 10 - 6）、三叉钳（图 10 - 7）和长、短镊子（图 10 - 8）。

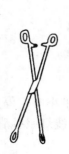

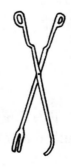

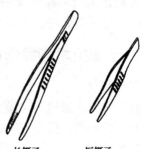

长镊子　　短镊子

图 10 - 6　卵圆钳　　　　图 10 - 7　三叉钳　　　　图 10 - 8　持物镊

卵圆钳：钳的柄部有两环，使用时手指套入环内，钳的下端（持物端）有两个小环，可用以夹取刀、剪、钳、镊、治疗碗及弯盘等。由于两环平行紧贴，不能持重物。

三叉钳：结构和卵圆钳相似，不同处是钳的下端较粗呈三叉形并以一定弧度向内弯曲。常用以夹取较大或较重的物品，如盆、盒、瓶、罐、骨科器械等。

镊子：镊的尖端细小，使用时灵巧方便。适用于夹取棉球、棉签、针头、注射器、缝针等小物品。

（2）无菌持物钳（镊）的存放方法 ①湿式保存法：无菌持物钳（镊）经压力蒸汽灭菌后浸泡在盛有消毒液的大口有盖容器内，液面需超过持物钳轴节以上 2~3cm 或镊子 1/2 处。每个容器内只能放一把无菌持物钳（镊）（图 10-9）。②干燥保存法：将盛有无菌持物钳（镊）的无菌干罐保存在无菌包内，在集中治疗前开包使用。无菌持物钳（镊）和浸泡容器每周灭菌 2 次，同时更换消毒液；使用较多的部门如手术室、门诊注射室、换药室等应每日灭菌 1 次；干燥的容器及持物钳应 4~6h 更换 1 次。

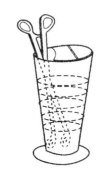

图 10-9　无菌持物钳的浸泡

3. 环境准备

光线适宜，整洁、宽敞。

【实施】

1. 操作方法

操作流程	操作步骤	要点与说明
1. 取持物钳	检查有效日期，打开容器盖，手持无菌持物钳上 1/3 处，将钳移至容器中央，使前端闭合，垂直取出（图 10-10）	前端不可触及液面以上的容器内壁及容器口缘
2. 用持物钳	使用时，始终保持前端向下，不可倒转向上（图 10-11）	只能在肩以下、腰以上视线范围内活动
3. 放持物钳	闭合前端，垂直放入容器内，关闭容器盖	若为湿式保存，应打开轴节浸泡

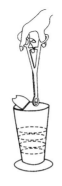

图 10-10　取无菌持物钳

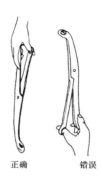

正确　　　错误

图 10-11　无菌持物钳前端向下

2. 注意事项

（1）无菌持物钳只能用于夹取无菌物品，不能夹取油纱布，以免油粘于钳端，影响消毒效果。

（2）取放无菌持物钳时，手指不可触及其浸泡部位；使用无菌持物钳时，前端不可高举；如需到远处夹取无菌物品，应将无菌持物钳放入容器一同搬移，就地取出使用；使用无菌持物钳后，应立即将其放回容器内，防止持物钳在空气中暴露过久而污染；持物钳污染或疑有污染时，应重新消毒灭菌。

【评价】

（1）符合无菌技术操作原则，操作规范，动作稳、准、轻、快。

（2）取放无菌持物钳时，未触及浸泡容器液面以上部分，使用时前端始终向下，无污染发生。

（3）保持无菌区域、无菌物品及无菌容器未被污染。

（二）无菌容器的使用

【目的】

无菌容器用于盛放无菌物品并保持其无菌状态。

【评估】

操作环境是否整洁、宽敞、安全；无菌容器的种类及有效期。

【计划】

1. 护士准备

着装整洁，剪指甲，洗手，戴口罩，熟悉操作方法。

2. 用物准备

经灭菌处理后的容器。分有盖无菌容器（如无菌盒、无菌贮槽）、无盖的无菌容器（如无菌弯盘、无菌治疗碗）。

3. 环境准备

光线适宜，整洁、宽敞。

【实施】

1. 操作方法

操作流程	操作步骤	要点与说明
1. 开容器盖	检查无菌容器外标签、灭菌日期、化学指示胶带，打开无菌容器盖，将盖的内面向上置于稳妥处或将盖的内面向下拿在手中（图10－12）	手不可触及盖的边缘和内面
2. 取无菌物	用无菌持物钳取出无菌物品	无菌持物钳及物品均不可触及容器的边缘
3. 关容器盖	取出物品后立即将盖的内面向下，移至容器口上方盖严	避免无菌物品在空气中暴露过久
4. 持无菌容器	手持无菌容器（如无菌治疗碗）应托住底部，手指不可触及容器的边缘和内面（图10－13）	

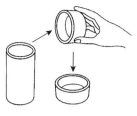

图10-12 打开无菌容器

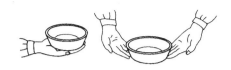

图10-13 手持无菌容器

2. 注意事项

（1）手不可触及无菌容器边缘及内面。

（2）无菌容器一经打开，使用时间最长不得超过24h。

【评价】

无菌容器及无菌物品未被污染。

（三）无菌溶液取用法

【目的】

保持无菌溶液在一定时间内处于无菌状态。

【评估】

操作环境是否整洁、宽敞、安全；无菌溶液的名称及有效期是否符合操作要求。

【计划】

1. 护士准备

着装整洁，剪指甲，洗手，戴口罩，熟悉操作方法。

2. 用物准备

瓶装无菌溶液、无菌容器、弯盘、无菌持物钳、消毒液、棉签、启瓶器、笔。

3. 环境准备

光线适宜，整洁、宽敞。

【实施】

1. 操作方法

操作流程	操作步骤	要点与说明
1. 核对检查	取无菌溶液瓶，擦净灰尘，核对标签上的药名、剂量、浓度和有效期，检查瓶盖有无松动，瓶壁有无裂痕，溶液有无沉淀、混浊、变色、絮状物。符合要求方可使用	确定符合要求方可使用
2. 打开瓶盖	用启瓶器撬开密封瓶外盖，双手拇指从瓶签侧将瓶塞边缘向上翻起，消毒瓶口，再用一手拇指和示指拉出瓶塞，瓶塞可套在示指和中指上或反转置于桌面稳妥处	注意手不可触及瓶口及瓶塞的塞入部分，
3. 冲洗瓶口	手握溶液瓶标签面，先倒少量溶液于弯盘内，以冲洗瓶口	避免沾湿瓶签；旋转冲洗瓶口
4. 倒取溶液	再由原处倒出溶液于无菌容器中（图10-14）	瓶口不能接触容器，液体由冲洗处倒出
5. 盖盖记录	如无菌溶液未用完，应立即盖好瓶塞、消毒，在瓶签上注明开瓶日期和时间。	已开启的无菌溶液，未污染的情况下有效期为24h

2. 注意事项

（1）取用无菌溶液时，不可将无菌敷料、器械伸入瓶内蘸取，也不可将无菌敷料接触瓶口倒溶液。

（2）已倒出的溶液，不可再倒回瓶内，以免污染剩余的无菌溶液。

【评价】

（1）无菌溶液未被污染。

（2）瓶签未浸湿，瓶口未污染，液体未溅到台面。

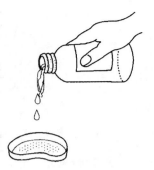

图 10 - 14　倒无菌溶液法

（四）无菌包的使用

【目的】

用无菌包存放无菌物品并使包内物品在一定时间内保持无菌状态。

【评估】

操作环境是否整洁、宽敞、安全；操作台面是否清洁、干燥、平坦，无菌包的名称及有效期。

【计划】

1. 护士准备

着装整洁，剪指甲，洗手，戴口罩，熟悉操作方法。

2. 用物准备

无菌持物钳、无菌包、包布、治疗巾、标签、化学指示胶带及指示卡、笔。

3. 环境准备

光线适宜，整洁、宽敞、干燥。

【实施】

1. 操作方法

（1）无菌包灭菌前的包扎方法。

操作流程	操作步骤	要点与说明
1. 选择包布	选用质厚、致密、未脱脂的双层棉布制成	
2. 放置物品	将待灭菌的物品放在包布的中央（玻璃物品先用棉垫包裹），化学指示卡放于其中	化学指示卡用于检测消毒效果
3. 包物封包	将包布一角盖在物品上（如包布的一角有系带，则先折盖其对角），然后折盖左、右两角（左、右角的尖端向外翻折），最后一角折盖后，用带以"＋"字形或"－"字形扎紧（如包布无系带则直接用化学指示胶带粘贴封包）（图 10 - 15）	包裹要严密
4. 标识灭菌	在外挂上标签，注明物品名称及灭菌日期，粘贴化学指示胶带，灭菌处理	标识要齐全

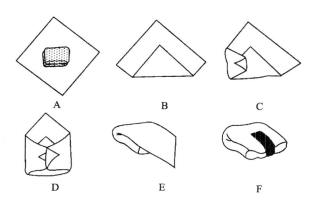

图 10 – 15　无菌包包扎法

（2）无菌包的使用操作方法。

操作流程	操作步骤	要点与说明
1. 开包前	核对无菌包的名称、灭菌日期，查看化学指示胶带的颜色及无菌包有无潮湿及破损	确定符合要求方可使用
2. 开包	将无菌包放在清洁、干燥、平坦处，解开系带，卷放在包布下（或撕开粘贴的胶带）。按顺序依次打开包的外角和左右角，最后打开内角，检查化学指示卡颜色，用无菌持物钳取出所需物品，放在准备好的无菌区内 取小包内全部物品时，可将包托在手上打开。解开系带挽结，一手托住无菌包，另一手依次打开包布四角翻转塞入托包的手掌心内，准确地将包内物品放入无菌容器或无菌区域内（勿触碰容器口缘）（图 10 – 16）	手只能触及包布四角的外面，不可跨越无菌区
3. 还原系带	如包内物品未用完，按原折包好，系带横向缠绕	系带横向缠绕表示此包已开过
4. 记录	注明开包日期和时间，	已开过的无菌包有效期为24h

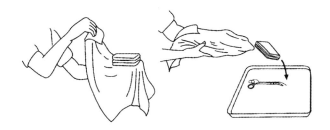

图 10 – 16　包内物品一次取出法

2. 注意事项

（1）打开无菌包时，手不可触及包布的内面，操作时手臂勿跨越无菌区。

（2）无菌包过期、潮湿或包内物品被污染时，须重新灭菌。包布有破损时不能使用。

【评价】

（1）无菌包准备方法正确，松紧适宜。

（2）保持无菌区域、无菌物品及无菌包未被污染。

（五）铺无菌盘

【目的】

将无菌治疗巾铺在清洁、干燥的治疗盘内，形成一无菌区，放置无菌物品。

【评估】

操作环境是否整洁、宽敞、安全，无菌物品是否存放合理，无菌包或容器外标签是否清楚，是否在有效期内。

【计划】

1. 护士准备

着装整洁，剪指甲，洗手，戴口罩，熟悉操作方法。

2. 用物准备

无菌持物钳，无菌巾包（内置治疗巾）、治疗盘、无菌物品及容器、标签、弯盘、笔。

治疗巾的折叠有纵折法和横折法，折好包扎灭菌备用。

纵折法：治疗巾纵折两次，再横折两次，开口边向外（图10-17）。

横折法：治疗巾横折后纵折，再重复一次（图10-18）。

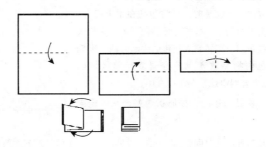

图 10-17　治疗巾纵折法

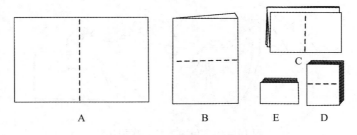

图 10-18　治疗巾横折法

3. 环境准备

光线适宜，整洁、宽敞。

【实施】

1. 操作方法

操作流程	操作步骤	要点与说明
1. 检查核对	检查无菌物品名称、灭菌日期、化学指示胶带符合使用要求，包布无潮湿、松散及破损	确保符合要求方可使用
2. 取治疗巾	按无菌包的使用法取出治疗巾	如包内治疗巾未用完则按原折包好，横向缠绕系带，注明开包日期和时间
3. 铺治疗巾	单层底铺法：双手捏住上层外面两角将其双折平铺于治疗盘上，将上层扇形折叠至对侧，开口向外（图10-19），手不可触及治疗巾内面，放入无菌物品后，上层盖上，上下层边缘对齐，开口处向上翻折两次，两侧边缘分别向下折一次，露出治疗盘边缘 双层底铺法：双手捏住无菌巾一边外面两角，轻轻抖开，从远到近折成双层底，将上层扇形折叠，开口边向外（图10-20），放入无菌物品后，拉平扇形折叠层，盖于物品上，边缘对齐 双巾铺盘法：夹取无菌巾一块。双手捏住无菌巾近侧一面的两角，由对侧向近侧平铺于治疗盘上，无菌面向上，夹好所需物品。夹取另一无菌巾，同法由近侧到对侧覆盖于治疗盘上，无菌面朝下，两巾边缘对齐，四周向上翻折一次	手不可触及无菌巾内面 上下层边缘对齐后翻折以保持无菌
4. 记录整理	在小卡片上记录盘内物品名称及铺盘时间，铺盘人姓名。	铺好的无菌盘若不立即使用，有效期不超过4h

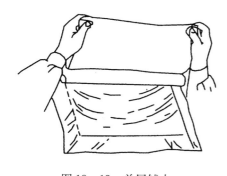

图10-19　单层铺巾

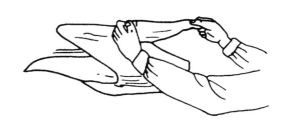

图10-20　双层铺巾

2. 注意事项

（1）铺无菌盘的区域必须清洁、干燥，无菌巾避免潮湿。

（2）操作中手、衣袖及其他非无菌物品不可触及无菌面。身体部位不可跨越无菌区。

【评价】

（1）无菌物品及无菌区域未被污染。

（2）无菌巾上物品放置有序，使用方便。

（六）戴脱无菌手套

【目的】

在某些医疗护理操作时为确保无菌效果，操作者需戴无菌手套。另外，在接触患者的体液和血液时应戴手套，以加强自我保护。

【评估】

操作环境是否整洁、宽敞、安全，无菌手套的号码是否合适，是否在有效期内。

【计划】

1. 护士准备

着装整洁，剪指甲，洗手，戴口罩，熟悉操作方法。

2. 用物准备

无菌手套包或一次性无菌手套包。

无菌手套包的准备：将手套的内面均匀涂滑石粉，将手套开口处向外反折 7~10cm，掌心向上分别放入手套左右口袋内（图 10-21），将手套袋用包布包好，贴好标签，注明型号，送灭菌处理。

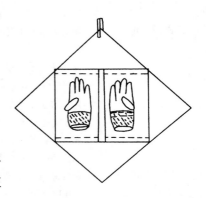

图 10-21　无菌手套的放置

3. 环境准备

光线适宜，整洁、宽敞。

【实施】

1. 操作方法

操作流程	操作步骤	要点与说明
1. 核对检查	核对无菌手套袋外的号码、灭菌日期，检查有无潮湿及破损	选择大小合适的手套 发现手套有破损，应立即更换
2. 开袋擦粉	手套袋平放于清洁、干燥的台面上打开，取出滑石粉包，涂擦双手	避开无菌区
3. 取戴手套	分次取戴手套法（图 10-22）：一手掀起手套袋开口处外层，另一手捏住手套翻折部分（即手套内面），取出手套，对准五指戴上；未戴手套的手掀起另一袋口，已戴手套的手指插入另一手套的翻折内面（即手套外面），取出手套，同法戴好 一次取戴手套法（图 10-23）：两手同时掀起手套袋开口处外层，分别捏住两只手套的反折部分，取出手套；将两手套五指对准，先戴一只手，再以戴好手套的手指插入另一只手套翻折部分，同法戴好	未戴手套的手不可触及手套的外面，已戴手套的手不可触及未戴手套的手及另一手套的内面（非无菌面） 戴好手套的双手应保持在腰以上、肩以下范围内活动
4. 脱下手套	操作毕，一手捏住另一手套口外面翻转脱下，再以脱下手套的手插入另一手套将其翻转脱下	勿使手套外面（污染面）接触皮肤
5. 整理用物	橡胶手套放消毒液内浸泡消毒 30 分钟，清洗，灭菌，备用；一次性无菌手套放入医疗垃圾袋内处理；洗手	规范整理、洗手

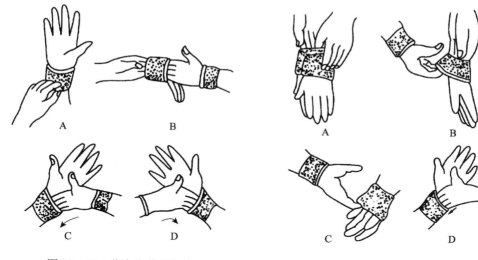

图 10 - 22　分次取戴手套法　　　　图 10 - 23　一次取戴手套法

2. 注意事项

（1）戴手套时防止手套外面（无菌面）触及任何非无菌的物品。

（2）未戴手套的手不可触及手套的外面，已戴手套的手不可触及未戴手套的手及另一手套的内面（非无菌面）。

（3）戴手套后，手臂不可下垂，应保持在腰以上、肩以下范围内活动，如发现破损或不慎污染，应立即更换。

（4）脱手套时，应从手套口往下翻转脱下，不可强拉手指和边缘部分，以免损坏。如手套上有血迹或污染严重时，应先在消毒液中洗净，再脱下浸泡。

【评价】

（1）保持无菌手套未被污染。

（2）戴、脱手套时未强行拉扯手套。

第四节　隔离技术

一、隔离的基本知识

（一）隔离的概念

隔离（isolation）是将传染病患者、高度易感人群安置在指定的地方，暂时避免和周围人群接触，以达到控制传染源，切断传播途径和保护易感人群的目的，对传染病患者采取的隔离称传染源隔离，对易感人群采取的隔离称为保护性隔离。

（二）隔离区域的设置

1. 病区设置

传染病区与普通病区应分开设置，远离食堂、水源和其他公共场所。相邻病区楼房相隔30m，侧面防护距离为10m，以防止空气对流传播。传染病区应有多个出口，以使工作人员和患者分道进出。

2. 病室设置

隔离病室门外及病床尾应设有隔离标志，门口置消毒液浸湿的脚垫，设挂衣架及隔离衣，备消毒手的用物（消毒液、手刷、一次性纸巾）和避污纸。

（三）患者的安置

1. 以患者为单位

每位患者有单独的生活环境，与其他患者隔离。

2. 以病种为单位

同病种患者可住在同一病室，但应与其他病种的传染病患者相隔离。

3. 以病室为单位

凡未确诊、发生混合感染、有强烈的传染性及危重患者，应住单间隔离室。

（四）隔离区域的划分

1. 清洁区（cleaning area）

未被病原微生物污染的区域，如治疗室、更衣室、配餐室、库房等。

2. 半污染区（cleaning – contaminated area）

有可能被病院微生物污染的区域，如医护办公室、检验室、病区内走廊等。

3. 污染区（contaminated area）

患者直接或间接接触被病原微生物污染的区域，如病房，厕所、浴室等。

二、隔离原则

（一）一般隔离消毒

（1）病房和病室门前悬挂隔离标志，门口设置消毒液浸湿的脚垫，消毒手的设施及避污纸。

（2）工作人员进入隔离室应按规定戴口罩、帽子，穿隔离衣。穿隔离衣后只能在规定范围内活动。一切操作要严格遵守隔离规程，接触患者或污染物品后必须消毒双手。

（3）穿隔离衣前，须计划周密，备齐所需的物品，集中完成各种护理操作，以减少穿脱隔离衣的次数和刷手的频率。

（4）患者接触过的物品或落地的物品应视为污染，消毒后方可给他人使用；患者的衣物、信件等须消毒后才能带出；患者的排泄物、分泌物、呕吐物必须经消毒处理后方可排放。

（5）病室空气每日消毒，可用紫外线照射或消毒液喷雾；每日晨间护理后，用消毒液擦拭床及床旁桌椅。

（6）严格执行陪伴和探视制度，向患者及陪护者、探视者做好健康宣传。

（7）经医生开出医嘱后方可解除隔离。

（二）终末消毒

终末消毒（terminal disinfection）是指对出院、转科或死亡患者及其所住病室、用物、医疗器械等进行的消毒处理。

1. 患者的终末消毒处理

（1）一般患者出院或转科前应沐浴、换上清洁衣服，个人用物须消毒处理后方可带出。

（2）死亡的患者，须用消毒液擦拭尸体，用无菌棉球填塞口、鼻、耳、肛门、阴道并更换伤口敷料，然后用一次性尸单包裹尸体。

2. 病室的终末消毒

（1）关闭病室门窗、打开床旁桌、摊开棉被、竖起床垫，用消毒液熏蒸或用紫外线照射消毒。

（2）然后打开门窗，用消毒液擦拭家具、地面。

（3）被服类放入标明"隔离"字样的污物袋内，消毒处理后再清洗。

（4）床垫、棉被或毛毯和枕芯还可用日光曝晒处理。其他用物及医疗器械按规定消毒处理（表10-2）。

表 10-2 传染病患者污染物品消毒法

类别	物品	消毒方法
病室	病室空间	消毒剂熏蒸、喷雾、紫外线照射
	地面、墙壁、家具	消毒剂喷雾、擦拭
医疗用品	金属、橡胶、搪瓷、玻璃类	消毒剂浸泡、煮沸、压力蒸汽灭菌
	血压计、听诊器、手电筒	环氧乙烷气体熏蒸、消毒剂擦拭
	体温计	过氧乙酸、碘伏等浸泡
日常用品	餐具、茶具、药杯	消毒剂浸泡、煮沸、微波消毒
	信件、书报、票证	环氧乙烷气体熏蒸
	衣服、被单等布类	消毒剂浸泡、煮沸、压力蒸汽灭菌
被服类	枕芯、被褥、毛纺织品	消毒剂熏蒸、日光暴晒
其他	排泄物、分泌物、呕吐物、引流液	漂白粉或过氧乙酸浸泡、痰盛于蜡纸盒内焚烧
	便盆、痰盂、痰具	漂白粉或过氧乙酸浸泡
	剩余食物	煮沸消毒30分钟后弃去
	垃圾	焚烧

三、隔离种类

按传播途径不同，将隔离进行分类，并按要求实行相应的隔离措施（表10-3）。

表 10-3 隔离种类及措施

隔离种类	适用范围	隔离措施
严密隔离	适用于经飞沫、分泌物、排泄物直接或间接传播的烈性传染病，如霍乱、鼠疫、非典型性肺炎（SARS）等。凡传染性高、死亡率高的传染病均须采取严密隔离	①患者应住住单独病室，关闭通向走廊的门窗，室外挂醒目标志，室内用具力求简单和耐消毒，禁止患者外出、探视，并禁止探视和陪护 ②接触患者时，必须带口罩、帽子、穿隔离衣、鞋，必要时戴手套，消毒措施必须严格 ③患者的分泌物、排泄物、呕吐物须经彻底消毒处理后再倾倒。污染敷料装袋标记后送焚烧处理 ④室内空气、地面用消毒液喷洒或紫外线消毒，每日一次

隔离种类	适用范围	隔离措施
呼吸道隔离	适用于经空气中飞沫短距离传播的感染性疾病，如流行性感冒（流感）流行性脑脊髓膜炎（流脑）、百日咳等	①同种病原菌感染者可同住一室，有条件时尽量使隔离病室远离其他病区，通向走廊的门、窗需关闭。患者离开病室须戴口罩 ②接触此类患者时须戴口罩，并保持口罩的干燥，必要时穿隔离衣 ③患者口、鼻及呼吸道分泌物须经过消毒处理后方可排放。为患者准备专用痰盂或痰杯，用后严格消毒处理 ④室内空气用紫外线照射或过氧乙酸消毒液喷雾消毒，每日2次
肠道隔离	适用于经污染的食物或水源所引起传播的疾病，如伤寒、细菌性痢疾、甲型肝炎等	①不同病种患者最好能分室居住，如同居一室，须做好床边隔离，床间距1m以上，患者不得互相交换物品 ②工作人员按病种分别穿隔离衣，接触污染物时戴手套 ③患者的食具、便器专用并严格消毒，剩余的食物或排泄物均应消毒处理后才能倒掉 ④病室应有防蝇设备，并做到无蟑螂、无鼠
接触隔离	适用于经体表或伤口直接、间接接触而感染的疾病，如破伤风、气性坏疽等	①患者应住单间病室，禁止接触他人，并禁止探视和防护 ②接触患者时需戴口罩、帽子、手套，穿隔离衣；工作人员的手或皮肤有破损时应避免接触患者，必要时戴双层手套。 ③凡患者接触过的一切物品，如被单、衣物、换药器械等均应先灭菌，然后再进行清洁、消毒、灭菌。污敷料应焚烧处理
血液－体液隔离	适用于预防血液或体液的传染性疾病，如乙型肝炎、艾滋病、梅毒等	①同种病原体感染者可同住一室，必要时住单间隔离室 ②工作人员严防被注射针头等锐器刺破，护理患者前后应严格洗手或手消毒，若手被血液、体液污染或可能污染，应立即用消毒液洗手；为防止血溅，应戴口罩及护目镜；若血液或体液可能污染工作服时需穿防水隔离衣；接触血液或体液时应戴手套 ③被血液或体液污染的室内表面物品，立即用消毒液擦拭或喷洒 ④被血液或体液污染的物品，应装袋标记后送消毒或焚烧；用过的针头应放入防水、防刺破、有标记的容器内，集中处理
昆虫隔离	适用于以昆虫为媒介而传播的疾病，如乙型脑炎、流行性出血热、疟疾、斑疹伤寒等。	①疟疾及乙型脑炎主要由蚊子传播，病室应有蚊帐及其他防蚊设施。 ②斑疹伤寒患者入院时，应经灭虱处理后，才能住进同种病室 ③流行性出血热由野鼠、螨虫传播：做好灭鼠和灭螨工作；向野外作业者宣传，采取必要的防护措施
保护性隔离（反向隔离）	适用于抵抗力低或极易感染的患者，如严重烧伤、早产儿、白血病、脏器移植及免疫缺陷患者等	①设专用隔离室，患者住单间病室隔离 ②凡进入病室内人员应穿戴灭菌后的隔离衣（外面为清洁面，内面为污染面）、帽子、口罩、手套及拖鞋；接触患者前后及护理另一位患者前均应洗手 ③凡患者呼吸道疾病或咽部带菌包括工作人员，均应避免接触患者。禁止入室探视、特殊情况必须探视者，应采取相应的隔离措施 ④未经消毒处理的物品不可带入隔离区 ⑤病室内空气、地面、家具等均应严格消毒并通风换气

四、隔离技术

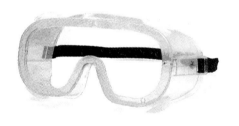

图 10 - 24 医用防护眼镜（眼罩）

（一）口罩、帽子的使用

【目的】

保护患者及工作人员、防止飞沫污染无菌物品或清洁物品；帽子可防止工作人员头屑飘落，头发散落或被污染。

【评估】

患者病情，目前采取的隔离种类。

【计划】

1. 护士准备

着装整洁，剪指甲，洗手，熟悉操作方法。

2. 用物准备

备好清洁纱布口罩（一般病房用 6～8 层，传染病房用 12 层纱布制成）或一次性外科口罩（用过氧乙烯纤维滤纸制成，宽 14cm，长 16～18cm，带长 30cm）帽子或一次性帽子、污染袋。

3. 环境准备

整洁、宽敞。

【实施】

1. 操作方法

操作流程	操作步骤	要点与说明
1. 洗净双手	戴、脱帽子、口罩之前均应洗净双手	遵守无菌及隔离原则
2. 穿戴整齐	帽子应遮住全部头发，口罩应遮住口鼻（图 10 - 25）	
3. 取放口罩	操作毕，洗手后取下口罩，并将污染面向内折叠，放入小塑料袋内再放入衣服口袋内。	口罩不用时不可挂在胸前
4. 用后处理	离开污染区前将口罩、帽子放入特定污物袋内，集中处理	手不可接触污染面

2. 注意事项

（1）口罩用后，立即取下，不可悬挂在胸前，取下时手不可接触污染面。

（2）帽子、口罩应勤换洗，保持清洁。纱布口罩使用 4 ~8h 应更换；一次性口罩使用不超过 4h；接触严密隔离的传染病患者应每次更换。

（3）戴上口罩后，避免咳嗽和不必要的谈话；不可用污染的手触摸口罩；口罩污染或潮湿时，应立即更换。

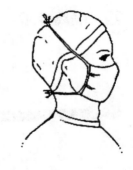

图 10 - 25　戴口罩、帽子

【评价】

（1）帽子、口罩戴法正确。

（2）取下的口罩放置妥当。

（3）帽子、口罩保持清洁、干燥，无污染发生。

知识拓展

N95 型口罩（图 10 - 26）

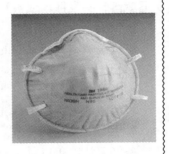

图 10 - 26　N95 型口罩

　　N95 型口罩是美国国家职业安全卫生研究所（NIOSH）认证的 9 种防颗粒物口罩中的一种。NIOSH 的 9 种标准根据耐油性分为"N"、"R"、"P"，根据捕捉率分为"95"、"99"与"100"。"N"表示"不耐油"，"R"表示"耐油"，"P"表示"防油"。由于生物性微粒多属非油性颗粒，因此医疗机构使用"N"级即可。N95 中的"95"指的是能将 95% 或以上的 0.3μm 以下的悬浮微粒予以隔离。N95 口罩密合性好，可以预防由患者体液或血液飞溅引起的飞沫传染。N95 口罩也是美国指定用于防范结核杆菌的口罩，可以有效滤除结核杆菌（直径为 0.3 ~0.6μm，长 1 ~4μm）。

（二）手的消毒

【目的】

除去手上污垢及沾染的致病菌，避免污染无菌物品及清洁物品，可有效地避免传染和交叉感染，是保护患者及医务人员的重要措施。

【评估】

患者病情，目前采取的隔离种类、隔离措施等。

【计划】

1. 护士准备

着装整洁，修剪指甲，取下手上的饰物及手表。

2. 用物准备

流动水洗手设备，开关采用脚踏式、肘式或感应式，无洗手池设备可备消毒液和清水一盆；消毒手刷、10% 肥皂液、干手机、消毒小毛巾或纸巾、避污纸、污物桶。

3. 环境准备

整洁、宽敞、安全，物品放置合理。

【实施】

1. 操作方法

操作流程	操作步骤	要点与说明
▲卫生洗手法	适用于医护人员进行各种操作前后手的清洁	
湿润双手	打开水龙头，调节合适的水流、水温，浸湿双手	
取洗手液	取适量洗手液或肥皂液于掌心	
揉搓双手	按"七步洗手法"顺序揉搓双手：①掌心相对，手指并拢相互揉搓；②手心对手背沿指缝相互揉搓，双手交换进行；③掌心相对，双手交叉沿指缝相互揉搓；④一手握另一手大拇指旋转揉搓，双手交换进行；⑤弯曲各手指关节，半握拳把指背放在另一掌心旋转揉搓，双手交换进行；⑥把指尖合拢在另一手掌心旋转揉搓，双手交换进行；⑦洗手腕、手臂，双手交换进行（图10-27）	每步揉搓时间不少于3秒，总时间不少于15秒，范围至腕上10cm
冲洗双手	打开水龙头，让流水自腕部流向指尖进行冲洗，洗净后关闭水龙头	避免溅湿工作服
擦干双手	用纸巾自上而下擦干双手或用干手机烘干	若是擦手小毛巾应保持清洁、干燥，每日消毒
刷手法	适用于接触传染源后手的消毒，湿润双手	打开水龙头，湿润双手
刷手	用手刷蘸洗手液或肥皂液，按前臂→腕部→手掌→手指→指缝→指甲顺序刷洗，每只手刷30秒，流水冲净，换手刷同法刷另一手按上述顺序再刷洗一遍，共刷2min	刷手时，衣服不可接触水池，刷洗范围应超过被污染范围，手刷及容器应每日消毒
冲洗双手	打开水龙头，流水洗净后关闭水龙头。	冲洗时，腕部要低于肘部，使污水流向指尖；操作中应保持水龙头清洁
擦干双手	用纸巾自上而下擦干双手或用干手机烘干	
▲浸泡消毒法	适用于无洗手设备	
浸泡双手	双手浸泡在消毒液内	消毒液要浸没肘部及以下
擦洗双手	用小毛巾或手刷按顺序反复刷洗2min 擦干双手	用清水洗净后擦干双手

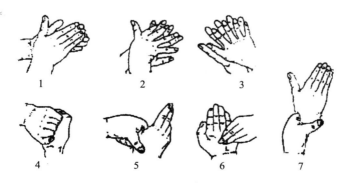

图10-27　七步洗手法

2. 注意事项

（1）洗手时身体勿靠近水池，以免隔离衣污染水池边缘或溅湿工作服。

（2）肥皂液应每日更换，手刷及容器应每日消毒。

【评价】

（1）符合隔离消毒原则，动作轻稳。准确、规范，态度认真，一丝不苟。

（2）保持清洁区和清洁物品未被污染。

（3）手的消毒方法正确，冲洗彻底。

（三）穿、脱隔离衣

【目的】

保护工作人员和患者，避免交叉感染。

【评估】

患者病情，目前采取的隔离种类、隔离措施等。

【计划】

1. 护士准备

穿好工作服，洗手，戴帽子、口罩，取下手表，卷袖过肘（冬季卷过前臂中部），熟悉操作方法及注意事项。

2. 用物准备

隔离衣、挂衣架、消毒手的设备、污衣袋。

3. 环境准备

环境整洁、宽敞、干燥、安全，用物摆放合理。

【实施】

1. 操作方法

操作流程	操作步骤	要点与说明
1. 准备工作	穿隔离衣法（图 10 - 28） 取下手表，卷袖过肘，戴好帽子、口罩	
2. 取隔离衣	手持衣领取下隔离衣，将衣领两端向外折齐，露出袖内口，使清洁面朝向自己	隔离衣内面及领子为清洁面
3. 穿好衣袖	一手持衣领，另一手伸入袖内，举起手臂将衣袖抖上，露出手；换手持衣领，按上法穿好另一袖	
4. 扣好领扣	两手持衣领，由领子中央向后理顺领边，扣上领扣	污染的袖口不可触及衣领、面部和帽子
5. 扣好袖口	扣好袖口或系上袖带	此时手已被污染
6. 折襟系带	将隔离衣一边（约腰下5cm处）渐向前拉，见到边缘后用同侧手捏住衣外面边缘，同法捏住另一侧；双手在背后将边缘对齐，向一侧折叠并以一手按住，另一手将同侧腰带拉至背后压住折叠处，换手拉另一侧腰带，双手将腰带在背后交叉，再回到前面打一活结	手不可触及隔离衣内面。穿好隔离衣后不能进入清洁区
7. 进行操作	进行隔离操作 脱隔离衣法（图 10 - 29）	
8. 解开腰带	解开腰带在前面打活结	手不可触及隔离衣内面
9. 解开袖口	解开袖口，在肘部将部分衣袖塞入工作服衣袖内	勿使衣袖外面塞入袖内

续表

操作流程	操作步骤	要点与说明
10. 消毒双手	按手的消毒法刷洗双手，擦干	
11. 解开领口	解开领口	保持衣领清洁
12. 脱下衣袖	一手伸入另一侧袖口内，拉下衣袖过手（遮住手），再用衣袖遮住的手在外面拉下另一衣袖，两手在袖内使袖子对齐。双臂逐渐退出	
13. 挂隔离衣	双手持衣领，将隔离衣两边对齐，挂在衣钩上；不再穿的隔离衣，脱下后清洁面向外，卷好投入污衣袋中	脱下的隔离衣对齐挂好，如挂在污染区清洁面向内，挂在半污染区则清洁面向外

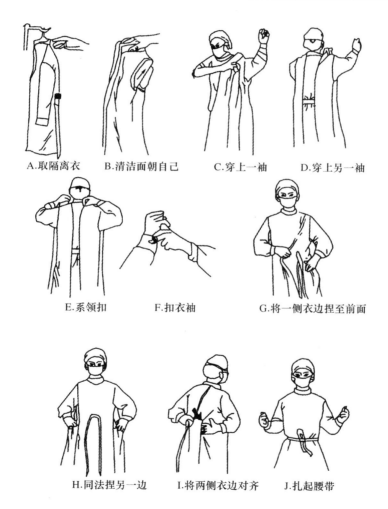

A.取隔离衣   B.清洁面朝自己   C.穿上一袖   D.穿上另一袖

E.系领扣   F.扣衣袖   G.将一侧衣边捏至前面

H.同法捏另一边   I.将两侧衣边对齐   J.扎起腰带

图 10-28 穿隔离衣法

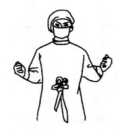
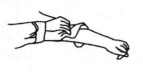

A.松开腰带在前面打一活结   B.将衣袖向上拉，塞在上臂袖下

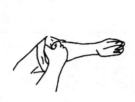
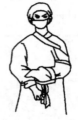
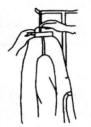

C.用清洁手拉袖口   D.将另一只手放在袖内，   E.提出起衣领，对齐
内的清洁面   拉另一袖的污染面   衣边挂在衣钩上

图 10-29 脱隔离衣法

2. 注意事项

（1）隔离衣长短合适，须覆盖全部工作服；有破损则不可使用。

（2）隔离衣内面及领子保持清洁避免污染（保护性隔离则内面为污染面）。

（3）隔离衣挂在半污染区，清洁面向外；挂在污染区，则污染面向外。

（4）隔离衣每日更换消毒，若潮湿或被污染，立即更换。

（5）穿好隔离衣后不能进入清洁区。

【评价】

（1）隔离观念强，操作者、环境、物品无污染。

（2）手的消毒方法正确，冲洗彻底，隔离衣未被溅湿。

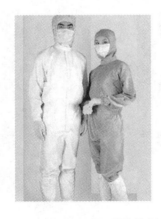

图 10-30 医用防护服

知识拓展

医用防护服（图 10-30）

采用特殊技术和设备将聚四氟乙烯微孔薄膜与涤纶塔府绸复合层压而成，具有阻隔血液、粉尘、液滴、飞沫、防水、透湿等多项功能，降低细菌、病毒向医护人员传播的几率。

（五）避污纸的使用

避污纸为备用的清洁纸片，其使用目的是做简单操作或拿取物品，可保持双手或物品不被污染，以省略消毒手续。如用清洁的手取用污染物品时，垫着避污纸可避免手被污染；用污染的手取用清洁物品时，垫着避污纸可避免物品被污染。取避污纸时，应从页面抓取，不可掀页撕取（图10-31），以保持一面为清洁面。避污纸用后应立即丢入医用垃圾桶内，集中焚烧处理。

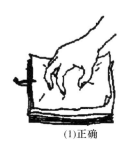 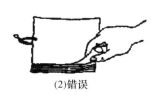

(1)正确　　　　　　　　　(2)错误

图 10-31　取用避污纸

第五节　供应室

一、供应室的设置

供应室是医院无菌器材的供应部门，要求周围环境清洁、无污染源。室内采光、通风好，有净化及污水排放设施，墙面、地面应光滑，便于冲洗。供应室应分为污染区、清洁区和灭菌区。清洁、消毒物品的路线只能由污染区到清洁区，不可逆行，以确保消毒灭菌物品不被污染。

二、供应室的工作

供应室的任务是对医疗器械的清洗、包装、灭菌、存放和供应以及各种敷料的加工、物品保养等。工作人员要掌握现代科学的消毒灭菌方法，保证医疗器械的无菌和各种物品齐全完好，以利全院急救、治疗、护理工作的顺利进行。各区的工作内容如下：

（一）污染区

1. 回收室

回收各种污染物品，进行分类。

2. 洗涤室

清洗回收各类可重复使用的物品，先以化学消毒剂处理，然后用洗涤剂清洗，再用清水冲净。一次性物品消毒后统一处理，严禁重复使用。

（二）清洁区

1. 包装室

将已清洗的物品进行检查、包装，包外要标明名称、灭菌日期，送灭菌处理。

2. 敷料室

加工各种敷料。

3. 贮藏室

贮藏各种器械和未加工的原料，如棉花、纱布等。

（三）无菌室

1. 压力蒸汽灭菌室

应单独设置，由经过专门培训的人员负责将包装好的物品进行灭菌处理。

2. 发放室

存放已灭菌物品和分发各种无菌物品。

三、常用物品的保养方法

为了延长物品使用期限，节约国家财富，应做好物品的保养。

（一）搪瓷类

搪瓷类物品应避免碰撞，勿与强酸强碱接触，勿与粗糙物摩擦，以防脱瓷生锈。

（二）玻璃类

玻璃类物品应稳拿轻放；避免骤冷骤热导致突然收缩膨胀而炸裂；防止磕碰，可防置盒中或用纸包裹保存。

（三）橡胶类

橡胶类物品要防冷变硬，防热变形、变软；防止被锐利物品刺破；并防止与挥发性液体或酸碱物质接触，以免侵蚀变质。橡胶单应晾干，撒上滑石粉后卷起保存。橡胶导管晾干后应竖直放于盒内，撒上滑石粉保存。橡胶袋类应倒挂晾干，吹入少量空气后旋紧塞子保存，以防粘连。

（四）金属类

金属类物品应涂油保护，以防锈蚀；锐利器应分别放置，刃面用棉花包裹，以防碰撞，损伤锋刃。

（五）布类及毛织品

布类物品应防火、防霉、防钩破；毛织品应防蛀，要勤晒，并放防虫蛀的制品保存。

（六）一次性使用物品

一次性使用无菌医疗器材应存放于清洁、干燥、通风良好的地方，保证使用时符合无菌、无破损、在有效期内。各科室用后先进行初步的消毒处理，在有供应室按发出数量回收后集中进行毁形和无害化处理，最后由当地疾控中心认可的部门将其再利用或集中送焚烧处理。

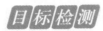

目标检测

一、单项选择题

1. 下列防止交叉感染的最重要的措施是

A.无菌物品应放在清洁、干燥、固定的地方

B.无菌物品应定期检查

C.一份无菌物品只能供一个患者使用

D.无菌操作前洗手、修剪指甲

2.杀菌力强，功效最高的灭菌法是

A.煮沸法　　　　　B.高压蒸汽灭菌法　C.熏蒸法　　　　　　D.浸泡法

3.应用紫外线消毒空气时，有效距离与时间是

A.2.5m 30min　　　　　　　　　　B.3m 45min

C.3.5m 60min　　　　　　　　　　D.2m 30min

4.穿脱隔离衣时要避免污染

A.领子　　　　　　B.胸前　　　　　　C.背部　　　　　　　D.袖子的后面

5.护士小王在为患者李某行导尿术时，发现手套破裂，你认为正确的处理方法是

A.用无菌纱布将破裂处包裹好　　　　B.用无菌治疗巾包裹手指操作

C.立即更换无菌手套　　　　　　　　D.立即修补后再使用

二、简答题

1.简述化学消毒灭菌剂的使用原则

2.如何保管无菌物品？

3.一般消毒隔离原则的内容有哪些？

三、病例分析题

1.患者，王某，女，25岁，剖腹产术后。今天护士小李要为其伤口换药，小李要准备换药盘。

请问：（1）小李要遵守哪些操作原则？

（2）小李如何铺无菌盘？

2.患者，田某，60岁，几天来出现腹痛、频繁腹泻、排黏液脓血便、里急后重，体温高达40℃，初步诊断为细菌性痢疾，收入传染病区。

请问：（1）护士应该怎样安置患者？

（2）对该患者应该采取哪些隔离措施？

（3）护理传染患者时护士应该怎样加强自身防护？

（庄凤娟）

第十一章

患者清洁的护理

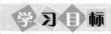

1. 掌握口腔护理的目的及适应证。
2. 掌握压疮的概念、发生原因、易发部位、分期、护理措施及预防措施。
3. 熟悉口腔护理、头发护理、皮肤护理的评估方法。
4. 了解晨晚间护理的内容。
5. 熟练掌握特殊口腔护理。
6. 学会床上洗发、床上擦浴、背部按摩。

【引导案例】

患者李某，男性，36岁。因截瘫长期卧床，护士巡视病房时发现患者口唇干燥，口腔黏膜有破损，口腔内有异味；骶尾部皮肤呈紫红色，有硬结，皮肤表面有数个大小不等的水疱。

请问：

1. 该患者出现了哪些并发症？
2. 护士应为患者提供哪些护理？

清洁是人类的基本需要，是获得健康和避免疾病的重要途径。通过清洁可以去除身体表面的污垢及微生物，促进血液循环，预防感染和并发症。同时，清洁可以增加个体的舒适感，维持良好的个人形象。

在日常生活中，健康人能够满足自身的清洁需求。但当个体患病时，由于疾病的原因，自理能力下降，一般不能自行清洁。因此护士应为患者进行清洁护理，维持患者在身心最佳状态。

第一节　口腔护理

口腔是消化道的起始端，存有大量的致病性微生物和非致病性微生物，口腔的温度、湿度和食物残渣非常适宜微生物的生长繁殖，因此口腔也是病原微生物侵入人体的主要途径。个体处于健康状态时，由于机体抵抗力强，唾液中溶菌酶的杀菌作用，再加上饮水、进食、漱口、刷牙等活动都可减少和清除微生物，一般不会引起口腔疾患；当个体处于疾病状态时，由于抵抗力下降，唾液分泌减少，饮水、进食、漱口、刷牙等活动减少，细菌在口腔内迅速繁殖，常可引起口臭、口腔的局部炎症、溃疡及其他并发症。口腔出现的健康问题常可导致食欲减退、消化功能下降，并影响患者的自我形象。因此，口腔护理对预防疾病，促进患者的康复有十分重要的意义。

一、口腔护理评估

1. 患者的一般情况

评估患者的年龄、病情、意识状态、进食情况、自理能力、语言理解能力及配合程度等。

2. 患者的口腔状况

观察患者口唇、口腔黏膜、牙齿、牙龈、舌、颚的情况，口腔有无异味等。

3. 口腔的保健知识

评估患者对保持口腔卫生的重要性及预防口腔疾患相关知识的了解程度。

口腔护理评估表（表11-1）共12项，分值1表示较好，分值2表示差，分值3表示很差。所有项目得分后累计相加得出总分，分值从12～36分。总分值越高，表示越应加强口腔护理。

表 11-1　口腔护理评估表

部位 \ 分值	1	2	3
黏膜	湿润、完整	干燥、完整	干燥、黏膜破损或有溃疡面
牙龈	无出血及萎缩	轻微萎缩，出血	牙龈有萎缩，容易出血、肿胀
唾液	中量、透明	少量或多量	半透明或黏稠
腭	湿润，无或有少量碎屑	干燥，有少量或中量碎屑	干燥，有大量碎屑
舌	湿润，少量舌苔	干燥，有中量舌苔	干燥，有大量舌苔，或覆盖黄色舌苔
气味	无味或有味	有难闻气味	有刺鼻气味
牙/义齿	无龋齿，义齿合适	中量牙垢，无龋齿，义齿不合适	有许多空洞，有裂缝，义齿不合适或齿间流脓液
牙垢/牙石	无牙垢或有少许牙垢	有少量至中量的牙垢，或中量牙石	有大量牙垢或牙石
唇	润滑、质软、无裂口	干燥有少量痂皮，有裂口，有出血倾向	干燥，有裂口，有大量痂皮，有分泌物，易出血
损伤	无	唇有损伤	口腔内有损伤
自理能力	全部自理	需部分帮助后能自理	完全需要帮助
患者教育评价	大部分知识是来自实践，刷牙有效，使用牙线清洁牙齿	有些错误观念，刷牙有效，未用牙线清洁牙齿	很少清洁口腔，刷牙有效，未用牙线清洁牙齿

二、口腔的清洁护理

根据患者的自理能力分为口腔卫生指导和特殊口腔护理。

（一）口腔卫生指导

口腔卫生指导适用于能够完全自理或部分自理的患者，护士应协助患者进行口腔清洁并向患者进行健康教育。

1. 牙具的选择

牙刷应尽量选用外形较小、表面平滑的尼龙毛刷，柔软的牙刷不会损伤牙龈。不要使用硬毛牙刷，因为它不仅对牙齿清洁效果不佳，而且容易导致牙齿的磨损及牙龈的损伤。牙刷应每隔三个月更换一次。牙膏应无腐蚀性，长期使用具有腐蚀性的牙膏可损伤牙齿，药物牙膏一般能抑制细菌的生长，起到预防龋齿和治疗牙齿过敏的作用，可根据需要选用。牙膏一般不宜常用一种，应经常更换。

2. 指导正确的刷牙方法

一般刷牙在早晨起床后、临睡前进行，有些人每餐后也要刷牙。每次刷牙至少3分钟，认真刷洗牙齿的三个面。刷洗牙齿外面时，将牙刷的尖端轻轻放于牙齿周围的龈沟上，牙刷的刷毛与牙齿成45°角，以快速的环形震动来回清刷，每次刷牙只刷2~3个牙齿，每刷完一个部位后，再刷相邻部位。对于前排牙齿的内面，可用牙刷毛面的尖端以环形方式刷洗。刷洗咬合面时，应将牙刷毛面平放在牙齿的咬合面上，稍用力作前后来回刷（图11-1）。刷完牙齿后，再刷舌面，之后漱口，直到口腔完全清洁为止。

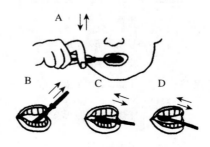

图 11 -1 刷牙方法

3. 牙线剔牙法

单纯的刷牙不能彻底清除牙齿周围的碎屑。使用牙线可增加清理效果。尼龙线、丝线、涤纶线均可作牙线，市售的专用牙签线更方便。一般在餐后使用，取出一段牙线（约长30cm），将线两端缠在左右手中指上，用食指和拇指绷紧牙线，两手间牙线的长度约5cm，用缓和的拉锯样的动作，将牙线拉入两牙之间，把牙线紧贴牙面成"C"字形，缓和地从牙根向牙冠方向移动，即可清除附着在牙齿上的牙垢。每一个牙面要上下剔刮4~6次，直至牙面清洁为止，最后漱口（图11-2）。

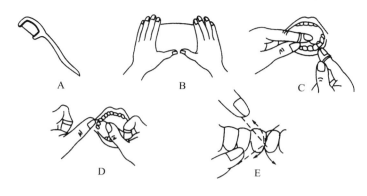

图 11 - 2　牙线剔牙法

4. 指导患者养成良好的卫生习惯

指导患者早、晚刷牙，饭后及进食酸性或糖类食物后及时漱口。鼓励患者多饮水，保持口腔湿润。

5. 义齿的清洁与护理

义齿和真牙一样，也会积聚一些食物残渣和牙垢，同样需要清洁和护理。每次餐后应取下义齿，用软毛刷涂牙膏或专用清洗液刷洗义齿的各个面，最后用清水冲洗干净。患者不佩戴时，可将义齿保存于冷开水或专用护理液中。义齿不可浸入热水中，也不可用乙醇等消毒液浸泡和擦拭消毒，以免变色、变形和老化。

（二）特殊口腔护理

特殊口腔护理适用于高热、昏迷、禁食、鼻饲、口腔疾患、大手术后及生活不能自理的患者。一般每日进行 2 ~ 3 次。如病情需要，可酌情增加次数。

【目的】

（1）减少口腔内病原微生物，预防口腔感染等并发症。

（2）保持口腔清洁湿润，去除口臭、牙垢，增进食欲，增进患者舒适。

（3）观察口腔黏膜、舌苔及口腔特殊气味的改变，提供病情变化的信息，协助诊断疾病。

【计划】

1. 护士准备

衣帽整洁，洗手、戴口罩，必要时准备手套。

2. 用物准备

（1）治疗盘内备　治疗碗（内盛漱口液浸润的棉球 16 个左右）、弯盘、弯血管钳、平镊、压舌板、治疗巾、棉签、漱口杯（内备温开水）、吸水管、手电筒、纱布，必要时可备开口器。如使用一次性口腔护理包，包内已有干棉球、弯止血钳、平镊、压舌板、治疗巾、弯盘、方盘（作用同治疗碗），只需准备棉签、漱口杯（内备温开水）、吸水管、手电筒、纱布、开口器即可。

（2）漱口溶液见表 11 - 2。

表 11 - 2　口腔护理常用漱口溶液

溶液名称	浓度	作用
氯化钠溶液	0.9%	清洁口腔、预防感染
复方硼砂溶液（朵贝尔溶液）		轻度抑菌，除臭
过氧化氢溶液	1%～3%	遇有机物时，放出新氧，抗菌除臭。
硼酸溶液	2%～3%	酸性防腐剂，抑菌作用
碳酸氢钠溶液	1%～4%	碱性溶液，用于真菌感染
呋喃西林溶液	0.02%	清洁口腔，广谱抗菌
醋酸溶液	0.1%	用于铜绿假单胞菌感染
洗必泰	0.01%	清洁口腔，广谱抗菌
甲硝唑溶液	0.08%	用于厌氧菌感染，清热、解毒、消肿、止血、抗菌

（3）根据需要备外用药，如液体石蜡、新霉素、冰硼散、西瓜霜、金霉素甘油等。

3. 患者准备

（1）患者了解特殊口腔护理的目的、方法及配合要点，愿意合作。

（2）卧床患者根据病情可取侧卧位或仰卧位，取仰卧位的患者头偏向一侧。

（3）如有义齿，协助取下并妥善放置。

4. 环境准备　安静、整洁、宽敞、明亮。

【实施】

1. 操作方法

操作流程	操作步骤	要点与说明
1. 准备用物	洗手，戴口罩，必要时戴手套 备齐用物携至床旁	预防交叉感染 清点棉球数量
2. 核对解释	根据医嘱核对并评估患者 向患者解释操作目的、方法及配合要点	确认患者并了解病情 解除患者的紧张情绪，使患者有安全感，取得合作
3. 安置体位	协助患者取侧卧位或仰卧位（头偏向护士）	防止误吸
4. 铺巾置盘	铺治疗巾于患者颌下，弯盘置于患者口角旁	保护床上用物不被污染
5. 协助漱口	湿润口唇 协助清醒患者用吸水管吸水漱口（图11-3）	防止张口时口唇裂开 昏迷患者禁忌漱口
6. 观察口腔	嘱患者张口，护士一手持手电筒，一手用压舌板轻轻撑开患者颊部，观察口腔情况 有活动义齿者，协助取下	昏迷患者或牙关紧闭者用开口器协助开口 清洗义齿，妥善放置
	嘱患者咬合上下齿，用压舌板轻轻撑开一侧颊部，以弯止血钳夹取用漱口液浸湿的棉球，依次由内向外纵向擦洗牙齿的外侧面，从磨牙至门齿。同法擦洗对侧。	一次只夹一个棉球，且要夹紧，防止棉球掉入呼吸道影响呼吸。 棉球不可过湿，防止液体滴入呼吸道引起呛咳。

续表

操作流程	操作步骤	要点与说明
7. 擦洗口腔	嘱患者张口，依次擦洗牙齿的上内侧面、上咬合面、下内侧面、下咬合面，再弧形擦洗颊部，同法擦洗对侧。 擦洗舌面及硬腭部	擦洗时一般按照先对侧后近侧，先上后下的顺序，避免遗漏。 勿触及软腭、咽部，以免引起患者恶心
	擦洗毕，协助清醒患者用吸水管吸水漱口，吐入弯盘内，用纱布擦净口唇	保持口腔清爽
8. 漱口涂药	再次观察口腔，如口腔黏膜有溃疡，可局部涂药。口唇干裂者，涂液体石蜡	
9. 整理记录	撤去治疗巾，协助患者取舒适卧位，整理用物及床单位，清点棉球数量。 洗手记录时间、口腔状况	保证操作前后棉球数量一致，防止遗落在口腔内

2. 注意事项

（1）操作时动作要轻柔，钳端应被包裹在棉球内，勿直接接触患者口腔黏膜及牙龈，以免造成损伤，凝血功能差的患者尤应注意。

（2）操作前后应清点棉球数量，保持一致，防止棉球遗落在口腔内。

（3）昏迷患者禁忌漱口。需使用张口器时，应从臼齿处放入（牙关紧闭者不可用暴力助其张口）。擦洗时棉球不可过湿，以防患者误将溶液吸入呼吸道。每次只夹取一个棉球，且要夹紧，防止棉球遗落在口腔内。一个棉球只擦一个部位。

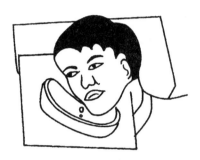

图 11 - 3　特殊口腔护理

（4）长期使用抗生素的患者，应注意观察口腔内有无真菌感染。

（5）传染病患者的用物按隔离消毒原则处理。

【评价】

（1）患者感到清洁、舒适、无刺激。

（2）患者口腔内溃疡和感染减轻或痊愈。

（3）患者及其家属学会口腔清洁和保健的方法。

（4）护士操作方法正确、熟练，未引起患者不适或并发症。

第二节　头发护理

头部是人体皮脂腺分布最多的部位，皮脂、汗液伴灰尘常粘附于毛发、头皮，形成污垢，不仅会散发难闻气味，影响患者的舒适及个人形象，还会导致脱发和其他头皮疾患。对于病情较重或自理能力低下的患者，护士应经常为患者洗发，每日为患者梳发、按摩头皮，以保持患者头发和头皮的清洁，增加患者的舒适感，维护患者的个人形象，促进头部血液循环，预防感染的发生。

一、头发护理评估

1. 头发卫生状况

评估头发的长度、清洁状况、脆性与韧性、尾端有无分叉；头皮有无瘙痒、破损、皮疹等；头部有无异味。

2. 自理能力状况

评估患者是否卧床，肢体活动是否受限，自行梳发或洗发的能力。

3. 头发护理知识

评估患者及其家属对头发护理的重要性及护理方法的了解程度。

二、头发清洁护理

（一）床上梳头

【目的】

（1）按摩头皮，促进血液循环，预防并发症。

（2）使患者清洁、舒适，促进心身健康。

（3）维护患者的自尊和自信，建立良好的护患关系。

【评估】

（1）患者的病情、自理能力、梳洗习惯、心理反应及合作程度。

（2）患者头发的分布、浓密度、长度、脆性及韧性、卫生情况及头皮有无损伤等。

【计划】

1. 护士准备

衣帽整洁，洗手、戴口罩。

2. 用物准备

毛巾（治疗巾），梳子。必要时备橡皮圈或发夹，30%乙醇和纸袋。

3. 患者准备

了解头发护理目的、方法及配合要点，愿意合作。病情允许时，可取坐位、半坐卧位；病情较重，可取仰卧位头偏向一侧。

4. 环境准备

宽敞、明亮、无异味。

【实施】

1. 操作方法

操作流程	操作步骤	要点说明
1. 准备用物	洗手，戴口罩 备齐用物携至床旁	预防交叉感染
2. 核对解释	核对并评估患者 向患者解释操作目的、方法及配合要点	确认患者并了解病情 解除患者的紧张情绪，使患者有安全感，取得合作

续表

操作流程	操作步骤	要点与说明
3. 安置体位	根据患者病情，选择合适体位。可协助患者取坐位、侧卧位或仰卧位（头偏向护士）。治疗巾铺于患者肩部或枕上。	防止脱落的头发或皮屑掉落病床上
4. 梳理头发	如为短发，可直接从发根梳至发梢。如为长发，可将患者的头发从中间分向两边，一手捏住一股头发，一手拿梳子由发梢向发根梳理。遇到打结成团的头发，可先用30%的乙醇湿润后再小心梳理	避免强行梳拉，引起患者疼痛
5. 整理头发	根据患者的喜好，可将长发编辫或扎成束。	维持患者的良好形象
6. 清理用物	将脱落的头发放于纸袋中，撤下治疗巾。	
7. 整理记录	协助患者取舒适体位，整理床单位，整理用物。	洗手，记录执行时间及护理后效果。

2. 注意事项

（1）勿用铁齿梳子，易选用圆钝齿的梳子，烫发者或头发较多者可选用齿间较宽的梳子，以防损伤头皮。

（2）床上梳发时，应每次梳一小束，先梳散发梢，逐渐由发梢梳向发根，动作应轻柔。

（3）观察头皮及头发情况，发现头皮感染、头皮屑过多、有寄生虫时，应给予处理。

【评价】

（1）操作方法轻柔，患者感觉舒适。

（2）患者外观整洁，心情愉快。

（3）护患沟通有效，满足患者身心需要。

（二）床上洗发

在梳发过程中，如发现患者头皮屑过多，头皮油脂分泌旺盛、头发粘结污垢，应及时为患者洗发。长期卧床患者，根据病情，应每周给予床上洗发一次。患者如有头虱，须经过灭虱处理后，再将头发洗净。

【目的】

（1）清洁头发，增进患者舒适，维护患者形象，促进身心健康。

（2）促进头皮血液循环，预防并发症。

（3）预防和灭除虱蚤。

（4）建立良好的护患关系。

【评估】

（1）患者的病情，生命体征及意识的情况，情况允许方可操作。

（2）患者的自理能力、头发情况、个人的卫生习惯、有无头皮瘙痒、损伤及虱、蚤等。

（3）患者的理解能力及合作程度。

【计划】

1. 护士准备

衣帽整洁，洗手、戴口罩。

2. 用物准备

（1）马蹄形垫洗发　护理车上放马蹄形垫、橡胶单、大毛巾、毛巾、洗发液、眼罩或纱布、不吸水棉球2个或耳塞、别针、弯盘、水桶、水壶（内盛40℃～45℃热水，或根据患者习惯调节），梳子、纸袋、护肤霜、电吹风等。

（2）扣杯法洗发　脸盆、搪瓷杯各一只、橡胶管一根、橡胶单、大毛巾、毛巾、洗发液、眼罩或纱布、不吸水棉球2个或耳塞、别针、弯盘、水桶、水壶（内盛40℃～45℃热水，或根据患者习惯调节），梳子、纸袋、护肤霜、电吹风等。

（3）洗头车洗发　橡胶单、大毛巾、毛巾、洗发液、眼罩或纱布、不吸水棉球2个或耳塞、别针、水壶（内盛40℃～45℃热水，或根据患者习惯调节），梳子、纸袋、护肤霜、电吹风等。

3. 患者准备

了解洗发目的、方法及配合要点，愿意合作。

4. 环境准备

安全、保暖、调节室温22℃～26℃。

【实施】

1. 操作方法

操作流程	操作步骤	要点与说明
1. 准备用物	洗手，戴口罩 备齐用物携至床旁	预防交叉感染
2. 核对解释	核对并评估者 向患者解释操作目的、方法及配合要点	确认患者并了解病情 解除患者的紧张情绪，使患者有安全感，取得合作
3. 关闭门窗	关闭门、窗，调节室温22℃～26℃ 移开床旁桌、椅	冬季注意保暖，防止患者受凉
4. 铺巾垫枕	将小橡胶单及大毛巾铺于枕上，松开患者衣领向内反折，将毛巾围于颈部，用别针固定	保护床单、枕头、盖被及衣领不被沾湿
5. 安置体位	马蹄形垫洗发法（图11-4，图11-5） 协助患者斜角仰卧，移枕于肩下，马蹄形垫放置于患者头下，马蹄形垫开口处下方接污水桶。患者屈膝，可垫枕于两膝下 扣杯式洗发法（图11-6） 移枕于肩下。取一脸盆，外裹隔水薄膜。倒扣一只搪瓷杯，杯上放一四折毛巾，将患者头部枕于毛巾上。脸盆内置一橡胶管，下接污水桶 洗头车洗发法（图11-7） 将洗头车推床旁，患者斜角仰卧，双腿屈膝，头部枕于洗头车的头托上，或将接水盘置于患者头下	
6. 保护眼耳	用棉球塞于两耳，眼罩或纱布遮盖双眼	防止水流入耳及眼内

续表

操作流程	操作步骤	要点与说明
7. 洗净头发	患者确定水温合适后，充分湿润头发。将洗发液均匀涂抹在患者的头发上，用指腹揉搓头发和按摩头皮，方向由发际向头顶部。将梳下脱落的头发，缠绕成团置于纸袋中，用热水冲洗头发，至洗净为止	揉搓力度适中，不可用指甲抓挠，以防抓破头皮操作中注意保暖，观察患者情况
8. 擦干梳发	洗发毕，解下颈部毛巾包住头发，一手托住头部，一手撤去马蹄形垫或脸盆、接水管，或移去洗头车 协助患者仰卧于床正中，将枕头、橡胶单、浴巾一并从肩下移至头部 取下纱布及棉球，擦干患者面部，使用护肤霜 用毛巾将头发擦干，酌情使用电吹风 梳理成患者喜好的发型	及时擦干头发，防止患者受凉
9. 整理记录	撤去用物，协助患者取舒适卧位，整理床单位、记录	询问患者感觉

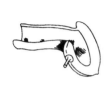
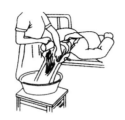
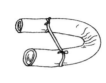
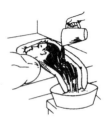

图 11-4　马蹄形垫洗发法　　　　　图 11-5　马蹄形垫洗发法

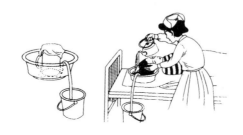

图 11-6　扣杯洗发法

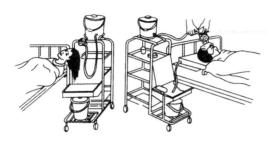

图 11-7　洗头车洗发法

2. 注意事项

（1）注意调节室温，冬季应注意保暖。保护被褥及衣服不被打湿。

（2）如患者提出遮挡要求，应尽量给予遮挡。

（3）掌握室温和水温，避免患者着凉或烫伤。

（4）注意观察患者病情变化，如患者面色、脉搏、呼吸有异常时，应立即停止操作。

（5）洗头时，护士要保注意节力原则，避免疲劳。

【评价】

（1）患者头发清洁、舒适，个人形象良好。

（2）操作轻稳节力，患者安全、满意。

（三）灭头虱、灭虮法

虱子是很小的昆虫，寄生于人体的一般有三种：头虱、体虱、阴虱。头虱生长于头发和头皮上，体小，成卵圆形。其卵（虮）很像头屑，系固态颗粒，紧紧地粘在头发上，不易去掉。虱寄生于人体后可导致皮肤瘙痒，抓伤后可引发感染。它们通过衣物、床单、梳子等进行传播，同时还可以传播疾病如流行性斑疹伤寒、回归热等。

灭虱常用的制剂是百部酊（百部 30g 加 50% 酒精 100ml，再加 100% 乙酸 1ml，装瓶中盖严，48h 后即可）。操作时护士穿隔离衣、戴手套，以免受虱、虮的传染，必要时先动员患者剪短发，剪下的头发用纸包裹焚烧。用纱布蘸百部酊，按顺序擦遍头发，反复用手揉搓 10min，使头发全部浸透，然后戴帽子包住头发。24h 后取下帽子，用篦子蘸去死虱和虮，再洗发。如发现仍有活虱，须重复操作。灭虱结束，为患者更换清洁的衣服、被服，将污衣服和被服装入污衣袋内，扎紧袋口送高压灭菌，梳子、篦子用消毒液浸泡后刷洗干净。操作中应防止虱、虮的传播，同时保护患者的自尊。百部酊不可流入患者的眼及耳内。

第三节　皮肤护理

皮肤是人体面积最大的器官，具有保护机体、调节体温、吸收、分泌、排泄及感觉等功能。皮肤的新陈代谢迅速，其排泄的皮脂、汗液及脱落的表皮碎屑等，能与外界细菌及尘埃结合形成污垢，粘附于皮肤表面，如不及时清除，可刺激皮肤，降低皮肤的抵抗力，破坏其保护机体的作用，成为细菌入侵的门户，引起各种并发症。因此，护士应根据患者的病情及自理能力，为患者进行皮肤护理，以达到增进舒适，预防并发症的目的。

一、皮肤状况评估

1. 颜色

皮肤的颜色除了与种族因素有关，还与毛细血管的分布、血液循环情况等因素有关。正常皮肤红润有光泽，病理情况下可出现异常改变，如贫血或休克时，皮肤苍白；缺氧时皮肤呈青紫色；肝胆疾患时皮肤呈黄色。

2. 温度

皮肤的温度与真皮层的血液循环量有关。皮温异常可提示有炎症或循环异常。如有炎症时，局部皮温可增高；休克时，皮温可降低。

3. 感觉

评估患者对冷、热、触觉和痛觉的感觉。如存在感觉障碍，提示皮肤有广泛性或局限性损伤。皮肤瘙痒提示皮肤干燥或有过敏反应。

4. 弹性

皮肤的弹性与年龄、营养状态、皮下脂肪和组织间液等因素有关。老年人、水肿患者、营养不良患者皮肤弹性较差。

5. 完整性

评估患者皮肤有无破损，有无斑点、丘疹、水疱和硬结。评估皮肤病灶的部位和面积。

6. 清洁度

评估患者体表出汗情况、皮脂分泌量、皮肤污垢及身体有无异味。

二、皮肤护理技术

（一）淋浴或盆浴

病情较轻，有自理能力的患者可采用淋浴或盆浴。护士应根据患者的需要与病情选择沐浴的方式、时间与次数，并给予适当的帮助。

【目的】

（1）去除皮肤污垢，保持皮肤清洁，使患者身心舒适。

（2）促进血液循环，增强皮肤排泄功能，预防皮肤感染及压疮等并发症的发生。

（3）观察身体一般情况，皮肤异常变化，提供疾病信息。

（4）使紧张的肌肉得以放松，并增强皮肤对外界刺激的敏感性。

【评估】

（1）患者的清洁习惯、病情状况、肢体活动能力及自理能力。

（2）皮肤的清洁度，皮肤的颜色、温度、湿润度、弹性及气味等，皮肤的感觉功能有无异常，皮肤有无水肿、破损、斑点、丘疹、水疱和硬结等改变。

（3）患者及家属对皮肤清洁知识的了解程度和要求。

【计划】

1. 护士准备

确定洗浴患者，洗浴时间及洗浴方式。

2. 用物准备

脸盆、毛巾2条、浴巾、浴皂或浴液、清洁衣裤和防滑拖鞋。

3. 患者准备

了解沐浴的目的及注意事项。沐浴须在进食1h后进行，以免影响消化。

4. 环境准备

调节室温24℃±2℃，水温维持在40℃～45℃，也可按患者习惯调节。浴室内有呼叫铃、扶手，地面有防滑设施，必要时备椅子。

【实施】

1. 操作方法

操作流程	操作步骤	要点与说明
1. 核对评估	核对并评估患者，确定沐浴时间	评估患者的情况，选择合适的沐浴方式
2. 调节温度	调节浴室温度24℃±2℃ 调节水温维持在40℃~45℃	室温、水温过高易引起头晕、呼吸困难或烫伤；室温、水温过低易导致患者受凉
3. 送入浴室	携带用物将患者送入浴室，对患者进行安全指导	告知呼叫铃的使用方法，勿用湿手接触电源开关，浴室勿插门等
4. 协助入浴	如为盆浴，应协助患者进入浴盆，防止滑倒 浴盆中水位不要超过心脏水平，以免引起胸闷 沐浴时间不要超过20min	保证患者安全，避免意外发生 如患者晕厥，应立即抬出，平卧、保暖，通知医生，配合处理
5. 浴后整理	沐浴结束后，协助患者擦干穿衣 收好患者更换的衣物及自备用物 护送患者回病室休息	如为盆浴，应协助患者出浴盆，防止滑倒
6. 观察记录	观察并记录患者情况。	如有不适，应立即通知医生并及时处理

2. 注意事项

（1）进餐1小时后才能进行沐浴，以免影响消化。

（2）沐浴中应防止患者受凉、烫伤、晕厥、滑跌等意外情况的发生。

（3）妊娠7个月以上的孕妇禁用盆浴；身体虚弱、创伤、心脏病以及需要卧床休息的患者，均不宜淋浴或盆浴。

（4）传染病患者应根据病情、病种，按隔离原则进行沐浴。

【评价】

（1）患者沐浴过程安全，无意外发生。

（2）沐浴后患者感到舒适、清洁，精神愉快。

（二）床上擦浴

床上擦浴适用于病情较重、长期卧床、活动受限、不能自行沐浴的患者。

【目的】

（1）~（4）同淋浴或盆浴。

（5）协助患者活动肢体，防止关节僵硬和肌肉挛缩等并发症的发生。

【评估】

（1）患者皮肤的清洁度，皮肤有无异常改变。

（2）患者的清洁习惯，对清洁的需求程度及对清洁知识的了解程度。

（3）患者的病情状态、理解能力及合作能力。

（4）患者是否需要使用便器。

【计划】

1. 护士准备

衣帽整洁，洗手，戴口罩，修剪指甲，戴手套。

2. 用物准备

清洁衣裤和被服各 1 套、脸盆 2 个、水桶 2 个（一桶盛 50℃~52℃ 热水、另一桶接污水）、水温计、浴巾、毛巾 2 条、橡胶单、小剪刀、梳子、浴皂、50% 乙醇、屏风，必要时备便盆、便盆巾、润肤霜。

3. 患者准备

了解床上擦浴的目的、方法、配合要点，愿意配合。协助患者排便。

4. 环境准备

关闭门窗，调节病室温度 24℃±2℃，使用屏风或挂帘遮挡。

【实施】

1. 操作方法

操作流程	操作步骤	要点与说明
1. 准备用物	洗手，戴口罩 备齐用物携至床旁	预防交叉感染
2. 核对解释	核对并评估患者 向患者解释操作目的、方法及配合要点	确认患者并了解病情 解除患者的紧张情绪，使患者有安全感，取得合作
3. 关闭门窗	关闭门、窗，调节室温 24℃±2℃ 使用屏风或挂帘遮挡	冬季注意保暖，防止患者受凉
4. 准备患者	将患者置于仰卧位，身体靠近护士侧 放下近侧床档，松开床尾盖被 按需求给予便器	保证患者舒适，节省护士体力
5. 调节水温	将脸盆放于床旁桌上，倒热水入盆 2/3 满，测试水温	水温 50℃~52℃
6. 洗面颈部	将微湿的小毛巾如手套式包在右手上，先擦洗眼（由内眦向外眦擦拭），然后依次擦洗一侧额部、颊部、鼻翼、人中、耳后、下颌、颈部，同法擦另一侧	
7. 擦洗上肢	为患者脱上衣，暴露一侧上肢 将浴巾铺于橡胶单上，放在擦洗部位下面，护士一手托住患者肘部，另一手以离心方向依次擦洗上臂、腋下、前臂。同法擦洗另一侧上肢。	先脱近侧后脱对侧，如肢体有外伤或活动障碍，先脱健侧肢体，后脱患侧肢体
8. 擦洗胸腹部	铺浴巾于患者胸腹部，一手略掀起浴巾，一手按顺序擦洗胸部、腹部，尤其要注意脐部的擦洗，女患者应注意乳房下皮肤皱褶处的清洁	酌情换水
9. 擦洗背部	协助患者侧卧，背朝向护士，铺浴巾和橡胶单于身体下，按顺序擦洗后颈部、背部、臀部，擦洗后用 50% 乙醇按摩背部（见背部按摩法）	注意观察皮肤受压情况
10. 洗手更衣	将双手放于脸盆内洗净，擦干 更换清洁的上衣	先穿对侧后穿近侧，如肢体有外伤或活动障碍，先穿患侧肢体，后穿健侧肢体

续表

操作流程	操作步骤	要点说明
11. 擦洗下肢及双足	患者平卧，协助脱裤，依次擦洗大腿及小腿。同法擦洗另一侧协助患者屈膝，将双足放于盆中，浸泡洗净双足，擦干	酌情换水 减少暴露患者肢体，注意保暖
12. 清洗会阴	更换盆、水、毛巾，清洁会阴 更换清洁的裤子	注意保护患者的隐私
13. 整理记录	整理床单位，按需要更换被服，安置患者于舒适卧位，撤去屏风或挂帘，开窗通风 整理用物，洗手，记录	询问患者的感觉

2. 注意事项

（1）操作过程中护士要注意节力原则。

（2）操作过程中要充分体现爱伤观念，动作轻柔，注意保暖和保护患者隐私。

（3）擦洗方法一般分为四步，首先用热水湿润皮肤，再用带有皂液的毛巾擦洗身体，然后用清洁湿润的毛巾擦净皂液，最后用干毛巾擦干身体。注意要洗净患者腋窝、肘窝、脐部、腘窝、腹股沟等皮肤皱褶处。

（4）擦洗过程中注意观察病情变化，若患者出现寒战、脉速、面色苍白、呼吸困难等情况，应立即停止擦洗，给予适当处理。

【评价】

（1）患者感到清洁、舒适，身心愉快。

（2）操作稳妥，护患沟通有效，患者安全、满意。

（3）患者及家属学会床上擦浴知识及技能。

（三）背部按摩

【目的】

（1）促进背部血液循环，预防压疮等并发症的发生。

（2）增进患者舒适，减轻患者体位性疲劳。

【评估】

（1）患者的一般情况，如年龄、病情、自理能力、理解能力及合作能力。

（2）背部皮肤的状况，如皮肤的颜色、感觉、清洁度、完整性等。

【计划】

1. 护士准备

衣帽整齐，洗手，戴口罩。

2. 患者准备

了解背部按摩的目的、方法及配合要点，愿意配合。协助患者排便。

3. 用物准备

脸盆（内盛50℃~52℃的热水），浴巾、毛巾、50%乙醇、水温计、屏风或拉帘，必要时备便盆、便盆巾、清洁衣裤、润肤霜等。

4. 环境准备

关闭门窗，调节病室温度24℃±2℃，使用屏风或挂帘遮挡。

【实施】

1. 操作方法

操作流程	操作步骤	要点与说明
1. 准备用物	洗手，戴口罩 备齐用物携至床旁	预防交叉感染
2. 核对解释	核对并评估者 向患者解释操作目的、方法及配合要点	确认患者并了解病情 解除患者的紧张情绪，使患者有安全感，取得合作
3. 关闭门窗	关闭门、窗，调节室温24℃±2℃ 使用屏风或挂帘遮挡	冬季注意保暖，防止患者受凉
4. 安置体位	将患者置于俯卧位或侧位（背向护士），身体靠近护士侧，露出背部，观察皮肤有无异常 将浴巾铺于患者背部	保证患者舒适，节省护士体力
5. 调节水温	将脸盆放于床旁桌上，倒热水入盆2/3满，测试水温	水温50℃~52℃
6. 擦洗背部	将微湿小毛巾如手套式包在右手上，掀起浴巾，依次擦洗后颈、肩部、背部及臀部	动作轻柔，避免损伤皮肤
7. 背部按摩	全背按摩：双手蘸取50%乙醇少许，从骶尾部开始，沿脊柱两侧向上按摩，至肩部时减轻用力，两手掌滑向外侧，环形向下按摩至骶尾部，反复操作。再用拇指指腹由骶尾部开始，沿脊柱向上按摩至第七颈椎（图11-8） 局部按摩：一手掌蘸50%乙醇少许，将大小鱼际部位紧贴皮肤，作压力均匀向心方向按摩，按摩力度由轻到重，再由重到轻，重复多次，每次3~5min	按摩时注意力度，避免损伤脊柱 禁止按摩压疮部位的皮肤
8. 整理记录	撤去浴巾，整理患者衣服，将患者安置于舒适卧位，整理床单位，撤去屏风或挂帘，开窗通风。 整理用物，洗手，记录	询问患者的感觉

2. 注意事项

（1）操作过程中护士要注意节力原则。

（2）操作过程中要充分体现爱伤观念，注意保暖和保护患者隐私。

（3）背部手术、肋骨骨折患者禁做背部按摩。

【评价】

（1）患者感到清洁、舒适，身心愉快。

（2）护士按摩手法正确，力度适中，未引起并发症。

（3）护患沟通有效，患者安全、满意。

三、压疮的预防和护理

压疮也称压力性溃疡，是指局部组织长时间受压，血液循环

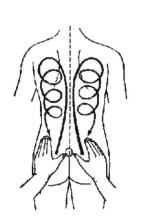

图11-8 背部按摩

障碍，持续缺血、缺氧、营养不良而导致的组织溃烂和坏死。压疮是临床常见的并发症，多数是因为原发疾病未经良好护理而造成的。压疮的发生会增加患者的痛苦，延长病程，严重时还可引起败血症，危及患者生命。因此，预防压疮是一项重要的护理工作。

（一）压疮发生的原因

1. 力学因素

力学因素是导致压疮发生的主要因素，包括垂直压力、剪切力和摩擦力（图11-9）。

（1）垂直压力　垂直压力是引起压疮的最重要的力学因素。一般情况下，如果毛细血管压超过16mmHg，即可阻断毛细血管对组织的灌流，造成组织缺氧；若外界施予局部组织的压力超过30mmHg，持续2～4h，即可引起组织不可逆损害，导致压疮的发生。

（2）摩擦力　两个物体接触，当发生不同方向移动或相对移动时所形成的力即摩擦力。摩擦力作用于皮肤，会直接损伤皮肤的角质层。皮肤损伤后再受到汗液、尿液、粪便的刺激，就易发生压疮。

（3）剪切力　剪切力是因两层组织相邻表面间的滑行，产生进行性的相对移位所引起的，是摩擦力和垂直压力的合力，与体位关系甚为密切。半坐卧位发生压疮的主要原因是剪切力。剪切力作用于深层组织，引起组织的相对移位，能阻断较大区域的小血管供应，导致组织氧张力下降，因此，它比垂直方向的压力更具有危害性。

一般来说，压疮的发生都是由以上2～3种力的共同作用而引起的，与力的大小和受力时间长短有关。

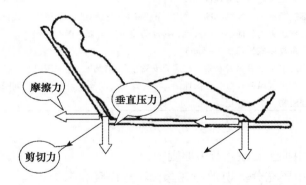

图11-9　压力、摩擦力、剪切力示意图

2. 潮湿因素

汗液、大小便、引流液、渗出液等因素刺激皮肤，会使皮肤抵抗力下降，酸碱度改变，致使皮肤角质层的保护能力下降，容易发生压疮。

3. 营养不良或水肿

全身营养不良或水肿的患者皮肤都较薄，抵抗力弱，受压后缺血、缺氧情况更为严重；营养不良的患者皮下脂肪较少，肌肉组织较薄，缺乏对受压部位的保护，更易发生压疮。

4. 年龄因素

老年人活动较少，皮肤松弛干燥，缺乏弹性，皮下脂肪较薄，肌肉组织萎缩，容易发生压疮。

（二）压疮的易发部位

压疮好发于受压且缺乏脂肪组织保护、无肌肉包裹或肌层较薄的骨骼隆突处。压疮好发的部位与卧位有着密切的关系。

仰卧位时：易发于枕骨粗隆、肩胛骨、肘部、骶尾部及足跟处，最常发生于骶尾部。

侧卧位时：易发于耳廓、肩峰、肋骨、股骨粗隆、膝关节的内外侧及内外踝处。

俯卧位时：易发于面颊、耳廓、肩峰、女性的乳房、肋缘突出处、男性的生殖器、髂前上棘和足尖部等处（图11-10）。

坐位时：易发生坐骨结节、肩胛部、肘部、脊柱等。

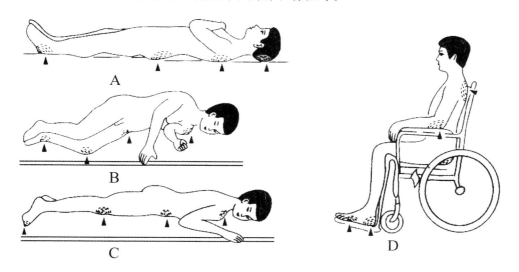

图11-10 压疮的好发部位

（三）压疮的分期及临床表现

压疮的发生是一个渐进的过程，根据其损伤程度可分为三期：

1. 瘀血红润期

瘀血红润期又称Ⅰ度压疮。局部组织长期受压后，皮肤出现暂时性血液循环障碍，主要表现为红、肿、热、痛、麻木感。判断标准为解除对该部位的压力30min后，皮肤颜色仍不能恢复正常。此期皮肤的完整性未破坏，为可逆性改变，如及时去除相关因素，则可阻止压疮的发展。

2. 炎性浸润期

炎性浸润期又称Ⅱ度压疮。压力因素持续存在，静脉回流受阻，压疮进一步发展，损伤延伸到皮下脂肪层。受损皮肤呈紫红色，皮下有硬结。皮肤因水肿而变薄，形成大小不一的水疱。此期患者感觉疼痛加重。

3. 溃疡期

溃疡期又称Ⅲ度压疮。压力因素持续存在，静脉回流严重受阻，局部淤血致血栓形成，组织缺血、缺氧。根据组织坏死程度分为浅度溃疡期和坏死溃疡期。

（1）浅度溃疡期　水疱逐渐扩大、破溃，创面有黄色渗出物，感染后有脓液流出，浅层组织坏死，溃疡形成，疼痛加剧。

（2）坏死溃疡期　感染向周围及深部扩散常可抵达骨面，坏死组织发黑，脓性分泌物增多，有臭味。若细菌及毒素侵入血液循环，还可造成脓毒血症或败血症，危及患者的生命。

一般情况下，压疮的发展是由浅到深、由轻到重的过程，但在一些特殊的病例中，也会出现例外。如个别急性或危重的患者，可在 6～12h 内迅速出现Ⅲ度压疮，而有些肥胖的患者，还可能出现闭合性压疮，即内部组织已经坏死，而皮肤看上去似乎完好。因此，应严密观察皮肤情况，以免贻误病情，造成严重的后果。

> **知识拓展**
>
> #### 压疮的最新分期
>
> 美国国家压疮专家组（NPUAP）将压疮分期更新为六期：
>
> 1. 组织损伤的可疑深度：皮下软组织受到压力或剪切力的损害，局部皮肤完整，但可出现颜色改变如紫色或褐红色，或充血水肿，与周围组织比较，受损区域的软组织可能有疼痛、硬块、有黏糊状的渗出、潮湿、发热或冰冷。
>
> 2. Ⅰ期压疮：皮肤是完整的，在骨隆突的局部区域有红色，压之不褪色，颜色与周围组织不同。
>
> 3. Ⅱ期压疮：表皮和真皮缺失，伤口的底部是粉红色的，在临床可表现为粉红色的擦伤、完整的或破溃的充血性水疱，或是表浅的溃疡。
>
> 4. Ⅲ期压疮：全层伤口，失去全层皮肤组织，除了骨、肌腱或肌肉尚未暴露外，可见皮下脂肪组织，有坏死组织脱落，但坏死组织的深度不太明确。可能有结痂和窦道。
>
> 5. Ⅳ期压疮：全层伤口，失去全层皮肤组织伴骨、肌腱或肌肉外露。局部可出现坏死组织脱落或焦痂，通常有结痂和窦道。
>
> 6. 难以分期的压疮：全层伤口，失去全层皮肤组织，溃疡的底部腐痂（黄色、黄褐色、灰色、绿色和褐色）和痂皮（黄色、褐色或黑色）覆盖。伤口的真正深度需将腐肉或焦痂完全清除后才能确定。

（四）压疮的治疗和护理

一旦发生压疮，要积极治疗原发疾病，去除导致压疮发生的各种原因，防止压疮进一步发展。以局部治疗护理为主，全身抗感染治疗为辅。

1. 淤血红润期（Ⅰ度压疮）

此期护理的重点是去除危险因素，避免压疮进一步发展。主要措施为增加翻身次数，避免局部组织长期受压；保持床单平整、无碎屑；保持床单、衣服清洁、干燥，避免潮湿因素刺激皮肤；增加营养，改善全身营养状况。按摩压疮部位周围的皮肤，或使用红外线灯照射，以促进血液循环。

2. 炎性浸润期（Ⅱ度压疮）

此期护理的重点是保护皮肤，预防感染，做好水疱的处理。除继续采取上述措施避免压疮继续发展之外，对未破的小水疱要避免摩擦，防止破溃，促进其自行吸收；对于不易自行吸收的大水疱，应在无菌操作下用注射器抽出疱内液体后，再用无菌敷料包扎，注意不要剪去表皮。可配合使用红外线照射或紫外线照射，以达到促进血液循环、消炎、干燥的目的。

3. 溃疡期（Ⅲ度压疮）

此期的护理重点是解除压迫，清洁创面，去除坏死组织和促进肉芽组织的生长。

（1）浅度溃疡期　用无菌生理盐水冲洗创面；用红外线照射或紫外线照射，每日1～2次，每次10～15min，照射后可按外科无菌换药法处理创面，无感染的创面还可以贴敷新鲜鸡蛋内膜、骨胶原膜、纤维蛋白膜等，有利于创面愈合。

（2）坏死溃疡期　用无菌生理盐水或0.02%的呋喃西林溶液冲洗创面，再用凡士林纱布及敷料包扎，1～2天更换敷料一次。去除坏死组织，保持引流通畅。若溃疡较深，引流不畅，可用3%过氧化氢溶液冲洗创面，抑制厌氧菌的生长。创面感染时，每周采集分泌物做细菌培养及药物过敏试验，根据检查结果选择抗生素治疗。一些中药膏剂、散剂，有促进创面局部血液循环，促进组织生长的作用，也可以应用于压疮的治疗。

此外，可以应用氧气治疗压疮，其原理是利用纯氧抑制创面厌氧菌的生长，提高创面组织中的供氧量，改善局部组织有氧代谢；利用氧的气流将创面吹干，形成薄痂，有利于愈合。具体方法是用塑料袋罩住创面，并固定牢靠，通过一小孔向袋内吹氧。氧流量在5～6L/min，每次15min，每日2次。治疗完毕，创面用无菌纱布覆盖或暴露均可。

对大面积深达骨质的压疮，在彻底清除坏死组织后，可行皮瓣移植修复术，修补缺损组织，促进创面恢复。

（五）压疮的预防措施

通过科学的护理，绝大多数压疮是可以预防的。预防压疮的关键在于消除诱发因素。因此，护士在工作中应做到"六勤一好"，即勤观察、勤翻身、勤按摩、勤擦洗、勤更换、勤整理、营养好。另外还要做到"一及时"，即护士应及时交接患者压疮发生的部位、程度及护理措施的执行情况。

1. 避免压力因素

（1）定时翻身，避免局部组织长期受压　翻身是预防压疮最有效的措施。翻身的时间应根据病情而定，一般患者每2h翻身一次，必要时1h翻身一次，并建立床头翻身卡（表11-3），翻身后立即记录，及时交班。有条件时可使用电动旋转床协助翻身，减轻护士的工作强度。

表 11 – 3　床头翻身卡

姓名：　　　　　床号：

日期时间	卧位	皮肤情况及备注	执行者签全名

（2）避免剪切力　患者取半坐卧位时，应抬高床头 30°～50°，下肢屈膝后，在腘窝处垫软枕，防止身体下滑，避免剪切力引起压疮。

（3）避免摩擦力　翻身时应将患者身体抬离床面，切忌推、拉、拖等动作，同时要保持床单平整、无碎屑，避免摩擦力损伤皮肤。使用便盆时，应协助患者抬高臀部，不可硬塞、硬拉，不可使用表面破损的便盆，防止擦伤皮肤（图 11 – 11）。

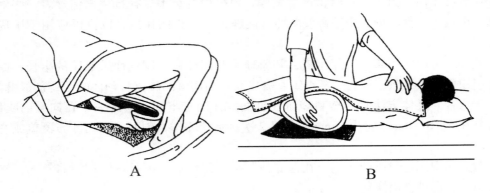

图 11 – 11　便盆的使用方法

（4）使用减压装置　可以使用交替充气式床垫、水褥、明胶床垫或海绵垫，以增加身体与床面接触的面积，从而降低骨隆突处皮肤所承受的压强。安置体位时，可适当使用软枕，避免膝部和足踝的相互压迫。

（5）正确使用石膏、绷带及夹板固定　固定时松紧度应适宜；衬垫应柔软、平整、无皱褶；定时观察局部状况及指（趾）端皮肤的颜色、温度、感觉及运动的情况，认真听取患者的主诉，如有异常情况，应立即通知医生并及时处理。

2. 避免潮湿因素

保持皮肤、衣裤及被服清洁干燥。高热患者出汗后应及时擦干，并更换衣裤和被服；大、小便失禁的患者，及时用温水清洗会阴部和臀部，并更换尿垫和床单，局部皮肤可酌情使用润肤霜，有皮肤破溃者严禁使用。禁止患者直接卧于橡胶单或塑料布上。

3. 增加营养的摄入

在病情允许情况下，给予患者高蛋白、高热量、高维生素的饮食，并给予富含锌的食物或药物，如硫酸锌，以增强机体抵抗力和组织修复能力。水肿患者应限制水和盐的摄入，脱水患者应及时补充水和电解质。

4. 促进局部组织血液循环

温水擦浴、按摩、红外线灯照射均可促进血液循环。对于长期卧床的患者，护士可协助患者进行肢体被动活动，以促进血液循环。

第四节　晨晚间护理

一、晨间护理

晨间护理是基础护理中的一项重要工作。晨间护理可以使患者身心舒适，心情愉快，同时也是观察病情和增进护患关系的良好机会。特别是对生活不能自理的患者必须给予晨间护理。晨间护理一般于清晨治疗工作前完成。

【目的】

（1）使患者清洁、舒适、预防压疮及肺炎等并发症的发生。

（2）观察病情，为诊断、治疗和护理计划的制定提供依据。

（3）进行心理护理及卫生宣传，满足患者心理需求，增进护患沟通。

（4）保持病室和病床整洁、美观。

【评估】

（1）患者的病情、心理反应、自理能力、合作程度及清洁需要。

（2）患者口腔情况（见第一节口腔护理评估）。

（3）患者衣物及床单的清洁程度及皮肤受压情况。

（4）患者是否需要便器。

【实施】

（1）问候患者。

（2）协助患者排便、刷牙（必要时进行口腔护理）、洗脸、洗手、梳头、翻身，检查患者皮肤受压情况，酌情进行皮肤护理。

（3）按需更换衣服、被套、床单等，整理床单位。

（4）观察病情，了解患者夜间睡眠情况，进行心理护理和健康指导。

（5）酌情开窗通风，保持病室空气新鲜。

二、晚间护理

为了使患者清洁而舒适地入睡，应认真地进行晚间护理，特别是对危重患者，通过护理可减轻和消除白天因诊治疾病所致的痛苦，以及亲友探视带来的疲劳。

【目的】

（1）创造良好的睡眠环境，使患者舒适的入睡。

（2）观察、了解病情和患者心理需求，做好心理护理。

（3）预防压疮的发生。

【评估】

（1）患者的病情、心理反应、自理能力、合作程度及清洁需要。

（2）患者睡眠情况。

（3）患者衣物及床单位的清洁程度及皮肤受压情况。

（4）患者是否需要便器。

【实施】

（1）协助患者排便、刷牙（必要时进行口腔护理）、洗脸、洗手、擦洗背部、热水泡脚、女患者给予会阴部的清洁护理。

（2）检查患者皮肤受压情况，按摩背部和骨骼隆突部位。

（3）整理床单位，根据气温增减盖被。

（4）关闭门窗，保持病室安静，关大灯、开地灯，调暗病室、病区内光线，创造良好的睡眠环境。

（5）经常巡视病房，观察病情，了解患者夜间睡眠情况，如患者因精神紧张、疼痛等原因不能入睡，予以处理。

目标检测

一、单项选择题

1. 患者口腔轻度感染有臭味时，宜选用_____为漱口液
  A. 生理盐水　　　　　　　　　　B. 0.1% 醋酸溶液
  C. 1% ~4% 碳酸氢钠溶液　　　　 D. 朵贝尔溶液

2. 用乙醇进行背部按摩的主要目的是
  A. 消毒皮肤　　　　　　　　　　B. 去除污垢
  C. 促进血液循环　　　　　　　　D. 润滑皮肤

3. 仰卧位时患者最易发生压疮的部位是
  A. 骶尾部　　　　　　　　　　　B. 枕骨粗隆
  C. 肩胛部　　　　　　　　　　　D. 肘部

4. 压疮瘀血红润期的临床表现是
  A. 局部皮肤出现红肿热痛　　　　B. 局部组织坏死
  C. 皮下产生硬结　　　　　　　　D. 有水疱形成

5. 下列有关压疮的处理方法不妥的是
  A. 紫外线照射局部　　　　　　　B. 加强全身营养
  C. 将水疱表皮轻轻剪去　　　　　D. 定期协助翻身

二、简答题

1. 为昏迷患者进行口腔护理时应注意哪些问题？

2. 压疮的预防措施有哪些？

三、病例分析题

患者王女士，62 岁，因脑血栓卧床两个月，护士巡视病房时发现患者骶尾部皮肤发红、肿胀，温度高于周围皮肤，有麻木感及轻微触痛感。

请问：（1）患者的压疮属于哪一分期？

（2）对于该患者，你应如何护理？

（亢　克　李秀芝）

第十二章

舒适的护理

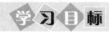

学习目标

1. 掌握舒适的概念及促进舒适的方法。
2. 掌握促进睡眠的护理措施。
3. 熟悉睡眠的需要。
4. 了解睡眠的生理。
5. 熟悉影响疼痛的因素。
6. 了解疼痛的发生机制。
7. 学会护理疼痛的患者。

【引导案例】

患者男性，39岁，频繁发作睡眠中醒来肢体不能动20年，加重10年。20年前开始睡觉醒来感觉头响，好像醒不过来，身体不能动，情绪紧张、憋气，有人喊或推一下肢体才能活动，多发生在夜间醒来，有时午睡时也发作，1~2月发作1次，有时1月发作数次不等，没有白天嗜睡现象，无猝倒。

近10年发作次数明显增加，伴有明显的紧张、出汗、心慌，有时发作时伴有幻觉，好像身体要飞起来了。有时发作前有预兆，害怕睡觉。白天有时出去办事也会突然感到全身难受，憋气，胸闷、心慌、头昏、想往外跑。

请问:

1. 该患者的主要的护理诊断是什么?

2. 请针对主要护理诊断制定相应的护理措施?

舒适是人类的基本需要，其范围很广，涉及生理、心理、社会、环境等多个方面。个体在健康状态时都能满足自己的舒适需要。患病时，舒适受到威胁，易产生不舒适的感受。护理人员为患者提供护理，运用护理程序的方法来发现患者不舒适的问题，分析影响舒适的因素，提供适当的护理措施，消除患者的不舒适，满足患者舒适的需要。疼痛和睡眠障碍是影响舒适的两个非常重要的方面，本章主要给大家介绍与疼痛和睡眠相关的一些知识。

第一节 舒 适

一、舒适的概念

舒适是指处在轻松、安宁的环境状态下，个体所具有的身心健康、满意、没有疼痛、没有焦虑、轻松自在的自我感觉。

不舒适是指个体身心不健全或有缺陷、周围环境有不良刺激、对生活不满、负荷极重的一种感觉。

舒适与不舒适没有截然的分界线，每个人都处于舒适与不舒适之间的某一个点上，且呈动态变化。同时，个体对舒适与不舒适的感受存在着差异，每个人因自己的生理、心理、社会、精神、文化背景的特点和经历的不同，对舒适与不舒适有不同的解释和体验。护士在评估患者舒适与不舒适的程度时，应有动态的观点并注意个体差异。

二、影响舒适的因素

影响舒适的因素很多，常见的有：

（一）身体因素

1. 疾病

疾病导致疼痛、恶心、呕吐、头晕、发热、饥饿等造成机体不适。疾病所致的不适通常较严重，其中疼痛是最常见、最严重的一种不舒适。

2. 姿势和体位不当

如四肢或关节过度屈曲或伸展，或身体某部位长期受压，或由于疾病导致的强迫体位等，致使肌肉、关节疲劳、麻木、疼痛等引起不适。

3. 个人卫生

长期卧床、身体虚弱、昏迷等患者，自理能力下降，若得不到良好的护理可致卫生不良，常因口臭、皮肤污垢、汗臭、瘙痒等引起不适。

4. 活动受限

使用约束带、石膏、夹板等限制患者活动时可造成不适。

（二）心理社会因素

1. 焦虑

疾病不仅给患者带来身体不适，还给患者带来心理压力。患者经常担心疾病造成的心理危害、害怕手术、担心疾病给经济、工作、家庭带来影响。

2. 角色改变

患病后个体可能出现角色冲突、角色紊乱等角色适应不良的状态，使患者不能安心养病。

3. 生活习惯改变

住院后，起居、饮食习惯改变，患者可能出现适应不良。

4. 自尊受损

住院后，患者被医务人员冷落、被亲友忽视、生活不能自理或在医疗护理活动中过多暴露隐私部位，均可造成不被重视与尊重的感觉，使自尊心受到伤害。

（三）环境因素

1. 通风不良

室内空气不洁，人体正常生理及心理活动受到干扰。

2. 环境陌生

新入院患者因病室和住院环境陌生，缺乏安全感而紧张焦虑。

3. 异味

医院特殊的气味刺激，会引起生理和心理的不适。

4. 噪声

病室内探视者过多、同室病友的呻吟、治疗仪器的声音，都可引起患者的不适。

三、促进患者舒适的方法

患者由于受到疾病、心理、环境等多种因素的影响，经常处于不舒适的状态，产生不舒适的感受。护士要使患者达到舒适的状态，就要为患者提供身心舒适的条件，并通过相关的护理活动，来满足患者对舒适的需求。

（一）加强观察，预防在先，去除诱因

护士应熟悉影响舒适的相关因素，及导致不舒适的原因，对患者进行全面的评估，做到预防在先，积极促进患者舒适。如保持病室环境的整洁、加强生活护理、保持患者个人卫生、维持适当的卧位和姿势等。

不舒适属于主观感觉，客观评估较困难，尤其是重症患者，出现语言沟通障碍，更难表达自己的感受。这就需要护士细心的观察，通过患者的非语言行为，如面部表情、手势、体态、姿势、活动能力、饮食、睡眠、皮肤颜色、有无出汗等，判断患者不舒适的程度，找出影响舒适的因素，做到预防在先或针对诱因进行护理。如对卧床患者，应评估其床单位是否平整、患者卧位是否处于放松状态并有利于疾病的康复、肢体是否处于功能位等。一旦发现患者存在不舒适的诱因，应及时采取相应的护理措施去除这些诱因。

（二）采取有效措施，消除或减轻不舒适

对身体不适的患者，可针对原因采取有效措施缓解或减轻不舒适，增进患者的舒适感。如对尿潴留的患者，可运用适当的方法解除膀胱高度膨胀引起的不适；对腹部手术后的患者，应及时采取半坐卧位或提供必要的支撑物以缓解切口疼痛；对癌症晚期的患者，应及时评估疼痛的程度及性质，采取必要的止痛措施来缓解疼痛，以提高患者的生活质量。

（三）心理护理

对因心理社会因素引起不舒适的患者，护士应注意采取有效的沟通方法与患者及家属进行沟通，使患者内心的压抑得以宣泄，情绪得到有效的调整。如对有恐惧心理的患者，护士首先应该分析患者恐惧的原因，然后才能有针对性地进行心理护理。对

有恐惧心理患者的护理，主要是使患者感觉到危险情境的消除或减弱，其安全感就能够加强。在预计患者可能产生恐惧之前，护士就应该主动把可能会给患者带来痛苦和威胁的情境适当说明，同时给予安全保证。当患者面临恐惧情境时，护士应陪伴患者，态度要和蔼可亲，一举一动都要给患者以安全的暗示和保证，并通过指导患者学习身心放松、深呼吸等方法缓解恐惧时的生理反应。

对患者的心理护理，还包括对患者的角色尊重。除了对患者用亲切的语言、尊重的称呼外，还应及时听取患者对治疗、护理的意见，并鼓励患者积极参与治疗、护理活动，发挥其自我护理的能力，让患者真正意识到自己有责任、有义务、有能力尽早康复。

（四）加强生活护理，创建优良环境

良好的生活环境和优质的生活护理能有效地提高舒适的程度。护士在评估患者时，应重视患者的即时状况、自我护理能力及相关的环境状况，根据评估的结果提供适当的护理教育或护理措施。如危重患者，由于疾病的影响，不能准确表达其清洁方面的不舒适和需要，护士应根据患者的情况完全或部分替代进行生活护理，做好患者的个人卫生，创建良好的生活环境，让患者感觉安全、舒适。

第二节 睡 眠

觉醒和睡眠是生理活动的必需过程。人的一生中有三分之一的时间用在睡眠上。睡眠可以恢复人的精力和体力，使人在睡眠后保持良好的觉醒状态。过去认为睡眠是一种"均匀安静的状态"，肌肉极度放松，对周围环境失去反应能力。早期许多的研究者认为睡眠与昏迷或麻醉状态相似。现在，研究结果表明睡眠是一种知觉的特殊状态，睡眠时虽然对周围环境的反应能力降低，但并未完全消失，某种类型的刺激可以唤醒某人，但不一定能唤醒他人。例如婴儿的啼哭可以唤醒他的母亲，但电话铃声却不能。睡眠是一种周期现象，睡眠周期循环式发生，一般一天一次。我们可以将睡眠定义为：周期发生的，知觉的特殊状态，由不同时相组成，对周围的环境可相对的不作出反应。

睡眠是最自然的休息方式。睡眠时许多生理功能发生了变化，如嗅、视、听、触等感觉功能暂时减退，骨骼肌反射运动和肌张力减弱，同时伴有一系列自主神经功能的改变，表现为：血压下降、心率减慢、体温下降、代谢率降低、呼吸变慢等。日间机体所遭受的损伤、消耗和过劳等情况，都可通过睡眠得到修复和补充，使其恢复自然的平衡状态。睡眠对于维持人类的健康，特别是促进患者的早日康复，具有十分重要的意义。

一、睡眠生理

（一）睡眠的原理

睡眠由睡眠中枢控制。目前认为睡眠中枢位于脑干尾端，这一中枢向上传导冲动作用于大脑皮层（或称上行抑制系统），与控制觉醒的脑干网状结构上行激动系统的作用相拮抗，从而调节睡眠和觉醒的相互转化。

（二）睡眠的分期

睡眠不是均匀的安静状态，可分为两种不同的时相状态。一是脑电波呈现同步化慢波的时相，称为慢波睡眠（slow wave sleep，SWS）；二是脑电波呈现去同步化快波的时相，称为快波睡眠（fast wave sleep，FWS），或称异相睡眠（paradoxical sleep，PS）或快速眼球运动（rapid eye movement，REM）。睡眠过程是慢波睡眠和快波睡眠相互转化的过程。

1. 慢波睡眠

慢波睡眠又分为四个时相。第Ⅰ时相的睡眠在所有的睡眠时相中是入睡最浅，并认为是从清醒到入睡的过渡阶段，这期间脑电图（EEG）显示的一些特点与清醒时相同。第Ⅱ时相的睡眠，因为它发生在异相睡眠前后，常被称为是"入门阶段"，脑电波显示为梭形波。第Ⅲ、Ⅳ时相的睡眠，脑电波显示大而低频的慢波，称为δ波。这一阶段的睡眠伴有慢眼球运动，肌肉松弛但并非不动，用肌电图（EMG）反映显示肌张力高于异相睡眠期，但比清醒时低。第Ⅲ、Ⅳ时相睡眠的差别只是在脑电图上波形量的不同。当一个人从慢波睡眠的第Ⅰ时相逐渐进入其他时相的睡眠后，就逐渐难于唤醒。

2. 异相睡眠

异相睡眠的特点是眼球转动很快，脑电图活跃，与清醒时极为相似。肌肉稍有抽动，肌电图反映肌张力极低，是睡眠各时期中最低者，并伴有像瘫痪时大肌肉具有的那种不活动的状态。出现这种静止状态是由于脑干中特有神经元过度极化的缘故。因此，在异相睡眠中，躯干基本上是松弛状态，但体温、血流及脑的耗氧量均有增加。心率、血压和心输出量也有增加，经常接近于清醒时的水平。有的研究者认为在异相睡眠过程中大肌肉不活动是因为脑的能量消耗大及全身新陈代谢增加，生理上需要减少能量的消耗所致。睡眠各阶段的变化见表12-1。

表12-1　睡眠各阶段变化

睡眠分期	临床表现	生理表现	脑电图
SWS 第Ⅰ期	入睡的过渡期，可被外界的声响或说话声惊醒	全身肌肉松弛，呼吸均匀，脉搏减慢	低电压，频率为8～12次/秒
SWS 第Ⅱ期	进入睡眠状态，但仍易被惊醒	全身肌肉松弛	出现快速宽大的梭形波，频率14～16次/秒
SWS 第Ⅲ期	睡眠逐渐加深，需要巨大声响才能使之觉醒	肌肉十分松弛，呼吸均匀，心跳缓慢，血压、体温继续下降	梭形波与δ波交替出现
SWS 第Ⅳ期	为沉睡期，约持续10min，很难唤醒，可出现梦游和遗尿	全身松弛，无任何活动，脉搏、体温继续下降，呼吸缓慢均匀，体内分泌大量激素	缓慢而高的δ波，频率为1～2次/秒
REM期	眼肌活跃，眼球迅速转动，梦境往往在此阶段出现	心率、血压、呼吸大幅度波动，肾上腺素大量分泌。除眼肌外全身肌肉松弛，很难唤醒	呈不规则的低电压波形，与第一期相似

（三）睡眠的周期

除了睡眠是周期性地发生以外，其本身也由几个周期组成（图12-1）。每一睡眠周期都含有从 60～120min 不等的有顺序的睡眠时相，平均是 90min。成人平均每晚出现 4～6 个睡眠时相周期。

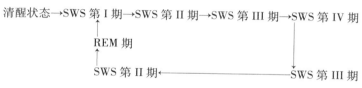

图 12－1　睡眠时相周期

在入睡后最初的 20～30min，从慢波睡眠第 I 时相进入第 II、III 时相，再经过第 IV 时相，之后返回，睡眠者经过第 III 时相回到第 II 时相，再从第 II 时相进入异相睡眠，大约持续 10min 后，又进入第 II 时相。在睡眠周期的进程中，在任何一处把睡眠者唤醒，当继续睡眠时，他不会回到把他唤醒的那一睡眠时相中，而是从开头的最初状态开始。随着进入深夜，每一时相所用的时间量发生了变化。刚入睡时，慢波睡眠的第 III、IV 时相约占 90min，异相睡眠持续不超过 30min。进入深夜，异相睡眠会延长到 60min，而慢波睡眠的第 III、IV 时相所占的时间则会相应地缩短。越接近睡眠后期，异相睡眠持续时间越长。

睡眠时相周期在白天小睡时也会出现，但慢波睡眠和异相睡眠时间多少根据白天小睡的时间而定。上午小睡，是后半夜睡眠的延续，异相睡眠所占比例较大，慢波睡眠的时间减少。下午小睡，慢波睡眠比例增多。下午的睡眠会减少晚上睡眠时慢波睡眠的量。

值得指出的是，睡眠时一些时相对人体具有特殊的意义。在慢波睡眠的第 IV 时相（有时也包括第 III 时相）的睡眠中，体内可分泌大量的生长激素，其功能是促进合成作用，减少蛋白质的分解，加速受损组织的愈合，特别是对于软骨组织和肌肉组织的生长，是非常重要的。异相睡眠对精神和情绪上的平衡最为重要。因为这一时期的梦境都是生动的、充满感情色彩的，此梦境可以减轻、缓解精神压力，使人将忧虑的事情从记忆中消除。

二、睡眠的需要

睡眠是一种周期性的现象，通常为每天一次，且要持续一段时间。如果要维持人体处于最佳的功能状态，就必须合理地安排睡眠与活动的时间，且应与人的生物钟保持一致。因此睡眠最好发生在昼夜性节律的最低期。昼夜性节律（circadian rhythm）是指人体依据内在的生物性规律，在 24h 内规律地运行它的活动。昼夜性节律反映出人体在生理与心理方面的起伏变化，如激素分泌的速率、体温的变化、尿液的形成、代谢的变化等，且这些变化都可随人的活动和心情有所改变。

对于睡眠量的需要，因人而异。一个健康人每晚睡眠的平均时数是 7.5h，但每个人睡眠的时数有很大差别。有些人只睡 3h 就得到了休息；有的人睡到 10h，白天还觉得疲倦。每个人睡眠量不同的确切原因尚不清楚，但年龄可影响睡眠量，这一点是肯定的。婴儿睡眠多于儿童，儿童多于青年，青年多于老年。总的来说，睡眠时间，儿童期最高，青春期减少，以后保持相对稳定持续到老年。一夜中觉醒的次数也随年龄而改变，这是因为随着年龄的增加，睡眠的深度逐渐减低。

各个睡眠时相所占时间的百分比也随年龄变化。异相睡眠在新生儿时期占很大比例，未成熟儿所占比例则更高，婴儿后期异相睡眠的百分比只略高于成年人。总的情况是异相睡眠所占的百分比是儿童期比婴儿期少，青年期稳定一段时间，到老年期进一步减少。慢波睡眠第Ⅳ时相也随年龄逐渐减少，而慢波睡眠第Ⅰ、Ⅱ时相则随年龄的增长而增加。睡眠状况的所有变化都与年龄有关，可归纳为：①总的睡眠时间随年龄的增长而减少，其中首先是慢波睡眠第Ⅳ时相睡眠时间的减少；②睡眠过程中醒来的次数增多；③慢波睡眠第Ⅰ、Ⅱ时相所占的睡眠时间增加。

此外，睡眠量的多少还会受个性、健康状况、生活习惯、职业等诸多因素的影响。患病、心理上感到压力或不愿活动的人，睡眠时间会大大延长。反之，如果人的身体健壮，心情舒畅，熟睡 5~6h 即能消除疲劳，使精神和体力得到很好的恢复。体力劳动者比脑力劳动者需要的睡眠时间长。劳动强度大、工作时间长的人需要的睡眠时间也长。此外，肥胖者比瘦者需要的睡眠量多。

睡眠是一个很复杂的过程，想要得到最佳的睡眠，不仅需要有足够的睡眠时数，同时睡眠的时间应与机体的昼夜性节律相吻合。除此之外，在整个睡眠期间内，应不受任何干扰，使睡眠不被打断。也就是说在整个睡眠周期中，睡眠的各期应是自动一致的重复，且各个睡眠阶段都应占有最恰当的比例。

三、影响睡眠的因素

1. 年龄因素

随着年龄的增长，人的睡眠时间逐渐减少。

2. 环境因素

睡眠环境的变化可以改变睡眠状况。如患者入院后，所用的床及床上用品与原来使用的不同，病室内的光线、声响、气味、医护工作的干扰等都会影响其睡眠。有研究发现，在新环境中慢波睡眠和异相睡眠的比例会有所变化，特点是异相睡眠减少，入睡时间延长，觉醒的次数增加等。

3. 内分泌变化

内分泌的变化会影响睡眠。妇女在月经期普遍感到疲劳，希望增加睡眠以补充体力。绝经期妇女常睡眠不好，激素补充疗法可改善睡眠状况。

4. 疾病影响

许多疾病及其症状都可影响睡眠，如甲状腺功能减退症及各种原因引起的疼痛未能及时缓解等，都会引起睡眠活动的改变。患有精神分裂症、恐怖症、强迫症等精神疾病的患者，常常处于过度的觉醒状态。

5. 药物影响

长期服用安眠药，停药后往往会导致患者对药物的依赖或使睡眠障碍更加严重。

6. 心理因素

正常人由于工作、学习上的压力而造成的紧张和焦虑、感情上的痛苦等都会干扰原有的睡眠状况。住院患者由于对疾病的诊断、治疗感到焦虑、不安和恐惧，而产生心理压力等，也会影响其睡眠。

7. 个人睡眠习惯

一些人喜欢在睡前洗热水澡、喝牛奶、阅读、听音乐等，如改变这些习惯，可能会使其出现睡眠障碍。

8. 食物因素

一些食物的摄入会改变睡眠。如 L－色氨酸广泛存在于各种食物中，其中肉类、乳制品和豆类中含量较多，这种物质能促进入睡，缩短入睡时间，被认为是一种天然的催眠剂。对于睡眠不佳者，鼓励其睡前喝一杯热奶可以帮助入睡。饱饭后发困也是 L－色氨酸的作用所致。另外，少量饮酒能促进放松和睡眠，但大量饮酒却会抑制异相睡眠。咖啡由于含有咖啡因，会干扰睡眠，使人兴奋，浓茶也有与咖啡相同的作用，所以对于睡眠状况不好的人，应限制其摄入这类饮料，避免在睡前 4～5h 饮用。

9. 体育锻炼

有些研究者报告体育锻炼可增加慢波睡眠第 III、IV 时相的睡眠量，但也有报告说其可减少异相睡眠。在睡前几个小时内进行体育锻炼有助于肌肉放松和增加睡眠。

四、常见的睡眠障碍

睡眠失调可分为原发性睡眠障碍和继发性睡眠障碍。

（一）原发性睡眠障碍

由于未知的生理和心理原因而致的睡眠障碍称为原发性睡眠障碍（primary sleep disorders）。

1. 原发性失眠症（primary insomnia）

原发性失眠症是一种综合征，包括难以入睡、睡眠中多醒或早醒。这是一种慢性综合症，不应与身体或精神上有病而导致的暂时失眠相混淆。用 EEG 记录发现在上半夜占优势的慢波睡眠第 III、IV 时相，在原发性失眠中减少了。因此，失眠不仅是睡眠时数减少了，而且在质上也有变化。

2. 药物依赖性失眠（drug dependent insomnia）

严格地说药物依赖性失眠不是原发性失眠症，但却是因为原发性失眠症滥用药物而导致的结果。过多使用安眠药物不仅于事无补，而且还会造成睡眠活动的改变。药物依赖者的 EEG 表明异相睡眠和慢波睡眠的第 III、IV 时相均明显减少。

3. 发作性睡眠（narcolepsy）

发作性睡眠是一种特殊的睡眠失调，特点是控制不住的短时间的嗜睡。在发作性睡眠的人中有 70% 会出现猝倒的现象，表现为肌张力部分或全部的失去，导致严重的跌倒；约有 25% 的人在发作性睡眠时会有生动的、充满色彩的幻觉。发作过后，患者常感到精力得到恢复。这种睡眠常在饭后和单调无趣的情况下及一天快要结束时发作。猝倒发作常因情绪急剧变化，太高兴或是太悲伤而引起。如没有进行正确的诊断和治疗，经常把发作性睡眠患者视为懒惰、不负责任或情绪不稳定。目前认为发作性睡眠是慢波睡眠失调。

4. 睡眠过度（hypersomnias）

睡眠过度与发作性睡眠相似，其症状是过度睡眠，而且对睡眠的要求控制不住。这种睡眠一般较长，可持续几小时到几天，难以唤醒及处在混乱状态。头部受伤、脑血管病变和脑瘤患者常出现睡眠过度，也可见于心理失调如抑郁的患者，此时睡眠可以逃避日常生活的紧张。对睡眠过度者用 EEG 研究表明尽管延长了总的睡眠时间，但睡眠时相的周期进展和每一时相所占的百分比均在正常范围内。因此，睡眠过度除时间延长外，其他方面基本上是正常的。

5. 睡眠性呼吸暂停（sleep apneas）

睡眠性呼吸暂停是一种在睡眠间发生自我抑制、没有呼吸的现象，可分为中枢性和阻塞性呼吸暂停两种类型。中枢性呼吸暂停是由于中枢神经系统功能不良造成的。阻塞性呼吸暂停则出现在严重的、频繁的、用力的打鼾或喘息之后。由于平时维持上呼吸道通畅的肌肉在睡眠时会变得松弛、张力降低，同时呼吸道变得更加放松，维持负压的需要增加，以确保气流能持续的进出呼吸道。压力越增加，呼吸道就变得越长和狭窄。这样会加重空气气流的阻力。这样情况如果持续下去，增加负压得结果，会使呼吸道发生萎陷，而造成阻塞性呼吸暂停。

两种类型的睡眠性呼吸暂停都会合并有动脉血氧饱和度降低、低氧血症、全身及肺部的高血压。阻塞性呼吸暂停的人总是不断地时睡时醒。

6. 其他

梦游症是一种睡眠失调，主要见于儿童。可能与遗传、性格、神经功能失调有关。研究表明梦游症常发生在慢波睡眠的第 III、IV 时相，此时精神上对梦的行为回忆是最弱的。在梦游期间，梦游者的全身功能是清醒时的最低水平。在梦游中或在第二天早晨把他唤醒，梦游者则不会记得所发生的事情。

遗尿多见于儿童，与大脑未发育完善有关，睡眠前饮水过多或过度兴奋也可诱发。

（二）继发性睡眠障碍（secondary sleep disorders）

继发性睡眠障碍是慢性疾病特异性的或非特异性的障碍。

1. 继发性失眠（secondery insomnia）

（1）暂时性障碍　多数人可能因旅行、睡眠环境不良、心理紧张等因素引起短期的继发性失眠。某个部位的疼痛、身体不适也会使人难以入睡。这种失眠及其产生的原因是短暂的，治疗要根据原因而定。

（2）心理性障碍　是一种心理失调而致的继发性失眠。已有证明心理上抑郁就难以入睡，醒的次数增加，慢波睡眠第 III、IV 时相与总的睡眠时间减少。

2. 酒精中毒（alcoholism）

酒精太多会抑制异相睡眠，使睡眠时相的顺序间断，失去正常的顺序。这种人睡眠后仍感到精力不足，容易激怒和疲劳。立即停止饮酒能明显增加异相睡眠期睡眠，常常使异相睡眠期延长到占总睡眠时间的百分之百。因此，患者应完全戒酒，但在戒酒过程中适量给予安眠药以减少生理紊乱。戒酒成功，睡眠恢复正常，安眠药即可停用。

3. 甲状腺功能过低（hypothyroidism）

甲状腺激素不足会引起长期疲劳和嗜睡，经常出现睡眠过度。用 EEG 显示这种患者的睡眠特点是总的睡眠时数增加，但慢波睡眠第 III、IV 时相却减少。他们与其它睡眠失调者不同，使用甲状腺素补充治疗后，睡眠障碍即可消失。

五、促进睡眠的护理措施

患者住院后，由于医院的环境、医院的规章制度、住院时所接触的陌生人群等与患者原有的生活习惯、生活方式不同，短时间内难以适应这种变化。另外，疾病会给患者带来许多痛苦与不适，往往产生不安、焦虑而导致失眠。因此，护理人员应采取各种护理措施，保证患者的休息与睡眠。

（一）创建良好的物理环境

调整病室的温度、湿度、光线及音响，减少外界环境对患者视、嗅、听、触等感觉器官的不良刺激。室温要适宜，一般冬季为 18℃～22℃，夏季为 25℃左右，湿度以 50%～60% 为宜。在夜间可能有治疗及处置的特殊声响、走路声、器械碰撞声、厕所和洗漱的流水声、开关门声、其他患者的鼾声等，护士应设法将这些噪声降到最低程度。护士夜间巡视病房时走路要轻，夜间处置所需物品要在熄灯前备妥。夜间必须进行治疗处置的患者及严重打鼾的患者应与其他患者分开。尿、便、呕吐物等应及时除去，避免异味。每位患者的床头最好设有床头灯，以备急用，避免干扰睡眠中的其他患者。

床铺应躺卧安全、舒适、宽度足够翻身。枕头高度合适。为保证良好的睡眠姿势，床褥要有适当的硬度和弹性，被内舒适的睡眠温度应保持在 32℃～34℃。有些患者不习惯医院的寝具，应设法调节，使床铺接近其原来的生活习惯。多人同住病室应用布帘或屏风等分隔，以保证个人的空间。向患者及家属说明维持最佳睡眠环境与睡眠质量的关系，以取得配合。

（二）满足患者的睡眠习惯，做好就寝前的准备工作

减少睡眠习惯的改变，最好是尽可能的遵照患者在就寝前的习惯。如有的人喜欢睡前沐浴或洗漱；有的人则喜欢阅读、听广播、做几节健身操；有的人喜欢吃少量食物或喝杯热饮料等，这些方面的满足有利于促进患者的睡眠。

为使患者舒适入睡，就寝前应做好晚间护理。如协助患者洗漱、排便、整理床单位、更衣等。注意检查身体各部位引流管、牵引、敷料的情况，必要时更换敷料。帮助患者处于正确的睡眠姿势，枕头、被褥舒适，也可适当给予背部按摩，促进放松。

（三）合理安排护理措施

执行护理措施应尽量减少对患者睡眠的干扰。常规的护理措施都应安排在白天。当遇有特殊情况，必须在睡眠期间采取某些护理措施时，则应将活动安排尽量间隔 90min，以减少患者的经常醒来，因为 90min 是一个正常睡眠周期所需要的时间。

对于容易打鼾的患者，保持一段 90min 的睡眠周期尤为重要，因为睡眠中断会增加阻塞性呼吸暂停的倾向。同时，睡眠中断也会增加睡眠各期与清醒之间转换的频率，导致心肌刺激和肺功能受损。

在执行护理措施时，护理人员应做到走路轻、说话轻、操作轻、关门轻。住院患者的觉醒阈值往往较低，极易被惊醒，所以，在执行护理措施时，应尽量给予解释，并将噪声减至最低。

（四）加强心理护理

患者住院时心情复杂，有离开亲人的孤独寂寞感及住院后对所患疾病的紧张、焦虑，对疾病检查、治疗的各种顾虑等，都严重影响睡眠。因此护理人员要通过观察，了解、关心和体贴患者，多与患者交谈，达到思想沟通，建立良好的信任关系。要掌握患者的心理动态，了解其心理需要，耐心倾听主诉，对其不安和苦恼给予充分理解，并设法努力解决。对于失眠较重的患者，应通过各种护理方法使他本人相信自己已战胜了失眠，不再认为自己是失眠的患者。

（五）促进患者自然入睡

对于入睡困难的患者进行教育和心理护理是护理人员最基本的责任。教育的内容包括：

（1）规律的早起有利于晚间的睡眠。养成规律的就寝习惯，强调需要一个恒定的起床就寝时间表。

（2）睡前淋热水浴、热水洗脚可增加舒适感，由于足部血液循环增加从而减少了脑部供血，降低了大脑的活动，通过松弛作用达到镇静催眠。

（3）如果有的患者习惯睡前吃些食物时，护士应说明哪些食物能促进睡眠，哪些食物会干扰睡眠。

（4）鼓励患者睡前可略活动，睡前尽量放松四肢，使四肢肌肉松弛。越是有意识地努力睡眠，反而越难于入睡，应向患者说明并酌情指导患者按顺序进行一些松弛训练，以减轻全身肌肉紧张和心情不安，促进自然睡眠。

（5）保持良好的睡眠姿势　睡眠姿势不当可影响入睡，尤其患者长期卧床所致姿势不当促进睡眠觉醒。如果姿势舒适正确，则能充分入睡，睡眠不仅可解除全身肌肉的紧张程度，同时也缓解了对大脑的刺激，使机体处于休息状态。

（6）重复、温和的感觉刺激可诱导入睡。肩、下肢的按摩和指压等均有较好的效果。

（7）睡前倾听优美的音乐，有利于消除紧张、焦虑，转移注意力。

（六）健康教育

与患者一起讨论分析有关休息与睡眠的知识和问题，使其了解身、心放松是保证休息与睡眠的前提条件，并明确休息与睡眠对人体的重要作用。鼓励患者建立有规律的生活习惯，白天应参加适量活动和锻炼，晚间睡前可略活动，放松四肢，但运动不可过于激烈。为了保证夜间睡眠的质量，应建议患者白天不要过多睡眠。劝告和督促患者每日清晨无论睡眠状况如何，都要按规定的时间起床，从而使一日的生理节奏得以强化。

（七）合理使用药物

护士应注意观察患者每日所服药物是否有引起睡眠障碍的副作用。如有影响睡眠的药物要与医生联系根据情况予以更换。对于一些失眠的患者，可适当使用安眠药物，但是护理人员必须对安眠药的性能及其睡眠的影响有一个全面的了解。

安眠药可分为催眠药和镇静药。催眠药可引起近似生理性的睡眠，小剂量催眠药可产生镇静作用，使患者安静，易于入睡，即为镇静药。因此，催眠药与镇静药之间并无明显界限，只是所用剂量不同而已。常有的药物有巴比妥类和苯二氮卓类。小剂量的巴比妥类（约 1/4 ~ 1/3 催眠量）可用于治疗患者的紧张、烦躁不安及焦虑情绪。催眠量的巴比妥类可用于治疗睡眠障碍的患者，如入睡困难、夜间常醒或次晨早醒等。苯二氮卓类是目前发展很快的一类抗焦虑药，也广泛用于镇静和催眠。这类药物有很多种，最常用的是安定。在不引起镇静作用的小剂量即可产生抗焦虑作用，能显著改善患者的紧张、焦虑、恐惧不安及失眠等症状。随着剂量增大，安定可引起镇静和催眠，特别是对于由焦虑而引起的失眠效果良好。抗焦虑用量可每日分数次给药，加大剂量的催眠量应每晚睡前给药。

虽然安眠药可用于治疗失眠，但也存在许多问题。服用催眠剂量巴比妥类能缩短入睡时间，减少觉醒次数，延长睡眠时间，但巴比妥类可缩短异相睡眠的时间，因此，它引起的并非真正的生理性睡眠。当长时间使用巴比妥类停药后，异相睡眠时相可"反跳性"地显著延长，并伴有多梦，因而促使某些睡眠患者企求长期连续用药，以避免停药后的多梦，这可引起对巴比妥类药物的依赖感，甚至成瘾。另外，服用催眠剂量的巴比妥类药物，次晨可出现头昏、无力、困倦、恶心、呕吐等后遗作用。又因它们具有累积效应，所以老年人应避免使用。

第三节　疼　痛

一、概述

（一）疼痛的概念

疼痛（pain）是一种令人苦恼和痛苦的感觉，这种感觉大多是由局部特定的神经末梢刺激所引起的。疼痛是临床护理中最常见、最重要的征象与症状，是患者最痛苦的感受，是不舒适的最高形式。疼痛是一种生理与心理的综合现象，其在生物方面的功能是激发个体反应，用以逃避外来一切有害的刺激。由于个人对疼痛的经验不同，个体对外来刺激源所造成的神经肌肉不适的反应不同，所以，疼痛带给人们在情感、感觉与身体状况等方面的变化较难估计。

疼痛是个体在身体与心理两方面同时经历的感受，是个体的防御功能被破坏所致。身体疼痛是指身体某一部位感觉不舒适，如手指切割伤，疼痛仅在手指部位，这是由于皮肤表层组织的完整性被破坏，神经末梢受到刺激所致。心理疼痛是指精神方面的防御功能被破坏，个体的情绪完整受到伤害。心理疼痛的不舒适感觉，往往很难确定疼痛的准确部位，如失去亲人引起忧郁和伤心。身体与心理的痛觉都具有自我保护及对身体提供危险警告信号的作用。身体痛觉是警告身体有被伤害的危险，心理痛觉则警告个体的某些重要事件受到了威胁，如不能及时采取有效的护理措施，则将对患者的身体和心理造成不良的影响或严重后果。

总而言之，疼痛具有以下三种共同特征：

（1）疼痛提示个体的防御功能或人的整体性受到侵害。

（2）疼痛是个体身心受到侵害的危险警告，常伴有生理、行为和情绪反应。

（3）疼痛是一种身心不舒适的感觉。

（二）疼痛的发生机制

疼痛的发生机制非常复杂。研究认为疼痛感受器是位于皮肤和其他组织内的游离神经末梢。各种伤害性刺激作用于机体达到一定程度时，可引起受损部位的组织释放某些致痛物质，如组胺、缓激肽、5－羟色胺、乙酰胆碱、H^+、K^+、前列腺素等，这些物质作用于痛觉感受器，产生痛觉冲动，并迅速沿传入神经传导至脊髓，通过脊髓丘脑束和脊髓网状束上行，传至丘脑，投射到大脑皮层的一定部位而引起疼痛。由于痛觉感受器在身体各部位的分布密度不同，对痛觉刺激的反应敏感度也有所不同。皮肤表面神经末梢密集，对疼痛最敏感；其次为动脉管壁、肌肉、关节、肌腱筋膜等；其他大部分深层组织和内脏器官只有稀疏的神经末梢分布，对痛觉的敏感性较弱。虽然疼痛的感觉是一种生理过程，但这一过程会受到药物和心理因素的影响。

牵涉痛是疼痛的一种类型，表现为患者感到身体体表某处有明显痛感，而该处并无实际损伤。这是由于有病变的内脏神经纤维与体表某处的神经纤维会合于同一脊髓段，来自内脏的传入神经纤维除经脊髓上达大脑皮质，反应内脏疼痛外，还会影响同一脊髓段的体表神经纤维，传导和扩散到相应的体表部位，而引起疼痛。这些疼痛多发生于内脏缺血、机械牵拉、痉挛和炎症。如心肌梗死的疼痛发生在心前区、可放射至左肩及左上臂；阑尾炎可先出现脐周及上腹疼痛，再转移至右下腹等。

二、引起疼痛的原因

导致疼痛的原因很多，常见的原因有以下几种：

1. 温度刺激

身体的体表接触过高或过低的温度，均会损伤组织，受伤的组织释放组胺等化学物质，刺激神经末梢，导致疼痛。高温可引起灼伤，低温会导致冻伤。

2. 化学刺激

化学物质如强酸、强碱，不仅直接刺激神经末梢，导致疼痛，而且化学灼伤也和高温灼伤一样，使被损组织细胞释放化学物质，再次作用于痛觉感受器，使疼痛加剧。

3. 物理损伤

切割伤、针刺、碰撞、身体组织受到牵拉、肌肉受伤、挛缩等，均可使局部组织受损，刺激神经末梢而引起疼痛。大部分物理损伤引起的缺血、瘀血、发炎等都促使组织释放化学物质而加剧疼痛并使疼痛的时间延长。

4. 病理改变

疾病造成体内某些管腔堵塞，组织缺血缺氧，空腔脏器过度扩张，平滑肌痉挛或过度收缩，局部炎性浸润等均可引起疼痛。

5. 心理因素

心理状态不佳、情绪紧张或低落、悲痛、愤怒、恐惧等都能引起局部血管收缩或扩张而导致疼痛。如神经性疼痛常因心理因素引起。此外，疲劳、睡眠不足，用脑过度可导致功能性头痛。

三、影响疼痛的因素

人体对疼痛的感受和耐受力有很大的差异，同样性质、同样程度的刺激可引起不同个体的不同疼痛反应。人体所能感受到的最小疼痛称为疼痛阈（pain threshold）。个体所能忍受的疼痛强度和持续时间称为疼痛耐受力（pain tolerance）。影响个体的疼痛阈或疼痛耐受力的因素，即受年龄、疾病等生理因素影响，也受个人经验、文化教养、情绪、个性及注意力等心理社会因素的影响。此外，护士对疼痛知识的掌握程度直接影响为患者提供疼痛护理的水平。

1. 年龄

年龄是影响疼痛的重要因素之一，个体对疼痛的敏感程度随年龄而不同。婴幼儿不如成人对疼痛敏感，随着年龄增长，对疼痛的敏感性也逐渐增加。老年人对疼痛的敏感性又逐步下降。所以，疼痛护理对于不同年龄组的患者应采取不同的护理措施，特别是儿童和老年人更应注意其特殊性和个体差异。

2. 社会文化背景

患者所生活的社会环境，多元文化的背景，对患者在疼痛的忍受和意义认识上有很大的影响。患者所生活的特殊社会文化环境的影响可使其与他人有不同的态度、人生观、价值观，因而对疼痛的反应也不一样。若患者生活在鼓励忍耐和推崇勇敢的文化背景中，往往更能够耐受疼痛。患者的文化教养也会影响其对疼痛的反应和表达方式。

3. 个人经历

包括个体以往对疼痛的经验及个体对疼痛原因的理解和态度。个体对任何一种单独刺激所产生的疼痛，都会受到以前类似疼痛经验的影响。疼痛经验是个体自身对刺激体验所获得的感受，并再从行为中表现出来，而个人对疼痛的态度则直接影响其行为表现。

4. 注意力

个体对疼痛的注意程度会影响对疼痛的感觉程度。当注意力高度集中在其他事件时，痛觉可以减轻甚至消失。松弛疗法、手术后听音乐、看电视、愉快交谈等均可分散患者对疼痛的注意力，而减轻疼痛。某些精神治疗镇痛，就是利用分散注意力可以减轻疼痛的原理。

5. 情绪

情绪可以改变患者对疼痛的反应。积极的情绪可以减轻疼痛，而消极的情绪可使疼痛加剧。如焦虑使疼痛加剧，而疼痛又会增加焦虑情绪。愉快的情绪则有否认疼痛知觉的趋向，在快乐或满足的情绪下，虽然承受了与忧虑时同样的伤害，但对疼痛的感觉却轻得多。

6. 疲乏

当患者十分疲乏时，对疼痛的感觉加剧，而忍耐性降低。这种情况对于长期慢性疾病的患者尤为明显。当睡眠充足，得到很好的休息后，疼痛感觉减轻，反之则加剧。

7. 个体差异

疼痛的程度和表达方式常因个体的性格和所处的特定环境不同而有所差异。自控力及自尊心较强的人常能忍受；善于情感表达的患者主诉疼痛的机会较多。患者单独在一个环境中，常能忍受疼痛；如果周围有较多的人，特别是有护士陪伴时，对疼痛的耐受性则明显下降。

8. 患者的支持系统

疼痛患者常依靠家属的支持、帮助和保护。经历疼痛时，如有家属或亲人陪伴，可以减少患者的孤独和恐惧感。对患病的儿童来说，有父母陪伴尤为重要。

9. 治疗及护理因素

（1）许多治疗和护理操作都有可能给患者带来疼痛的感觉，如注射、输液等。护士在执行可能引起疼痛的操作时，应尽可能以轻柔、娴熟的动作来完成，同时应安慰患者，尽量满足患者的生理和心理需求。

（2）护士应掌握疼痛的理论知识与实践经验，可影响对疼痛的正确判断与处理。

（3）缺少必要的药理知识，过分担心药物的副作用和成瘾性，使患者得不到必要的镇痛处理。

（4）评估疼痛的方法不当，仅依据患者的主诉判断是否存在疼痛，而使一部分患者得不到及时的处置。

四、疼痛患者的护理

（一）评估

护士应该客观地收集患者有关疼痛的资料，仔细观察患者的行为表现，分析收集所得的资料，确定患者的疼痛基线，对于提出护理诊断，制定切实可行的护理措施以减轻患者的疼痛有重要意义。

1. 健康史

询问病史，主动关心患者，取得患者信任，认真听取患者主诉。了解过去有无疼痛经验，本次疼痛的时间、规律、部位、性质、程度以及有无其他伴随症状。在与患者的交流过程中，注意患者的语言和非语言表达，从而获得较为客观的资料。

2. 身体运动情况

通过患者的面部表情，身体动作，可以观察到患者对疼痛的感受、程度、部位等。常见的身体动作有四种：

（1）静止不动　患者维持在某一种舒适的体位或姿势，四肢或外伤疼痛的患者一般不喜欢移动他们的身体。

（2）无目的乱动　有些患者在严重疼痛时常会无目的乱动，以分散对疼痛的注意力。

（3）保护动作　患者对疼痛的一种逃避性反射动作。

（4）规律性或按摩动作　患者使用这种动作是为了减轻疼痛的程度和感受。如头痛时用手指按压头部，内科性腹痛时按揉腹部。

3. 声音

评估患者发出的各种声音，如呻吟、喘息、尖叫、哭泣等。评估其音调的大小、快慢、节律、时间。因为从这些音调的变化中，可反映出疼痛患者的痛觉行为。特别是患儿，他们还没有语言交流的能力，更应该注意收集这方面的资料。

4. 患者控制疼痛的模式

个体社会文化背景、对疼痛的经验等心理社会因素会促使患者发展出自己控制疼痛的方式，如有些患者对疼痛的忍耐力很强，且不愿意寻求帮助；而有些患者对疼痛的忍耐力很差，轻微疼痛即有强烈的反应。

5. 评估疼痛程度

（1）世界卫生组织将疼痛程度分为四级。

0级：无痛。

1级（轻微疼痛）：有疼痛但不严重，可忍受、睡眠不受影响。

2级（中度疼痛）：疼痛明显、不能忍受、睡眠受干扰、要求使用镇痛药。

3级（重度疼痛）：疼痛剧烈、不能忍受、睡眠严重受干扰、需要使用镇痛药。

（2）评分法测量　用评分法测量疼痛程度，比询问患者对疼痛的感受更客观。目前国际上常用的疼痛程度评分法有三类。

①数字评分法：用数字代替文字表示疼痛的程度。在一条直线上分段，按 0～10 分评估疼痛程度。0 分表示无痛，10 分表示剧痛，中间数字表示疼痛的程度，请患者自己评分。此评分法适用于疼痛治疗前后效果测定对比。

②文字描述评分法：把一条直线等分成五份，每个点表示不同的疼痛程度，0 = 无痛，1 = 微痛，2 = 中度疼痛，3 = 重度疼痛，4 = 剧痛，不能忍受。请患者按照自身疼痛的程度选择合适的描述。

③视觉模拟评分法：用一条直线，不作任何划分，仅在直线的两端分别注明不痛和剧痛，请患者根据自己对疼痛的实际感觉在线上标记出疼痛的程度。这种评分方法使用灵活方便，患者有很大的选择自由，不需要仅选择特定的数字或文字。

评估疼痛程度时，护理人员还必须观察患者的表情、动作、睡眠等情况，如剧烈疼痛会使患者面部表情极度痛苦、咬牙或皱眉咧嘴、呻吟或呼叫、大汗淋漓、辗转难眠等，这些也可作为评估疼痛程度的参考指标。

（二）疼痛患者的护理诊断

通过收集和分析资料，作出适合个体的护理诊断。护理诊断不宜仅仅为"疼痛"，因为疼痛往往与舒适改变有关。护理诊断应包括疼痛的种类、性质、影响疼痛的因素、疼痛行为反应等，同时还应该注意患者的整体性，这将有助于护士制定护理措施。不同性质的疼痛对护理措施有不同的要求。如①焦虑：与疼痛无法解除有关；②活动无耐力：与疼痛使患者无法进行身体活动有关；③清理呼吸道无效：与疼痛使患者无法咳嗽、翻身有关；④睡眠型态紊乱：与疼痛干扰睡眠，使患者无法入睡有关；⑤语言沟通障碍：与疼痛使患者难以说话或不想说话有关。

（三）疼痛患者的护理措施

随着护理人员对疼痛的知识掌握逐渐增加，将患者视为整体的人，正确合理使用镇痛药物，配合其他护理措施，协助患者减轻疼痛，是护士执行护理措施的主要目标。

1. 止痛措施

首先应尽可能减少或消除引起疼痛的原因，解除疼痛刺激源。如外伤引起的疼痛，应酌情给予止血、包扎、固定、处理伤口、药物止痛等措施；胸腹部手术后，患者会因咳嗽或呼吸引起伤口疼痛，术前应对患者进行健康教育，指导术后深呼吸和有效咳嗽的方法，术后可协助患者按压伤口后，再鼓励患者咳嗽和深呼吸。

（1）药物止痛　到目前为止药物止痛仍然是解除疼痛的重要措施之一。护理人员应掌握药理知识，了解患者身体状况和有关疼痛治疗的情况，正确使用镇痛药物。镇痛药物种类很多，在诊断未明确之前不能随意使用镇痛药，以免掩盖症状，延误病情。对慢性疼痛的患者应掌握疼痛发作的规律，最好在疼痛发生前给药，这比疼痛发生后给药效果好、给药量小。患者所需进行的护理活动应安排在药物显效时限内，使其易于接受。当疼痛缓解或停止时应及时停药，防止副作用及耐药性，某些药物长期应用可致成瘾性更应慎用。

对于癌症疼痛的药物治疗，目前临床上普遍推行 WHO 推荐的三阶梯疗法。其目的是逐步升级，合理应用镇痛药，以达到缓解疼痛。其原则是根据药效的强弱按照阶梯顺序使用；使用口服药；按时、联合用药；用药剂量个体化。其方法是：①第一阶段：主要针对轻度疼痛的患者。选用非阿片类药物、解热镇痛药、抗炎类药物，如阿司匹林、布洛芬、对乙酰氨基酚等。②第二阶段：主要适用于中度疼痛的患者，如果使用非阿片类药物止痛无效，可选用弱阿片类药物。如氨酚待因、可待因等。③第三阶段：主要用于重度和剧烈疼痛的患者。选用强阿片类药物，如吗啡、哌替啶、美沙酮、二氢埃托啡等。④辅助用药：在癌症疼痛治疗中，常采取联合用药的方法，即加用一些辅助药物以减少主药的用量和副作用。常用辅助药物有：非甾体抗炎药，如阿司匹林类；弱安定类如艾司唑仑和地西泮等；强安定类如氯丙嗪和氟哌啶醇等；抗抑郁药如阿米替林。

为了取得最佳用药镇痛效果，近年来出现一些给药的新观点。如将传统的"按需给药"改为根据药物半衰期的"按时给药"，使血药浓度长时间维持在一定水平，在镇痛效果的同时起到"预防为主"的作用；提倡口服给药途径；药物剂量应个体化；应用 PCA 装置（患者控制止痛法，Patient – Controlled Analgesia），即采用数字电子技术，通过编制一定程序和输液泵来控制镇痛药的用量，缩短给药间隔，减少副作用；硬膜外注射法是将吗啡或芬太尼等药物注入椎管内，提高脑脊液中止痛剂的浓度，且作用时间持久。这种方法对剧痛患者效果明显，也是目前临床应用较为广泛的镇痛方法。

（2）物理止痛　应用冷、热疗法可减轻局部疼痛（详见第十八章）。此外，理疗、按摩与推拿也是临床上常用的物理止痛方法。

（3）针灸止痛　根据疼痛的部位，选用不同的穴位用针刺，使人体经脉疏通、气血调和来达到止痛的目的。一般认为，针刺镇痛的机制是来自穴位的针刺信号和来自疼痛部位的痛觉信号，在中枢神经系统不同水平上相互作用、进行整合的结果。在整合的过程中，既有与镇痛有关的中枢神经的参与，又有包括内源性阿片肽和 5 – 羟色胺在内的各种中枢神经递质的参与。

2. 心理护理

（1）建立信赖关系 护理疼痛患者时，可能会遇到各种各样的问题，为了彼此能顺利交流，使患者相信护士可以帮助其控制和处理疼痛问题，必须与患者建立起相互信赖的关系。只有当患者相信护士会真正关心他，会在情绪、知识、身体等方面协助他克服疼痛时，患者才会毫无保留地把自己的感受告诉护士。

（2）尊重患者对疼痛的反应 有些患者害怕别人对自己在疼痛时的行为反应不理解，不了解他的痛苦，或不能接纳他的困境，这些担心会引起患者的不安和焦虑，而加重疼痛程度。因此，护士需鼓励患者表达其疼痛的感受及对适应疼痛所作的努力，护士有责任帮助患者及家人接受其行为反应，这样才能与患者建立良好的护患关系。

（3）介绍有关疼痛的知识 帮助患者学习有关疼痛的知识，有助于减轻患者对疼痛的焦虑和其他影响因素。根据患者的情况，选择适宜的教育内容。一般包括：疼痛的机制、疼痛的原因、如何面对疼痛、减轻疼痛的各种方法等。

（4）减轻心理压力 紧张、焦虑、忧虑、恐惧或对康复失去信心等，均可加重疼痛的程度，而疼痛的加剧反过来又影响情绪，形成恶性循环。护理人员应以同情、安慰和鼓励的态度支持患者，设法减轻患者的心理压力。患者情绪稳定、心境良好、精神放松，可以增强对疼痛的耐受性。

（5）分散注意力 分散患者对疼痛的注意力可减轻其对疼痛的感受强度，可采用的方法有：

①参加活动：组织患者参加有兴趣的活动，能有效地转移其对疼痛的注意力。如唱歌、游戏、看电视、愉快的交谈、下棋等。对患儿来说，护士的爱抚、微笑、有趣的故事、玩具、糖果都能有效地转移注意力。

②音乐：运用音乐分散对疼痛的注意力是有效的止痛方法之一。优美的旋律对减慢心率、减轻焦虑和抑郁、缓解疼痛、降低血压等都有很好的效果。应根据患者个人的喜好和特性，选择不同类型的音乐。

③有节律按摩：嘱患者双眼凝视一个定点，引导患者想象某一物体的形状、大小、颜色等。同时在患者疼痛部位或身体某一部位皮肤上作环形按摩。

④深呼吸：指导患者进行有节奏的深呼吸，用鼻深吸气，然后缓慢地用口呼气，反复进行。

⑤想象：治疗性的想象是利用一个人对某特定事物的想象而达到特定正向效果，可使患者松弛，减轻疼痛。想象的焦点不仅只在对过去愉快事情经历的叙述，而且需要尽可能把各种知觉与这种经验结合起来，主动地去想象，使个体感受到目前的行为反应就像这件愉快的事情就在现在发生的一样。

⑥松弛法：松弛可以使身体或精神上的紧张消除，促进睡眠。肌肉松弛，充分休息，充足的睡眠有助于缓解焦虑、减轻疼痛。

3. 促进舒适

通过护理活动促进舒适是减轻或解除疼痛的重要护理措施。无论运用何种护理措施来协助患者解除疼痛，最终的目的仍然是满足患者对舒适的需要。帮助患者采取正确的姿势、舒适整洁的病床单位、良好的采光和通风设备、适宜的病室温度等都是促进舒适的必要条件。

（四）疼痛患者护理的评价

评价减轻和解除患者疼痛的护理措施是否有效，是否达到解除疼痛的目的，对于修订护理计划和促进更好执行护理措施都有重要意义。疼痛患者的护理评价主要是评价患者对疼痛的行为反应。评价依据有以下几点：

（1）疼痛患者在接受护理措施后，能重新建立一种行为方式，轻松地参与日常活动，与他人正常交往。

（2）疼痛感觉减轻，身体状态和功能改善，自我感觉舒适，食欲增加。

（3）焦虑程度减轻，休息和睡眠质量改善。

（4）一些疼痛的征象减轻或消失。

（5）给予护理措施后，患者对疼痛的适应能力有所增强。

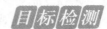

目标检测

一、单项选择题

1. 不舒适的最严重形式是
   A. 恐惧 　　　　 B. 烦躁 　　　　 C. 失眠 　　　　 D. 疼痛
2. 不属于原发性睡眠障碍的是
   A. 发作性睡眠 　　 B. 睡眠过度 　　 C. 心理性失眠
   D. 睡眠性呼吸暂停
3. 对于癌症中度疼痛患者药物止痛最适宜的药物是
   A. 阿司匹林 　　 B. 布洛芬 　　 C. 可待因 　　 D. 吗啡

二、简答题

1. 疼痛的共同特征有哪些？
2. 疼痛患者的护理措施有哪些？
3. 促进患者睡眠的护理措施有哪些？

（王国芳）

第十三章

生命体征的评估及护理

学习目标

1. 掌握体温、脉搏、呼吸、血压的正常值范围；体温过高的评估及护理。
2. 熟悉体温、脉搏、呼吸、血压的生理性变化；异常脉搏、呼吸、血压的评估及护理。
3. 熟悉促进呼吸功能的护理措施。
4. 了解体温计、血压计的种类。
5. 熟练掌握体温、脉搏、呼吸、血压的测量技术。

【引导案例】

患者李某，发热待查入院。神志清楚，面色潮红，口唇干裂，查体：体温39.5℃，脉搏94次/分，呼吸24次/分。

请问：

1. 分列出该患者的主要护理诊断？
2. 患者发热属于哪一期？针对主要护理诊断制定相应的护理措施？

生命体征（vital signs）是体温、脉搏、呼吸、血压的统称，是对机体内在活动的客观反映，也是衡量机体功能状况的可靠指标。正常情况下，它在一定范围内相对稳定，而当患病时，能发生及其敏感的变化。护士通过对生命体征的观察，可以了解疾病的发生、发展及转归，并为预防、诊断、治疗和护理提供重要依据。

第一节　体温的评估及护理

体温（body temperature）包括体核温度和体表温度。一般所说的体温指体核温度，是胸腔、腹腔和中枢神经等身体深部的温度，特点是温度高且相对稳定；体表温度指皮肤温度，特点是低于体核温度，且容易受外界因素的影响而变化。

一、正常体温及生理性变化

（一）体温的形成与调节

1. 体温的形成

体温是由三大营养物质（糖类、脂肪、蛋白质）在体内氧化分解而产生。氧化分解所产生的能量50%以上转化为热能，用以维持体温，不断散发到体外；其余能量贮存在三磷酸腺苷（ATP）内，需要时向机体供能，最终也以热能形式散发到体外。

2. 产热和散热

（1）产热过程　人体以化学方式产热，如食物氧化分解、骨骼肌收缩、交感神经兴奋、甲状腺分泌增多等。最大的产热器官是肝脏，其次是骨骼肌。

（2）散热过程　人体以物理方式散热，包括传导、对流、辐射、蒸发。最大的散热器官是皮肤，剩余小部分热量通过呼吸、排泄等生理活动散发至体外。

传导（conduction）是人体将热量直接传给与其接触的低温物体的一种散热方式。散热量与接触面积、温差大小、导热性有关。如临床上常用冷湿敷、冰袋、冰帽给患者降温。

对流（convection）是通过气体或液体的流动来交换热量的一种散热方式。散热量与流动速度、温差大小有关。

辐射（radiation）是物体通过电磁波的形式将热量传给与其不接触的物体，是人体处于低温环境下的主要散热方式。散热量与皮肤和环境间的温差大小、人体有效辐射面积有关。

蒸发（evaporation）是人体水分通过体表和呼吸道，由液态变成气态，从而带走热量的散热方式，分为不感蒸发和发汗两种形式。临床上对高热患者采取酒精擦浴，就是通过酒精的蒸发而起到降温作用。当环境温度高于或等于体温时，蒸发就成为人体唯一的散热方式。

3. 体温的调节

（1）自主性体温调节　又称生理性调节，是指在下丘脑体温调节中枢控制下，机体对内外温度刺激做出相应的生理反应，以调节机体的产热和散热，使体温保持相对稳定的调节机制。它是体温调节的主要方式，通常意义上的体温调节就是指自主性调节。主要调节机制是：①温度感受器：包括外周温度感受器和中枢温度感受器。前者分布于人体皮肤、黏膜和内脏中的游离神经末梢。后者分布于脊髓、延髓、脑干网状结构、下丘脑等部位，包括热敏神经元和冷敏神经元；②体温调节中枢：位于下丘脑，前部为散热中枢，后部为产热中枢；③当机体受到冷或热刺激时，外周温度感受器首先接收并将刺激上传到中枢温度感受器，再通过下丘脑的散热中枢和产热中枢对体温进行调节，以保持体温的相对稳定。

（2）行为性体温调节　指机体有意识地采取保温或降温行为，以使体温保持正常，如增减衣服等。它以自主性体温调节为基础，同时又是对自主性体温调节的有效补充。

（二）正常体温及其生理性变化

1. 正常体温

临床上常用的测温部位有腋下、口腔和直肠，直肠温度最接近体核温度，但腋温测量最常见、方便。正常体温是一个温度波动范围，而不是一个具体数值（表 13 − 1）。单位可用摄氏温度（℃）和华氏温度（℉）来表示，两者的换算公式为：℉ = ℃ ×9/5 +32℃ = （℉ −32）×5/9。

表 13 − 1　成人体温平均值及正常范围（安静状态下）

部位	平均温度	正常范围
腋温	36.5℃（97.7℉）	36.0℃ ~37.0℃（96.8℉ ~98.6℉）
口温	37.0℃（98.6℉）	36.3℃ ~37.2℃（97.3℉ ~99.0℉）
肛温	37.5℃（99.5℉）	36.5℃ ~37.7℃（97.7℉ ~99.9℉）

2. 生理性变化

变化范围较小，一般不超过 0.5℃ ~1.0℃。

（1）年龄　不同年龄的基础代谢率不同，体温也就不同，代谢越快，体温越高。因此，婴幼儿的体温高于成年人，而成年人的体温又高于老年人。新生儿尤其是早产儿，因体温调节中枢功能尚未发育完善，体温易受外界环境的影响，因此需要做好新生儿的防寒保暖工作。

（2）性别　女性体温平均比男性高 0.3℃，可能与女性皮下脂肪层厚，散热少有关。女性基础体温还随月经周期发生规律性的变化，即排卵前体温较低，排卵日最低，排卵后体温又升高 0.3℃ ~0.6℃，与体内孕激素水平周期性变化有关。因此，临床上常用连续测量女性基础体温，来了解有无排卵及确定排卵日期。

（3）时间　体温每日随时间发生周期性波动，清晨 2 ~6 时最低，午后 2 ~6 时最高。体温这种昼夜周期性波动称为昼夜节律，与下丘脑生物钟功能有关，由内在生物节律决定。

（4）运动与情绪　运动时骨骼肌收缩，产热增加，会使体温升高。因此，应在患者安静状态下测量体温，小儿要注意防止哭闹；紧张、激动等情绪变化会使内分泌调节发生变化，影响机体产热和散热，从而使体温升高。

（5）环境、药物、进食　体温在高温环境下，会相对升高，反之在低温环境下，会相对降低。所以，临床上进行冷、热疗时，要充分考虑环境对治疗效果的影响；麻醉药物可抑制体温调节中枢或影响传入路径活动，使血管扩张，机体散热增加，对寒冷环境适应能力降低。因此，患者在术中、术后应注意保暖；进食后，由于食物特殊动力作用，体温会稍升高。

二、异常体温的评估及护理

（一）体温过高

1. 定义及原因

（1）定义　体温过高（hyperthermia）又称发热，指由于致热原作用使体温调节中枢调定点上移或功能发生障碍，机体产热过多，散热减少，导致体温超出正常范围，即超过正常值0.5℃或一昼夜体温波动在1℃以上。

（2）原因　根据致热原的来源和性质不同，体温过高可分为感染性发热和非感染性发热。感染性发热较多见，主要由病原体引起，如细菌、病毒、真菌、衣原体，立克次体等。非感染性发热由病原体以外的因素引起，如变态反应、内分泌代谢紊乱或体温调节中枢功能损伤等，目前非感染性发热越来越受到人们重视。

2. 发热程度（以口腔温度为例）

低热：37.5℃～38℃（99.5℉～100.2℉）

中热：38.1℃～39℃（100.4℉～102.0℉）

高热：39.1℃～41℃（102.2℉～105.6℉）

超高热：41℃以上（105.8℉以上）

3. 发热过程（图3-1）

（1）体温上升期　特点是产热大于散热，体温升高。主要表现为疲乏无力，皮肤苍白无汗，畏寒寒战。体温上升方式分为骤升和渐升。骤升指体温突然上升，在数小时内迅速升至高峰，见于肺炎球菌肺炎、疟疾等；渐升指体温逐渐上升，数日内达到高峰，见于伤寒等。

（2）高热持续期　特点是产热和散热在较高水平上趋于平衡。主要表现为皮肤灼热、颜面潮红、口唇干燥，呼吸、心率加快，全身不适、软弱无力，头痛头晕，甚至惊厥、谵妄、昏迷。发热持续时间与疾病和治疗效果有关，可持续数小时、数天甚至数周。

（3）体温下降期　特点是散热大于产热，体温恢复至正常水平。主要表现为大量出汗、皮肤温度降低。体温下降方式分骤降和渐降。骤降指体温急剧下降，数小时内降至正常。由于大量出汗、体液丧失，年老体弱或心血管病患者易出现血压下降、脉搏细速、四肢厥冷等虚脱或休克现象，应加强观察和护理；渐降指体温逐渐下降，数天内降至正常。

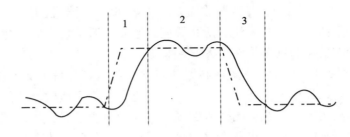

图13-1　发热过程

1. 体温上升期　2. 高热持续期　3. 体温下降期

4. 常见热型

将测得的体温值绘制在体温单上，各点相连构成曲线，该体温曲线的形态称为热型（fever type）。某些发热性疾病具有独特的热型，加强观察有助于疾病诊断（图13-2）。

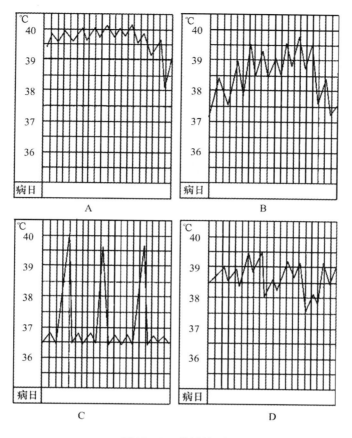

图 13 - 2　常见热型

A. 稽留热　　B. 弛张热　　C. 间歇热　　D. 不规则热

（1）稽留热（constant fever）　　体温在 39℃ ~ 40℃ 之间，持续数天或数周，24h 波动范围不超过 1℃。常见于肺炎球菌性肺炎、伤寒等。

（2）弛张热（remittent fever）　　体温在 39℃ 以上，24h 波动超过 1℃，但最低温度仍高于正常水平。常见于败血症、风湿热、化脓性疾病等。

（3）间歇热（intermittent fever）　　体温骤然上升至 39℃ 以上，持续数小时或更长，然后又迅速降至正常或正常以下，经过一个间歇，体温又升高，并反复发作，高热期和无热期交替规律出现。常见于疟疾等。

（4）不规则热（irregular fever）　　体温变化无规律，持续时间不定。常见于流行性感冒、癌性发热等。

5. 伴随症状

不同原因导致的发热，伴随症状往往不同。

（1）寒战　见于大叶性肺炎、急性溶血、急性肾盂肾炎等。

（2）淋巴结肿大　见于白血病、局灶性化脓性感染、淋巴结结核等。

（3）出血　发热且伴有皮肤黏膜出血，见于重症感染或某些急性传染性疾病，如病毒性肝炎、流行性出血热，也可见于某些血液性疾病等。

（4）关节肿痛　见于结缔组织病、痛风、风湿热等。

（5）皮疹　见于麻疹、风疹、猩红热、药物热等。

6. 护理措施

（1）降低体温　根据病情选用物理降温或药物降温。物理降温可用局部冷疗，使用冷毛巾、冰袋或化学制冷袋置于头部、大血管行径处，如腋下、肘窝等，通过传导方式散热；体温超过39℃，也可用全身冷疗，通过温水擦浴、酒精擦浴来降温。药物降温可遵医嘱给予降温药，应注意药物的剂量，尤其对年老体弱及心血管患者要防止虚脱或休克。降温措施实施30min后，需复测体温，以了解降温效果，并做好记录和交班。

（2）病情观察　加强体温监测，定时测量，一般每日测量4次，高热患者每4h测量一次，待体温恢复正常后3天，改为每日1次或2次。同时注意发热的程度、过程、类型，及伴随症状和患者反应等。

（3）饮食护理　发热属于高能耗疾病，应给予高蛋白、高热量、高维生素饮食，同时还应考虑到胃肠功能，最好是易消化的流质或半流质饮食，少吃多餐；同时鼓励患者多饮水，每日在3000ml左右，以补充高热消耗的水分，并促进毒素和代谢产物的排出。不能经口进食者，可遵医嘱鼻饲或静脉补充营养和水分。

（4）舒适护理　①注意休息。低热者酌情减少活动，适当休息，高热者需卧床。②做好口腔护理。发热时唾液分泌减少，口腔黏膜干燥，抵抗力下降，有利于病原菌生长繁殖，易出现口腔感染。所以应协助患者晨起、饭后、睡前漱口，必要时进行特殊口腔护理，以保持口腔清洁。③做好皮肤护理。退热时患者大量出汗，应及时擦干汗液，更换衣服和床单，保持皮肤清洁、干燥，预防压疮。注意在更换衣服时防止患者受凉。

（5）安全护理　高热患者有时伴有谵妄、躁动，要防止坠床、摔伤等意外发生。

（6）心理护理　体温上升期由于突然出现皮肤苍白、畏寒、寒战等，患者可能会紧张或害怕，护士应经常探视，给予安慰，耐心解答，尽量满足其需要；高热持续期尽量解除高热引起的身心不适，合理处理患者要求；退热期满足患者舒适的护理，注意清洁卫生，补充营养。

（二）体温过低

1. 定义及原因

体温过低（hypothermia）指体温低于正常范围，如低于35℃，则称为体温不升。常见原因：①产热减少：重度营养不良、极度衰竭等；②散热过多：长时间暴露在低温环境中、在寒冷环境中大量饮酒使血管过度扩张等；③体温调节中枢功能障碍：早产儿，中枢神经系统功能不良，如颅脑外伤、脊髓损伤等；重症疾病，如失血性休克、败血症等。

2. 临床分级

轻度：32.0℃～35.0℃

中度：30.0℃~32.0℃

重度：30.0℃以下瞳孔散大，对光反射消失。

致死温度：23.0℃~25.0℃

3. 伴随症状

皮肤苍白，口唇青紫，心率、呼吸减慢，血压降低，尿量减少，意识障碍，甚至昏迷。

4. 护理措施

（1）保暖措施　室温维持在22℃~24℃，按需给患者添加衣服、盖被，使用热水袋、电热毯，或给予热饮来提高体温。注意升温不宜过快，以免引起血管扩张。

（2）病情观察　观察生命体征，持续监测体温变化，至少每小时一次，直至体温恢复正常并稳定，同时注意其它伴随症状。

（3）病因治疗　积极治疗引起体温过低的疾病，从原因入手使体温恢复正常。

（4）抢救准备　备好抢救的物品和药物，必要时立刻抢救。

三、体温的测量技术

（一）体温计的种类和结构

1. 水银体温计

水银体温计又称玻璃汞柱式体温计，分为口表、腋表和肛表（图13-3）。

（1）基本结构　目前在临床使用最广，前端为装有水银的贮银槽，后端为真空毛细玻璃管，两者之间有一凹陷。口表、肛表的外玻璃管似三棱镜状，腋表呈扁平状。如果是摄氏体温计，上面的刻度值从35℃~42℃，每1℃分成10个小格，精确到0.1℃，半刻度值处都用较粗线标记，37℃用红线标记，以示醒目；如果是华氏温度计，刻度值从94℉~108℉，每2℉分成10个小格，每小格0.2℉。口表、腋表的贮银槽细长，有利于测温时扩大接触面，而肛表贮银槽粗短，可防止插入肛门内折断及损伤黏膜。

（2）测温原理　贮银槽水银在受热膨胀后可沿毛细管上升，其上升程度与受热程度成正比，所指示刻度即为体温值。同时凹陷处能有效防止读数时水银的自动回缩。

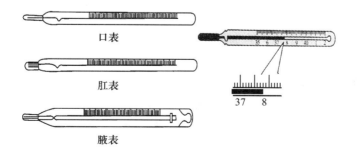

图13-3　水银体温计

2. 电子体温计

通过电子感温探头来测量体温，直接将测温值以数字形式显示（图13-4）。测量准确，灵敏度高，读数直观，但易受电子元件和电池供电情况影响，不如水银体温计稳定。分为医院用和个人用电子体温计。医院用电子体温计为防止交叉感染，使用时将探头放入外套内，使用后将外套按一次性用物处理。个人用电子体温计状如钢笔，携带方便。

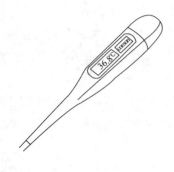

图13-4　电子体温计

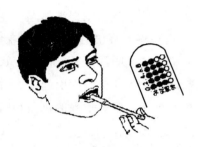

图13-5　可弃式体温计

3. 远红外线体温仪

利用远红外线的感温功能，接受人体热量，将信息转化为温度值以数字形式显示在显示板上。测温快速、准确，常用于人群聚集又需快速检测体温的场所，如车站、机场等。

4. 可弃式体温计

构造简单，就是一薄片，上面布满对热敏感化学指示点。测温时点状化学指示点随人体温度而变色，由白色变为绿色或蓝色，最后变色点位置即为所测温度值。可用来测口温或腋温，使用完即可扔弃（图13-5）。

5. 感温胶片

指对体温敏感的胶片，适用于小儿。测温时将其放于患儿前额或腹部，根据胶片颜色的改变，来获得患儿的体温变化，但不能显示具体的数值，只能判断体温是否在正常范围。

（二）体温计的检测与消毒

1. 体温计的检测

为保证测量的准确性，体温计需定期检测。检测时将所有的体温计的水银柱甩到35℃以下，在同一时间将其放入已测好的40℃热水中，3min后取出读数，如读数相差0.2℃以上或玻璃管有裂痕、水银柱自行下降，则表明该体温计不能继续使用。

2. 体温计的消毒

水银体温计常用浸泡法消毒，消毒液用75%乙醇或0.1%过氧乙酸。方法：将待消毒的体温计放入盛有消毒液的容器中浸泡，5 min后取出，用清水冲洗；再用离心机或腕部力量将体温计水银柱甩到35℃以下，然后放入另一种消毒液容器浸泡30min后取出，用清水冲净擦干，最后放入清洁容器内备用。消毒液每日更换一次，浸泡容器、离心机每周消毒一次。

（三）体温的测量技术

【目的】

（1）判断体温有无异常。

（2）监测体温，分析热型及伴随症状等。

（3）协助诊断，为治疗护理工作提供依据。

【评估】

（1）患者的年龄、病情、意识状态及合作程度等。

（2）了解是否存在影响体温测量准确性的因素。

（3）患者对测量体温的认知程度及心理状态。

【计划】

1. 护士准备

衣帽整洁，修剪指甲，洗手，戴口罩。

2. 患者准备

（1）取合适体位，保持安静状态及情绪稳定。

（2）了解体温测量的目的、方法、注意事项及配合方法。

3. 用物准备

（1）治疗盘内备容器两个（一个为清洁容器，盛放已消毒备用的体温计若干，另一个容器内有消毒液，用来盛放使用后的体温计）、消毒湿纱布、体温记录单、笔、带秒针的表。

（2）若测腋温，另备干纱布；若测肛温，另备液体石蜡油、棉签、卫生纸。

4. 环境准备

环境安静整洁，温度、湿度适宜，光线适中。

【实施】

1. 操作方法（以水银体温计为例）

操作流程	操作步骤	要点与说明
1. 核对患者，评估解释	核对床号、姓名，并评估患者 向患者解释操作的目的、方法及注意事项，并取得其配合	确认患者，选择测温部位 消除患者紧张情绪，取得合作
2. 用物准备，护士准备	洗手，戴口罩，备齐用物，携用物至床旁	
3. 再次核对	核对床头卡，再次确认患者	
4. 患者准备	协助患者取舒适卧位	测口温、腋温者可取坐位或仰卧位

操作流程	操作步骤	要点与说明
	口温测量法：	舌下热窝为口腔温度最高处
	部位　口表水银端斜放于患者舌下热窝处（图13－6）	防止患者咬破体温计
	方法　嘱患者闭紧口唇，用鼻呼吸，勿咬体温计	
	时间3min后取出，用消毒纱布擦拭，准确读数	
	腋温测量法：	腋下汗液过多，会导致散热增
	用干纱布将患者腋下汗液擦干	加，影响测温准确性
	腋表水银端放于腋窝深处	屈臂过胸是为使腋窝形成相对密
	嘱患者屈臂过胸，夹紧体温计，形成人工体腔（图13－7）	闭的腔，以减少外界温度的影响
	10min后取出，用消毒纱布擦拭，准确读数	
5. 测量体温	肛温测量法：	测肛温者可取侧卧位、俯卧位
	取侧卧位、俯卧位或屈膝仰卧位，以暴露臀部，用石蜡	或仰卧位
	油润滑肛表水银端后轻轻插入肛门3～4cm，婴幼儿可	不能合作者，应协助完成
	取仰卧位，护士一手抓住其双踝，提起双腿，另一手将	用石蜡油润滑肛表前端，以减
	肛表插入肛门，婴儿1.25 cm，幼儿2.5 cm，并握住肛	少阻力，避免擦伤肛门或直肠
	表用手掌根部和手指将双臀轻轻捏拢，加以固定（图	黏膜
	13－8）	如为婴幼儿测肛温，须有专人
	3 min后取出，用卫生纸擦净，再用消毒纱布擦拭，准	守护，扶持并固定肛表
	确读数	
	协助患者擦净肛门，穿好衣裤	
6. 记录	告知患者体温值，并记录	
	整理用物，将使用后的体温计浸泡于消毒液中，协助患	
7. 整理	者取舒适卧位	防止交叉感染
	洗手后，绘制体温单	

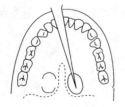

图13－6　口温测量法

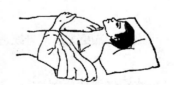

图13－7　腋温测量法

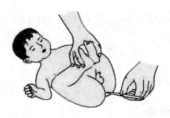

图13－8　肛温测量法

2. 注意事项

（1）测温前，应先清点体温计数量，并检查其是否完好，读数是否在35℃以下。

（2）根据患者病情，选择合适的测量部位：①昏迷、精神异常、婴幼儿、口腔疾患或手术后、张口呼吸者禁忌测量口温；②腋下出汗较多，或有创伤、手术、炎症，及肩关节受伤，极度消瘦夹不紧体温计者禁忌测量腋温；③腹泻、肛门疾病或手术、心肌梗死患者禁忌测量肛温（以免刺激肛门引起迷走神经反射，而导致心动过缓）。

（3）刚进食或进行面部冷、热敷者应30min后测口温，热水坐浴或灌肠后应30min后测肛温。

（4）偏瘫、一侧上肢有外伤或手术者，测腋温时应选择健侧测量。

（5）婴幼儿、危重或躁动患者，应有专人守护，以防意外。

（6）测口温时，如患者不慎咬破体温计，应首先清除口腔内的玻璃碎屑；再喝牛奶或蛋清，以延缓汞的吸收；若病情允许，还可进食粗纤维食物，以加速汞的排出。

（7）如发现体温与病情不相符，应在床旁监测，必要时做对照复查。

【评价】

（1）护患沟通有效，患者及家属能理解测量体温的目的、意义，并能主动配合。

（2）测量结果准确，在测量过程中患者感到安全舒适。

第二节　脉搏的评估及护理

在心动周期中，由于心脏的收缩和舒张，动脉内压力发生周期性变化，导致动脉管壁产生周期性的节律搏动，称为动脉搏动，简称脉搏（pulse）。

一、正常脉搏及生理性变化

（一）脉搏的形成

当心脏收缩射血时，动脉内压力升高，动脉管壁被动扩张；当心脏舒张时，动脉内压力降低，动脉管壁弹性回缩。动脉管壁随心脏搏动而发生这种节律性舒缩，并向外周血管传布，就形成了动脉脉搏。

（二）正常脉搏及其生理变化

1. 脉率

指每分钟脉搏搏动的次数。正常成人在安静状态下脉率为60～100次/min，且心率和脉率一致。当脉搏微弱难以测量时，可测心率。脉率受以下因素影响时，可发生生理性变化。

（1）年龄　脉率随年龄增长而逐渐减慢。婴幼儿脉率高于儿童，儿童高于成人，成人又高于老年人，但老年人到高龄时脉率又略有增加。

（2）性别　女性脉率比男性稍快。

（3）体型　体表面积越大，脉搏越慢，因此身材瘦高者要比矮胖者脉率稍慢．

（4）活动与情绪　运动及兴奋、愤怒、恐惧、焦虑时脉率增快，休息、睡眠及安静、忧郁时脉率减慢。

（5）饮食与药物 进食，饮用浓茶或咖啡及使用兴奋药能使脉率加快；禁食，使用镇静或洋地黄等药物能使脉率减慢。

2. 脉律

指脉搏搏动的节律性。正常脉搏均匀规则，间隔时间相等。正常小儿、青年人可出现窦性心律不齐，表现为脉搏吸气时增快，呼气时减慢，一般无临床意义。

3. 脉搏强弱

指触诊时感觉脉搏力量的大小。正常情况下，每搏强弱相等，其强弱程度受心排血量、脉压、外周血管阻力的影响，也与动脉管壁的弹性有关。

4. 动脉管壁情况

指触诊时感觉到的动脉管壁性质。正常动脉光滑、柔软，富有弹性。

二、异常脉搏的评估及护理

1. 异常脉搏

（1）频率异常

①速脉（tachycardia）：也称心动过速，指成人在安静状态下，脉率超过100次/min。常见于发热、甲状腺功能亢进、贫血、心力衰竭等。一般体温每升高1℃，成人脉率约增加10次/min，儿童可增加15次/min。

②缓脉（bradycardia）：也称心动过缓，指成人在安静状态下，脉率低于60次/min。常见于甲状腺功能减退、房室传导阻滞、颅内压增高、阻塞性黄疸等。

（2）节律异常

①间歇脉（intermittent pulse）：指在正常规则脉搏中，提前出现一次较弱搏动，其后跟一较正常延长的间歇（代偿间歇），也称过早搏动，简称早搏。如每隔一个正常脉搏出现一个期前收缩，称为二联律。如每隔两个正常搏动出现一个期前收缩，称为三联律。常见于各种器质性心脏病，是由于心脏异位起搏点过早发出冲动而引起的心脏提前搏动（图13-9）。

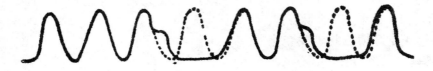

图13-9 间歇脉

②脉搏短绌（pulse deficit）：同一单位时间内脉率少于心率，简称绌脉。特点是心率快慢不一，心音强弱不等，心律不规则。常见于心房纤颤。发生机制是由于心肌收缩力强弱不等，有些心排血量少的搏动可产生心音，但不能引起外周血管的搏动，从而导致脉率少于心率。绌脉越多，心律失常越严重，当病情好转，绌脉可以消失。

（3）强弱异常

①洪脉（bounding pulse）：指当心输出量增多，外周阻力较小，脉压变大时，而出现的增强而有力的脉搏。常见于甲状腺功能亢进、高热、主动脉瓣关闭不全等。

②丝脉（thready pulse）：指当心输出量减少，外周阻力增加，脉压减小时，脉搏弱而细，扪之如细丝，也称细脉。常见于休克、心力衰竭、主动脉瓣狭窄等。

③交替脉（alternating pulses）：由于心室收缩强弱交替而出现的节律正常、但强弱交替的脉搏，是心肌损害的表现。常见于冠状动脉硬化性心脏病、高血压性心脏病等。

④水冲脉（water hammer pulse）：指脉搏骤起骤落，急促有力。主要由于收缩压偏高，舒张压偏低，脉压增大而引起。触诊时，将患者手臂抬高过头，并紧握其手腕掌面，便能感觉到急促而有力的冲击。常见于主动脉关闭不全、甲状腺功能亢进、先天性动脉导管未闭等。

⑤奇脉（paradoxical pulse）：指吸气时脉搏明显减弱或消失。主要由于左心室排血量减少而引起。正常人吸气时，肺循环血容量增加，使右心灌注量也相应增加，因此向左心回流血量无明显改变。但在病理条件下，心脏受束缚，体循环向右心回流的血量，不能随肺循环血量的增加而增加，使肺静脉血液流入左心室的量较正常时减少，结果左心排血量减少，所以脉搏变弱甚至不能触及。常见于心包积液、缩窄性心包炎，是心包填塞的重要指征。

（4）动脉管壁异常　早期动脉硬化表现为动脉管壁变硬，失去弹性，呈条索状，严重时动脉可迂曲结节。

2. 异常脉搏的护理

（1）心理护理　安慰患者，根据病情给予合理解释，消除紧张、恐惧等情绪。

（2）加强观察　观察脉搏的速率、节律、强弱、动脉管壁情况等，及其他相关症状，并注意药物的治疗效果和不良反应。有起搏器者应做好相应的护理。

（3）休息与活动　提供舒适环境，减少活动，增加卧床休息时间，必要时给予氧疗。

（4）急救准备　准备好抢救的物品和药品，备抗心律失常药物，除颤器处于完好状态。

（5）健康教育　指导患者控制情绪，保持稳定；清淡饮食，多吃蔬菜水果，保持大便通畅，勿用力排便；戒烟限酒；教会患者及家属脉搏自我监测的方法及简单急救技巧等。

三、脉搏的测量技术

（一）脉搏的测量部位

测量脉搏时，常选择浅表且靠近骨骼的大动脉（图13-10），临床上最常用桡动脉测量。

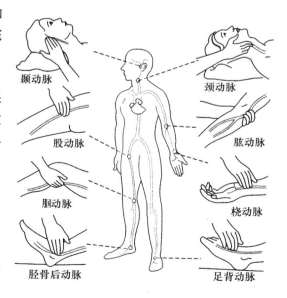

图13-10　常用诊脉部位

颞动脉　颈动脉　肱动脉　股动脉　桡动脉　腘动脉　胫骨后动脉　足背动脉

（二）脉搏的测量方法

【目的】

（1）判断患者脉搏有无异常。

（2）动态监测脉搏变化，间接了解心脏情况。

（3）协助诊断，为治疗、护理、预防、保健提供依据。

【计划】

1. 护士准备

衣帽整洁，修剪指甲，洗手，戴口罩。

2. 患者准备

（1）了解测量脉搏的目的、方法、注意事项及配合方法。

（2）取舒适体位，保持情绪稳定，测量前 30min 无影响脉搏测量的因素。

3. 用物准备

治疗盘内备记录单、笔、带秒针的表，必要时另备听诊器。

4. 环境准备

安静整洁，温度适宜，光线充足。

【实施】

1. 操作方法（以桡动脉为例）

操作流程	操作步骤	要点与说明
1. 核对患者，评估解释	核对姓名、床号，并评估患者 确认患者，选择测量部位向患者解释操作的目的，方法及注意事项，并取得其配合	消除患者紧张情绪，取得合作
2. 用物准备，护士准备	洗手，戴口罩，备齐用物，携用物至床旁	减少工作量
3. 再次核对	核对床头卡，再次确认患者	
4. 患者准备	协助患者取舒适的卧位，手臂自然放置，手腕伸展 护士以示指、中指和无名指指端按压在桡动脉搏动最强处，力度以能清楚感觉到脉搏搏动为宜（图 13 − 11）	卧位或坐位
5. 测量脉搏	正常脉搏测量 30s，所得数值乘以 2，即为脉率；如脉搏异常及心脏器质性病变时，需测量 1 min 特殊患者的测量： ①脉搏微弱难以触诊者，应用听诊器测心率（心尖搏动）1 min，②脉搏短绌者，应由 2 名护士，一位护士测脉率，另一位护士听心率。由听心率者发出"起"和"停"的口令，测量 1 min（图 13 − 12）	按压力量适中，太大会阻断脉搏搏动，压力太小感觉不到脉搏搏动 心脏听诊部位在左胸骨中线内侧第 5 肋间处
6. 记录	告知患者测量结果，并记录	脉搏短绌者，以分数形式记录，记录方式为：心率/脉率，单位：次/分
7. 整理	整理用物，协助患者取舒适卧位	洗手后，绘制在体温单上

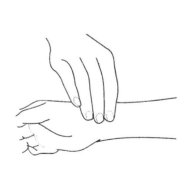 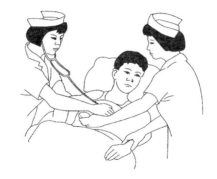

图 13 – 11　桡动脉测量法　　　　　图 13 – 12　脉搏短绌测量法

2. 注意事项

（1）不可用拇指诊脉，因拇指小动脉搏动较强，易与患者脉搏相混淆。

（2）偏瘫患者测脉搏时，应选择健侧测量。

【评价】

（1）护患沟通有效，患者及家属能理解测量脉搏的目的、意义，并能主动配合。

（2）在测量过程中患者感到安全舒适，测量结果准确。

第三节　呼吸的评估及护理

机体在新陈代谢过程中，需要不断从外界摄取氧气，并将体内产生的二氧化碳排出体外，以维持内环境的稳定。这种机体与外界环境进行气体交换的过程，称为呼吸。

一、正常呼吸及生理性变化

（一）呼吸过程

呼吸过程包括外呼吸、气体运输、内呼吸三个相互关联的环节（图 13 – 13）。

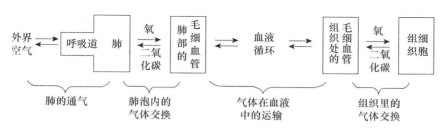

图 13 – 13　呼吸过程

1. 外呼吸

外界环境与血液之间在肺部进行的气体交换，又称肺呼吸，包括肺通气和肺换气。

（1）**肺通气**　通过呼吸运动使肺与外界环境进行气体交换的过程。胸廓节律性运动是肺通气的原动力，呼吸道是气体进出的通道，肺泡是气体交换的场所。

（2）**肺换气**　肺泡与肺毛细血管之间的气体交换过程，通过气体分压差扩散实现。气体交换的结果使静脉血变成动脉血，肺循环的血液不断从肺泡获得氧气，而释放二氧化碳。

2. 气体运输

血液循环将氧气由肺运送到组织细胞，同时将二氧化碳由组织细胞运送到肺组织。

3. 内呼吸

也称组织换气，指血液与组织细胞之间的气体交换，交换方式同肺换气。气体交换的结果使动脉血变成静脉血，体循环的血液不断从组织获得二氧化碳，而释放出氧气。

（二）呼吸运动的调节

1. 呼吸中枢

呼吸中枢是指中枢神经系统内产生呼吸节律和调节呼吸运动的神经细胞群，分布于脊髓、延髓、脑桥、间脑、大脑皮质等部位。延髓和脑桥是产生基本呼吸节律性的部位，大脑皮质可随意控制呼吸运动。

2. 化学性调节

指动脉血氧分压（PaO_2）、二氧化碳分压（$PaCO_2$）、氢离子浓度（$[H^+]$）的改变对呼吸运动的影响。$PaCO_2$ 通过中枢及外周化学感受器两条途径实现对呼吸的调节。$PaCO_2$ 降低，呼吸运动减弱或暂停；而 $PaCO_2$ 升高，呼吸加深加快，肺通气增加；若 $PaCO_2$ 超过一定水平，则抑制呼吸中枢，出现呼吸困难、头痛、头晕甚至昏迷，即二氧化碳麻醉。$[H^+]$ 对呼吸的调节同 $PaCO_2$。$[H^+]$ 升高，呼吸加深加快，肺通气增加；$[H^+]$ 降低，呼吸受到抑制。

3. 反射性调节

（1）肺牵张反射　又称黑－伯反射，指由肺的扩张或缩小所引起的吸气抑制或兴奋。当肺扩张时，引起吸气动作的抑制，而产生呼气；当肺缩小时，引起呼气动作的终止，而产生吸气。其生理意义是促使吸气转为呼气，吸气不致过长、过深，是一种负反馈调节。

（2）呼吸肌本体感受性反射　呼吸肌属骨骼肌，其内存在本体感受器肌梭，当受到牵张刺激时，可反射性引起受牵拉的同一肌肉收缩，称为本体感受性反射。其参与正常呼吸运动的调节，尤其在呼吸肌负荷增加时作用更为重要，即呼吸肌负荷增加，呼吸运动也相应增强。

（3）防御性呼吸反射　包括咳嗽反射和喷嚏反射，可排除呼吸道刺激物和异物，对机体有保护作用。

（三）正常呼吸及生理性变化

1. 正常呼吸

正常成人在安静状态下呼吸频率为 16～20 次/分，节律规则，呼吸均匀无声，感觉不费力，呼吸与脉搏之比为 1∶4～1∶5。男性和儿童以腹式呼吸为主，女性以胸式呼吸为主。

2. 生理性变化

（1）年龄　年龄越小，呼吸越快，如新生儿呼吸约为 44 次/分。

（2）性别　同龄女性比男性呼吸稍快。

（3）活动　剧烈活动可使呼吸加深加快。反之，休息和睡眠时呼吸减慢。

（4）情绪　强烈的情绪变化，如紧张、恐惧、愤怒等，可使呼吸加快或屏气。

（5）其他　环境温度升高或海拔增加，均会使呼吸加深加快。血压大幅度变动时，可反射性影响呼吸。如血压升高，则呼吸减慢减弱；如血压降低，则呼吸加快加强。

二、异常呼吸的评估及护理

（一）异常呼吸的评估

1. 频率异常

（1）呼吸过速　也称气促，指成人在安静状态下呼吸超过 24 次／min。常见于发热、甲状腺功能亢进等。一般情况下，体温每升高 1℃，呼吸增加约 3~4 次。

（2）呼吸过缓　指成人在安静状态下呼吸低于 12 次／min。常见于颅内压增高、麻醉药或镇静药过量等。

2. 节律异常

（1）潮式呼吸　又称陈 – 施呼吸（Cheyne – Stoke breathing），指呼吸由浅慢变为深快，又由深快变为浅慢，再经过呼吸暂停（5~20s），如此反复进行的周期性节律异常，呼吸形态犹如潮水起伏。发生机制：呼吸中枢兴奋性降低会使机体缺氧、二氧化碳积聚，当二氧化碳浓度达到一定程度，刺激呼吸中枢，使呼吸恢复或加强，这样缺氧改善，二氧化碳浓度降低；当二氧化碳浓度降至一定程度，呼吸中枢又失去有效刺激，呼吸再次减弱甚至暂停，从而形成周期性呼吸改变。常见于中枢神经系统疾病，如脑炎、脑膜炎、巴比妥类药物中毒等（图 13 – 14）。

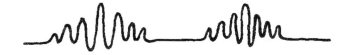

图 13 – 14　潮式呼吸

（2）间断呼吸　又称比奥呼吸（Biot breathing），表现为有规律呼吸几次后，突然出现呼吸暂停，间隔短时间后又开始呼吸，如此反复交替（图 13 – 14）。即呼吸和呼吸暂停规律性交替出现。其产生机制同潮式呼吸，但比潮式呼吸预后更严重，常见于临终前发生（图 13 – 15）。

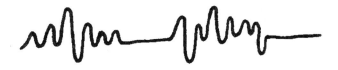

图 13 – 15　间断呼吸

3. 深度异常

（1）深度呼吸　又称库斯莫呼吸（Kussmaul），是深而规则的大呼吸。常见于尿毒症酸中毒、糖尿病酮症酸中毒等。主要为代偿性排出体内过多的 CO_2，以此调节机体的酸碱平衡。

（2）浅快呼吸　是一种表浅急促而不规则的呼吸，有时呈叹息样。常见于呼吸肌麻痹、某些肺与胸膜疾病，也可见于濒死患者。

4. 声音异常

（1）蝉鸣样呼吸　吸气时发出一种极高似蝉鸣样的声音，多由于声门附近阻塞，使气体吸入困难所致。常见于喉头水肿、喉头异物的患者。

（2）鼾声呼吸　呼吸时发出粗大的鼾声。多由于气管内有较多分泌物积蓄所致。常见于昏迷患者。

5. 形态异常

（1）胸式呼吸减弱，腹式呼吸增强　正常女性以胸式呼吸为主，但肺、胸膜或胸壁疾病所产生的剧烈疼痛，均可使胸式呼吸减弱，腹式呼吸增强，如肺炎、胸膜炎等。

（2）腹式呼吸减弱，胸式呼吸增强　正常男性及儿童以腹式呼吸为主，但腹膜炎、大量腹水、腹腔内巨大肿瘤等疾病，可使膈肌下降受限，造成腹式呼吸减弱，胸式呼吸增强。

6. 呼吸困难

指患者主观感觉空气不足，客观表现为呼吸费力，严重时出现张口呼吸、鼻翼扇动、端坐呼吸，甚至发绀、辅助呼吸肌参与呼吸活动，并有呼吸频率、节律、深度的异常。可分为：

（1）吸气性呼吸困难　特点是吸气费力，吸气时间延长，严重时出现三凹征（胸骨上窝、锁骨上窝、肋间隙），可伴有干咳及高调哮鸣音。由于上呼吸道部分梗阻，气流不能顺利进入肺，吸气时肺内负压极度增高所致。常见于气管阻塞、气管异物、喉头水肿等。

（2）呼气性呼吸困难　特点是呼气费力，呼气时间延长，常伴有哮鸣音。由于下呼吸道部分梗阻，气体呼出不畅所致。常见于支气管哮喘、阻塞性肺气肿等。

（3）混合性呼吸困难　特点是呼气、吸气均感费力，呼吸增快、变浅，常伴有呼吸音异常或病理性呼吸音。由于广泛性肺部病变使呼吸面积减少，影响换气功能所致。常见于重症肺炎、广泛性肺纤维化、大面积肺不张、大量胸腔积液等。

（二）异常呼吸的护理

1. 心理护理

建立良好的护患关系，稳定患者情绪，保持良好心态。

2. 提供环境

保持环境安静整洁，空气流通，温湿度适宜，促进患者舒适。

3. 加强观察

观察呼吸的频率、节律、深度、声音、形态等有无异常；有无咳嗽、咳痰、咯血、发绀、呼吸困难、胸痛等表现；观察药物的治疗效果和不良反应；及时清理呼吸道分泌物，保持呼吸道通畅，必要时给予氧气吸入。

4. 饮食护理

注意补充水分和热量的供给。选择营养丰富、易于咀嚼和吞咽的食物，少量多餐，避免过饱及食用产气食物，以免膈肌上升影响呼吸。

5. 健康教育

戒烟限酒，建立良好的生活习惯。教会患者呼吸训练的方法，如缩唇呼吸、腹式呼吸等。

三、呼吸的测量技术

【目的】

（1）判断呼吸有无异常。

（2）动态监测呼吸变化及呼吸功能。

（3）协助临床诊断，为医疗护理工作提供依据。

【评估】

（1）患者的年龄、病情、意识状态及合作程度等。

（2）了解是否存在影响呼吸测量准确性的因素。

（3）患者对测量呼吸的认知程度及心理状态。

【计划】

1. 护士准备

衣帽整洁，修剪指甲，洗手，戴口罩。

2. 患者准备

（1）了解测量呼吸的目的、方法、注意事项及配合方法。

（2）取舒适体位，保持情绪稳定，无影响测量的因素。

3. 用物准备

治疗盘内置记录单、笔、带秒针的表，必要时备棉花。

4. 环境准备

安静整洁，温湿度适宜，光线适中。

【实施】

1. 操作方法

操作流程	操作步骤	要点与说明
1. 核对患者，并评估	核对床号，姓名，并评估患者	由于呼吸受意识控制，测量时不需向患者解释，使其处于自然放松状态
2. 用物准备，护士准备	备齐用物，洗手，戴口罩，携用物至床旁	减少工作量
3. 再次核对	核对床头卡，再次确认患者	
4. 患者准备	协助患者取舒适体位，精神放松，处于自然呼吸状态（图 13－16）	
5. 测量呼吸	保持诊脉姿势 观察患者胸部或腹部的起伏（一起一伏为一次呼吸），计数30s，所得数值乘以2；呼吸异常或婴儿计数1min 危重患者如呼吸较弱，可将少许棉花置于患者近鼻孔处，计数棉花被吹动的次数，计数1min。同时观察呼吸的节律、声音、有无呼吸困难等（图 13－17）	
6. 记录	记录测量值	
7. 整理	整理用物，协助患者取舒适卧位	

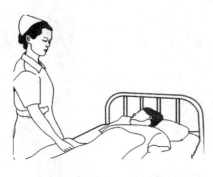
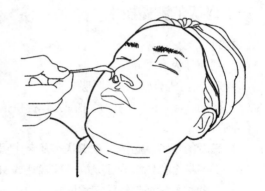

图 13 – 16　呼吸测量　　　　　　　图 13 – 17　危重患者的呼吸测量

【注意事项】

（1）观察呼吸时，女性患者观察胸部的起伏，男性患者和儿童观察腹部的起伏。

（2）排除影响呼吸的因素，保持患者在自然呼吸状态下进行测量。

【评价】

（1）操作规范熟练，测量结果准确。

（2）测量过程中患者感到安全舒适并愿意配合。

四、促进呼吸功能的护理措施

（一）有效咳嗽

患者取坐位或半坐位，屈膝，上身前倾，双手抱膝或在胸部和膝盖之间置一枕头并用两肋夹紧，深吸气后屏气 3s，然后腹肌用力及两手抓紧支持物（脚和枕头），做爆破性咳嗽，将痰咳出。如腹部或胸部有伤口，护士可将双手压在伤口两侧，以减轻伤口张力，防止引起患者疼痛或伤口裂开。如痰液黏稠，可先为患者进行雾化吸入稀释痰液。

（二）叩击

用手叩打背部，借助振动，使分泌物松脱而排出体外以保持呼吸道通畅。具体手法：患者取坐位或侧卧位，护士将手固定成空掌状态（手背隆起，手掌中空，手指并拢屈曲，掌侧呈杯状），利用腕部力量，有节奏地由下而上，由外向内轻轻叩打。注意不可在裸露的皮肤、肋骨、脊柱、乳房等部位叩打。叩击后，鼓励患者咳嗽，可有效排痰。

（三）体位引流

置患者于特殊体位，借助重力作用，使气道内的分泌物，引流到大气管并咳出体外的方法。主要适用于分泌物较多者，如支气管扩张、肺脓肿等。对严重高血压、心力衰竭、高龄、意识不清等患者禁用。实施要点如下：

（1）根据病变部位采取相应体位，使患者肺部处于高处，引流的支气管开口向下，便于分泌物引流而咳出。

（2）嘱患者间歇呼吸并尽力咳痰，护士辅以叩击，以提高引流效果。痰液粘稠不易引流时，可给予雾化吸入，以有利于痰液排出。

（3）宜在空腹或饭前1h，饭后、鼻饲后1~3h进行。每日2~4次，每次15~30min。

（4）观察患者反应，如出现头晕、面色苍白、出冷汗、血压下降等，应停止引流；注意引流液的色、质、量，并记录，如引流液大量涌出，应防窒息；如引流量＜30ml，可停止引流。

（四）吸痰法

指经口腔、鼻腔或人工气道将分泌物吸出，以保持呼吸道通畅。

第四节　血压的评估及护理

血压是血液在血管内流动时，对血管壁的侧压力。一般所说的血压指动脉血压。在心动周期中，动脉血压会随着心室的收缩和舒张而发生规律性的变化。当心室收缩时，动脉血压上升，至收缩中期达到最高值称为收缩压（systolic pressure）；当心脏舒张时，动脉血压下降，至舒张末期达到最低值称为舒张压（diastolic pressure）。收缩压与舒张压的差值称为脉压差（pulse pressure）。心动周期中动脉血压的平均值称为平均动脉压（mean arterial pressure）。

一、正常血压及生理性变化

（一）血压的形成

心血管是一个封闭的管道系统，其中有足够的血液充盈是形成血压的前提。心脏收缩射血时产生的能量一部分表现为动能，推动血液在血管内流动；另一部分表现为弹性势能对血管施压，使血管扩张。假如没有外周阻力，心室收缩所产生的能量将全部表现为动能，迅速向外流失，动脉血压就不能形成。当心脏舒张时，主动脉和大动脉管壁弹性回缩，将贮存的弹性势能转变为动能，推动血液继续流动，并维持一定的舒张压。因此，心脏射血与外周阻力是形成血压的基本因素，而主动脉和大动脉的弹性储存作用，可缓冲血压的大幅波动，并将间断的心脏射血转变为动脉内持续的血液流动。

（二）影响血压的因素

1. 心每搏输出量

当心率和外周阻力不变时，每搏输出量越多，心输出量就越多，收缩压就明显升高。同时主动脉和大动脉管壁弹性扩张程度变大，但心舒期弹性回缩也变大，滞留在大动脉的血量增加并不多。因此舒张压虽有所升高，但不如收缩压明显，脉压差增大。收缩压的高低主要反映心脏每搏输出量的多少。

2. 心率

当每搏输出量和外周阻力不变时，心率加快，心舒期就缩短，使心舒末期滞留在动脉的血液增多，舒张压明显升高。心缩期主动脉内存留的血量增加，收缩压升高，但心缩期仍有较多血液流向外周，故收缩压升高不如舒张压明显，脉压减小。因此，心率主要影响舒张压。

3. 外周阻力

当心输出量不变而外周阻力增大时，心舒期血液向外周流动速度减慢，使心舒末期存留在主动脉中的血量增多，舒张压明显升高；而在心缩期时，动脉血压升高，血流速度加快，使收缩压升高，但不如舒张压明显，脉压减小。因此，舒张压的高低主要反映外周阻力的大小。外周阻力受血管（小动脉和微动脉）口径和血液粘稠度的影响。

4. 循环血量和血管容量

循环血量要和血管容量相适应，才能使血管足够地充盈，产生循环系统平均充盈压。正常成人循环血量维持在 5000ml 左右，当循环血量减少或血管容量扩大时，血压下降。

5. 主动脉和大动脉管壁弹性

主动脉和大动脉管壁弹性对血压起缓冲作用。随着年龄增长，血管壁弹性减弱，顺应性降低，使收缩压升高，舒张压降低，脉压增大。

（三）正常血压及生理变化

1. 正常血压

正常成人安静状态下血压正常值范围为：收缩压 90 ~ 139mmHg，舒张压为 60 ~ 89mmHg，脉压差为 30 ~ 40mmHg（一般以肱动脉血压为准）。血压单位为 kPa 或 mmHg，两者间的换算关系：1kPa = 7.5mmHg，1mmHg = 0.133kPa

2. 生理变化

（1）年龄　随着年龄增长，收缩压和舒张压均有逐渐增高的趋势，但收缩压的升高更为明显。因此，老年人高血压的发病率较高。

（2）性别　青春期前男女血压差别不明显，更年期前，女性血压低于男性。更年期后，女性血压升高，男女差别较小。

（3）时间　清晨血压最低，然后逐渐升高，至傍晚血压最高。

（4）体位　立位高于坐位血压，坐位高于卧位血压，与重力引起的代偿机制有关。对于长期卧床或使用降压药物者，由卧位变为立位时，可出现头晕、心慌、站立不稳，甚至晕厥等直立性低血压表现。

（5）部位　一般下肢血压高于上肢 20 ~ 40 mmHg（与腘动脉的管径较肱动脉粗，血流量大有关），右上肢血压高于左上肢 10 ~ 20 mmHg（与左右肱动脉解剖部位有关，右侧肱动脉来自主动脉的第一分支无名动脉，而左侧肱动脉来自主动脉的第三支左锁骨下动脉）。

（6）环境　低温环境下，末梢血管收缩，血压略升高；高温环境下，皮肤血管扩张，血压略下降。

（7）其他　高大肥胖者血压较高；剧烈活动、不良情绪、睡眠不佳、吸烟等都可使血压升高；饮酒、摄盐过多、药物等对血压也有影响。

二、异常血压的评估及护理

（一）异常血压的评估

1. 高血压

指在未服用抗高血压药的情况下，成人收缩压≥140 mmHg 或（和）舒张压≥90 mmHg。目前采用 1999 年世界卫生组织与国际高血压联盟制定的高血压标准（表 13－2），若收缩压和舒张压分属于不同分级时，按较高级别分类。

2. 低血压

指收缩压＜90mmHg 或舒张压＜60mmHg，同时伴有明显血容量不足的表现，如脉搏细速、头晕、心悸等。常见于休克、全身衰竭的患者。

3. 脉压异常

（1）脉压增大　常见于主动脉关闭不全、主动脉硬化、甲状腺功能亢进、动静脉瘘等。

（2）脉压减小　常见于心包积液、缩窄性心包炎、末梢循环衰竭等。

表 13－2　高血压分级（WHO/ISH）

分级	收缩压（mmHg）	舒张压（mmHg）
理想血压	＜120	＜80
正常血压	＜130	＜85
正常高值	130～139	85～89
1 级高血压（轻度）	140～159	90～99
亚组：临界高血压	140～149	90～94
2 级高血压（中度）	160～179	100～109
3 级高血压（重度）	≥180	≥110
单纯收缩期高血压	≥140	＜90
亚组：临床收缩期高血压	140～149	＜90

（二）异常血压的护理

1. 心理护理

进行针对性的心理护理，以缓解患者紧张情绪。

2. 加强监测

血压异常应加强监测，并合理用药，注意药物的治疗效果及不良反应，观察有无并发症。

3. 良好环境

提供舒适的休息环境，安静整洁，温湿适宜，合理照明，通风良好。

4. 健康教育

选择低脂、低胆固醇、低盐、高维生素、富含纤维素的易消化清淡饮食。戒烟限酒，控制浓茶、咖啡等的摄入；生活有度，作息有时，注意休息，保证睡眠；避免不良情绪，进行力所能及的体力劳动，积极参加体育运动；教会患者测量和判断异常血压的方法和知识。

三、血压的测量技术

血压测量分为直接测量和间接测量两种方式。前者是将溶有抗凝药的导管经皮插入动脉内（常为肱动脉），导管与压力传感器连接，可以显示实时血压值，连续动态监测血压变化。其优点是数值准确、可靠，缺点是有创伤，临床仅限用于急危重症、大手术、严重休克者等。间接测量法是应用血压计测量血压，根据血液通过狭窄血管形成涡流时发出响声而设计。优点是无创，所以临床应用广泛。

（一）血压计的种类和构造

1. 血压计的种类

常用的有水银血压计、表式血压计和电子血压计。

2. 血压计的构造

（1）加压气球和压力阀门　加压气球可向袖带气囊充气，而压力阀门可调节压力大小。

（2）袖带　为一长方形扁平橡胶袋，外层套有布套。袖带上有两根橡胶管，一根与加压气球相连，另一根与压力表相通。袖带气囊的长度应当包绕臂围的80%，而宽度至少为臂围的40%（两者的比例为2:1）。如袖带太窄，须加大力量才能阻断动脉血流，会使测得血压值偏高；如袖带太宽，大段血管受阻，则使所测血压值偏低。

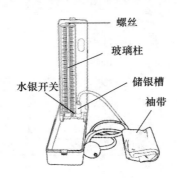

螺丝
玻璃柱
水银开关
储银槽
袖带

图13-18　水银血压计

（3）血压计　①水银血压计，又称汞柱式血压计（图13-18），由玻璃管、标尺、水银槽组成。玻璃管上标有双刻度，0~300mmHg和0~40kPa，最小分度值分别为2mmHg或0.5kPa。玻璃管上端盖以金属帽与大气相通，下端与水银槽相通。其优点是所测数值准确可靠，缺点是体积大而笨重，且易破裂；②表式血压计，又称弹簧式或无液血压计（图13-19）。外形呈圆盘状，正面盘上标有双刻度，中央有一指针，指示血压数值。其优点是携带方便，缺点是可信度差；③电子血压计可自动完成充气、放气，短时间内即可将血压值显示在屏幕上（图13-20）。其优点是操作方便，缺点是准确性较差。

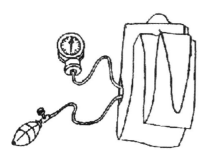

图 13 - 19　表式血压计

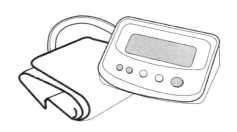

图 13 - 20　电子血压计

（二）测量血压的方法

【目的】

（1）判断患者血压有无异常。

（2）动态监测血压变化，间接了解循环系统功能状况。

（3）协助诊断，为治疗、护理工作提供依据。

【评估】

（1）患者的年龄、病情、治疗情况及合作程度等。

（2）了解是否存在影响血压测量准确性的因素。

（3）患者对血压测量的认知程度及心理状态。

【计划】

1. 护士准备

衣帽整洁，修剪指甲，洗手，戴口罩。

2. 患者准备

（1）取合适体位，保持安静状态及情绪稳定。

（2）了解血压测量的目的、方法、注意事项及配合要点。

3. 用物准备

治疗盘内置血压计、听诊器、记录单、笔。

4. 环境准备

安静整洁，温湿度适宜，光线适中。

【实施】

1. 操作方法（以水银血压计为例）

操作流程	操作步骤	要点与说明
1. 核对患者，评估解释	核对床号、姓名，并评估患者 向患者解释操作的目的、方法及注意事项，并取得其配合	确认患者 消除患者紧张情绪，取得合作
2. 用物准备 护士准备	洗手，戴口罩，备齐用物，携用物至床旁	减少工作量
3. 再次核对	核对床头卡，再次确认患者 选择合适的测量部位	

操作流程	操作步骤	要点与说明
4. 患者准备		一侧肢体偏瘫、有外伤者，应选择健侧肢体；一侧肢体正在输液或实施手术者，应选择对侧肢体
5. 测量血压	上肢肱动脉血压测量： 协助患者取合适体位 协助患者卷袖，暴露测量部位，手掌向上，肘部伸直 血压计放妥，开启，打开水银槽开关 驱尽袖带内气体，将袖带橡胶管对肘窝，平整地缠在上臂中部，袖带下缘距肘窝 2～3cm 处，松紧以能伸入一指为宜 戴听诊器，一手将听诊器胸件置于肱动脉搏动最强处并固定，另一手关闭充气球阀门，然后开始充气，至肱动脉搏动音消失再升高 20～30mmHg 打开输气球阀门，以 4mmHg/s 速度缓慢放气，同时注意观察水银柱和动脉搏动音变化 听到的第一声搏动音时，水银柱所对的刻度为收缩压，搏动音消失或突然变音时，水银柱所对的刻度为舒张压（读数时，保持视线和水银柱液面相平） 下肢腘动脉血压测量： 协助患者取合适体位 卷起一侧裤腿，暴露测量部位 开启血压计，将袖带平整缠于大腿下部，下缘距腘窝 3～5cm。将听诊器胸件放于腘动脉处（图13－21） 其余操作同肱动脉血压测量法	可取坐位或仰卧位 坐位时，测量部位平第四肋间；仰卧位时，平腋中线 必要时脱袖，以免衣袖过紧影响血流，导致测量不准确 避免听诊器胸件塞于袖带下，以免局部受压较大和听诊时出现干扰声 肱动脉搏动音消失时，袖带内压力大于心脏收缩压，血流被阻断 第一声搏动音时，袖带内压力降至与心脏收缩压相等，血流能通过受阻的肱动脉 可选择仰卧位、侧卧位或俯卧位 必要时，脱一侧裤腿，以免过紧影响血流
6. 整理	取下袖带，驱尽余气，整理后放入血压计盒内。 血压计右倾 45°，待水银全部回到水银槽内后，关闭水银槽开关，盖好盒盖，平稳放置。 协助患者整理衣服，取舒适体位，整理床单位	
7. 记录	以分数形式记录，收缩压/舒张压 mmHg。如为下肢血压需具体注明。	当变音和消失音有差异时，两读数都应记录：收缩压/变音压/消失音压 mmHg

【注意事项】

（1）测量前检测血压计性能。如玻璃管有无裂痕、水银有无漏出、输气球及橡胶管有无老化和漏气、听诊器是否完好等。

（2）观察测量前有无影响测量的因素存在。如患者有情绪变化，则需休息 20～30min 再测量。

（3）对需密切观察血压者，应做到"四定"：定部位、

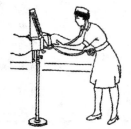

图 13－21　下肢血压的测量

定体位、定时间、定血压计，有助于保持测量的准确性和可比性。

（4）排除影响血压测量的因素：袖带过松、过窄，导致血压值偏高；袖带过紧、过宽，导致血压值偏低。肱动脉高于心脏水平，血压值偏低，反之肱动脉低于心脏水平，血压值偏高。读数时，视线高于水银柱液面，血压值偏低，反之，视线低于水银柱液面，血压值偏高。

（5）血压听不清或异常时，需重新测量。先将袖带内气体驱尽，水银柱降至"0"刻度，并稍等片刻再测，必要时做对侧对照。

【评价】

（1）护患沟通有效，患者及家属能理解测量血压的目的、意义，并能主动配合。

（2）在测量过程中患者感到安全舒适，测量结果准确。

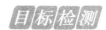

一、单项选择题

1．使体温略有增高的生理情况是

　　A．女性月经前期　　　B．饥饿状态　　　　C．服安眠药后　　　　D．睡眠时

2．测血压充气至肱动脉搏动音消失，此时袖带内的压力

　　A．小于收缩压　　　　　　　　　　　　　B．大于收缩压

　　C．等于舒张压　　　　　　　　　　　　　D．等于收缩压

3．与测量血压值准确性无关的因素是

　　A．袖带的松紧度　　　　　　　　　　　　B．听诊器的类型

　　C．测量时间　　　　　　　　　　　　　　D．被测肢体和心脏的位置

4．成人生命体征测量值在正常范围的一组是

　　A．T36.5℃，P70 次/分，R18 次/分，BP19/13kPa

　　B．T36.8℃，P88 次/分，R20 次/分，BP16/11kPa

　　C．T38℃，P102 次/分，R22 次/分，BP16/10kPa

　　D．T37℃，P98 次/分，R24 次/分，BP15/9kPa

5．体温变化波动大，日差大于1℃，但最低温度仍然在正常以上的热型是

　　A．弛张热　　　　　　B．间歇热　　　　　C．稽留热　　　　　D．不规则热

二、简答题

1．脉搏短绌的定义、常见疾病及测量方法。

2．区别比较呼吸困难的类型、特点及常见疾病。

（刘　敏）

第十四章

饮食与营养

【引导案例】

患者，女，45岁，高血压。住院治疗期间，查体发现胆囊肿大、有压痛，怀疑有慢性胆囊炎，拟行胆囊造影术以明确诊断。医嘱：胆囊造影试验饮食。

请问：

1. 胆囊造影试验饮食属于哪类医院饮食？

2. 护士应如何执行饮食医嘱？

3. 护士应对该患者进行哪些饮食指导？

饮食是人类的基本生理需要之一，食物中的营养物质是维持生命和健康的重要物质基础。合理的饮食不仅能够维持机体正常的生长发育和新陈代谢、促进机体组织修复、提高机体的免疫力，而且能够协助临床诊断和治疗，是促进疾病康复的重要治疗手段之一。因此，护理人员应该掌握饮食与营养的相关知识，以满足患者的营养需求，促进其早日康复。

第一节 医院饮食

饮食是人体获取营养素的重要途径，营养素是指食物中能被人体吸收和利用的有效成分，人体日常所需要的营养素主要有蛋白质、脂肪、糖类、矿物质、维生素、水和膳食纤维七大类，其中糖类、脂肪、蛋白质是人体主要的热能来源，又称为"热能营养素"。根据患者的病情恰当地调整其饮食结构，可以达到协助诊断、治疗、促进康复的目的。

三大热能营养素的生理功能、相关疾病、每日所需量及来源见表14-1。

维生素的生理功能、相关疾病、每日所需量及来源见表14-2。

主要矿物质的生理功能、相关疾病、每日所需量及来源见表14-3。

表14-1　三大热能营养素的生理功能、相关疾病、每日所需量及来源

名称	生理功能	相关疾病	日摄入量及来源
糖类	提供热能；参与构成机体组织；调节脂肪代谢；改善食物的口感；抗生酮作用；解毒、增强肠道功能	摄入不足：热能不足，生长缓慢、体重下降、低血糖等 摄入过量：龋齿、动脉硬化、心脏病、糖尿病、肥胖等	5~8g/kg，约占总热能的60%~70% 富含于谷类、薯类、豆类、水果、坚果类等食物中
蛋白质	构成和修补人体组织；参与合成酶、激素、血红蛋白、抗体、神经递质等；维持机体渗透压平衡及体液平衡；提供部分能量	摄入不足：成年人肌肉消瘦、免疫力下降、贫血、乏力、组织修复和抵抗力下降；未成年人生长发育障碍和延迟、贫血、智力发育差、视觉差等 摄入过量：会加重肝脏和肾脏的负担，导致机体脱水、脱钙、痛风、可能引起泌尿系结石等	0.8~1.2g/kg，约占总热能的10%~14% 富含于鱼类、肉类、蛋类、豆制品等食物中
脂肪	储存和提供能量；参与构成机体组织；维持体温、保护内脏；提供必须脂肪酸；促进脂溶性维生素的吸收；增加饱腹感	摄入不足：容易导致脂溶性维生素缺乏；必需脂肪酸缺乏可引起生长迟缓、生殖障碍、皮肤受损 摄入过量：肥胖、高血压、高血脂、动脉粥样硬化、脂肪肝等	0.8~1.0g/kg，约占总热量20%~25% 富含于动物性食物和坚果食物中。如：肥猪肉、猪油、黄油、酥油、植物油、花生、芝麻、开心果、核桃、松仁等

表14-2　维生素的生理功能、相关疾病、每日所需量及来源

名称	生理功能	相关疾病	每日摄入量及来源
维生素A	参与正常视觉活动；促进上皮细胞的生长与分化；促进生长发育；增强免疫功能	摄入不足：夜盲症、皮肤干燥、毛囊角化、生长发育受阻 摄入过量：会导致中毒	男：800μg，女：700μg 富含于动物肝脏、蛋类、乳制品、西兰花、胡萝卜、韭菜等植物性食物中
维生素D	调节钙、磷的代谢；促进钙、磷的吸收	摄入不足：佝偻病、骨骼软化症、骨质疏松 摄入过量：会导致中毒	5μg 富含于鱼肝油、海鱼、动物肝脏、蛋黄等食物中
维生素E	抗氧化作用，保持红细胞完整性；改善微循环；参与DNA、辅酶Q、精子的合成	摄入不足：较少见，如生育受损	10mg 富含于植物油、坚果类、谷类、海产品等食物

名称	生理功能	相关疾病	每日摄入量及来源
维生素 K	参与凝血因子的合成，促进凝血	摄入不足：出血、凝血障碍性疾病	20～100μg 富含于绿色蔬菜、动物肝脏中；肠道菌群可合成
维生素 C	促进胶原、神经递质和抗体的合成；参与胆固醇、肾上腺皮质激素的代谢；保护细胞膜，防治坏血病；促进铁的吸收利用；促进伤口愈合	摄入不足：坏血病	60mg 富含于新鲜的蔬菜和水果中。如辣椒、西红柿、西瓜、红枣、草莓、山楂、柑橘、柚子、猕猴桃等
维生素 B_1	构成辅酶 TPP；参与体内能量物质的代谢；调节神经系统功能；	摄入不足：脚气病	男：1.5mg，女：1.4mg 富含于未加工的谷类、动物内脏、肉类、豆类等食物中
维生素 B_2	构成多种辅酶；参与体内生物氧化过程；具有较强的抗氧化活性；促进生长，保持皮肤黏膜的完整性	摄入不足：口角炎、唇炎、舌炎、脂溢性皮炎、缺铁性贫血	男：1.5mg，女：1.4mg 富含于动物内脏、乳类制品、蛋类、豆类、蔬菜等食物中
维生素 B_6	参与糖原、氨基酸、脂肪酸的代谢；参与神经递质合成；参与细胞免疫功能；构成多种辅酶	摄入不足：脂溢性皮炎、口腔炎症等	1.2mg 富含于鸡肉、鱼肉、肝脏、蛋黄、豆类、坚果、水果和蔬菜等食物中
维生素 B_{12} 和叶酸	参与细胞核酸、核蛋白合成代谢；促进红细胞的发育和成熟；促进 DNA、RNA、蛋白质的合成	摄入不足：巨幼红细胞性贫血、舌炎、腹泻、胎儿神经管畸形	维生素 B_{12}：1μg 叶酸：3.1μg/kg 富含于动物内脏、豆类、绿叶蔬菜等食物中
烟酸	参与糖、脂肪和蛋白质的代谢	摄入不足：癞皮病	男：14mg，女：13mg 富含于禽类、动物内脏、鱼类、乳制品、豆类、花生、绿叶蔬菜等食物中

表 14 −3　主要矿物质的生理功能、相关疾病、每日所需量及来源

名称	生理功能	相关疾病	每日摄入量及来源
钙	构成骨骼和牙齿；维持神经和肌肉活动；参与调节多种酶的活性；参与凝血过程；降低毛细血管和细胞膜的通透性	摄入不足：佝偻病、骨骼软化症、骨质疏松症	800mg 富含于乳类、豆类、虾皮、海产品、蛋壳粉、骨粉等食物中
磷	参与构成骨骼、牙齿、软组织；参与物质代谢；参与合成多种酶与辅酶；调节酸碱平衡	摄入不足少见	520～1200mg 广泛存在于动物性食物和植物性食物中

续表

名称	生理功能	相关疾病	每日摄入量及来源
铁	构成血红蛋白、肌红蛋白、含铁酶和细胞色素等；参与红细胞的形成与成熟；参与生物氧化还原反应；参与免疫功能	摄入不足：缺铁性贫血	男：12mg，女：18mg 富含于肉类、蛋黄、豆类、绿色蔬菜等食物中
碘	参与甲状腺素的合成	摄入不足：地方性甲状腺肿、呆小症	150μg 富含于海产品中
锌	参与构成多种酶；促进生长发育和组织再生；促进食欲；促进维生素A的代谢；参与免疫功能；促进性器官与性机能的发育	摄入不足：生长发育迟缓、易感染、性成熟迟缓、食欲减退、异食癖	15mg 富含于动物类食品、海产品、蛋类、豆类等食物中

医院饮食分为三大类：基本饮食、治疗饮食和试验饮食。

一、基本饮食

基本饮食营养素均衡，适用于一般患者。根据食物的性状分为四种：普通饮食、软质饮食、半流质饮食和流质饮食（表14-4）。

表14-4 基本饮食

种类	适用范围	饮食原则	用法
普通饮食	消化功能正常者；无饮食限制者；体温正常或接近正常者；病情较轻或疾病恢复期的患者	食物营养均衡，易消化、无刺激性；一般食物均可	每日总热量应9.5~11MJ，蛋白质70~90g，每日3餐
软质饮食	消化吸收功能障碍者；咀嚼不便者；消化道术后恢复期的患者；低热者	食物软烂，无刺激性、易消化；如软饭、面条等，菜和肉应切碎煮烂	每日总热能为8.5~9.5MJ，蛋白质60~80g；每日3~4餐
半流质饮食	口腔及消化道疾病者；手术后的患者；中度发热者；体弱	食物呈半流质，易消化、易咀嚼、易吞咽，营养多，纤维少；如粥、鸡蛋羹、肉泥、菜泥等	每日总热能为6.5~8.5MJ，蛋白质50~70g；每日5~6餐
流质饮食	急性消化道疾病者；各种大手术后；高热；病情危重、全身衰竭者	食物呈流体，易消化、易吞咽，无刺激性；如牛奶、豆浆、稀藕粉、米汤、菜汁、果汁等	每日总热能为3.5~5.0MJ，蛋白质40~50g；每日6~7餐

二、治疗饮食

治疗饮食是指在基本饮食的基础上，通过调整总热量或某一种或几种营养素的摄入量，以达到治疗或辅助治疗的目的。临床上常见的治疗饮食有：高热量饮食、低热量饮食、高蛋白饮食、低蛋白饮食、低脂肪饮食、低胆固醇饮食、低盐饮食、无盐低钠饮食、高纤维素饮食、少渣饮食、低嘌呤饮食（表14-5）。

表 14 - 5　治疗饮食

种类	适用范围	饮食原则及方法
高热量饮食	热能消耗较高的患者，如甲状腺功能亢进、结核病、肝炎、胆道疾患、大面积烧伤及产妇等	每日总热量约为 12.5 MJ；基本饮食基础上加餐 2 次；可增加牛奶、豆浆、鸡蛋、藕粉、蛋糕、巧克力及甜食等热量高的食物
低热量饮食	需要减轻体重或减轻机体代谢水平的患者，如肥胖、糖尿病、高血脂等	限制能量的过多摄入，但每日总热量不低于 1000kcal，富含膳食纤维的食物均可，限制动物性脂肪和胆固醇的摄入
高蛋白饮食	高代谢性疾病的患者，如结核、恶性肿瘤、甲状腺功能亢进、烧伤、贫血、大手术后等；低蛋白血症患者；肾病综合征患者；孕妇、乳母等	每日蛋白质供给量为 1.5～2.0 g/kg，成人每日总量 90～120g/d，每日总热量约为 10.46～12.55 MJ；基本饮食基础上增加蛋白质的量；选择优质蛋白，动物蛋白和植物蛋白均可，如鱼类、肉类、蛋类和豆制品等
低蛋白饮食	限制蛋白质摄入的患者，如肝昏迷、急性肾炎、尿毒症等患者	成人每日蛋白质不超过 40g，视病情可减至 20～30g/d；肾功能不全者应摄入动物性蛋白，忌用豆制品；肝昏迷者应以植物蛋白为主。各种蔬菜和含糖高的食物均可，蛋白质宜选择优质蛋白
低脂肪饮食	肝胆胰疾病、冠心病、高脂血症、动脉硬化、肥胖症及腹泻等患者	每日脂肪摄入量少于 50g，肝胆胰疾患患者少于 40g，尤其要限制动物脂肪的摄入；清淡少油的食物均可，禁止食用肥肉、蛋黄、动物脑等
低胆固醇饮食	高胆固醇血症、高脂血症、动脉硬化、冠心病、高血压等患者	每日胆固醇摄入量少于 300mg；清淡少油的、含胆固醇低的食物均可，禁用或少用如动物内脏、鱼籽、蛋黄、肥肉、动物油等
低盐饮食	心脏病、急慢性肾炎、肝硬化腹水、重度高血压但水肿较轻的患者	每日食盐摄入量 <2g（含钠 0.8g）或酱油 10ml，不包括食物内自然存在的氯化钠；食物种类无特别限制，注意烹调时宜清淡，禁止食用腌制食品，如咸菜、咸肉、香肠、皮蛋等
无盐低钠饮食	适用范围同低盐饮食，通常用于水肿较重的患者	无盐饮食，除食物中自然含钠量外，每日饮食中含钠量 <0.7g，注意烹调时不放食盐；低钠饮食，需控制摄入食品中自然存在的含钠量，每日应 <0.5g；食物种类无特别限制，注意烹调时宜清淡，禁止食用腌制食品、含钠的食物和药物，如油条、挂面、汽水、碳酸氢钠药物等
高纤维素饮食	便秘、肥胖、高脂血症、糖尿病等患者	每日应多摄入富含食物纤维的食物，保证足够的热量和营养素；选择富含膳食纤维的食物，如韭菜、芹菜、粗粮、豆类等
少渣饮食	伤寒、痢疾、腹泻、肠炎、食管胃底静脉曲张及消化道手术的患者	饮食应少渣，肠道疾患少用油脂；含膳食纤维少的食物，禁止食用强刺激性调味品及坚硬、带碎骨的食物
低嘌呤饮食	痛风患者及高尿酸血症的患者	限制摄入富含嘌呤的食物，多饮水；可选用谷类、蔬菜、水果等低嘌呤的食物，蛋白质以鸡蛋和牛奶为主，限制瘦肉、动物内脏、鱼类、禽类、豆类等食物的摄入量；禁忌饮酒

三、试验饮食

试验饮食是指在特定的时间内，通过调整饮食内容，以协助诊断疾病或确保实验检查结果正确的一种饮食，又称诊断饮食。临床上常见的试验饮食有：隐血试验饮食、胆囊造影试验饮食、甲状腺摄 I^{131} 试验饮食、肌酐试验饮食、尿浓缩功能试验、葡萄糖耐量试验饮食、结肠造影试验饮食等（表14-6）。

表14-6　试验饮食

种类	目的及适用范围	饮食原则及方法
潜血试验饮食	协助诊断有无消化道出血。适用于怀疑有消化道出血的患者，如原因不明的贫血	试验前3天，禁止食用容易造成潜血试验结果假阳性的食物，第4天开始留取粪便做潜血试验 试验期间可选食物有：米饭、面条、馒头、牛奶、豆制品、白菜、土豆、菜花、白萝卜等食物；禁止食用含铁食物和药物，如肉类及绿色蔬菜、动物肝脏、动物血等
胆囊造影饮食	协助诊断有无胆囊、胆管及肝胆管疾病。适用于需要进行胆囊造影检查的患者，如慢性胆囊炎胆石症、怀疑有胆囊疾病的患者	检查前1天中午高脂肪饮食（如油煎荷包蛋2只、奶油巧克力40~50g、肥猪肉等脂肪含量高的食物），以刺激胆囊收缩和排空；晚餐无脂肪、低蛋白、高碳水化合物的清淡饮食（如小米粥、大米粥加糖、果酱包、糖三角等食物），有助于造影剂进入胆囊；晚餐后口服造影剂，然后禁食、禁水、禁烟。检查当天早晨禁食；第一次摄X线片检查胆囊形态，如果胆囊显影良好，则进食高脂肪餐（脂肪含量>50g），并于半小时后第二次摄X线片检查胆囊的收缩功能，观察胆囊收缩状态
甲状腺摄 I^{131} 试验饮食	协助检查甲状腺功能。适用于甲状腺功能疾患的患者，如甲状腺功能亢进的患者	试验期2周，2周后做甲状腺摄 I^{131} 测定。试验期间禁止食用含碘高的食物，如：海带、海蜇、海参、海米、鱼、虾、紫菜、卷心菜及加碘食盐等；禁用含碘的药物，如碘酒、碘伏等皮肤消毒剂
肌酐试验饮食	协助检查、测定肾小球的滤过功能。适用于重症肌无力、肾盂肾炎、尿毒症等患者	试验期3天，全日主食供给<300g，蛋白质供给<40g，第3日测尿肌酐清除率及血肌酐含量。试验期间禁食肉、禽、鱼类，禁止饮用咖啡及茶，以排除外源性肌酐的影响，热量不足时可提供甜点心、藕粉等，植物油、蔬菜、水果不限
尿浓缩功能试验（干饮食）	协助检查肾小管的浓缩功能。适用于需要做尿浓缩功能试验的患者	试验期1天，控制全天饮食中的水分，总量500~600ml/d，蛋白质供给量为1g/（kg·d）。试验期间可进食含水分少的食物，如米饭、馒头、饼、面包、土豆、豆腐干等，烹调时尽量不加或少加水；禁忌食用过甜、过咸或含水量高的食物
葡萄糖耐量试验饮食（OGTT试验）	协助检查人体血糖调节功能。适用于隐性糖尿病患者	试验前3天，停止胰岛素治疗，可正常饮食，每天饮食中碳水化合物要控制在250~300g，并且维持正常活动；次晨测空腹血糖；然后在5min之内饮300ml含75g葡萄糖的糖水，然后分别测定30min、1h、2h的血糖和尿糖；试验中不可吸烟、喝咖啡、喝茶或进食，保持安静
结肠造影试验饮食	协助检查结肠病变。适用于结肠肿瘤、息肉、结肠慢性炎症等患者	检查前不能吃有渣的食物，检查前一天午餐进食低脂肪少渣饮食；晚8时开始开水泡服番泻叶9g，30min后再服用一次；检查前1.5h用温水或生理盐水清洁灌肠，然后灌入钡剂检查。鼓励大量饮水，可食用米汤、鸡汤、汤面等半流质食物；禁忌食用蔬菜、水果、肉类、奶类等容易产生肠胀气的食物

第二节　一般饮食的护理

　　住院患者的饮食由医生根据患者病情开出饮食医嘱，护士根据医嘱填写入院饮食通知单，并通知营养室和患者，同时在患者的床头卡（或床尾卡）上注明饮食种类。如因病情变化需要更改饮食时，需由医生开出医嘱，护士按照医嘱填写更改饮食通知单或停止饮食通知单，并通知订餐人员或营养室和患者，同时更改床头卡（或床尾卡），做好交接班。

　　护理人员在执行饮食医嘱时，应全面评估患者的饮食与营养状况，制定正确的饮食护理计划并实施，以满足不同患者饮食与营养的需要。

一、影响饮食与营养的因素

（一）一般饮食形态的评估

　　评估患者的一般饮食状况：如自理能力、食欲状况、进餐次数、时间、方式、食物种类及量、有无偏食等；有无食物过敏史；有无其他情况，如：是否服用药物或补品。

（二）影响饮食因素的评估

1. 生理因素

　　（1）年龄　不同年龄的人群对热能及营养素的需求有所差异，如：婴幼儿新陈代谢快，需要摄入高热量、高蛋白、高维生素及高矿物质的饮食；儿童期在摄入足够热量及营养素的前提下，还应确保摄入充足的脂肪酸，以满足大脑及神经系统的发育；青少年正处于生长发育期，应摄入足量的蛋白质、维生素和各种微量元素；老年人的新陈代谢慢，热能的需要量逐渐减少，但是饮食中要增加钙的含量。

　　（2）职业　从事某些职业的人群对饮食有特殊的要求，如运动员、宇航员、模特等。活动量大的人群所需热能和营养素高于活动量小的人，如体力劳动者热能需求高于脑力劳动者。

　　（3）特殊生理时期　女性在妊娠期和哺乳期热能和营养素的需求量明显增加，孕早期要注意补充叶酸，孕晚期要注意补充钙，母乳喂养的女性要注意增加热量和蛋白质的摄入量。

2. 病理因素

　　（1）疾病　很多疾病会影响患者的食欲、食物和营养的摄取、消化和吸收，如口腔疾病、胃肠道疾病等；发热、甲状腺功能亢进、恶性肿瘤等疾病，由于代谢增加，所需热量也高于正常；大面积烧伤、手术后的患者由于伤口愈合对蛋白质的需要量大，因此饮食中要注意保证足量的优质蛋白；糖尿病、高血压、冠心病等患者由于疾病的原因饮食内容会受限制。

　　（2）药物　药物也会影响饮食与营养，如盐酸塞庚啶、胰岛素等能促进食欲；非肠溶性红霉素、非甾体类消炎镇痛药对胃黏膜有刺激作用可降低食欲；长期服用苯妥英钠会干扰叶酸的吸收和利用。

（3）其他　有人对某种特定的食物会发生过敏反应或不耐受，如有些人食用海产品或牛奶后，会产生腹泻，甚至引起哮喘或荨麻疹等；乳糖酶缺乏的人群饮用牛奶后会出现腹胀、肠鸣音、急性腹痛甚至腹泻等乳糖不耐症的症状。

3. 心理因素

一般情况下，不良情绪会抑制胃肠道蠕动，减少消化液的分泌，从而使人食欲减退，如焦虑、恐惧、抑郁、痛苦和悲伤等不良情绪会使人进食量减少甚至厌食，相反愉悦的情绪状态会促进食欲。极少数的人会在孤独、焦虑、抑郁时增加进食次数和食量。

4. 社会文化因素

（1）经济状况　经济状况好的人群应防止营养过剩，一日三餐会更讲究营养与饮食平衡；而经济状况差的人群应预防营养不良，一日三餐首先考虑的是满足一天的热能供给量。

（2）文化程度　不同文化程度的患者对营养知识理解和掌握也不同，如果患者对营养素的每日需要量和食物的营养成分等基本知识不了解，片面地认为某种营养素对身体好，某种营养素不好，就会影响人们饮食和营养的摄入，就可能出现不同程度的营养失调。

（3）宗教信仰　不同宗教信仰的人群饮食习惯也不同，如佛教、伊斯兰教、基督教等。

（4）地域环境　不同地域有不同的饮食特色，如四川空气潮湿，人们喜好吃辣；生活节奏快的国家和地区，人们更喜欢用速食食品和快餐。中国地大物博，饮食素有"南甜北咸东酸西辣"的菜品特色。不同的饮食习惯，可能会影响饮食和营养的摄入和吸收，从而影响健康甚至导致疾病。

（三）身体评估

通过对患者的身高、体重、皮肤、毛发、骨骼、肌肉以及生化检查等方面的评估，可以初步确定患者的营养状况。

1. 根据身高和体重进行营养状况评估

我国常用的标准体重计算公式：

男性：标准体重（kg）＝身高（cm）－105；女性：标准体重（kg）＝身高（cm）－105－2.5

世界卫生组织推荐的计算方法：

男性：标准体重＝[（身高（cm）－80）]×70%；女性：标准体重＝（[身高（cm）－70]）×60%

实测体重在标准体重正负10%以内为正常范围；超过标准体重的10%～20%为过重；超过20%为肥胖；少于标准体重的10%～20%为消瘦；低于20%以上为明显消瘦。

近年来也采用体重指数（BMI）来衡量体重是否正常。体重指数是体重（kg）与身高（m）的平方的比值。WHO标准：正常体重指数为18～25；≥25为超重，≥30为肥胖；中国标准：正常体重指数女性18～22，男性20～24。

2. 通过皮褶厚度进行营养状况评估

皮褶厚度又称皮下脂肪厚度（简称皮脂厚度），反应身体脂肪含量，对判断营养过剩或营养不良有重要意义。方法：用皮褶计测量一定部位的皮褶厚度，用来反应皮下脂肪含量。常用测量部位：肱三头肌部（左上臂背侧中点上 2cm 处），正常参考值为：男性 12.5mm，女性 16.5mm，比正常值少 24% 以下为轻度营养不良，25%～34% 为中度营养不良，35%～40% 为重度营养不良。

3. 通过上臂围进行营养状况评估

上臂围即上臂中点位置的周长，是简单便捷的评价指标，可反映肌蛋白储存和消耗的程度。我国男性上臂围平均值 27.5cm，小于平均值的 60% 为严重营养不良，平均值的 60%～80% 为中度营养不良，平均值的 80%～90% 为轻度营养不良，大于平均值的 90% 为正常。

4. 通过毛发、皮肤、指甲、骨骼和肌肉等外观评估患者的营养状况

营养良好时毛发有光泽、不易脱落；皮肤有光泽、弹性好；指甲有光泽、粉色、坚实；肌肉较硬实、皮下脂肪丰满且有弹性。营养不良时毛发干燥、枯黄、缺少光泽、易脱落；皮肤干燥、粗糙、弹性差，肤色黯淡无光泽；指甲无光泽、粗糙、易断裂，指甲有线状隆起或呈汤匙甲；肌肉松弛无力，皮下脂肪薄，肩胛骨和髂骨突出明显。

（四）生化评估

通过血液、尿液生化检验，测定某种营养素水平或代谢产物的含量来推测患者营养状况或某种营养素的水平。如测量患者的血清甘油三酯、胆固醇、血清蛋白、血钙等。

二、患者一般饮食护理

（一）进食前的护理

1. 饮食指导

护士应根据患者的饮食种类对其进行饮食指导，尽量符合患者的饮食习惯，用患者容易接受的食物代替限制的食物，使其逐步适应医院饮食。逐渐纠正其不良的饮食习惯，使其理解并自觉执行饮食医嘱；如果有外带饮食，护士需检查是否符合患者饮食需要。

2. 环境准备

（1）床单位应整洁舒适，病室空气清新，对不能入厕的患者，饭前半小时给予便盆排尿或排便，便后应及时移去便器并开窗通风。

（2）暂停非紧急的治疗及护理工作，如病室内有病情危重的患者，应以屏风遮挡。

（3）条件允许应鼓励患者在病区餐厅集体进餐，或鼓励同病室患者同时进餐。

3. 患者准备

（1）协助洗手，漱口或口腔护理　必要时将治疗巾围于患者颌下，以保持衣服和床单位的清洁，嘱咐患者做好进食准备。

（2）减少或去除各种不舒适的因素　疼痛患者于饭前半小时给予适当的镇痛措施，如遵医嘱给止痛剂；高热患者给予降温处理；伤口包扎固定过松、过紧者给予适当调整。条件允许时可让亲人陪伴进餐。

（3）安置舒适的体位 病情允许可协助患者下床进食；不方便下床但可坐起的患者，取坐位或半坐位，放置跨床小桌协助其进餐（图14-1）；卧床患者可安置侧卧位或仰卧位（头偏向一侧），方便其进食或喂食（图14-2）。

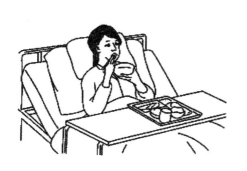

图14-1 床上进食图　　图14-2 协助卧床患者进食

（二）进食时的护理

1. 及时分发食物

护士洗净双手，着装整洁。根据饮食要求协助配餐员及时将饭菜准确分发给每位患者。

2. 鼓励并协助患者进食

（1）进食期间，检查并督促治疗饮食和试验饮食的实施情况，对于访客带来的食物，护士需检查符合患者的饮食原则时方可食用。及时有针对性地解答患者在饮食方面的问题，纠正其不良饮食习惯，征求患者对饮食的意见并向营养室及时反馈。

（2）对卧床患者鼓励其自行进食，将食物和餐具放在患者伸手可及的位置，必要时护士应给予帮助。对不能自行进食的患者，护士应给予喂食，根据其进食习惯顺序喂食，固体与液体食物应轮流喂食，饭菜宜温度适宜，防止烫伤，每次喂食的量及速度可按患者的情况和要求而定，耐心等待患者充分咀嚼和吞咽，不可催促患者。

（3）对双目失明或眼睛被遮挡的患者，除上述喂食要求外，应在喂食前应告诉患者饮食的内容，以促进其食欲，如患者要求自己进食，可按时钟平面图放置食物（图14-3），6点处放置饭，12点处放置汤，3点处和9点处放置菜，并告知患者食品名称及方位（图14-4），以方便患者顺序取食。

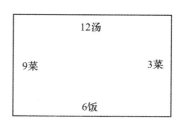

图14-3 食物放置时钟图

（4）对需要大量饮水的患者，应向其解释饮水的目的及重要性，并督促患者在白天多饮水，防止夜间饮水过多影响睡眠；对禁食或限制饮水的患者，应告知其原因，以取得其理解与配合，如患者口干可用湿棉球湿润口唇，并在床尾卡挂上限制饮水标记，做交接班。

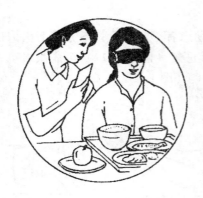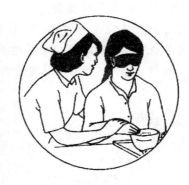

图 14 – 4 协助双目失明或眼睛被遮挡的患者进食

3. 特殊情况的处理

（1）恶心 如患者出现恶心，休息片刻后再进食。

（2）呕吐 如卧床患者发生呕吐应及时将患者的头偏向一侧，防止呕吐物进入气管内引起窒息；将盛装呕吐物的容器放置在方便患者取用的位置。患者呕吐结束后，帮助患者漱口，尽快移除呕吐物，更换被污染的被服和床单位，开窗通风，去除室内不良气味，询问患者是否愿意继续进食。观察呕吐物的性质、颜色、量和气味并做好记录。

（3）呛咳 进食前嘱咐患者细嚼慢咽，切勿进食时说话，以免发生呛咳。如发生呛咳，应轻拍患者背部；如果异物进入喉部，应迅速推挤腹部直至异物排出，防止发生窒息。

（三）进食后的护理

（1）保持患者及床单位的清洁和舒适，及时撤去餐具并清理食物残渣，督促和协助患者洗手、漱口或口腔护理，整理床单位。

（2）根据需要做好记录，如食物的种类、数量、进食过程中和进食后患者的反应。

（3）对禁食或延迟进食的患者应做好交接班。

第三节 特殊饮食的护理

对于病情危重、昏迷患者或因消化道功能障碍不能经口进食的患者，为了保证患者热量与营养的需要，常根据患者不同的情况采取不同的特殊饮食护理，包括胃肠外营养和胃肠内营养两大类。胃肠内营养（Enteral nutrition，EN）是指通过口服或管饲饮食等方式经胃肠道为患者提供热能和营养素的方式。胃肠外营养（Parenteral nutrition，PN）是指通过胃肠以外的途径为患者提供营养支持的方法，如从周围静脉或中心静脉输入患者所需的碳水化合物、氨基酸、脂肪乳、电解质、维生素、微量元素和水等营养物质。

一、鼻饲法

鼻饲法是管饲饮食的一种，又称鼻胃管法，是将导管经一侧鼻腔插入胃内，从管内注入流质饮食、营养液、水分或药物，以满足患者热量与营养的需要及治疗需要的一项护理技术。

【目的】

通过鼻胃管供给食物、水分和药物，以满足患者对热量与营养的需求、治疗的需要。适用于各种原因不能经口进食的患者，如昏迷患者、口腔疾患或手术后的患者、不能张口的患者、早产儿、危重患者、拒绝进食者等。

【评估】

（1）患者的病情、年龄、治疗情况、意识状态。

（2）患者对饮食与营养的认知程度、理解及合作程度等。

（3）患者鼻腔局部情况，如鼻黏膜有无肿胀、炎症，有无鼻中隔弯曲、鼻息肉等。

> **知识拓展**
>
> ### 管饲饮食
>
> 管饲饮食是通过导管将营养丰富的流质饮食或营养液、水或药物注入胃内或空肠内的方法。根据插管途径可分为：口胃管法、鼻胃管法（又称鼻饲法）、胃肠管或肠管法、胃造瘘管法、空肠造瘘管法等。管饲饮食适用于：①不能经口进食者，如昏迷、口腔疾患、口腔手术后的患者。②不能张口的患者，如破伤风患者。③存在吞咽困难的患者，如上消化道肿瘤、食管狭窄、颅脑外伤等。④其他患者，如早产婴儿、病情危重及拒绝进食的患者。

【计划】

1. 护士准备

着装整洁，洗手、戴口罩。

2. 患者准备

（1）向患者及家属解释鼻饲的目的、方法及注意事项，取得患者的理解与合作。

（2）如有活动的义齿，协助取下并妥善放置，防止插管时义齿脱落误入食管或气管。

3. 用物准备

（1）无菌鼻饲包内的无菌物品 治疗碗 2 个，普通胃管或硅胶胃管 1 根，压舌板 1 支，镊子 2 把（或镊子和血管钳各 1 把），50ml 注射器 1 具，治疗巾 1 块，纱布数块。

（2）治疗盘内物品（插管时用物） 鼻饲流质饮食 200ml，温度 38℃～40℃，水温计，弯盘 1 个，棉签，液体石蜡油，胶布（准备好 2 长 1 短胶布条），调节夹 1 个，夹子或橡皮圈 1 个，安全别针 1 个，听诊器 1 付，手电筒 1 个；水杯及适量温开水，餐巾纸数张。

（3）治疗盘内物品（拔管时用物） 治疗碗 1 个，纱布数块，弯盘 1 个，松节油，棉签等。根据需要准备漱口水、吸水管或口腔护理用物。

4. 环境准备

病室内光线充足，空气清新，整洁舒适无异味。

【实施】

1. 操作步骤

操作流程	操作步骤	要点与说明
1. 核对解释	携用物至床旁,核对床号、姓名 核对饮食的种类、量,向患者解释操作的目的及配合方法	确认患者 确认医嘱 取得患者的合作
2. 安置卧位	能配合者取半坐位或坐位 昏迷患者取去枕仰卧位,头部后仰	坐位或半坐位有利于减轻患者的咽反射,有利于胃管插入,头部后仰可提高插管成功率
3. 清洁鼻腔	患者颌下铺治疗巾,口角旁放置弯盘 检查鼻腔,选择通畅一侧,用棉签清洁	保护患者及床单位避免污染 保证插管顺利
4. 测量长度	测量胃管插入的长度并用小胶布做好标记(图14-5)	成人约为45~55cm即前额发际至胸骨剑突或鼻尖至耳垂再到胸骨剑突的距离
5. 润滑插管	液体石蜡油纱布润滑胃管前端 一手持纱布托住胃管,另一手持镊子夹住胃管的前端,沿清洁好的鼻孔缓缓插入 清醒患者:插入胃管10~15cm(咽喉部)时,嘱其做吞咽动作,并顺势将胃管向前推进至预定长度 昏迷患者:插入胃管10~15cm(咽喉部)时,一手托起患者头部,使下颌靠近胸骨柄,另一手将胃管轻轻插入至预定长度(图14-6)	减少插入时的摩擦阻力 动作轻柔,镊子尖端勿碰及患者鼻黏膜以免造成损伤 吞咽动作可避免胃管进入气管,顺利插入食管,减轻患者的不适感 下颌靠近胸骨柄可增大咽部的弧度,可提高插管成功率
6. 问题处理	插管过程出现恶心、呕吐时,可暂停插入,嘱咐患者深呼吸 出现咳嗽、呼吸困难、发绀等现象时,应该立即拔出,休息后重新插管 插管不畅时,用压舌板检查口腔,如有胃管盘曲,轻轻抽出少许再缓缓插入,不可强行插入	深呼吸可分散注意力,缓解紧张情绪,减轻恶心、呕吐的感觉 表明胃管误插入气管 胃管盘曲在口腔会导致插入不畅,强行插入容易损伤食管黏膜
7. 确认固定	确认胃管已插入胃内的三种方法(图14-7): 方法①胃管末端连接注射器并抽吸,能抽出胃液;②置听诊器于患者胃部,同时快速经胃管向胃内注入10ml空气,能听到气过水声;③将胃管末端置于盛有清水的治疗碗中,无气泡逸出 分别用两条长胶布将胃管固定于鼻翼及面颊部(图14-8)	确保胃管已经插入胃内 防止胃管移动或滑出

续表

操作流程	操作步骤	要点与说明
8. 灌注饮食	注射器与胃管末端连接 灌注顺序：依次缓慢灌注 10ml 温开水，流质饮食或药液，10ml 温开水 每次鼻饲量不超过 200ml，间隔时间不少于 2h	温开水可冲洗胃管管壁，避免管腔内有残留鼻饲液；残留的鼻饲液容易变质、堵塞胃管，甚至引起胃肠炎 流质饮食应少量多次
9. 安置胃管	灌注完毕，将胃管末端抬高并反折，用纱布包好，橡皮筋扎紧或用夹子夹紧 别针固定于衣领、枕旁或大单上	防止胃内容物反流 防止胃管脱落
10. 安置患者	协助患者清洁鼻部、口腔，整理床单位 嘱咐患者保持原卧位 20～30min 感谢患者的配合并交代注意事项	有助于防止呕吐
11. 整理用物	洗净鼻饲用物，放于治疗盘内，用纱布盖好备用	用物每天消毒
12. 洗手记录	记录鼻饲的时间、鼻饲的种类、量及患者的反应	及时进行护理记录
13. 拔管	携用物至床旁，核对解释	停止鼻饲或更换胃管时
14. 拔管前	为患者做完鼻饲后遵照医嘱拔管，夹紧胃管末端 轻轻揭去固定胃管的胶布	确认患者，确认医嘱 保护床单位，以免拔管时管内液体反流
15. 拔出胃管	一手用纱布包裹近鼻处的胃管，嘱咐患者深呼吸另一手在患者呼气时拔管，到咽喉处时快速拔出	深呼吸可以使肌肉放松 以免管内残留液体滴入气管
16. 安置患者	协助患者清洁口腔、鼻腔 用松节油擦去胶布痕迹 整理床单位，感谢患者的合作 清洁整理用物	使患者清洁、舒适
17. 整理记录	感谢患者的合作并交代注意事项 洗手记录拔管的时间及患者的反应	及时进行护理记录

2. 注意事项

（1）鼻饲操作前，护士要与患者及其家属进行有效沟通，使其理解鼻饲的目的、方法及操作中的配合，减轻患者的心理压力取得合作，以提高插管成功率。

（2）插胃管时动作要轻稳，避免损伤食道黏膜，尤其注意胃管通过食管的三个解剖生理狭窄部位（环状软骨水平处、平气管分叉处、食管通过膈肌处）。

（3）鼻饲时要注意三个避免，避免灌入空气，空气进入胃内容易造成患者腹胀；避免灌注速度过快，速度过快会刺激胃肠引起胃肠不适；避免鼻饲液过热或过冷，过热容易烫伤黏膜，过冷容易引起胃部不适。

（4）鼻饲的患者开始鼻饲量宜少，等患者适应后再逐渐加量；如需增加维生素 C

的摄入量时，可以采用新鲜果汁，但应与奶液分别注入，防止产生凝块；如遵照医嘱加入药物治疗时，需将药片研碎、溶解后再注入。

（5）长期鼻饲者应进行口腔护理，2次/天，定期更换胃管，普通胃管每周更换一次，硅胶胃管每月更换一次，晚间拔出并于次晨再从另一鼻孔插入。

（6）食道静脉曲张、食道梗阻的患者禁忌鼻饲；食道、胃贲门部手术后的患者，如果发现胃管堵塞或脱落应及时报告医生，慎重处理。

（7）健康教育　根据需要向患者及其家属讲解鼻饲法的目的、操作过程、鼻饲液的温度、时间、量；胃管的冲洗；用物的消毒；患者的卧位等。

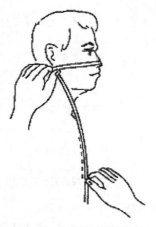

图 14－5　测量胃管长度

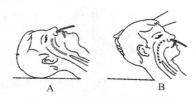

图 14－6　为昏迷患者插胃管

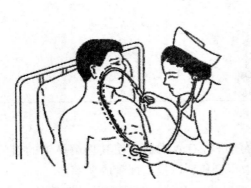

图 14－7　证实胃管在胃内的方法

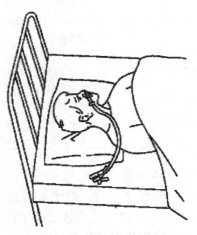

图 14－8　胃管固定与安置法

【评价】

（1）护患沟通有效，患者和家属能够了解鼻饲的目的和意义，能够主动配合。

（2）操作方法正确、动作轻柔、无黏膜损伤、出血等并发症。

（3）每次鼻饲流质饮食的量，能够满足患者热量和营养的需要及治疗的需要。

二、要素饮食

要素饮食（elemental diets）是一种化学合成的精致食物，是一种无需经过消化过程即可直接被肠道吸收和利用的营养液，含人体所需全部营养成分且易消化吸收，如游离氨基酸、单糖、必需脂肪酸、维生素、无机盐类和微量元素等，是各种营养成分与水混合后形成的一种较为稳定的悬浮液，能够提供人体所必须热能及营养。可通过口服、管饲等方法供给患者。

下面以经空肠造瘘滴注要素饮食为例讲解要素饮食操作技术。

【目的】

供给化学精致食物，保证患者的热量及营养素的摄入，促进伤口愈合，改善患者营养状况，以达到治疗及辅助治疗的目的。

适用于严重创伤、大面积烧伤、严重化脓性感染、胃肠道瘘、大手术后胃肠功能紊乱、短肠综合征、非感染性严重腹泻、肿瘤或其他消耗性疾病引起的营养不良等患者。

【评估】

（1）患者的病情、年龄、治疗情况、意识状态。

（2）根据患者的病情选择合适的供给方法。

【计划】

1. 护士准备

着装整洁，洗手、戴口罩。

2. 患者准备

（1）解释要素饮食的目的、方法及注意事项，取得患者及家属的理解与合作。

（2）如有活动的义齿，协助取下并妥善放置，防止义齿脱落误入食管或气管。

3. 用物准备

（1）要素饮食　根据病情需要将粉状要素饮食配制成适宜浓度和剂量的液状，常用的要素饮食有：5％，10％，15％，20％或25％的液体，温度41℃～42℃。

（2）治疗盘内物品　碘伏，无菌持物钳，无菌棉签，水温计，液状石蜡，弯盘，适量温开水，生理盐水，治疗碗，无菌纱布，橡胶圈，别针，75％酒精等。

（3）其他用物　无菌带盖吊瓶，无菌输液器，瘘管等；输液泵，输液架，热水瓶，夹子等。

4. 环境准备

病室光线充足，安静整洁舒适。

【实施】

1. 操作步骤

操作流程	操作步骤	要点与说明
1. 核对解释	携用物至床旁，核对床号、姓名	确认患者
	核对要素饮食的比例、量等	确认医嘱
	向患者解释操作的目的及配合方法	取得患者的合作
2. 液体准备	连接输液瓶、输液器	
	将配制好的要素饮食倒入输液瓶内并挂瓶于输液架上	防止液体流出，确保排气成功
	排尽输液器内的气体，确保茂非氏滴壶液面不超过2/3	便于观察滴数
3. 瘘口准备	消毒造瘘口处皮肤及造瘘管	避免感染
	用少量温开水冲注造瘘管	
4. 连接滴注	弃去输液器头皮针，再次排气并与造瘘管连接	
	根据病情选择间歇滴注或持续滴注	反应小，多数患者可以耐受
	①间歇滴注：每日4~6次，每次400~500ml，每次滴注持续时间30~60min	多用于经空肠造瘘口喂养的危重患者。注意保温，温度过低容易发生腹泻、腹胀、腹痛
	②持续滴注：12~24h内持续滴注，或用输液泵保持恒定滴速，应保持温度为41℃~42℃（图14-9）	
5. 拔管固定	滴注完毕，分离输液管和造瘘管	
	用少量温开水冲注造瘘管	防止食物滞留管腔而腐败变质
	将造瘘管末端反折包好并固定	
6. 整理记录	安置患者，整理床单位	保持病室整洁舒适
	感谢患者的合作，交代注意事项	及时记录护理工作
	洗手记录	

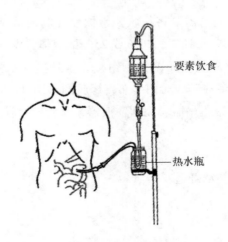

要素饮食

热水瓶

图14-9 空肠造瘘滴入饮食

2. 注意事项

（1）要素饮食每天配制一次，配制时应严格执行无菌操作原则。已配制好的溶液应放在4℃以下的冰箱内保存，并于24h内用完，防止污染变质。

（2）要素饮食应用从低浓度、少量、慢速开始，逐渐增加。如连续滴注时，浓度从5%开始，逐渐增加至20%～25%，速度由40～60滴/分逐渐增加至120滴/分，不超过150滴/分，患者适应后再稳定配餐标准、用量和速度。要素饮食浓度高时，须在两餐间隔时间给水100～150ml，预防溶质性脱水。

（3）要素饮食口服时，温度一般为37℃左右，由于口味欠佳大多患者不易接受，因此口服时可根据患者饮食喜好添加适量的调味剂，如果汁、菜汁、肉汤。开始剂量为50ml/次，渐增加到100ml/次，6～10次/日，根据病情需要选择合适的进食次数和量。

（4）要素饮食经鼻饲分次注入时，应保持温度为41℃～42℃，每日4～6次，每次250～400ml。优点是操作方便，费用低廉；缺点是容易引起恶心、呕吐、腹胀、腹泻等胃肠道症状。

（5）要素饮食经造瘘口滴注时，根据患者情况可以选择间歇滴注或连续滴注，应注意保持要素饮食的温度为41℃～42℃。滴注前后都需用温开水冲净管腔，以防食物残留堵塞管腔或腐败变质。

（6）要素饮食过程中应加强巡视，发现异常情况及时处理，如恶心、呕吐、腹胀、腹泻、牙龈出血等症状，应及时与医生联系；根据患者的反应适当调整滴速、温度及量，反应重者可暂时停止滴注。

（7）长期使用者需补充维生素和矿物质，要素饮食期间需定期测量患者的体重，观察尿量、大便次数及性状，检查血糖、尿糖、血尿素氮、电解质、肝功能等指标，做好患者的营养评估。

（8）停用要素饮食时需逐渐减量，骤停易引起低血糖反应。

（9）要素饮食不能用于消化道出血患者及婴幼儿；糖尿病患者、胰腺疾病及胃切除术后的患者慎用。

（10）要素饮食应用过程中常见的并发症有：①鼻咽部或食道黏膜损伤，管道阻塞；②吸入性肺炎，急性腹膜炎；③恶心、呕吐、腹胀、腹痛、腹泻、便秘等胃肠道并发症；④高血糖或水电解质代谢紊乱等。

【评价】

（1）护患沟通有效，患者和家属能够了解要素饮食的目的和意义，能够主动配合。

（2）操作方法正确、动作轻柔，无并发症发生。

（3）每日的要素饮食能够满足患者热量和营养的需要及治疗的需要。

胃肠外营养

胃肠外营养（parenteral nutrition，PN）是通过胃肠以外的途径，从周围静脉或中心静脉输入患者所需的碳水化合物、氨基酸、脂肪乳、电解质、维生素、微量元素和水的营养支持方法。适用于各种原因引起的不能从胃肠道摄入营养、胃肠道需要充分休息、消化吸收障碍以及存在超高代谢等患者，保证热量及营养素的摄入，从而维持机体新陈代谢，促进患者康复。

1. 周围静脉营养，适用于短期（不超过 2 周）、部分营养支持或中心静脉置管困难的患者。优点：操作简便、安全、并发症少。缺点：输液渗透压不能过高、需反复穿刺、易发生静脉炎。短期输注全营养混合液时可优先选用外周静脉，不宜长期使用。

2. 中心静脉营养，适用于长期、全量补充营养时采用。常用部位为锁骨下静脉。优点：经锁骨下静脉置管易于活动和护理，可输入渗透压较高的营养液。缺点：操作技术要求高、难度大、费用高，并发症严重。

禁忌证：胃肠道功能正常者，预计 5 天内可恢复胃肠功能者，心血管功能紊乱或严重水、电解质紊乱，酸碱失衡，出、凝血功能紊乱者暂缓使用，已确定为不可治愈者，如临终患者、不可逆昏迷等患者。并发症：①置管所致并发症，在中心静脉置管时，因操作不当可引起气胸、血胸、液胸、臂丛神经损伤和空气栓塞。②感染，无菌操作不严格、营养液污染、导管长期留置所致穿刺部位的感染，严重者引起败血症。③代谢性并发症，营养液输注速度、浓度不当或突然停用可引起各种营养素的代谢紊乱，如高血糖、低血糖等。

第四节　出入液量记录

水分对生命和健康非常重要，每日约 2000 ~ 2500ml，摄入过多或摄入不足都会影响人体健康，正常人每天的液体摄入量与排出量保持动态平衡。对大面积烧伤患者、心脏疾病、肾脏疾病、水肿及休克患者而言，准确记录出入液量不仅能及时了解疾病的动态变化，而且能够协助诊断，为治疗提供重要的依据。因此，护理人员应根据病情准确测量并记录患者的液体出入量（表 14 –7）。

表 14 –7　出入量记录单

姓名　　年龄　　医疗诊断　　科室　　床号　　住院号

日期时间	摄入量		排出量		备注	签名
	项目	量（ml）	项目	量（ml）		

一、记录内容与要求

1. 液体摄入量

包括：①口服或管饲摄取的液量，如饮水量；②通过静脉进入机体的液量，如输液量、输血量；③食物中的含水量（表14-8）；④内生水，即食物代谢所产生的水分，每日约300ml。

2. 液体排出量

包括：①尿液量，每天约1000~2000ml；②粪便中的水分，大便中含水量约为80%，平均每天约150ml；③出血量、引流液量、呕吐液量、痰液及渗出液量等；④无感散失的水分，包括呼吸蒸发及皮肤蒸发的水分，每天约750~1000ml。

3. 记录要求

（1）准确地测量并记录液体摄入量，饮水或进食时用量杯或固定使用的容器测量并记录；固体食物根据需要计算出食物中的含水量。

（2）准确地测量并记录液体排出量，除大便记录次数、量外，其他均以ml为单位记录，对留置尿管的患者，每次清空集尿袋前应准确记录尿量。

表14-8　常用食物含水量

食物名称	重量（g）	含水量（ml）	食物名称	重量（g）	含水量（ml）
稀饭	50	300	鲫鱼	100	79
藕粉	50	210	小黄鱼	100	79
汤面条	100	300	青鱼	100	78
水饺	100	300	带鱼	100	77
馄饨	100	300	草鱼	100	77
面片	100	300	鲤鱼	100	76
豆腐脑	100	91	鸭	100	80
牛奶	100	87	鸡	100	74
豆浆	100	86	羊肉	100	59
豆腐干	100	79	瘦牛肉	100	57
包子	100	70	瘦猪肉	100	57
蒸饺	100	70	肥牛肉	100	43
米饭	100	70	肥猪肉	100	6
煮奶蛋	40	30	鸭梨	100	85
馒头	100	44	西瓜	100	94
花卷	100	33	草莓	100	91
油饼	100	31	白葡萄	100	89
烧饼	100	26	紫葡萄	100	88
油条	100	23	橘子	100	88
麻花	100	5	广柑	100	88

续表

食物名称	重量（g）	含水量（ml）	食物名称	重量（g）	含水量（ml）
冬瓜	100	97	菠萝	100	88
黄瓜	100	96	桃子	100	86
大白菜	100	95	苹果	100	85
西红柿	100	94	樱桃	100	85
萝卜	100	91	柿子	100	80
青蒜	100	90	红果	100	73
柚子	100	85	香蕉	100	60

二、记录方法

（1）出入量记录单的眉栏项目用蓝或黑色签字笔填写，如病室号、床号、姓名、住院号等。

（2）及时准确地记录一天的出入量，晨7时至晚7时前用蓝或黑色笔，晚7时至次晨7时前用红笔。

（3）通常每天晚7时做12h出入量小结；次晨7时夜班护士总结24h出入量，并填写在体温单上相应栏内。

知识拓展

水对生命和健康的影响

正常人液体摄入量每日约2000～2500ml。当摄入水分减少或机体大量丢失水分时，细胞内的水分就会外移，从而造成脱水。失水按照失水的性质可分为高渗性脱水、低渗性脱水和等渗性脱水；按照水分丢失的量又可分为轻度失水、中度失水和重度失水三种。当失水相当于体重的5%（体重下降5%）时，人会感觉轻微口渴、尿量减少、精神不振；当失水5%～10%时，临床表现明显，人会感觉口渴明显、尿少、眼窝凹陷、皮肤弹性变差同时精神烦躁不安；当失水10%以上时，人会出现反应迟钝或昏睡，四肢发凉，脉搏细弱，皮肤弹性消失、尿极少或无尿、血压下降，如不及时治疗短时间内会有生命危险。

目标检测

一、单项选择题

1. 属于医院基本饮食的选项是
   A．高热量饮食　　　B．高蛋白饮食　　　C．低蛋白饮食　　　D．流质饮食
2. 属于试验饮食的选项是
   A．流质饮食　　　B．高脂饮食　　　C．忌碘饮食　　　D．无盐饮食
3. 低盐饮食的患者，每日食盐摄入量不应超过
   A．4g　　　B．3g　　　C．2g　　　D．0.8g

4. 尿毒症患者正确的饮食是
   A. 高热量饮食　　　B. 高蛋白饮食　　　C. 低脂肪饮食　　　D. 低蛋白饮食
5. 为鼻饲患者插管时，成人胃管的长度约为
   A.15～25cm　　　　B.25～35cm　　　　C.35～45cm　　　　D.45～55cm
6. 为患者进行鼻饲时，每次鼻饲量不超过
   A.100ml　　　　　B.200ml　　　　　C.300ml　　　　　D.400ml

二、简答题

1. 医院饮食分哪几种？
2. 低蛋白饮食适用于哪些患者？饮食应注意什么？
3. 证明胃管插入胃内的方法有哪几种？

三、病例分析

患者，男，32岁，重度脑挫裂伤，患者处于昏迷状态，需要鼻饲饮食。
请问：
1. 护士应如何为患者插管？
2. 插管过程中需要注意哪些问题？
3. 证实胃管在胃内的方法有哪些？

（申　宁）

第十五章

排泄护理

学习目标

1. 掌握尿液、粪便观察的主要内容。
2. 掌握尿潴留及便秘患者的护理。
3. 掌握导尿术、留置导尿术、大量不保留灌肠的方法和注意事项。
4. 熟悉影响正常排尿、排便的因素。
5. 熟悉小量不保留灌肠法、清洁灌肠、肛管排气法的目的、方法、注意事项。
6. 了解简易通便法的操作方法。
7. 熟练掌握女患者导尿术、留置导尿术、大量不保留灌肠术。
8. 学会男患者导尿术、肛管排气法。

【引导案例】

患者王某，女，65 岁，因不能自行排尿入院，患者极度衰弱，心肺无异常，查体可见耻骨上膨隆，扪及囊样包块，叩诊呈实音，有压痛。

请问：

1. 该患者发生哪种排尿异常？引起这种异常的原因有哪些？
2. 请针对该患者制定相应的护理措施？
3. 如果为该患者施行导尿术，有哪些注意事项？

排泄是机体将新陈代谢所产生的废物排出体外的生理过程，是人体的基本生理需要之一。机体新陈代谢产生的废物主要是通过消化道和泌尿道排出体外，从而维持机体内环境的平衡。诸多因素影响着人体的排泄功能，一旦排泄功能发生障碍，机体则会出现健康问题。因此，护士应运用与排泄有关的护理知识和技术，帮助或指导患者排除排泄障碍，满足其生理的需要。

第一节　排尿护理

泌尿系统包括肾脏、输尿管、膀胱和尿道。尿液在肾脏内生成，经输尿管进入膀胱，当膀胱内尿液充盈时，即成人尿量 400～500ml、小儿尿量 50～200ml 或膀胱压力达到 0.98kPa 时，刺激膀胱壁的牵张感受器，产生冲动传至骶髓的排尿反射初级中枢和脑干及大脑皮层的排尿反射高级中枢，产生排尿感觉。排尿反射进行时，冲动沿盆神经传出，引起内尿道括约肌和外尿道括约肌松弛，于是尿液被强大的膀胱内压排出体外。

一、尿液的观察

正常情况下排尿受意识控制，无阻碍和痛苦，自主排出。机体泌尿系统发生病变或有神经系统、代谢等方面的疾病，导致尿量、尿液成分或排尿形态发生改变。因此，对尿液的观察是临床护理中的一项重要工作（表15-1）。

表 15-1　尿液的性状

特性	正常情况	异常情况	原因
次数	因人而异 成人：白天3~5次，夜间0~1次	尿频：排尿次数增多	膀胱炎症或机械性刺激引起
尿量	200~400ml/次，1000~2000ml/24h	多尿：>2500ml/24h 少尿：<400ml/24h 或 <17ml/h 无尿或尿闭：指 <100ml/24h 或 12h内无尿	大量饮水；妊娠；糖尿病等 发热；心脏、肾脏、肝脏功能衰竭或休克 肾小球滤过率明显减低或严重血液循环不足
颜色	淡黄色，是由于尿胆原和尿色素所致。受某些食物或药物影响，可呈深黄色	肉眼血尿：红色或棕色 血红蛋白尿：酱油色或浓茶色 胆红素尿：黄褐色 乳糜尿：乳白色	急性肾小球肾炎、输尿管结石、泌尿系统肿瘤 溶血性贫血、恶性疟疾 阻塞性黄疸、肝细胞性黄疸 丝虫病
透明度	澄清、透明，放置后可出现少量絮状物	脓尿：排出新鲜尿液出现白色絮状物混浊 蛋白尿：震荡时出现泡沫	泌尿系统感染
气味	挥发性酸	新鲜尿液有氨臭味 烂苹果味	泌尿道感染 糖尿病酮症酸中毒
比重	成人：1.015~1.025	固定于1.010左右	肾功能严重障碍
酸碱度	呈弱酸性，pH4.5~7.5	酸性尿 碱性尿	服用药物或大量肉类时 酸中毒患者的尿液呈强酸性 服用药物或大量蔬菜时 放置过久的尿液

二、影响排尿的因素

（一）心理因素

心理因素是影响排尿的主要因素之一，当个人处于过度的紧张和焦虑时，会尿频、尿急，也可能会出现尿潴留现象。明显的恐惧时可导致不自觉地排尿。另外，排尿还受暗示的影响，某些听觉、视觉或其他身体感觉的刺激均可引起排尿，如有的人听见流水声就想排尿。

（二）排尿习惯

排尿习惯是潜意识，与日常作息有关，所以大部分人会建立各自的排尿习惯。如往往早晨起床后，晚上就寝前排尿。

（三）饮食的摄入

肾脏具有维持液体平衡的功能，在其他影响体液平衡的因素不变的情况下，液体的摄入量和种类将直接影响尿量和排尿的频率，摄入得越多，尿量就越多。摄入液体的种类也影响排尿，如咖啡、茶、酒类饮料有利尿作用；饮用含盐较高的饮料或食物则会造成水钠潴留，使尿量减少。

（四）气候变化

夏季天气炎热，机体大量出汗，体内水分减少，血浆晶体渗透压升高，引起抗利尿激素分泌增加，促进肾脏的重吸收功能，导致尿液浓缩和尿量减少；冬季寒冷，身体外周血管收缩，循环血量增加，体内水分相对增多，反射性抑制抗利尿激素的分泌，使尿量增加。

（五）疾病

肾脏的病变使尿液的生成障碍，出现少尿或无尿；神经系统的损伤和病变，使排尿反射的神经传导和排尿的意识控制障碍，出现尿失禁；泌尿系统的肿瘤、结石或狭窄也可导致排尿障碍，出现尿潴留。严重的子宫脱垂可导致排尿困难。

（六）治疗及检查

手术或严重外伤可导致失血、失液，若补液不足机体处于脱水状态，尿量减少；手术中使用麻醉剂可干扰排尿反射，导致尿潴留。某些诊断性检查前要求患者禁食禁水，均可使体液减少而影响尿量。有些检查（如膀胱镜检查）易造成尿道损伤、水肿与不适，导致排尿形态的改变。某些药物可直接影响排尿，如利尿剂增加尿量，止痛剂、镇静剂等影响神经传导而干扰排尿。

（七）其他因素

婴儿因神经系统发育不完善，排尿活动不受意识控制，2~3岁后才能自我控制排尿。老年人因膀胱肌肉张力减弱，出现尿频。老年男性前列腺肥大压迫尿道，可出现排尿困难。妇女月经前期，由于激素水平的变化大多数人有体液潴留，所以尿量减少，月经开始，尿量增加。妊娠时因体内激素改变和子宫增大压迫膀胱致使排尿次数增多。

三、排尿异常的护理

（一）尿潴留

尿潴留（retention of urine）指尿液大量存留在膀胱内而不能自主排出。

当尿潴留时，膀胱高度膨胀，可至脐部，膀胱容积可增至3000~4000ml。患者主诉下腹胀痛，但排尿困难。体检可见耻骨上膨隆，扪及囊样包块，叩诊呈实音，有压痛。

1. 原因

（1）机械性梗阻 膀胱颈部或尿道有梗阻性病变，如尿道损伤或狭窄，前列腺肥大或肿瘤压迫尿道，造成排尿受阻。

（2）动力性梗阻　膀胱、尿道并无器质性梗阻病变，由于排尿功能障碍引起尿潴留，如外伤、疾病或使用麻醉剂所致脊髓初级排尿中枢活动发生障碍或受到抑制，不能形成排尿反射。

（3）其他　某些心理因素，如焦虑、窘迫使膀胱收缩无力，造成尿潴留。某些药物，如镇静剂、鸦片、抗组胺药等均可影响排尿反射造成尿潴留。排尿习惯的改变，如卧床排尿使排尿不能及时进行导致尿潴留。

2. 护理

首先评估患者发生尿潴留的原因，如属机械性梗阻，应该积极治疗原发病；若是非机械性梗阻，应采取以下相应的护理措施，协助患者排尿，解除痛苦。

（1）心理护理　安慰患者，缓解和消除其焦虑和紧张情绪。

（2）提供隐蔽的排尿环境　关闭门窗，屏风遮挡，请无关人员回避。适当调整治疗和护理时间，使患者安心排尿。

（3）调整体位和姿势　根据病情协助卧床患者取合适的体位排尿，如帮助卧床患者略抬高上身或坐起，尽可能使患者按习惯姿势排尿。对需绝对卧床休息或某些手术患者，应事先有计划的训练患者练习床上排尿，以免因排尿姿势的改变而导致尿潴留。

（4）诱导排尿　利用某些条件反射如听流水声或用温水冲洗会阴等方法诱导排尿。

（5）热敷、按摩　热敷下腹部可使肌肉放松，促进排尿。如果患者病情允许，可用手掌自膀胱膨隆处向左右轻轻按摩腹部10～20次，使腹肌松弛。然后一手掌自膀胱底部向尿道方向推移按压，直至耻骨联合。用力均匀，逐渐加力，切不可用力过猛，以防膀胱破裂。按压持续时间一般为1～3min为宜。若未排尿，可重复操作，直至排尿为止。

（6）针灸疗法　针刺中极、曲骨、三阴交穴或艾灸关元、中极穴等方法刺激排尿。

（7）药物治疗　必要时根据医嘱肌内注射卡巴胆碱等。

（8）健康教育　指导患者养成定时排尿的习惯，教会患者正确的自我放松等方法。

（9）经上述处理仍不能解除尿潴留时，可采用导尿术引流出尿液。

（二）尿失禁

尿失禁（urinary incontinence）指排尿不受意识控制，尿液不自主地流出。

1. 原因

（1）真性尿失禁（完全性尿失禁）　当脊髓初级排尿中枢与大脑皮层之间联系受损，如昏迷、截瘫；因手术、分娩所致的膀胱括约肌损伤或支配括约肌的神经损伤等情况，膀胱稍有一些存尿便会不自主地流出，膀胱处于空虚状态。

（2）假性尿失禁（充溢性尿失禁）　当脊髓初级排尿中枢活动受抑制时膀胱内的尿液充盈到一定程度，内压增高，迫使少量尿液流出。当膀胱内压力降低时，排尿立即停止，但膀胱仍呈胀满状态尿液不能排空。

（3）压力性尿失禁（不完全性尿失禁）　当膀胱括约肌张力减低、骨盆底部肌肉及韧带松弛，如咳嗽、打喷嚏，腹内压升高，以致不自主地有少量尿液排出。多见于中老年女性。

2. 护理

（1）心理护理　尿失禁的患者因不自主排尿，造成异味和污染，所以一般患者心理压力很大，如忧郁、自我形象紊乱、丧失自尊等。医护人员应尊重理解患者，给予安慰和鼓励，使其树立恢复健康的信心，积极配合治疗和护理。

（2）皮肤护理　保持皮肤清洁干燥，经常用温水清洗会阴部皮肤，勤换衣裤、床单、尿垫等。根据皮肤情况定时翻身，按摩受压部位，预防压疮。

（3）外部引流　必要时应用接尿装置引流尿液。女性患者可用女式尿壶紧贴外阴部接取尿液；男性患者可用尿壶接尿，也可用阴茎套连接集尿袋，接取尿液。每天要定时取下阴茎套和尿壶，清洗会阴部和阴茎，保持局部皮肤干燥。

（4）重建正常的排尿功能

①持续的膀胱训练：向患者及家属说明膀胱训练的目的，并说明训练的方法和所需的时间，以取得患者和家属的配合。安排排尿时间表，定时使用便器，建立规律的排尿习惯。开始时白天每隔 1～2h 使用便器一次，夜间每隔 4h 使用便器一次。此后逐渐延长间隔时间，以促进排尿功能的恢复。使用便器时，用手按摩膀胱，促进排尿，注意按摩力度要合适。

②盆底肌的锻炼：指导患者进行盆底部肌肉的锻炼，以增强控制排尿的能力。具体方法是患者取立、坐或卧位，先慢慢收紧盆底肌肉，再缓缓放松，试作排尿（排便）动作，每次持续 10s 左右，连续 10 遍，每日进行数次。以不感觉疲乏为宜。病情许可时，可做抬腿运动或下床走动，增强腹部肌肉的力量。

③适量液体的摄入：如病情许可（肾功能衰竭、心肺疾患禁忌），指导患者每日摄入液体 2000～3000ml。增加尿液可增强对膀胱的刺激以促进排尿反射，还可预防泌尿系统的感染。但注意入睡前应限制饮水，减少夜间尿量，以免影响患者休息。

（5）导尿　对于长期尿失禁的患者，可进行留置导尿术，避免尿液刺激皮肤。定时夹闭和排放尿液，锻炼膀胱壁肌肉张力，为患者将来恢复自主排尿做准备。

四、导尿术

导尿术（catheterization）是在严格无菌操作下，将导尿管经尿道插入膀胱引流出尿液的方法。

（一）一次性导尿术

【目的】

（1）帮助尿潴留患者引流出尿液，减轻其痛苦。

（2）协助临床诊断。如留取未受污染的尿标本作细菌培养；进行膀胱或尿道造影；测量膀胱容量、压力及检查残尿等。

（3）为膀胱肿瘤患者进行膀胱化疗。

【评估】

（1）患者的病情、意识状态、治疗及用药情况、自理能力。

（2）患者饮水习惯、饮水量；尿液的性状。

（3）患者膀胱充盈度；有无腹痛、腹胀；有无尿管、尿路造口及会阴部皮肤改变的情况等。

（4）患者对导尿术的认知程度、理解和合作程度。

【计划】

1. 护士准备

着装整洁，修剪指甲，洗手，戴口罩。

2. 患者准备

了解导尿的目的、操作及注意事项，并能主动配合操作。导尿前用肥皂水洗净外阴部。如患者不能自理时，护士协助进行。

3. 用物准备

（1）外阴消毒用物　弯盘1个、治疗碗1个内盛无菌棉球若干、弯血管钳1把、消毒溶液、手套1只或指套2只，男患者需准备纱布1块。

（2）无菌导尿包　内有弯盘2个、尿管（10号、12号）各1根、小药杯1个内盛4个棉球、润滑油棉球瓶1个、标本瓶1个、血管钳或镊子2把、洞巾1块、纱布2块、无菌手套1副。

（3）其他　治疗车1辆、治疗巾和橡胶单1套或一次性尿垫1块、便盆及便盆巾、屏风。

（4）导尿管的种类　一般分为单腔导尿管（用于一次性导尿）、双腔气囊导尿管（用于留置导尿）、三腔导尿管（用于膀胱冲洗或向膀胱内滴药）三种（图15－1）。

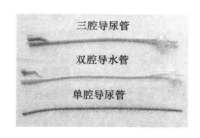

图15－1　导尿管

4. 环境准备

安静，整洁，温度、湿度适宜，关闭门窗，屏风遮挡。

【实施】

1. 操作方法

操作流程	操作步骤	要点与说明
1. 评估解释	根据医嘱，核对并评估患者，向患者解释说明目的及方法	确认患者并了解病情 通过解释，解除患者的紧张情绪，以取得合作
2. 屏风遮挡	关闭门窗，用屏风遮挡患者	保护患者隐私
3. 清洁外阴	能自理者嘱咐其清洁外阴。不能自理者，协助其清洗外阴部	保持外阴部清洁，减少尿路逆行感染机会
4. 备齐用物	备齐用物，携至患者处，核对床号、姓名	仔细检查导尿包是否合格

操作流程	操作步骤	要点与说明
5. 放置便盆	站在患者右侧，将便盆放床旁椅上，打开便盆巾	便于操作，节省时间
女患者导尿术 (1) 安置卧位	松开床尾盖被，帮助患者脱去对侧裤腿，盖在近侧腿上，必要时加盖浴巾，用盖被遮盖对侧腿。协助患者取屈膝仰卧位，两腿略外展，露出外阴	不可过多暴露患者，防止着凉，同时保护患者自尊 便于操作
(2) 垫巾置盘	将小橡胶单和治疗巾垫于患者臀下，在患者两腿间打开外阴消毒包，弯盘置于近外阴处；治疗碗放于患者两腿之间，治疗碗内棉球倒消毒液浸湿	保护床单不被污染
(3) 初次消毒	一手戴手套或指套，另一手持血管钳夹取消毒棉球消毒阴阜、大阴唇，以戴手套的手分开大阴唇，消毒小阴唇和尿道口，最后再次消毒尿道口至肛门。污棉球置弯盘内；消毒完毕，脱下手套置弯盘内，将治疗碗及弯盘移至床尾	消毒顺序是自上而下、由外向内 每个棉球限用一次
(4) 开包倒液	取无菌导尿包放在患者两腿之间，按无菌技术操作打开治疗巾，用无菌持物钳放好小药杯；倒消毒液于药杯内以浸湿棉球	嘱患者保持安置的体位，避免污染无菌区域
(5) 铺巾摆物	戴无菌手套，铺洞巾，使洞巾和包布内层形成一个无菌区，按操作顺序合理摆放用物	扩大无菌区域，合理摆放用物，便于操作
(6) 润滑导管	选择一根合适的导尿管，润滑导尿管前端	小儿选8~10号导尿管，成人选10~12号导尿管 润滑尿管可减小插管时的阻力，以减弱对黏膜的刺激
(7) 再次消毒	一手拇指、示指分开并固定小阴唇，一手持血管钳夹取消毒液棉球，分别消毒尿道口、小阴唇、最后再次消毒尿道口并停留片刻。消毒毕将污棉球、血管钳、小药杯放床尾弯盘内	再次消毒顺序是自上而下、由内向外 消毒尿道口时稍停片刻，使消毒液充分接触尿道口黏膜，达到消毒效果 一个棉球限用一次
(8) 固定插管	继续固定小阴唇，将无菌弯盘置于洞巾口旁，嘱患者张口呼吸，用另一血管钳夹持导尿管对准尿道口轻轻插入尿道4~6cm，见尿液流出再插入1~2cm，松开小阴唇手下移固定导尿管，将尿液引入弯盘内（图15-2）	女性尿道长约4~5cm，尿道外口位于阴蒂下方，与阴道口、肛门相邻，插管时，患者张口呼吸，使肌肉和尿道括约肌松弛，有助于插管 插管时，动作要轻柔，避免损伤尿道黏膜
男患者导尿术 (1) 安置卧位	松开床尾盖被，帮助患者脱裤至膝部，取仰卧位，两腿平放略分开，用被子和浴巾盖好上身及腿部。	不可过多暴露患者，防止着凉，同时保护患者自尊
(2) 垫巾置盘	将小橡胶单和治疗巾垫于患者臀下，在患者两腿间打开外阴消毒包，弯盘置于近外阴处；治疗碗放于患者两腿之间，治疗碗内棉球倒消毒液浸湿	保护床单不被污染

续表

操作流程	操作步骤	要点与说明
（3）初步消毒	操作者一手戴手套，另一手持血管钳夹消毒液棉球进行初步消毒，顺序为阴阜、阴茎、阴囊。然后用无菌纱布裹住阴茎将包皮向后推暴露尿道口，自尿道口向外向后旋转擦拭尿道口、龟头及冠状沟。污棉球、纱布置弯盘内；消毒完毕；脱手套于弯盘内，然后将弯盘移至床尾	消毒阴茎时自阴茎根部向尿道口擦拭 每个棉球限用一次 包皮和冠状沟易藏污垢，应注意仔细擦拭，预防感染
（4）开包倒液	同女患者导尿术	
（5）铺巾摆物	同女患者导尿术	
（6）润滑导管	同女患者导尿术	
（7）再次消毒	一手用纱布包住阴茎提起并将包皮向后推，暴露尿道口。另一只手持血管钳夹消毒液棉球再次消毒尿道口、龟头部位及冠状沟。将污棉球、小药杯、血管钳放床尾弯盘内	严格按照无菌技术操作原则由内向外消毒，每个棉球只用一次，避免污染已消毒的部位
（8）固定插管	一手用无菌纱布固定阴茎并提起，与腹壁成60°（图15-3），嘱患者张口呼吸，用另一血管钳夹持导尿管前端对准尿道口轻轻插入尿道20~22cm，见尿液流出再插入1~2cm，将尿液引入弯盘内	男性尿道长约18~20cm，两个弯曲，即耻骨下弯和耻骨前弯。耻骨下弯固定不变，而耻骨前弯则随阴茎位置的不同而变化，提起阴茎与腹壁成60°使耻骨前弯消失，伸直尿道，利于插管 男性尿道有三个狭窄，即尿道内口、膜部和尿道外口；插管时，动作要轻柔；有阻力稍停片刻，嘱患者深呼吸，切忌用力过快过猛而损伤尿道黏膜
7. 引流尿液	如弯盘内盛满尿液，夹住导尿管末端，将尿液倒入便盆内，再打开导尿管继续放尿，同时观察患者反应。	如引流尿液不畅，可轻压膀胱，以便排空膀胱
8. 留取标本	若需作尿培养，用无菌标本瓶接取中段尿5ml。盖好瓶盖，放置合适处。	
9. 拔管整理	导尿毕，轻拔出导尿管，撤下洞巾，擦净外阴，脱去手套至弯盘内，撤出导尿包、小橡胶单和治疗巾放治疗车下层。协助患者穿好裤子，整理床单位。	使患者舒适 保护患者隐私
10. 洗手记录	洗手，记录，尿标本贴标签后送检	尿培养标本及时送检，避免污染

2. 注意事项

（1）在操作过程中严格执行无菌技术操作原则，预防泌尿系统感染。

（2）为女患者插尿管时避免误入阴道，尤其是老年女性尿道口回缩；如导尿管误入阴道，应更换无菌导尿管重新插管。

（3）对膀胱高度膨胀且极度衰弱的患者，放尿速度不可过快，第一次放尿不得超过1000ml，以防腹腔内压力突然下降，使血液大量滞留在腹腔血管内，导致血压下降而虚脱；另外膀胱内压突然降低，导致膀胱黏膜急剧充血，发生血尿。

（4）避免损伤和导致泌尿系统的感染，必须掌握男性和女性尿道的解剖特点。

【评价】

（1）护士用物准备齐全，操作方法正确、熟练。无菌观念强，操作过程无污染。

（2）患者无不适感，无不良反应，达到预期效果。

（3）护患沟通有效，患者及家属能理解与配合操作。

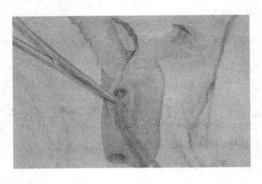

图 15 - 2　女患者导尿

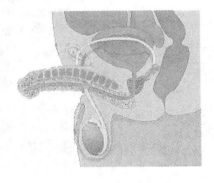

图 15 - 3　男患者导尿

五、留置导尿术

留置导尿术（retention catheterization）是在导尿后，将导尿管保留在膀胱内，持续引流尿液的方法。

【目的】

1. 观察病情变化

正确记录每小时尿量、测量尿比重，为抢救休克、危重患者做好病情判断依据。

2. 持续引流尿液

（1）为昏迷、尿失禁或会阴部有伤口的患者留置导尿管，保持会阴部的清洁干燥。

（2）某些泌尿系统疾病手术后患者留置导尿管，便于引流和冲洗，并减轻伤口张力，促进其愈合。

（3）盆腔手术前排空膀胱，保持膀胱空虚，避免手术中误伤。

3. 膀胱功能训练

为尿失禁患者进行膀胱功能训练。

【评估】

（1）患者的病情、意识状态及治疗情况等。

（2）患者排尿情况、膀胱充盈度及会阴部皮肤情况等

（3）患者对留置导尿术的认知程度、理解和合作程度。

【计划】

1. 护士准备

着装整洁，修剪指甲，洗手，戴口罩。

2. 患者准备

了解留置导尿的目的、过程及注意事项，并能主动配合操作。同时学会在活动时

如何防止尿管脱落等。

3. 用物准备

除导尿用物外，另备无菌双腔气囊导尿管 1 根、10ml 无菌注射器 1 副、0.9% 氯化钠溶液 10 ~ 40ml，无菌集尿袋 1 只，安全别针 1 枚。普通导尿管需备蝶形胶布。

4. 环境准备

酌情关闭门窗，屏风遮挡。

【实施】

1. 操作方法

操作流程	操作步骤	要点与说明
1. 评估解释	根据医嘱，核对并评估患者，向患者解释说明目的、过程及方法	确认患者并了解病情 通过解释，以取得合作
2. 消毒导尿	同男、女导尿术	
3. 固定尿管	双腔气囊导尿管固定法： 见尿后，再插入 5 ~ 7cm，夹住导尿管末端或连接集尿袋，然后用注射器根据气囊容量向气囊内注入等量的生理盐水，轻拉导尿管（图 15 - 4） 胶布固定法： 女性：见尿后，夹住导尿管末端或连接集尿袋，移开洞巾，脱下手套，将一块长 12cm，宽 4cm 的胶布上 1/3 固定于阴阜上，下 2/3 剪成三条，中间一条螺旋形粘贴在导尿管上，其余两条分别交叉粘贴在对侧的大阴唇上（图 15 - 5） 男性：取长 12cm，宽 2cm 的胶布，将一端的 1/3 处两侧各剪一小口，折叠成无胶面，制成蝶形胶布。将 2 条蝶形胶布的一端粘贴在阴茎两侧，再用两条细长胶布作大半环形固定蝶形胶布于阴茎上，开口处向上；在距离尿道口 1cm 处用胶布环形固定蝶形胶布的折叠端与导尿管上（图 15 - 6）	轻拉导尿管有阻力感，则证明导尿管固定于膀胱内 导尿前先剃掉阴毛，以便于胶布固定 女性尿道短，尿管易滑出，要妥善固定导尿管 有粘胶面的胶布不能直接贴在龟头上，以免损伤龟头表皮，给患者带来痛苦
4. 固定尿袋	导尿后，夹毕引流管，移去洞巾，用安全别针将集尿袋固定于床单上，开放导尿管（图 15 - 7）	集尿袋固定于低于膀胱的高度，防止尿液逆流而引起泌尿系统感染 引流管要留出足够的长度，防止因翻身牵拉，使尿管脱出
5. 整理记录	清理用物，协助患者取舒适卧位，整理床单位。洗手，记录	使患者舒适 记录留置导尿时间、患者反应等

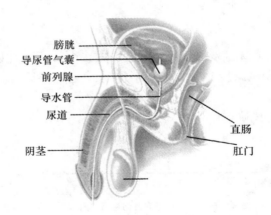

膀胱
导尿管气囊
前列腺
导水管
尿道
阴茎
直肠
肛门

图 15－4　双腔气囊导尿管固定法

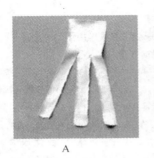

A　　　　　　　　　B

图 15－5　女患者留置导尿管胶布固定法

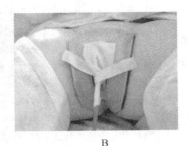

A　　　　　　B　　　　　　C

图 15－6　男患者留置导尿管胶布固定法

2. 注意事项

（1）保持引流通畅　引流管妥善放置，避免扭曲、受压、阻塞、脱落等。

（2）防止泌尿系统逆行感染

①保持尿道口清洁。女患者用消毒液棉球擦拭外阴及尿道口，男患者用消毒液棉球擦拭尿道口、龟头及包皮，每天 1～2 次。

②及时排空集尿袋，一般每日更换集尿袋 1 次，抗反流引流袋每周更换 1 次或参考产品要求，并记录尿量。

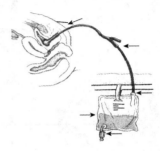

图 15－7　集尿袋的固定

③每周更换导尿管一次，硅胶导尿管可酌情延长更换时间。

④在病情允许下，鼓励患者多饮水维持每天尿量在 2000ml 左右，以产生足够的尿液自然冲洗尿道，预防泌尿系统感染和尿路结石的形成。

⑤下床活动时注意引流管的固定、通畅，集尿袋不得超过膀胱高度并避免挤压，防止尿液返流。

⑥注意倾听患者的主诉并观察尿液情况，如发现尿液浑浊、沉淀、有结晶时，应膀胱冲洗，每周尿常规检查 1 次。

（3）膀胱反射功能的训练　对于长期导尿管留置者，在拔管前可采用间歇性夹管方式夹闭导尿管，每 3～4h 开放一次，使膀胱定时充盈排空，促进膀胱功能的恢复。

（4）双腔气囊导尿管固定时要注意膨胀的气囊不能卡在尿道内口处，以免气囊压迫膀胱壁，造成黏膜的损伤。

（5）留置尿管如果采用普通导尿管，女患者在操作前应剃去阴毛，便于胶布固定。

（6）男患者留置尿管用胶布加固蝶形胶布时，不得作环形固定，以免影响阴茎的血液循环，导致阴茎的充血、水肿甚至坏死。

【评价】

（1）操作方法正确、熟练。无菌观念强，操作过程无污染。

（2）患者留置导尿后护理措施及时、有效，无并发症的发生；拔管后能自行排尿，无不适反应。

（3）护患沟通有效，患者及家属能理解与配合操作。

第二节　排便护理

人摄取的食物进入消化道后经过胃和小肠的消化和吸收后，剩余食物残渣进入大肠内，除一部分水分被大肠吸收外，其余均经腐败菌作用后形成粪便经过乙状结肠、直肠和肛门排出体外。

排便活动受大脑皮层的控制，意识可以促进或抑制排便。如果经常遏制排便的感觉，则会使直肠对粪便压力刺激的敏感性降低，同时粪便在大肠内停留过久，水分被吸收过多而干结，会出现排便困难的症状。护士通过对患者排便活动及粪便的观察，可以及早发现和鉴别消化道疾患，为诊断、治疗提供依据，并制订有效的护理措施，协助患者维持正常的排便功能。

一、粪便的观察（表 15－2）

表 15－2　粪便的性状

特性	正常情况	异常情况	原因
次数	婴幼儿：4～6 次/天 成人：1～3 次/天	婴幼儿：＞6 次/天或＜1 次/1～2 天 成人：＞3 次/天或＜3 次/周	肠道活动性减弱或增强，如急性肠炎等
量	150～200g/次		

续表

特性	正常情况	异常情况	原因
性状	柔软成形	稀便或水样便 粪便干结、坚硬，呈栗子样 粪便呈扁条形或带状	消化不良或急性肠炎等 便秘 肠道部分梗阻或直肠、肛门狭窄
颜色	婴儿：粪便呈黄色或金黄色 成人：粪便呈黄褐色	柏油样便：呈暗褐色或黑色 暗红色便 陶土色便 鲜血便 果酱样便 白色"米泔水"样便 黑便 暗绿色	上消化道出血 下消化道出血 胆道梗阻 痔疮或肛裂 阿米巴痢疾、肠套叠 霍乱、副霍乱 服用铁剂、摄入动物血 富含叶绿素食物、抗生素
气味	因膳食种类而异	酸臭味 腥臭味 腐臭味 恶臭	消化不良 上消化道出血 下消化道溃疡、恶性肿瘤 严重腹泻
混合物	食物残渣、脱落的肠上皮细胞、细菌以及机体代谢后的废物，粪便中混入少量黏液，肉眼不易查见	粪便可检出寄生虫 脓血便 粘液便	肠道寄生虫疾病 痢疾、溃疡性肠炎、直肠癌等 肠道炎症

二、影响排便的因素

正常情况下人的排便活动是受意识控制的，自然、无障碍、无痛苦的一个过程。但受到诸多因素的影响。

（一）心理因素

心理因素是影响排便的重要因素。如情绪紧张、焦虑可导致迷走神经兴奋，增加肠蠕动而导致吸收不良或腹泻；精神抑郁，身体活动减少，肠蠕动减少易导致便秘。

（二）排便习惯

在日常生活中，大部分人在排便时间、环境、姿势等方面都有各自习惯。当这些生活习惯改变时，可能影响正常排便。如当患者卧床时，排便姿势不能采用坐位或蹲位，所以会因不适应便盆而导致排便困难。

（三）饮食的摄入

均衡饮食与足量的液体是维持正常排便的重要条件。摄取富含膳食纤维的食物可促进肠蠕动，减少水分在大肠内的重吸收，使粪便柔软而易排出。当进食量过少、食物中缺少膳食纤维或水分不足时，可使排便反射减弱，食糜通过肠道速度减慢、时间延长，使水分的重吸收增加，导致粪便变硬、排便减少而发生便秘。

（四）年龄

年龄可影响肠道的排泄功能。2～3 岁以下的婴幼儿，由于神经肌肉系统发育不全，不能控制排便。老年人随年龄增加，腹壁肌肉张力下降，胃肠蠕动减慢，肛门括约肌松弛等原因使肠道控制能力下降而出现排便功能的异常。

（五）活动

适当的活动可维持肌肉的张力，刺激肠蠕动，以维持正常的排便功能。如各种原因所致长期卧床、缺乏活动的患者，可因腹部或盆底肌肉张力减退而导致排便困难。

（六）疾病因素

肠道本身的疾病或身体其他系统的病变均可影响正常排便。如结肠炎、大肠癌等可使肠蠕动增加而导致腹泻；脊髓损伤、脑卒中等可致排便失禁。

（七）治疗及检查

某些治疗和检查会影响个体的排便活动。如腹部和会阴部手术会因为肠壁肌肉的暂时麻痹或伤口疼痛而造成排便困难；腹部、肛门部位胃肠 X 线检查常需灌肠或服用钡剂，也可影响排便。

（八）药物

有些药物能治疗或预防便秘和腹泻。如缓泻剂可刺激肠蠕动，减少肠道水分吸收，促进排便。但是药物剂量掌握不正确，则可能导致相反的结果。有些药物则可能干扰排便的正常形态，如长时间服用抗生素，可干扰肠道内正常菌群功能而导致腹泻；麻醉剂或止痛药，可使胃肠蠕动减弱而导致便秘。

三、排便异常的护理

（一）便秘

便秘（constipation）是指正常的排便次数减少，无规律性，排便形态改变，排出粪便干燥、坚硬，且排便困难。

患者便秘时，常伴有头痛、腹痛、腹胀、消化不良、乏力、食欲不佳、舌苔变厚等全身症状。触诊腹部较硬且紧张，有时可触及包块，肛诊可触及粪便。

1. 原因

某些器质性病变；中枢神经系统功能障碍；排便习惯不良；排便时间或活动受限；饮食结构不合理；饮水不足；各种直肠、肛门手术；某些药物的使用不合理；滥用缓泻剂、栓剂、灌肠；长期卧床或活动减少；情绪消沉等均可抑制肠道功能而导致便秘的发生。

2. 护理

（1）心理护理 针对患者排便困难引起紧张不安的情绪给予解释、指导，以减轻顾虑。

（2）提供适当的排便环境 为患者提供单独隐蔽的环境，给予患者充裕的排便时间。

（3）采取适宜的排便姿势 对于手术患者，在手术前应有计划地训练其在床上使用便器。床上使用便盆的患者，除非有特别禁忌，可采取坐姿或抬高床头，利用重力作用增加腹内压促进排便。当病情允许时下床排便。

（4）腹部环形按摩 排便时用单手或双手的示指、中指和无名指重叠自右沿结肠解剖位置向左环行按摩，可促使降结肠的内容物向下移动，并可增加腹内压，促进排便。

（5）遵医嘱口服缓泻药物　缓泻剂可使粪便中的水分含量增加，刺激肠蠕动，加速肠内容物的运行，而发挥导泻的作用。但使用缓泻剂时应根据患者的特点及病情选用。对于老年人、小孩应选择作用缓和的泻剂，慢性便秘的患者可选用蓖麻油、番泻叶、酚酞（果导）、大黄等接触性泻剂。使用缓泻剂只可暂时解除便秘，但长期使用或滥用可造成个体对缓泻剂的依赖，导致慢性便秘。

（6）使用简易通便剂　常用的简易通便剂有开塞露、甘油栓等。其作用机制是软化粪便，润滑肠壁，刺激肠蠕动促进排便。

（7）以上方法均无效时，遵医嘱给予灌肠。

（8）健康教育　帮助患者及家属正确认识维持正常排便习惯的意义及排便相关知识。

①重建正常的排便习惯：养成每天固定排便时间，可以减少毒素在体内停留的时间，避免发生便秘。不随意使用缓泻剂及灌肠等方法帮助排便。

②合理膳食：病情允许时多摄取促进排便的食物和饮料。如多食用蔬菜、水果、粗粮等高纤维食物；餐前提供开水、柠檬汁等热饮料，以促进肠蠕动，刺激排便反射，病情允许情况下每日液体摄入量不少于2000ml；可适当提供轻泻食物如梅子汁等促进排便；适当食用油脂类的食物。

③适当运动：根据个人需要制订活动计划并协助患者进行运动，如散步、做操、打太极拳等。卧床患者可进行床上活动。同时指导患者进行增强腹肌和盆底部肌的运动，以增加肠蠕动和肌张力，促进排便。

（二）粪便嵌塞

粪便嵌塞（fecal impaction）指粪便持久滞留堆积在直肠内，坚硬不能排。常发生于慢性便秘的患者。

粪便嵌塞的患者可出现腹部胀痛，直肠肛门疼痛，有排便冲动，肛门处有少量液化的粪便滴出，但不能排出粪便。常伴有烦躁、紧张、恐惧等情绪反应。

1. 原因

便秘未能及时解除，使粪便长期滞留在直肠内水分不断被吸收而乙状结肠推进的粪又不断加入，最终使粪块变得坚硬不能排出，发生粪便嵌塞。

2. 护理

（1）早期　及时发现，及时处理。使用栓剂、口服缓泻剂润肠通便。

（2）必要时　先行油类保留灌肠，2~3h后再做清洁灌肠。

（3）人工取便　通常在清洁灌肠无效后按医嘱执行人工取便。即操作者戴上手套，将已润滑的示指缓慢插入患者直肠内机械地破碎粪块，慢慢取出。操作时应注意动作轻柔，避免损伤直肠黏膜。同时注意观察患者反应，如出现心悸、头昏等症状时须立刻停止操作。心脏病、脊椎受损者用人工取便易刺激其迷走神经，需慎重使用。

（三）腹泻

腹泻（diarrhea）指正常排便形态改变，排便次数增多，排出松散稀薄的粪便甚至水样便。

腹泻患者可出现腹痛、肠痉挛、恶心、呕吐、肠鸣、乏力、有急于排便的需要和难以控制的感觉，粪便松散或呈液体状态。

1. 原因

肠道直接刺激（如进食过冷、过油腻、不洁或过敏的食物）；中枢神经系统或自主神经受刺激（如情绪过度紧张焦虑）；疾病（如胃肠道疾病，抗生素使用过量，甲状腺功能亢进等）。

2. 护理

（1）心理护理 主动关心患者，给予支持和安慰。协助患者及时清洗沐浴、更换衣裤、床单、被套，去除异味，使患者感到舒适。便盆清洗干净后，置于易取处，方便患者使用。

（2）去除病因 如为肠道感染遵医嘱给予抗生素治疗。若因进食不洁食物立即停止进食可能被污染的食物、饮料。

（3）休息 提供安静、舒适的环境供患者卧床休息可减少肠蠕动，并注意腹部保暖。对不能自理的患者应及时给予便盆，消除焦虑不安的情绪，使之达到充分休息的目的。

（4）饮食调理 少食多餐，酌情给予清淡的流质或半流质食物利于消化吸收，避免油腻、辛辣、高纤维食物。严重腹泻时可暂行禁食。

（5）补充水电解质 鼓励患者多饮水，防治水和电解质的紊乱。遵医嘱给予止泻剂、口服补盐液或静脉输液。

（6）维持皮肤完整性 注意肛周皮肤的清洁、干燥，保持皮肤的完整性。特别是婴幼儿、老年人、身体虚弱而不能自理者，排便后用软纸轻擦肛门，用温水清洗后在肛门周围涂润肤霜、油膏或爽身粉，保护局部皮肤。

（7）密切观察病情 观察并记录排便的方式、粪便的性状，遵医嘱留取粪标本送检。病情危重者，密切观察患者的意识状态、生命体征变化等。如疑为传染病按肠道隔离原则护理，必要时送传染科。

（8）健康教育 向患者讲解有关引起腹泻的原因和相关知识，指导患者注意饮食卫生。

（四）排便失禁

排便失禁（fecal incontinence）指肛门括约肌不受意识的控制而不自主地排便。

1. 原因

神经肌肉系统的病变或损伤，如瘫痪、胃肠道疾患、精神障碍、情绪失调等。

2. 护理

（1）心理护理 排便失禁的患者心理紧张而窘迫，常感到自卑和忧郁，期望得到理解和帮助。护理人员应尊重理解患者，主动给予心理安慰与支持。帮助其树立信心，配合治疗和护理。

（2）维持皮肤完整性 床上铺橡胶单和中单或一次性尿布防止污染被服，及时更换污染被服，避免排泄物刺激皮肤。每次便后用温水洗净肛门周围及臀部皮肤，保持皮肤清洁干燥。必要时，肛门周围涂擦软膏保护皮肤。并注意观察骶尾部皮肤变化，定时按摩受压部位，预防压疮的发生。

（3）帮助患者重建控制排便的能力　了解患者排便时间，掌握规律，定时给予便器，促使患者按时自行排便。

（4）室内环境　定时开窗通风，除去不良气味，保持室内空气清新。

（5）健康教育　在病情允许情况下，保证患者每天摄入足量的液体。适当增加食物纤维的含量和适当运动。教会患者进行肛门括约肌及盆底部肌肉收缩锻炼。方法是：患者取坐或卧位，试作排便动作，先慢慢收缩盆底肌肉，然后再慢慢放松，每次10s左右，连续10次，每次锻炼20~30min，每日数次，以患者感觉不疲乏为宜。

四、灌肠术

灌肠术（enema）是将一定量的液体由肛门经直肠灌入结肠，以帮助患者清洁肠道、排便、排气或由肠道供给药物，达到缓解症状、协助和治疗疾病为目的的方法。

根据灌肠的目的可分为保留灌肠和不保留灌肠。不保留灌肠又分为大量不保留灌肠、小量不保留灌肠和清洁灌肠。

（一）大量不保留灌肠

【目的】

（1）软化和清除粪便、解除肠胀气。

（2）清洁肠道，为肠道检查、手术或分娩作准备。

（3）稀释并清除肠道内的有害物质，减轻中毒。

（4）灌入低温液体为高热患者降温。

【评估】

（1）患者的病情、意识状态、心理状况、生命体征等。

（2）患者排便情况及肛周皮肤、黏膜情况。

（3）患者对该操作的认知程度、理解和合作程度。

【计划】

1. 护士准备

着装整洁，修剪指甲，洗手，戴口罩。熟悉大量不保留灌肠的操作程序并向患者解释大量不保留灌肠的目的及注意事项。

2. 患者准备

了解大量不保留灌肠的目的、过程及注意事项，并能主动配合操作。

3. 用物准备

（1）治疗盘内备灌肠筒一套（橡胶管全长约120cm、玻璃接管、筒内盛灌肠液），肛管、血管钳（或液体调节开关），润滑剂，棉签。

（2）治疗盘外备卫生纸，橡胶或塑料单，治疗巾，弯盘，便盆，便盆巾，输液架，水温计，屏风。

（3）灌肠溶液　常用0.1%~0.2%的肥皂液，0.9%氯化钠溶液。溶液量：成人每次用量为500~1000ml，小儿200~500ml。溶液温度：一般为39℃~41℃，降温时用28℃~32℃，中暑用4℃。

4. 环境准备

酌情关闭门窗，屏风遮挡。

【实施】

1. 操作方法

操作流程	操作步骤	要点与说明
1. 评估解释	根据医嘱，核对并评估患者，向患者解释说明目的、过程及方法，嘱患者排空膀胱	确认患者并了解病情，解除患者的紧张、恐惧情绪，以取得合作
2. 屏风遮挡	关闭门窗，用屏风遮挡患者	保护患者隐私
3. 安置卧位	协助患者取左侧卧位，双膝屈曲，褪裤至膝部，臀部移至床沿。不能自我控制排便的患者可取仰卧位，臀下垫便盆。橡胶单和治疗巾垫于臀下，将弯盘置于臀边。盖好被子，暴露臀部	该姿势使乙状结肠、降结肠处于下方，利用重力作用使灌肠液顺利流入乙状结肠和降结肠 保暖，维护患者隐私，使其放松
4. 挂筒排气	挂灌肠筒于输液架上，筒内液面高于肛门约 40～60cm。连接肛管，润滑肛管前端，排尽管内空气，见液体流出后，夹管。	保持一定灌注压力和速度。如灌肠筒过高，压力过大，液体流入速度过快，不易保留，而且易造成肠道损伤，防止气体进入直肠
5. 插入肛管	一手垫卫生纸分开臀部暴露肛门，嘱患者深呼吸，一手将肛管轻轻插入直肠，成人插入 7～10cm，小儿插入 4～7cm。固定肛管，松开止血钳，使液体缓慢流入（图15-8）	深呼吸可使患者放松，便于插入肛管 插管时勿强行用力，以防损伤肠黏膜
6. 观察处理	密切观察筒内液面下降情况和患者反应。如液面下降过慢或停止，可前后旋转移动肛管或挤捏肛管；如患者感觉腹胀或有便意，可嘱其张口深呼吸以放松腹部肌肉，并适当降低灌肠筒的高度以减慢流速或暂停片刻；如患者出现面色苍白、脉速、出冷汗、剧烈腹痛，应立即停止灌肠，联系医生给予处理	挤捏使堵塞管腔的粪便脱落 降低灌肠筒，以减少灌入溶液的压力 患者可能发生肠道剧烈痉挛或出血，须立即停止灌肠
7. 拔出肛管	灌肠液即将流尽时夹管，用卫生纸包裹肛管轻轻拔出放入弯盘内，擦净肛门。协助患者取舒适的卧位，嘱其尽量保留 5～10min 后再排便。对不能下床的者，给予便器，将卫生纸、呼叫器放于易取处	避免拔管时灌肠液和粪便随肛管流出，保持患者的清洁和舒适 使粪便充分软化，易排出
8. 整理记录	排便后及时取出便器，清洁肛门，协助患者穿裤，整理床单位，开窗通风 观察粪便性状，必要时留取标本送检 洗手，在体温单上记录灌肠结果	保持病房的整洁，去除异味 防止病原微生物传播 如灌肠后解便一次为 1/E。灌肠后无大便记为 O/E

2. 注意事项

（1）妊娠、急腹症、消化道出血、严重心血管疾病等患者禁灌肠。

（2）为肝昏迷患者灌肠时，禁用肥皂水，以减少氨的产生和吸收；充血性心力衰竭和水钠潴留患者禁用0.9%氯化钠溶液灌肠。

（3）伤寒患者灌肠时溶液不得超过 500ml，压力要低，液面高于肛门不得超过 30cm。

（4）降温灌肠时，液体要保留 30min，排便 30min 后再测量体温并记录。

（5）灌肠时患者如有腹胀或便意时，应嘱患者作深呼吸，以减轻不适。

（6）灌肠过程中应随时注意观察患者的病情变化，如发现脉速、面色苍白、出冷汗、剧烈腹痛、心慌气急时，应立即停止灌肠并及时与医生联系，采取急救措施。

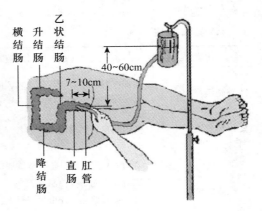

图 15 - 8　大量不保留灌肠

【评价】

（1）操作方法正确、熟练。护患沟通有效，患者及家属能理解与配合操作，并了解有关护理知识，能够进行相应的自我护理。

（2）患者排出大便或肠道积气，自述感觉舒适，无不良反应，达到预期效果。

（3）患者体温较前有所下降。

（二）小量不保留灌肠

【目的】

（1）软化粪便，解除便秘，常用于解除老年人、儿童、保胎孕妇及危重患者的便秘。

（2）排出肠道内的气体，减轻腹胀，常用于腹部或盆腔手术后肠胀气的患者。

【评估】

同大量不保留灌肠。

【计划】

1. 护士准备

着装整洁，修剪指甲，洗手，戴口罩。熟悉小量不保留灌肠的操作程序，并向患者解释小量不保留灌肠的目的及注意事项。

2. 患者准备

了解小量不保留灌肠的目的、过程及注意事项，并能主动配合操作。

3. 用物准备

（1）治疗盘内放注洗器、量杯或小容量灌肠筒、肛管、温开水 5～10ml、遵医嘱准备灌肠液、止血钳、润滑剂、棉签。

（2）治疗盘外备卫生纸，橡胶或塑料单，治疗巾，弯盘，便盆，便盆巾，输液架，水温计，屏风。

（3）常用灌肠液　"1、2、3"溶液（50%硫酸 30ml、甘油 60ml、温开水 90ml）；甘油 50ml 加等量温开水；各种植物油 120～180ml。溶液温度：一般为 38℃。

4. 环境准备

酌情关闭门窗，屏风遮挡。

【实施】

1. 操作方法

操作流程	操作步骤	要点与说明
1. 准备工作	同大量不保留灌肠 1~3	同大量不保留灌肠
2. 润管排气	用注洗器抽吸灌肠液，连接肛管，润滑肛管前端，排尽管内空气，见液体流出后，夹管	减少插管阻力和对黏膜的刺激
3. 插入肛管	一手垫卫生纸分开臀部暴露肛门，一手将肛管轻轻插入直肠，成人插入 7~10cm，同时嘱患者深呼吸	深呼吸可使患者放松，便于插入肛管 插管时勿强行用力，以防损伤肠黏膜
4. 灌注溶液	固定肛管，放松止血钳，缓慢注入溶液，注毕夹管，取下注洗器再吸取溶液，松夹后再灌注。如此反复直至溶液推注完（图 15 – 9A） 如用小容量灌肠筒，筒内液面距肛门距离低于30cm（图15 – 9B）	注入速度不得过快过猛，以免刺激肠黏膜 更换注洗器时防止空气进入肠道 灌肠筒不可过高，以免压力过大，易造成肠道损伤
5. 注温开水	注入温开水 5~10ml，抬高肛管尾端，将管内溶液全部注入	
6. 拔出肛管	夹管或反折肛管，用卫生纸包裹肛管轻轻拔出放入弯盘内，擦净肛门。协助患者取舒适的卧位，嘱其尽量保留10~20min 后再排便	给灌肠液足够作用时间，使粪便充分软化，易排出
7. 整理记录	同大量不保留灌肠	同大量不保留灌肠

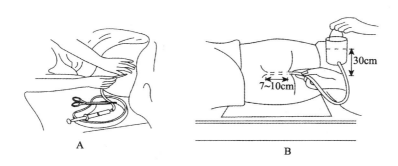

图 15 – 9 小量不保留灌肠

2. 注意事项

（1）灌肠液注入的速度不得过快，压力宜低，如用小容量灌肠筒灌肠时，筒内液面距肛门距离低于30cm。

（2）每次抽吸灌肠液时应反折肛管尾段，防止空气进入肠道，引起腹胀。

（3）正确选择灌肠溶液，掌握溶液的温度、浓度和量。

【评价】

（1）操作方法正确、熟练。护患沟通有效，患者及家属能理解与配合操作。

（2）患者排出粪便或肠道积气，自述感觉舒适，无不良反应，达到预期效果。

（三）清洁灌肠

【目的】

彻底清除肠道内粪便，协助排除体内毒素。常用于直肠、结肠检查或手术前做肠道准备。

【评估】

同大量不保留灌肠。

【计划】

同大量不保留灌肠。

【实施】

1. 操作方法

反复多次进行大量不保留灌肠。首次使用肥皂水，进行排便；然后用 0.9% 氯化钠溶液灌肠多次，直至排出的液体清洁无粪块为止。

2. 注意事项

（1）清洁灌肠禁忌用清水反复灌洗，以防出现水、电解质紊乱。

（2）灌肠时压力要低，灌肠液的液面距肛门高度不超过 40cm。每次灌肠后让患者休息片刻。

【评价】

（1）操作方法正确、熟练。护患沟通有效，患者及家属能理解与配合操作。

（2）患者排净体内粪便，自述感觉舒适，无不良反应，达到预期效果。

（四）保留灌肠

【目的】

将药液通过肛门灌入到直肠或结肠内，通过肠黏膜吸收达到治疗疾病的目的，常用于镇静、催眠及治疗肠道感染。

【评估】

（1）患者的病情（肠道病变部位）、意识状态、心理状况、生命体征等。

（2）患者排便情况及肛周皮肤、黏膜情况。

（3）患者对该操作的认知程度、理解和合作程度。

【计划】

1. 护士准备

着装整洁，修剪指甲，洗手，戴口罩。熟悉保留灌肠的操作程序并向患者解释保留灌肠的目的及注意事项。

2. 患者准备

了解保留灌肠的目的、过程及注意事项，并能主动配合操作。

3. 用物准备

（1）同小量不保留灌肠，选择较细肛管。

（2）常用溶液：遵医嘱准备药物及剂量，镇静、催眠用 10% 水合氯醛，抗肠道感染用 2% 小檗碱，0.5%～1% 新霉素或其他抗生素溶液。灌肠溶液量不超过 200ml，溶液温度为 38℃。

4. 环境准备

关闭门窗，屏风遮挡。

【实施】

1. 操作方法

操作流程	操作步骤	要点与说明
1. 评估解释	根据医嘱，核对并评估患者，向患者解释说明目的、过程及方法，嘱患者排尿、排便	确认患者并了解病情 利于药物在肠道内保留和吸收
2. 屏风遮挡	关闭门窗，用屏风遮挡患者	保护患者隐私
3. 安置卧位	根据病情选择卧位，双膝屈曲，褪裤至膝部，臀部移至床沿。臀部抬高 10cm。橡胶单和治疗巾垫于臀下，将弯盘置于床边。盖好被子，暴露臀部	抬高臀部可防止药液溢出，利于药液保留，提高疗效
4. 润管排气	润滑肛管前段，排尽管内空气，见液体流出后，夹管	减少插管阻力和对黏膜的刺激
5. 插入肛管	一手垫卫生纸分开臀部暴露肛门，一手将肛管轻轻插入直肠，成人插入 10～15cm，同时嘱患者深呼吸	插管应做到肛管细、插入深、注药慢、注量少
6. 灌注溶液	固定肛管，放松止血钳，缓慢注入溶液，注毕夹管，取下注洗器再吸取溶液，松夹后再灌注。如此反复直至溶液推注完	注入速度不得过快过猛，以免刺激肠粘膜 更换注洗器时防止空气进入肠道
7. 注温开水	注入温开水 5～10ml，抬高肛管尾端，将管内溶液全部注入夹管或反折肛管	
8. 拔出肛管	用卫生纸包裹肛管轻轻拔出放入弯盘内，擦净肛门。用卫生纸在肛门部轻柔片刻，然后协助患者取舒适的卧位，嘱其尽量忍耐，保留药液 1h 以上	使药液充分被吸收，达到治疗目的
9. 整理记录	同大量不保留灌肠	同大量不保留灌肠

2. 注意事项

（1）肛门、直肠、结肠手术的患者及排便失禁的患者，不宜做保留灌肠。

（2）保留灌肠前了解病变部位，以确定适当卧位和肛管插入深度。如慢性细菌性痢疾患者，采用左侧卧位，因病变部位多在乙状结肠和直肠；阿米巴痢疾患者，采用右侧卧位，因病变多在回盲部。

（3）肠道抗感染治疗时晚上睡眠前灌肠为宜，因活动减少，药液易保留吸收达到治疗目的。

（4）保留灌肠时肛管选择要细且插入要深，液量不宜过多，压力要低，灌入速度宜慢，以减少刺激，使灌入的药液能保留较长时间，有利于肠粘膜的吸收。

【评价】

（1）操作方法正确、熟练。护患沟通有效，患者及家属能理解与配合操作。

（2）患者无不适感，无不良反应，达到预期治疗效果，肠道感染症状减轻。

知识拓展

口服高渗溶液清洁灌肠

高渗溶液，在肠道内造成高渗环境，使肠道内水分大量增加，从而软化粪便，刺激肠蠕动，加速排便，达到清洁肠道的目的。适用于直肠、结肠检查和手术前肠道准备。可用硫酸镁、甘露醇。

1. 硫酸镁法　患者术前 3 天进半流质饮食，每晚口服 50% 疏酸镁 10 ~30ml。术前 1 天进流质饮食，术前 1 天下午 2:00 ~4:00 口服 25% 硫酸镁 200ml（50% 硫酸镁 100ml +5% 葡萄糖盐水 100ml），然后再口服温开水 1000ml。一般服后 15 ~30min，即可反复自行排便。

2. 甘露醇法　患者术前 3 天进半流质饮食，术前 1 天进流质饮食，术前 1 天下午 2:00 ~4:00 口服甘露醇溶液 1500ml（20% 甘露醇 500ml +5% 葡萄糖 1000ml 混匀）。一般服用后 15 ~20min 即反复自行排便。

（五）简易通便术

【目的】

帮助患者解除便秘，适用于老年人、小儿、体弱和久病卧床患者。

【评估】

1. 患者的病情、意识状态、心理状况、生命体征等。

2. 患者便秘情况及肛周皮肤、黏膜情况。

3. 患者对该操作的认知程度、理解和合作程度。

【计划】

1. 护士准备

着装整洁，修剪指甲，洗手，戴口罩。熟悉简易通便法的操作程序并向患者解释其目的及注意事项。

2. 患者准备

了解简易通便法的目的、过程及注意事项，并能主动配合操作。

3. 用物准备

（1）治疗盘内备通便剂，剪刀、纱布、手套。

（2）治疗盘外备卫生纸，便盆，便盆巾，屏风。

（3）通便剂：常用开塞露、甘油栓、肥皂栓。

4. 环境准备

酌情关闭门窗，屏风遮挡，请无关人员回避。

【实施】

1. 操作方法

操作流程	操作步骤	要点与说明
1. 评估解释	根据医嘱,核对并评估患者,向患者解释说明目的、过程及方法,嘱患者排尿	确认患者并了解病情 利于药物在肠道内保留和吸收
2. 屏风遮挡	关闭门窗,用屏风遮挡患者	保护患者隐私
3. 安置卧位	患者取左侧卧位,双膝屈曲,褪裤至膝部,暴露臀部	
4. 置通便剂	开塞露	用甘油或山梨醇制成
(1) 备开塞露	取下开塞露顶端帽盖,先出少许液体润滑开口处。如开塞露为无盖密封型,用剪刀剪去封口端	用剪刀剪去封口端时,应剪得光滑,避免损伤肛门、直肠黏膜
(2) 插入挤药	将开塞露的前端轻轻全部插入肛门,将药液全部挤入直肠内(图15-10),保留5~10min后排便	药液量:成人20ml,小儿10ml
	甘油栓	用甘油和明胶制成
插入栓剂	戴手套,一手捏住甘油栓底部轻轻插入肛门至直肠内,用纱布抵住肛门处轻轻按摩,保留5~10min排便(图15-11)	机械性刺激及润滑通便 将普通肥皂削成圆锥形
插入皂栓	戴手套,将肥皂栓蘸热水后轻轻插入肛门,其余同甘油栓通便法	机械性刺激及润滑通便
5. 整理记录	协助患者穿裤,整理床单位,开窗通风 整理用物,观察通便效果并记录	保持病房的整洁,去除异味

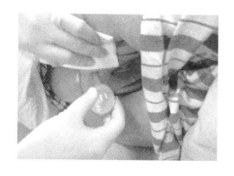
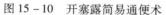
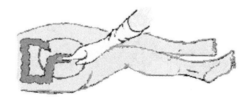

图15-10 开塞露简易通便术　　　图15-11 甘油栓简易通便术

2. 注意事项

(1) 插入甘油栓时,必须插至肛门括约肌以上,并确定栓剂附着在直肠黏膜上,若插入粪便内,则不起作用。

(2) 如有肛门黏膜溃疡、肛裂及肛门剧烈疼痛者,不宜使用肥皂栓通便。

【评价】

(1) 操作方法正确、熟练,避免损伤肠黏膜或引起肛门水肿。

(2) 患者排出粪便,无不适感,无不良反应,达到预期效果。

(3) 护患沟通有效,患者及家属能理解与配合操作。患者和家属学会简易通便方法，能够进行自我护理。

第三节　排气护理

一般情况下，胃肠道内的气体只有150ml左右，胃内的气体可通过口腔嗝出。肠道内的气体部分在小肠被吸收，其余的可通过肛门排出，一般不会导致不适。但是肠胀气时大量气体积聚在胃肠道内，不能排出。因此，护士通过了解患者排气情况，可以及早发现和鉴别消化道疾患，有助于诊断和选择合适的治疗、护理措施。

一、肠胀气患者的护理

肠胀气（flatulence）指胃肠道内有过量气体积聚，不能排出。

患者表现为腹部膨隆，叩诊呈鼓音，腹胀、痉挛性疼痛、呃逆。当肠胀气压迫膈肌和胸腔时，可出现气急和呼吸困难。

（一）原因

食入产气性食物过多（如牛奶、豆类、汽水等）；吞入大量空气（如吃饭或饮水时吞入大量气体，嚼口香糖等）；肠道排气能力异常（如身体缺乏活动使肠蠕动减慢）；疾病引起（如肠道梗阻及肠道手术后）

（二）护理

（1）心理护理　向患者解释肠胀气的相关知识，使患者紧张情绪得到缓解。

（2）适当活动　协助患者下床活动；卧床患者可做床上活动或变换体位。以促进肠蠕动，减轻肠胀气。

（3）促进排气　轻微胀气时，可行腹部热敷或腹部按摩、针刺疗法。严重胀气时，遵医嘱给予药物治疗或行肛管排气。

（4）健康教育　指导患者养成细嚼慢咽的良好饮食习惯，同时勿食产气食物和饮料。

二、肛管排气法

肛管排气法是将肛管从肛门插入直肠，以排除肠腔内积气的方法。

【目的】

帮助患者解除肠腔积气以减轻腹胀。

【评估】

（1）患者的病情、意识状态、心理状况、生命体征等。

（2）患者腹胀情况及肛周皮肤、黏膜情况。

（3）患者对该操作的认知程度、理解和合作程度。

【计划】

1. 护士准备

着装整洁，修剪指甲，洗手，戴口罩。熟悉肛管排气的操作程序并向患者解释其目的及注意事项。

2. 患者准备

了解肛管排气的目的、过程及注意事项，并能主动配合操作。

3. 用物准备

（1）治疗盘内备肛管，玻璃接头，橡胶管，玻璃瓶（内盛水 3/4 满，瓶口系带），润滑油、棉签，胶布 1cm×15cm，清洁手套。

（2）治疗盘外备卫生纸适量，屏风。

4. 环境准备

酌情关闭门窗，屏风遮挡，请无关人员回避。

【实施】

1. 操作方法

操作流程	操作步骤	要点与说明
1. 评估解释	根据医嘱，核对并评估患者，向患者解释说明目的、过程及方法	确认患者并了解病情 争取患者配合
2. 屏风遮挡	关闭门窗，用屏风遮挡患者	保护患者隐私
3. 安置卧位	患者取左侧卧位，双膝屈曲，褪裤至膝部，暴露臀部	此卧位利于肠腔内气体排出 注意保暖
4. 系瓶接管	将玻璃瓶系于床边，橡胶管一端插入玻璃瓶液面下，另一端与肛管相连	防止空气进入直肠内，加重腹胀 并观察排气情况
5. 插管固定	戴手套，润滑肛管前端，嘱患者张口呼吸，将肛管轻轻插入直肠 15～18cm，用胶布将肛管固定于臀部，用别针将橡胶管固定在床单上（图 15-12）	减少肛管对直肠的刺激 橡胶管要留出足够长度便于患者翻身
6. 观察处理	观察和记录排气情况，如可见瓶内液面下有气泡逸出则说明有气体排出	如排气不畅，帮助患者更换体位或按摩腹部以促进排气
7. 拔出肛管	拔出肛管，清洁肛门，取下手套	保留肛管不超过 20min，长时间留置肛管，会降低肛门括约肌的反应，甚至导致肛门括约肌永久性松弛
8. 整理记录	协助患者穿裤，取舒适体位，整理床单位，整理用物，洗手记录	询问患者腹胀有无减轻 记录排气时间及效果

2. 注意事项

保留肛管时间不宜过长，以免造成肛门不适，必要时 2～3h 再行肛管排气。

【评价】

（1）操作方法正确、熟练，注意保护患者隐私，未过多暴露患者。

（2）患者排气通畅，无不适感，无不良反应，达到预期效果，腹胀减轻。

（3）护患沟通有效，患者及家属能理解与配合操作。

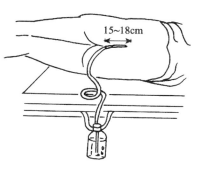

图 15-12 肛管排气

目标检测

一、单项选择题

1. 患者，男性，55 岁，慢性肾衰竭，尿毒症。护士观察：患者 24 h 尿量 70 ml，下腹部空虚，无胀痛。判断该患者目前的排尿状况是：
   A. 尿频　　　　　　B. 尿失禁　　　　　　C. 少尿　　　　　　D. 尿闭

2. 留置导尿管患者护理错误的是：
   A. 定期作尿常规　　　　　　　　　　B. 每周更换橡胶导尿管 1 次
   C. 鼓励多饮水，达到自然冲洗尿路的目的　D. 间歇夹闭导尿管

3. 某患者，女，58 岁，因尿失禁留置导尿管引流通畅，但尿色黄、尿液混浊，护理中应注意：
   A. 多饮水并进行膀胱冲洗　　　　　　B. 经常更换卧位
   C. 膀胱内滴药　　　　　　　　　　　D. 热敷下腹部

4. 患者，女性，慢性阿米巴痢疾。医嘱：2% 小檗碱（黄连素）灌肠治疗。护士施行治疗时，操作不正确的是：
   A. 晚睡前与患者床旁灌肠　　　　　　B. 灌肠前患者先排便
   C. 灌肠前患者取左侧卧位　　　　　　D. 灌肠时液面距肛门＜30 cm

二、简答题

1. 哪些因素会影响排便、排尿？
2. 比较各种灌肠的异同点？
3. 张某，男，30 岁，因车祸伤导致昏迷不醒，大小便失禁，需要行导尿管留置术。作为护士你在插导尿管时注意什么？为防止泌尿系统逆行感染，应该怎么护理？
4. 为下列患者选择适宜的灌肠术，试述其灌肠的目的及注意事项：
   （1）慢性细菌性痢疾
   （2）子宫手术前患者
   （3）肝硬化便秘患者
   （4）高热 40℃的 4 岁患儿
5. 患者李女士，因"子宫肌瘤"性子宫切除术。术后 3 天未排气、排便。护理体检：触诊腹部较硬实且紧张，可触及包块，肛诊可触及粪块。请问：
   （1）她发生什么情况？你怎样为患者选择合适的通便技术？
   （2）当液体灌入 100 ml 时患者感觉腹胀并有便意，正确的护理措施是什么？
   （3）灌肠时如果患者出现面色苍白，出冷汗，剧烈腹痛，心慌气促，说明患者可能发生什么情况？应该怎么正确处理？

（林　琳）

第十六章

药物疗法

学习目标

1. 掌握安全给药的原则、注射原则和影响药物作用的因素并正确实施给药指导。
2. 掌握臀大肌、臀中肌、臀小肌肌内注射的定位方法。
3. 熟悉皮下注射、静脉注射常用部位及静脉注射穿刺失败的原因和处理方法。
4. 熟悉青霉素过敏反应的临床表现及过敏性休克的急救措施。
5. 了解药品的种类、领取方法和一般药物的保管原则。
6. 熟练掌握口服给药、吸入给药、注射给药和局部给药操作方法。
7. 学会青霉素、头孢菌素、链霉素、破伤风抗毒素、普鲁卡因皮试液配置方法。

【引导案例】

患者，女性，40 岁，糖尿病史 3 月余。入院：查空腹血糖为 15.1mmol/L。医嘱：给予胰岛素 10U H qd，拜糖平 50mg po tid。

请问：

1. 胰岛素如何贮存？注射部位有哪些？

2. qd、H、tid、po 中文译意？

药物疗法是指把有治疗或预防作用的物质用于机体，使疾病好转或痊愈，保持身体健康的治疗方法。临床工作中，护士是药物治疗的直接实施者，担负着病房药品的管理、正确执行给药技术、观察患者用药后的反应和及时准确地向医生提供诊疗依据的任务。因此，为了合理、安全、有效地给药，护士必须了解有关药物的药理学知识，熟练掌握正确的给药原则和方法，正确评估患者用药后的疗效和不良反应，使药物治疗达到最佳效果。

第一节　给药的基本知识

一、概述

（一）药品种类

1. 口服给药　包括片剂、丸剂、颗粒剂、糖浆剂、胶囊剂、溶液、乳剂、混悬剂等。

2. 注射给药 包括水溶液、粉剂、油剂、结晶、混悬液。

3. 呼吸道给药 包括喷雾剂、气雾剂、粉雾剂等。

4. 皮肤给药 包括外用溶液、糊剂、搽剂、软膏、硬膏剂、糊剂、贴剂，酊剂和醑剂等。

5. 粘膜给药 包括滴眼剂、滴鼻剂、眼用软膏剂、含漱剂、舌下片剂、贴膜剂等。

6. 腔道给药 包括栓剂、气雾剂、泡腾片、滴剂及滴丸剂等。

（二）药物的领取

药物的领取各医院规定不同，一般情况如下：

1. 常用药物 病区内设有药柜，存放一定数量的常用药物，有专人负责，根据消耗量到指定药房领取补充。

2. 剧毒药和麻醉药 病区内有固定基数，如吗啡、哌替啶等，加锁保管，每班交接。用后凭医生处方和空安瓿领取补充。

3. 贵重药或特殊药物 患者需用时，凭医生处方领取。已实行计算机联网的医院从医嘱开出到患者取药，中间环节都在网上处理。

（三）药物的保管

1. 药柜 放置于通风、干燥处，避免阳光直射，保持清洁。有专人负责定期检查药柜内药品数量、有效期，发现过期或变质，按照规定集中处理，并及时领取补充，保证用药连续性。

2. 药品放置 药品应按内服、外用、注射、剧毒分类摆放，并按药物有效期的先后顺序有计划的使用，以免失效。剧毒及麻醉药应有明显标记，设专柜（屉）加锁保管，并严格执行交接班制度。

3. 标签明显 不同的药物选择不同的标签，内服药用蓝色边，外用药用红色边，剧毒药用黑色边。标签上注明药名（中、英文对照）、剂量、用法和有效期。无标签或标签模糊、字迹不清的药品应禁止使用。

4. 保证质量 药品使用前要认真检查药品质量和有效期，如有浑浊、沉淀、发霉、异味、变色、潮解、超过有效期，均不可再使用。

5. 根据药物的不同性质，采取相应的保管方法

（1）易被热破坏的药品 须在冰箱内（2℃～10℃）冷藏，如生物制剂、胰岛素、抗生素等。

（2）易氧化和光解的药品 应避光保存，口服药装入有色瓶内盖紧，如维生素 C、氨茶碱等；针剂放置在有黑纸遮光的纸盒内，如盐酸肾上腺素等。

（3）易挥发、潮解、风化的药品 须密封装瓶盖紧，如乙醇、乙醚、过氧化氢、酵母片和糖衣片等。

（4）易燃、易爆的药品 应单独存放，远离明火，密封置于阴凉低温处，以防意外。如环氧乙烷、乙醚、乙醇等。

（5）中药 须防虫霉，放置在阴凉干燥处，芳香类中药须加密封盖保存。

（6）患者专用药品 应单独存放，注明床号、姓名。

二、安全给药的原则

安全给药（medication safety）原则是一切用药的总则，护士在执行医嘱时必须严格遵守。

（一）严格按医嘱给药

护士必须严格按医嘱给药，不得擅自更改，这是安全用药前提。认真核对医嘱，如发现医嘱有错误，有责任主动向医生提出合理化建议，协助医生修改、调整不恰当医嘱，避免机械执行医嘱。对医院常用的外文缩写及中文译意（表 16 - 1，表 16 - 2）都应掌握和熟练应用。

表 16 - 1　医院给药常用外文缩写及中文译意

外文缩写	中文译意	外文缩写	中文译意
qd	每日一次	hs	临睡前
bid	每日二次	st	立即
tid	每日三次	qod	隔日一次
qid	每日四次	st	即刻
qh	每 h 一次	hs	临睡前
q2h	每 2h 一次	prn	需要时（长期）
q4h	每 4h 一次	po	口服
q6h	每 6h 一次	sos	必要时（限用 1 次，12h 内有效）
qm	每晨一次	DC	停止
qn	每晚一次	ID	皮内注射
ac	饭前	H	皮下注射
pc	饭后	IM 或 im	肌内注射
12n	中午 12 时	IV 或 iv	静脉注射
12mn	午夜 12 时	ivdrip	静脉滴注
qw	每周一次	ad	加至
biw	每周二次	aa	各
am	上午	gtt	滴
pm	下午	g	克

表 16 - 2　医院常用给药时间缩写和时间安排

缩写	给药时间	缩写	给药时间
qm	6am	q2h	6am，8am，10am，12n，2pm…
qd	8am	q3h	6am，9am，12n，3pm，6pm…
bid	8am，4pm	q4h	8am，12n，4pm，8pm，12mn…
tid	8am，12n，4pm	q6h	8am，2pm，8pm，2am
qid	8am，12n，4pm，8pm	qn	8pm

（二）严格执行查对制度

为了确保安全给药，务求做到"五个准确"，即将准确的药物（right drug）、按准确的剂量（right dose）、在准确的时间（right time）、通过准确的途径（right route）、给予准确的患者（right client），因此，应做好"三查八对"。

三查：操作前查、操作中查、操作后查。

八对：查对床号、姓名、药名、浓度、剂量、用法、时间和有效期。

（三）安全正确给药

1. 给药前

（1）根据药效动力学和药代动力学的原理，护士应科学合理地安排给药的时间，按药物的半衰期间隔给药。药物配好后要及时分发使用，避免药物久置引起污染或药效下降及产生过敏物质，增加过敏反应的发生率。

（2）对易发生过敏反应的药物，应在给药前询问过敏史，必要时做药物过敏试验，用药过程中密切观察。

（3）联合应用两种或两种以上药物时，要注意配伍禁忌，避免发生不良反应，影响药物疗效。

（4）遵循用药禁忌，为了避免饮食对某些药物的影响，一些药品在服用期间明确要求患者禁忌某些食物，指导患者严格遵循。

2. 给药中

（1）熟练掌握正确的给药方法和技术，这是护士的重要职责之一。

（2）向患者介绍有关的用药知识，正确指导患者用药，促进疗效。

3. 给药后

密切观察患者用药后的疗效，及时发现不良反应，正确处理并做好记录。

三、影响药物作用的因素

（一）药物方面影响

1. 剂量

药物剂量可以决定药物和机体组织相互作用的强度，因而在一定范围内，剂量越大，药物的浓度越高，作用也越强；剂量越小，作用就越小。当超过一定限度时则会产生毒性反应。使用安全范围小的药物时，如洋地黄类药物，护士应特别注意观察患者的毒性反应。

2. 制剂和给药途径

同一药物的不同制剂和不同给药途径，对药物的吸收、分布、代谢、排泄有很大的影响，从而会引起不同的药物效应。一般地说，注射药物比口服吸收快，作用往往较为显著。在注射剂中，水溶性制剂比油剂或混悬液吸收快；在口服制剂中，溶液剂比片剂、胶囊容易吸收。

3. 联合应用

在临床上，将两种或两种以上药物联合使用，称为联合用药。合理的联合用药可增加疗效，降低毒性。如异烟肼和乙胺丁醇合用能增强抗结核作用，乙胺丁醇还可以延缓异烟肼耐药性的产生。不合理的联合用药会降低疗效，加大毒性，应予注意。如异烟肼与水合氯醛合用会引起严重的毒性反应，可引起药物性肝炎，甚至引起肝细胞坏死。静脉滴注青霉素的患者不能同时口服利君沙，因为后者会干扰青霉素的杀菌效能。因此，药物的相互作用已成为合理用药内容的组成部分，护士应该根据用药情况，从药效学、药代动力学及机体情况等方面分析，判断联合用药是否合理，加以妥善处理。

（二）机体方面影响

1. 年龄与体重

一般情况下，药物用量与体重呈正比。但儿童与老年人对药物的反应与成人不同，除体重因素外，还与生长发育和机体的功能状态有关。小儿的神经系统、内分泌系统以及许多器官发育尚未成熟，新陈代谢又特别旺盛，因而某些药物的应用尚有其特殊性。婴儿，特别是早产儿、新生儿，肝药酶尚未发育完善，药物的消除及持续时间延长；老年人的生理功能和代偿适应能力都逐渐衰退，尤其肝、肾对药物的代谢和排泄机能降低。因此对药物的耐受性较差，故用药剂量一般应比成人量减少。

2. 性别

性别对药物的反应在性质上并无差异，但女性有月经、妊娠、分娩、哺乳等特殊时期，用药时应适当注意。月经期和妊娠期，子宫对泻药、子宫收缩药及刺激性较强的药物较敏感，容易造成月经量过多、早产或流产。妊娠期有些药物会通过胎盘进入胎儿体内引起流产或畸形，如甲氨蝶呤易引起流产、胎儿畸形（无脑儿、腭裂），白消安可引起多发性畸形，苯妥英钠可能会引起兔唇等。某些药物可通过乳腺分泌进入婴儿体内引起中毒。因此女性在妊娠和哺乳期应用药物要特别谨慎。

3. 心理因素

心理因素在一定程度上可影响药物的效应，其中以患者的情绪、对药物的信赖度、医护人员的语言及暗示作用等最为重要。保持乐观的情绪，则药物较易发挥治疗效果，对疾病的痊愈产生有利的影响。

4. 个体差异

高敏性与耐受性，前者指个体对药物作用特别敏感，应用小剂量即能产生毒性反应。后者指机体对药物的反应性降低，可耐受较大剂量而不产生中毒症状。

5. 营养状况

在营养不足、体重减轻的情况下，由于血浆蛋白不足，结合药物能力较小，肝药酶活性较低，甘氨酸、半胱氨酸与药物结合能力低下，故对药物作用较为敏感。

（二）病理状态

病理状态可以影响中枢神经系统、内分泌系统，以及其他效应器官的反应性，因而能改变药物的作用。例如，正常人服用利尿药后血压并不明显下降，高血压者则明显降低；退热药只对发热患者有降温作用；甲状腺机能亢进的患者对小量肾上腺素即起强烈的升压反应。肝功能不全时，将会加强在肝灭活药物的毒性。肾脏功能不全时，药物在体内蓄积，以致达到中毒浓度，引起不良反应，甚至发生严重后果。在循环机能不足、休克和脱水情况下，药物的吸收、转运发生障碍，在临床用药时应加以考虑。

（三）饮食方面的影响

不同的饮食对药物有一定影响。多食肉蛋类食物，可提高尿液酸度，增强杀菌力，如呋喃妥因；多食素食，碱化尿液，可增强抗菌力，如氨基糖甙类、头孢菌素、磺胺类药的。服药时饮酒，会降低药效或增加药物的毒副作用。因为酒中含有一定量酒精，服药时饮酒可与多种药物发生反应，如服用阿司匹林时饮酒会增强阿司匹林对胃的刺激作用，会导致上消化道出血。另外，有些药物能加重酒精对身体的损伤，例如，服用甲硝唑等药物时饮酒将会出现严重的酒精中毒，出现呼吸困难、恶心、头疼、头晕、低血糖、腹痛、腹泻等症状，因此服药时不宜饮酒。

（四）其他因素

病原体的抗药性（耐药性）、医疗环境条件等，也都对药物作用有一定影响，都应给予足够的重视。

第二节　口服给药法

一、安全有效给药指导

进行药物治疗时，护士应充分遵循安全给药原则，确认患者在用药中的不安全因素，发挥药物最佳疗效。

（1）服药时，告知患者最好取端坐位，温开水送服，一次不可过多，有刺激性的药物如氯化钾尽可能稀释或加入橘子汁以减少其涩味，不易吞服的药物可磨碎，服完后再饮水少量。

（2）根据药物的性质，合理安排给药的次序和时间。

①止咳糖浆对呼吸道黏膜有安抚的作用，服后不宜饮水；同时服用多种药物时，止咳糖浆最后服用。

②健胃药及增进食欲的药物宜饭前服用；对胃黏膜有刺激的药物及助消化的药物宜饭后服，减少药物对胃黏膜的刺激，减轻胃肠道的不良反应；催眠药在睡前服；驱虫药宜在空腹或半空腹时服用。

③对牙齿有腐蚀作用或使牙齿染色的药物，服药时采用吸管，避免药物与牙齿接触，服药后漱口。

④抗生素及磺胺类药应准时服药，以保证有效的血药浓度。服磺胺类药物和发汗药物应多饮水，磺胺药物由肾脏排出，尿少时易析出结晶，阻塞肾小管，损伤肾脏功能；发汗药多饮水增加发汗，利于降温。

⑤服用强心苷类药物应先测脉率及心律，脉率低于60次/分或节律不齐，应停止服药，告知医生处理。

⑥有配伍禁忌的药物在短时间内不宜服用，如呋喃坦啶与碳酸氢钠等。服用含铁

剂的药物忌饮茶，以免影响铁剂的吸收。

（3）用药后，嘱患者休息或平卧片刻，要随时注意药物的不良反应。如患者出现头晕、眼花、头痛、心悸、气促、胃部不适等情况，立即告知医生。

（4）对精神异常或不配合治疗的患者，护士应亲自协助与督促患者服药，并确定其是否将药物吞服。

二、口服给药技术

口服给药是药物经口服后，被胃肠道黏膜吸收，随血液循环达全身各组织细胞，在局部和全身发挥疗效的一种给药方法。是最常用、最方便、最安全的给药方法，但缺点是口服给药吸收慢，不适于急救用药。对意识不清、呕吐不止、吞咽功能受损、拒绝口服、禁食者不宜用此法给药。

【目的】

遵照医嘱指导患者正确服药，以达到减轻症状、协助诊断和治疗疾病的目的。

【评估】

1. 核对医嘱

根据医嘱确认患者床号、姓名；所用药物名称、剂量、浓度、用法及时间。并检查药品质量和有效期。

2. 评估并解释

（1）评估 ①患者意识状态、患者病情、病史及治疗情况；②是否适合口服给药，有无口腔、食道疾患，有无吞咽困难、呕吐，服药的自理能力；③对给药计划的了解、认识和合作程度，对服药的心理反应。

（2）评估环境 评估患者病室环境，包括温度、湿度是否适宜，病室是否安静和床单位是否整洁等。

（3）解释 护士向患者解释服药的目的和注意事项。

【计划】

1. 护士准备

衣帽整洁，修剪指甲，洗手，戴口罩。

2. 患者准备

患者了解服药的目的，能复述服药的注意事项并能配合护士正确服药。

3. 物品准备

服药车、服药本、小药卡、药盘、药杯、药匙、量杯、滴管、研钵、吸水管、治疗巾、湿纱布、小毛巾或纸巾、水壶（内盛温开水）。

4. 摆药环境

环境清洁、安静，有足够照明。

【实施】

1. 操作方法

操作流程	操作步骤	要点与说明
1. 严格查对	核对服药本和小药卡，按床号顺序将小药卡插入药盘内，放好药杯按照服药本上的床号、姓名顺序进行 先摆固、体药，然后摆水剂和油剂	认真细致，一丝不苟 一个患者的药摆好后，再摆第二个患者，以免混淆摆错
2. 正确摆药	固体药 一手持药瓶，瓶签朝向自己；另一手用药匙取出所需药量，放入药杯。独立包装的药物，直接放入药杯中 ①先摇匀药液，避免药液内溶质沉淀而影响药液浓度；②轻轻拧开瓶盖，避免用力过度洒落浪费；③一手持药瓶，瓶签朝向掌心；另一手持量杯，拇指置于所需刻度，并使其刻度与视线平，倒药液至所需药量（图 16-1）；④用湿纱布擦净瓶口，将药瓶放回原处 油剂或按滴计算的药液 油剂、不足 1ml 的药液（按滴计算），药杯内可先加入少量温开水，再用滴管吸取药液滴入药杯，以免药液附着杯壁，影响剂量。不同药液倒入不同的杯内	禁止用手拿取药物 防止倒药液时沾污瓶签 保证剂量准确 1ml 以 15 滴计算，滴药时滴管稍倾斜，保证药量
3. 核对整理	清洁药匙、量杯、滴管，将物品放回原处配药者根据服药本重新核对一遍，再请另一名护士共同核对一遍	
4. 发药	推服药车携服药本、温开水至患者床前，按患者床号顺序发药。核对床号、姓名、药名、浓度、剂量、时间、用法，呼唤患者名字得到准确应答后才发药，如患者提出疑问，要重新核对后再发药 ①合作患者：指导其服药后方可离开；②危重、儿童及不能自行服药患者：应喂服；鼻饲患者须将药物研碎，用水溶解后从胃管内注入；③语言、听觉障碍患者：核对确认患者，用非语言或文字与患者沟通，协助其服药	耐心细致，体贴患者
5. 核对	再次核对后，协助患者取舒适卧位休息	操作后查
6. 整理用物	药杯用消毒液浸泡，时间不少于 1h，然后清洗、凉干后备用；其他物用分类放置	防止交叉感染
7. 洗手记录	洗手，记录服药名称、效果及并签名	

2. 注意事项

（1）严格查对制度，防止发生差错、事故。

（2）摆药时方法正确，确保患者用药剂量准确。

（3）一次只取出一个患者的药物，不同患者的药物不可同时取出，避免发错药。

患者不在或因故暂时不能服药时，应将药物带回保管，适时再发或交班。

3. 健康教育

重视患者的用药指导，特别是婴幼儿和老年人，详细解释用药的目的和注意事项，对于慢性病患者和出院需继续服药的患者，特别强调遵医嘱按时、安全、正确服药的重要性。

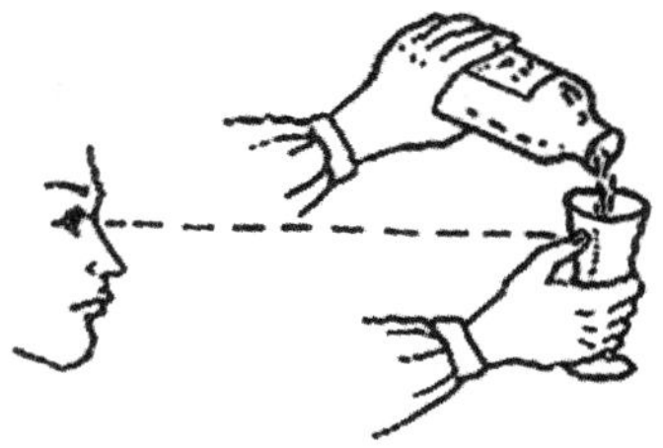

【评价】

（1）患者服药后症状减轻或消失，达到治疗、预防疾病的作用。

图 16－1　量取药液方法

（2）护士操作严格查对，准确给药，无差错及不良反应发生。

第三节　吸入给药法

吸入给药法是应用雾化装置将药液分散成细小的雾滴以气雾状喷出，使其悬浮在气体中经鼻或吸入呼吸道的方法。吸入药物除了对呼吸道局部产生作用外，还可通过肺组织吸收而产生全身性疗效。雾化吸入用药具有奏效较快、药物用量较小、不良反应较轻的优点，临床应用广泛。

一、超声波雾化吸入法（ultrasonic atomized inhalation）

超声波雾化吸入法原理是利用超声的声能，使药液变成细微的气雾由呼吸道吸入，以达到改善呼吸道通气功能和防治呼吸道疾病作用的治疗技术。雾量大小可以调节，雾滴小（直径在 $1\sim5\mu m$）而均匀，患者感到温暖、舒适，随深而慢的吸气到达终末支气管和肺泡，发挥速效高效作用。

【目的】

1. 湿化气道

常用于呼吸道湿化不足、痰液黏稠、气道不畅者，也可作为气管切开术后常规治疗手段。

2. 控制呼吸道感染、祛痰

消除炎症，减轻呼吸道黏膜水肿，稀释痰液，帮助祛痰。常用于咽喉炎、支气管扩张、肺炎、肺脓肿、肺结核等患者。

3. 改善通气功能

解除支气管痉挛，保持呼吸道通畅。常用于支气管哮喘等患者。

4. 预防呼吸道感染

常用于胸部手术前后的患者。

【评估】

（1）患者病情、治疗情况、用药史及所用药物的药理作用。

（2）患者意识状态，对治疗计划的了解，心理状态及合作程度。

【计划】

1. 患者准备

（1）患者了解超声波雾化吸入法的目的、方法、注意事项，愿意配合治疗。

（2）协助患者取舒适卧位，准备接受雾化吸入治疗。

2. 护士准备

衣帽整洁，修剪指甲，洗手，戴口罩。

3. 环境准备

病室整洁，温湿度适宜，光线适中。

4. 用物准备

（1）超声波雾化吸入器（图16－2）一套。

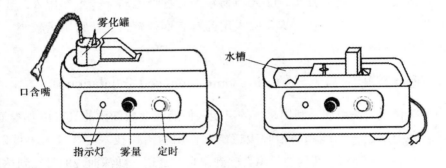

图16－2　超声雾化吸入器

①构造：超声波雾化吸入器由超声波发生器、水槽（盛蒸馏水）、晶体换能器、雾化罐、透声膜、螺纹管、口含嘴或面罩组成。

②作用原理：超声波发生器通电后输出的高频电能，通过水槽底部晶体换能器转换为超声波声能，声能震动并透过雾化罐底部的透声膜作用于罐内的药液，使药液表面张力破坏而成为细微雾滴，通过导管随患者深而慢的吸气进入呼吸道。

（2）水温计、弯盘、冷蒸馏水、生理盐水。

（3）药液　①控制呼吸道感染，消除炎症。常用庆大霉素、卡那霉素等抗生素。②解除支气管痉挛。常用氨茶碱0.125～0.25g、沙丁胺醇0.1～0.2mg等。③稀释痰液，帮助祛痰。常用α－糜蛋白酶0.25mg。④减轻呼吸道黏膜水肿。常用地塞米松2.5～5mg。

【实施】

1. 操作方法

操作流程	操作步骤	要点与说明
1. 准备雾化器	连接雾化器主件与附件，检查雾化器各部件性能是否完好，有无松动、脱落等异常情况 在水槽内加冷蒸馏水约250ml，要求浸没雾化罐底部的透声膜。水槽无水时不可开机，以免损坏机器	确认雾化器性能正常
2. 核对药物	将药液用生理盐水稀释至30～50ml	严格查对制度，剂量准确
3. 加药	倒入雾化罐内，检查无漏水后，将雾化罐放入水槽，盖紧水槽盖	水槽底部的晶体换能器和雾化罐底部的透声膜薄而质脆，易破碎，操作要轻，防损坏
4. 核对患者	携用物至患者床旁，核对床号、姓名，做好解释	确认患者，耐心解释沟通
5. 摆体位	根据病情协助患者取舒适卧位	坐位、半卧位或卧位
6. 调节雾量	接通电源，打开电源开关，预热3～5min，调整定时开关至15～20min处，打开雾化开关，调节雾量	
7. 吸入	将口含嘴放入患者口中（使用面罩时应遮住患者口鼻），指导患者用嘴吸气，用鼻呼气。做深呼吸以便药液达到深部呼吸道	连续使用雾化器时，需间隔30min
8. 结束雾化	治疗毕，取下口含嘴或面罩，先关雾化开关，再关电源开关	
9. 整理	协助患者擦干面部，取舒适卧位整理床单位；放掉水槽内的水，擦干水槽，将口含嘴、雾化罐、螺纹管浸泡消毒1h，洗净，晾干备用	
10. 洗手记录	洗手，记录雾化效果并签名	

2. 注意事项

（1）水槽和雾化罐内切忌加温水或热水。发现水槽水温超过50℃或水量不足，应关机，更换或加入冷蒸馏水。

（2）观察患者痰液排出是否困难，若因黏稠的分泌物经湿化后膨胀致痰液不易咳出时，应予以拍背以协助痰液排出，必要时吸痰。

【评价】

（1）护士操作正确，雾化器性能良好。

（2）护患沟通良好，患者掌握深呼吸的方法配合雾化吸入，症状改善。

二、手压式雾化吸入法（hand pressure atomizing inhalation）

手压式雾化吸入法是利用雾化器内腔的高压，将其倒置，用食指和拇指按压雾化器时，使药液从喷嘴喷出（图16-3），形成雾滴作用于口腔及咽部、气管、支气管黏膜而被其吸收的治疗方法。

1. 适应证

（1）改善通气功能　主要用于吸入拟肾上腺素类药、氨茶碱或沙丁胺醇等支气管解痉药，适用于支气管哮喘、喘息性支气管炎的对症治疗。

（2）黏膜表面麻醉　适用于支气管造影、纤维支气管镜检查或肺导管检查。

（3）结核治疗　吸入抗结核药物治疗支气管结核、结核性支气管扩张或肺内无活动性结核病变而痰结核菌呈阳性的患者。

（4）治疗肺癌　间歇吸入抗癌药物治疗肺癌。

【实施】

2. 操作方法

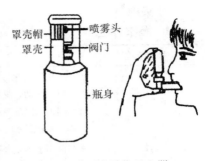

图 16-3　手压式雾化吸入器

操作流程	操作步骤	要点与说明
1. 准备雾化器	遵医嘱准备手压式雾化吸入器，严格查对	检查雾化器是否完好
2. 核对患者	携用物到床旁，核对患者床号、姓名，做好解释并讲解注意事项，取得配合	尊重患者并沟通
3. 摇匀药液	取下雾化器保护盖，摇一摇贮药罐使药物混匀	
4. 开始雾化	协助患者取舒适卧位，头略后仰并缓慢地呼气，尽可能呼出肺内空气 雾化器倒置，将喷嘴嘴口中含紧，屏住呼吸 以食指和拇指紧按吸入器，喷药，同时缓慢地深吸气，最好大于5s（有的装置带笛声，没有听到笛声表示表示未吸入药物）尽量屏住呼吸5~10s，然后慢慢呼气	紧闭嘴唇 尽可能延长屏气时间
5. 结束雾化	取出雾化器	
6. 整理	协助患者清洁口腔，取舒适卧位 整理床单位，清理用物，分类放置	
7. 洗手记录	洗手，记录并签名	

3. 注意事项

（1）喷雾器使用后应放置阴凉处保存（30℃以下），外壳定期温水清洁。

（2）每次1~2喷，两次使用间隔时间不少于3~4h。

（3）使用吸入器3min后要用清水漱口，去除咽部残留的药物，以免引起霉菌感染，导致声音嘶哑、口腔不适等。

【评价】

护士正确讲解，患者掌握使用手压式雾化吸入器给药方法，症状改善。

三、氧气雾化吸入法（oxygen inhalation method）

氧气雾化吸入法是借助高速氧气气流，使药液形成雾状，随吸气进入呼吸道达到治疗目的的雾化吸入法。目前临床上使用的氧气雾化器有玻璃氧气雾化器、吸嘴式氧气雾化器、面罩式氧气雾化器三种（图16－4），由口含嘴（或面罩）和贮药罐构成。

1. 原理

氧气雾化吸入法的基本原理是借助氧气高速气流通过毛细管口时在管口附近产生负压，将药液由接邻的小管吸出，所吸出的药液又被毛细管口高速的气流冲击成细小的雾滴，呈气雾喷出。

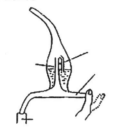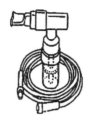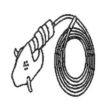

A. 玻璃氧化雾化器　　B. 吸嘴式氧气雾化器　C. 面罩式氧气雾化器

图16－4　氧气雾化器

2. 目的

稀释痰液，消除炎症，止咳解痉，减轻局部水肿。

3. 操作方法

操作流程	操作步骤	要点与说明
1. 准备雾化器	检查雾化吸入器各部件连接是否完好	
2. 核对加药	遵医嘱核对药液，将药液稀释至5ml，注入雾化器的药杯内	严格查对制度，正确操作
3. 核对患者	携用物至患者床旁，核对床号、姓名，做好解释，并根据病情协助取舒适体位	尊重患者并沟通
4. 连接	连接雾化器的接气口与氧气装置的橡皮管口	
5. 调节流量	氧气流量一般调节为 6~8L/min	
6. 开始雾化	指导患者手持雾化器，将口含嘴放入口中紧闭嘴唇深吸气，用鼻呼气，如此反复，直至药液吸完为止	深长吸气，可使药液充分到达呼吸道深部，提高治疗效果
7. 结束雾化	取出口含嘴，关闭氧气开关	
8. 整理	协助患者清洁口腔，取舒适卧位，整理床单位雾化器、口含嘴浸泡消毒1h，洗净，晾干备用	用物分类放置
9. 洗手记录	洗手，观察患者疗效并记录	

4. 注意事项

（1）正确使用供氧装置，注意用氧安全，严禁烟火和易燃品。

（2）氧气湿化瓶内勿装水，以免液体进入雾化吸入器内使药液稀释。

（3）观察患者痰液排出情况，如痰液仍未咳出，予以拍背、吸痰等方法协助排痰。

【评价】

护士操作规范，过程安全。患者经过雾化吸入治疗，症状改善。

第四节 注射给药法

注射给药法（injection method）是将无菌的药液或生物制剂注入体内的方法。此种给药方法具有药物吸收迅速、发挥疗效快的优点。但注射给药会造成局部组织一定程度损伤，可引起疼痛及潜在并发症的发生。因此，护士在操作中要严格遵守注射原则，熟练掌握各种注射技术，安全给药，减少患者痛苦。根据患者治疗需要，注射给药途径有皮内注射、皮下注射、肌内注射、静脉注射四种。

一、注射原则

（一）严格遵守无菌操作原则

（1）环境整洁、宽敞、明亮，操作前30min停止清扫工作，减少走动。

（2）注射前护士衣帽整洁，戴口罩，注射前后洗手，防止交叉感染。

（3）注射部位皮肤常规消毒，用棉签蘸2%碘酊消毒，以注射点为中心，由内向外螺旋旋转消毒一遍，面积大于5cm×5cm；待碘酊干后，再用75%乙醇以同样的方法脱碘一遍，范围大于碘酊消毒范围，待干后即可注射。（或用0.5%碘伏以同样方法消毒2遍，无需脱碘）

（4）使用无菌注射器吸药，注射时手只可触及针栓、针筒外壁和活塞柄。

（二）严格执行查对制度

认真做好"三查八对"，严格检查药品的质量和有效期，凡发现药物有变质、混浊、沉淀、变色，药物有效期已过或安瓿有裂隙等现象，均不可使用。如同时注射多种药物，应检查有无配伍禁忌。

（三）选择合格的注射器和针头

根据药液的剂量、粘稠度和刺激性的强弱选择注射器和针头。注射器应完好无损，注射器和针头衔接紧密，不漏气；针头应锐利、无钩、无弯曲、型号合适；一次性注射器包装密封无破损，在有效期内。

（四）选择合适的注射部位

注射部位应避开神经和血管（动、静脉注射除外），不能在炎症、瘢痕、硬结、损伤及患皮肤病处进针；对需长期注射的患者，应经常更换注射部位。

（五）注射药液准备

注射药物应临时抽取，现配现用，及时注射，防止药物效价降低或被污染。

（六）注射前排尽气体

注射前排尽注射器内的空气，以防空气进入血管形成空气栓塞，排气时应避免污染和浪费药液。

（七）掌握合适的进针角度和深度

（1）各种注射法分别有不同的进针角度和深度要求，护士应熟练掌握。

（2）进针时不可将针梗全部刺入注射部位，以防不慎折断时增加处理难度。

（八）注药前检查回血

进针后，注射药液前，抽动注射器活塞，检查有无回血。静脉注射必须见到回血才能推注药液；皮下、肌内注射无回血方可注入药物，如有回血，应立即拔针更换部位重新注射。

（九）应用无痛注射技术

（1）做好解释，消除或缓解患者的紧张、恐惧心理；与患者交谈，分散其注意力，取合适的体位，使肌肉放松，易于进针。

（2）注射时做到"两快一慢加匀速"，即进针快、拔针快、推药慢，注药速度要均匀。

（3）同时注射多种药物，合理安排注射顺序，应先注射无刺激性或刺激性弱的药物，再注射刺激性强的药物；刺激性强的药物可选择粗长针头，深部注射。

二、注射用物

（一）基础注射盘

常规放置如下用物：

1. 消毒物品

2%碘酊（或0.5%碘伏）、75%乙醇、无菌棉签。

2. 无菌持物钳

放于干燥的无菌容器内或浸泡于盛有消毒液的容器中。

3. 其他

弯盘、砂轮、胶布、启瓶器、剪刀等。静脉注射时另加止血带、小垫枕或避污巾；动脉注射时备无菌手套、无菌纱布，必要时备无菌洞巾。

（二）注射器和针头

1. 注射器构造

由空筒和活塞两部分组成（图16-5）。空筒前端为乳头，空筒外壁标有容量刻度；活塞后端为活塞轴、活塞柄。注射器分为玻璃和一次性两种，一次性注射器目前使用广泛。

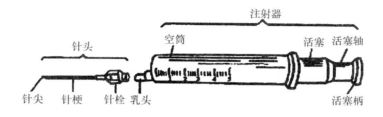

图16-5 注射器及针头构造

2. 针头

由针尖、针梗和针栓三部分组成，注射器、针头常用规格及主要用途见表 16 - 3。

表 16 - 3　注射器和针头常见规格及主要用途

注射器规格	针头规格	主要用途
1ml	$4 \sim 4^{1}/_{2}$ 号	皮内注射
1ml, 2ml	5 ~ 6 号	皮下注射
2ml, 5ml, 10ml	6 ~ 7 号	肌内注射
5ml, 10ml, 20ml, 30ml, 50ml, 100ml	6 ~ 9 号	静脉注射
2ml, 5ml, 10ml	7 ~ 9 号	静脉采血

（三）药液

按医嘱准备药物。

（四）治疗车

上层放置洗手液、擦手毛巾；下层放医用垃圾桶（放置废弃棉签和毁形的注射器、输液器等），锐器盒一个（放置废弃针头），生活垃圾桶一个（放置其他生活垃圾物）。

三、药液抽吸技术

是指应用无菌技术从安瓿或密封瓶内准确、无污染地抽吸药液的方法。

【评估】

1. 核对医嘱

操作前核对医嘱，确定患者床号、姓名，所用药物并确认用药合理性。

2. 评估药物

检查药物名称、剂量、浓度、用法、时间，观察药液有无变色、浑浊、沉淀、絮状物，瓶身有无裂痕，瓶盖有无松动，超过有效期不可使用。青霉素核对批号。

【计划】

1. 用物准备

治疗车、基础注射盘、注射器（一次性注射器检查名称、型号、有效期及包装密封性）、药液、注射本（单）。

2. 环境准备

清洁、安静、宽敞、光线适宜，符合无菌操作要求。

3. 护士准备

着装整洁，修剪指甲，洗手，戴口罩。

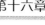

【实施】

1. 操作方法

操作流程	操作步骤	要点与说明
铺无菌盘	核对医嘱，检查药液质量，铺无菌盘	严格无菌操作
	自安瓿内吸取药液	
1. 打开安瓿	轻弹安瓿顶端，使药液流至安瓿体部，用砂轮在安瓿颈部锯一划痕，用沾有75%乙醇棉签消毒安瓿颈部并拭去玻璃细屑，折断安瓿	安瓿颈部若有蓝色标记，则不需要划痕，消毒颈部，折断安瓿
2. 抽吸药液	连接注射器和针头，将针头斜面向下放入安瓿内的液面下，抽动活塞柄，吸取药液（图16－6，图16－7）	针头不可触及安瓿外口，针栓不可进入安瓿内
	自密封瓶内吸取药液法	
1. 消毒瓶塞	去除铝盖中心部分，常规消毒瓶塞	
2. 抽吸药液	注射器内吸入与所需药液等量的空气，以食指固定针栓，将注射器针头刺入瓶内，注入空气，倒转药瓶，吸取所需药液量，食指固定针栓，拔出针头（图16－8）	增加瓶内压力，利于药液吸取
3. 排尽空气	将针头垂直向上，一手食指固定针栓，一手轻拉活塞柄使针梗内的药液流入注射器内，轻弹注射器空筒外壁使气泡集中在乳头根部，轻推活塞排出气体	
4. 无菌保管	排气毕，套上安瓿，核对后置于无菌盘内备用	亦可套上针头护帽，药瓶置于旁边，以便查对
5. 整理洗手	用物分类放置，洗手	

2. 注意事项

（1）严格遵守无菌操作原则和查对制度。

（2）折安瓿时防止用力过猛而捏碎安瓿上段，必要时垫无菌纱布折安瓿，避免划伤。

（3）吸药时手不可触及活塞体部，以免污染。抽吸药液勿滴漏，以免浪费。

（4）排气时，食指固定针栓，不可触及针体。轻推活塞排气，防止药液喷出。

（5）如为粉剂、结晶药物，事先用生理盐水或注射用水或专用溶媒充分溶解后，再抽吸；如为混悬药物，摇匀后抽吸；油剂可稍加温（不宜加温的药物除外）或双手对搓药瓶后，选用较粗针头抽吸。

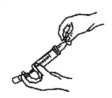　　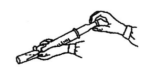

图16－6　自小安瓿内吸药液法　　图16－7　自大安瓿内吸药液法

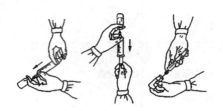

图 16 - 8　自密封瓶内吸药液法

四、常用注射技术

（一）皮内注射法（intradermic injection，ID）

皮内注射法是将少量的药液或生物制剂注射到表皮与真皮之间的方法。

【目的及部位】

1. 药物过敏试验

以便观察有无过敏反应。常选用前臂掌侧的下段内侧，此部位皮肤较薄，易于注射；皮肤颜色浅，便于观察。

2. 预防接种

常选择在上臂三角肌下缘外侧，如卡介苗接种。

3. 局部麻醉的先驱步骤

需实施局部麻醉的部位。

【评估】

（1）患者病情、治疗情况、用药史及药物过敏史。

（2）患者意识状态、心理状态、对药的认知及合作程度。

（3）患者局部注射部位皮肤状况。

【计划】

1. 护士准备

衣帽整洁，修剪指甲，洗手，戴口罩。

2. 患者准备

理解注射目的，愿意接受，主动配合。

3. 物品准备

治疗车、基础注射盘内备 1ml 注射器和 $4 \sim 4^1/_2$ 号针头、注射卡、药液等。药物过敏试验需另备 5ml 注射器和 $6 \sim 7$ 号针头、0.1% 盐酸肾上腺素 1 支。

4. 环境准备

清洁、安静、舒适、光线适宜，符合无菌操作。

【实施】

1. 操作方法（以药物过敏试验为例）

操作流程	操作步骤	要点与说明
1. 查对备药	按医嘱核对药液，吸药排气后将针尖斜面方向调至与刻度一致，套上护套或安瓿，放入无菌盘内	严格无菌操作和查对制度
2. 核对患者	携用物至床旁，核对患者床号、姓名；解释注射目的，并确认无药物过敏史	尊重患者并沟通
3. 摆体位	协助患者取舒适体位（坐位或卧位）	
4. 部位选择	取患者前臂掌侧下段内侧	注意观察注射前皮肤颜色
5. 皮肤消毒	用75%的乙醇或0.1%氯己定消毒皮肤一遍，待干	忌用碘酊或碘伏消毒，以免影响局部反应的观察
6. 核对排气	二次核对患者床号、姓名和药物，再次排气	操作中查
7. 穿刺注射	左手绷紧皮肤，右手持注射器，针尖斜面向上与皮肤呈5°角刺入皮内，待斜面全部进入皮内后放平注射器。左手拇指固定针栓，右手推注药液0.1ml，使局部成一圆形隆起的皮丘，可见皮肤发白，毛孔增大	进针角度不可过大，否则会刺入皮下 注入剂量要准确
8. 拔针观察	注药毕，快速拔针，勿按压针眼，计时20min后观察结果。嘱患者不得离开病区，如有心慌、眩晕、恶心等不适立即告知，嘱患者勿按压、抓挠局部	
9. 再次核对	核对患者和药物	操作后查对
10. 整理	整理床单位，协助患者取舒适卧位；清理用物分类放置	按消毒隔离制度处理用物
11. 洗手记录	洗手，将过敏试验结果记录在医嘱本和医嘱记录单上，阳性用红笔标注（＋），阴性用蓝笔或黑碳素笔标注（－）	

2. 注意事项

（1）做药物过敏试验前必须询问患者的用药史、过敏史及家族史。如对所用药物过敏，严禁做过敏试验。

（2）做药物过敏试验前，要备好急救药品及氧气，以防意外。

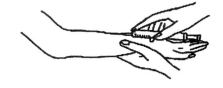

图 16－9　皮内注射法

（3）试验结果不能确认时，可做对照试验，在另一前臂注射0.1ml的生理盐水，20min观察结果。两部位结果对照比较后得出正确结论。

【评价】

护士操作熟练、规范；护患沟通有效，试验过程安全，患者无不适。

（二）皮下注射（hypodermic injection，H）

皮下注射法是将少量药液或生物制剂注入皮下组织的方法。

【目的】

（1）用于某些不宜口服给药，又需迅速达到药效的小剂量药物，如胰岛素、肾上腺素等。

（2）局部给药　如局部麻醉用药。

（3）预防接种　如麻疹疫苗、流脑疫苗等。

【部位】

常用的部位有上臂三角肌下缘，也可选用上臂后外侧、两侧腹壁、大腿前侧和外侧、后背等（图16-10）。

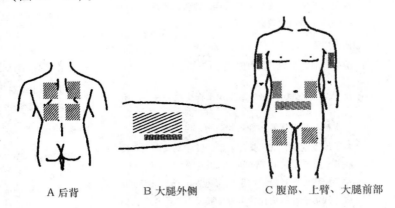

A 后背　　　　　B 大腿外侧　　　　C 腹部、上臂、大腿前部

图16-10　皮下注射部位

【评估】

（1）患者病情、治疗情况、用药史及药物过敏史。

（2）患者意识状态、心理状态、对药的认知及合作程度。

（3）患者局部注射部位皮肤及皮下组织情况。

【计划】

1. 护士准备

衣帽整洁，修剪指甲，洗手，戴口罩。

2. 患者准备

理解注射目的，愿意接受，主动配合。

3. 物品准备

治疗车、基础注射盘内备1~2ml注射器和5~6号针头、注射卡、药液。

4. 环境准备

清洁、安静、舒适、光线适宜，必要时备屏风遮挡。

【实施】

1. 操作方法

操作流程	操作步骤	要点与说明
1. 核对备药	按医嘱核对药液，吸药，排气，套上护套或安瓿，放入无菌盘内	严格查对和无菌操作
2. 核对患者	携用物至病床旁，核对患者床号、姓名；向患者解释用药目的和注意事项	尊重患者并沟通

续表

操作流程	操作步骤	要点与说明
3. 选择部位	根据药效和目的选择注射部位，取舒适卧位	
4. 皮肤消毒	常规消毒皮肤，待干	消毒面积≥5cm×5cm
5. 核对排气	二次核对患者和药物，再次排气	操作中查对
6. 进针	一手绷紧局部皮肤，另一手持注射器，食指固定针栓，针尖斜面向上，与皮肤呈30°~40°角，快速将针梗的1/2~2/3刺入皮下（图16-11）	进针角度勿超过45°以免刺入肌层
7. 抽回血注药	松开绷紧皮肤的手抽动活塞柄，如无回血，缓慢注入药液	确保针头未刺入血管内，如有回血，拔针止血，更换注射部位
8. 拔针按压	注射毕，以无菌干棉签轻压针刺处，快速拔针。嘱患者按压至不出血为止	
9. 再次核对	核对患者和药物，询问患者有无不适	操作后查对
10. 整理	整理床单位，协助患者取舒适卧位，按照消毒隔离制度处理用物	
11. 洗手记录	洗手，记录给药名称、患者反应并签名	

2. 注意事项

（1）严格"三查八对"制度和无菌操作原则。

（2）对局部组织有刺激或剂量较大的药物不宜做皮下注射。

（3）过于消瘦者，可捏起注射部位局部组织，进针角度适当减少。针头勿全部刺入，以免折断。

（4）需长期皮下注射的患者，有计划更换部位，利于药物吸收，避免硬结发生。

（5）注射少于1ml的药液，必须使用1ml注射器，保证药液注入剂量的准确。

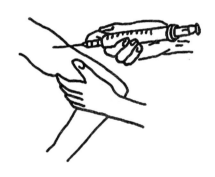

图16-11 皮下注射法

【评价】

护士操作规范，注射部位无出血。患者理解注射目的，护患沟通良好。

（三）肌内注射法（intramuscular injection，IM 或 im）

肌内注射法是将一定量药液注入肌肉组织内的方法。

【目的】

（1）用于需迅速发挥药效，但不宜经口服或静脉注射的药物。

（2）用于注射刺激性较强或药量较多的药物。

【部位及定位方法】

一般选择在肌肉丰厚、远离大血管、神经的部位。其中最常用的部位是臀大肌，其次是臀中肌、臀小肌、股外侧肌及上臂三角肌。

1. 臀大肌注射的定位方法（图 16－12）

臀大肌起自髂后上棘与尾骨尖之间，坐骨神经被臀大肌覆盖，注射时要避免损伤坐骨神经。具体定位方法有两种：

（1）十字法　从臀裂顶点向左或向右划一水平线，然后从髂嵴最高点做一垂线，将一侧臀部分为四个象限，其外上象限避开内下角（髂后上棘与股骨大转子连线）为注射部位。

（2）连线法　从髂前上棘至尾骨做一连线，其外上 1/3 处为注射部位。

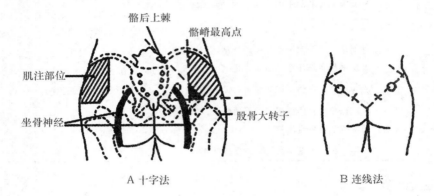

图 16－12　臀大肌注射定位法

2. 臀中肌、臀小肌定位法（图 16－13）

（1）食指中指定位法　操作者示指尖和中指尖分别置于髂前上棘和髂嵴下缘处，此时示指、中指、髂嵴构成一个三角区域，示指，中指所形成的内角即为注射部位。

（2）三横指法　以患者的手指宽度为标准，在髂前上棘外侧三横指处，为注射部位。

3. 股外侧肌定位方法

取大腿中段外侧，膝关节上 10cm，髋关节下 10cm，宽约 7.5cm。此处大血管、神经干较少通过，注射范围大，可供多次注射。

4. 上臂三角肌注射定位方法

上臂外侧，肩峰下 2～3 横指处。此处肌肉较薄，仅作小剂量药液注射（图 16－14）。

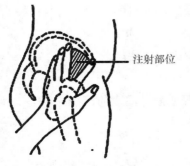

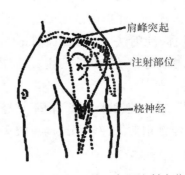

图 16－13　臀中肌、臀小肌注射定位法　　图 16－14　上臂三角肌注射定位法

【评估】

（1）患者病情、治疗情况、用药史及药物过敏史。

（2）患者意识状态、心理状态、对药的认知及合作程度。

（3）患者局部注射部位皮肤状况。

【计划】

1. 患者准备

理解注射目的，主动配合。为减轻疼痛和不适，根据患者情况取适宜体位。

（1）侧卧位　下腿弯曲，上腿伸直并使肌肉放松。

（2）俯卧位　足尖相对，足跟分开，头偏向一侧。

（3）坐位　坐椅稍高，便于操作。门诊患者注射时常用体位。

（4）仰卧位　臀中肌、臀小肌注射时采用，常用于危重及不能翻身的患者。

2. 护士准备

衣帽整洁，修剪指甲，洗手，戴口罩。

3. 物品准备

治疗车、基础注射盘内备2ml或5ml注射器、6~7号针头、注射卡、药液等。

4. 环境准备

清洁、安静、舒适、光线适宜，必要时备屏风遮挡。

【实施】

1. 操作方法

操作程序	操作步骤	要点与说明
1. 核对备药	按医嘱核对药液，抽吸药液，排气，套上护套或安瓿放入无菌盘内	严格无菌操作和查对制度
2. 核对患者	携用物至患者床旁，核对其床号、姓名；向患者解释注射目的和注意事项	尊重患者并沟通
3. 选择部位	根据病情协助患者取舒适的体位，根据药物性质选择注射部位	
4. 消毒皮肤	常规消毒皮肤，待干	消毒面积≥5cm×5cm
5. 核对排气	二次核对患者和所用药物，排尽气体	操作中查
6. 进针	一手拇指和食指绷紧局部皮肤，一手握笔式持注射器，中指固定针栓，针头与皮肤呈90°角，快速刺入针梗的1/2~2/3（图16-15）	勿将针梗全部刺入，以防根部折断难以取出
7. 抽回血注药	进针后，松开绷紧皮肤的手，抽动活塞柄，如无回血，缓慢匀速注入药液	确保未刺入血管内，如有回血，拔针止血更换注射部位
8. 拔针	注药毕，以无菌干棉签轻按进针处，同时快速拔针，嘱患者按压至不出血	
9. 再次核对	核对患者和药物，询问患者有无不适	操作后查
10. 整理	整理床单位，协助患者取舒适卧位。整理用物	按消毒隔离制度处理用物
11. 洗手记录	洗手，记录给药名称、患者情况并签名	

2. 注意事项

（1）2岁以下婴幼儿不宜做臀大肌注射。因为婴幼儿在独立行走之前，臀部肌肉发育不完善，作臀大肌注射有损伤坐骨神经的危险，应选用臀中肌、臀小肌处注射。肌注过程中，对婴幼儿要固定好，不让其挣扎乱动，以免针头折断。

（2）小儿及消瘦者选用针头型号宜小，进针深度酌减。

（3）切勿将针头全部刺入，以防针头从衔接处折断。一旦针头折断，保持局部及肢体不动，迅速用血管钳夹住断端拔出。如断端全部进入肌肉，则行手术取出。

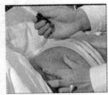 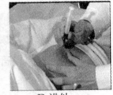
A 绷紧皮肤　　　　B 进针

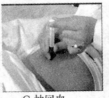 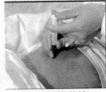
C 抽回血　　　　D 推注药液

图16－15　肌内注射法

（4）两种或两种以上药液同时注射时，应注意配伍禁忌。

（5）需要长期肌注的患者，注射部位要经常更换，以防局部形成硬结。若出现硬结，则可采取热水袋或热湿敷、理疗等处理。

【评价】

同皮下注射法。

知识拓展

特殊注射技巧

1. 留置气泡技术　是应用于肌内注射较新的一种技术。方法是注射器吸取常规定量药液，再吸入0.2～0.3ml的空气。注射时保持注射器垂直，使气泡悬浮于药液上部贴近活塞，全部药液注入后再将空气注入。原理是气泡可使药液全部进入肌肉组织，防止药液渗入皮下组织，减少刺激，减轻患者不适，以充分发挥药效。

2. Z型肌内注射法　方法是注射器吸取定量药液，更换针头，使针梗外面无药液残留。常规消毒注射局部皮肤，左手将皮肤和皮下组织向一侧牵拉2～3cm，并固定，右手持注射器按常规垂直进针推注药液；注药完毕拔出针头，左手松开，移向一侧的皮肤和皮下组织复位，针刺通道随即闭合。原理是防止药液外渗，减轻患者因药液刺激引起的疼痛，尤其适用于长期接受肌内注射患者，如配合留置气泡技术，效果更好。

（四）静脉注射（intravenous injection，IV）法

静脉注射法是指自静脉注入药物的方法。

【目的】

（1）药物不适于口服、皮下、肌内注射，又需迅速发挥作用时。

（2）协助诊断，注入造影剂作诊断性检查。

（3）静脉输液或输血。

（4）用于静脉营养治疗。

【部位】（图 16－16）

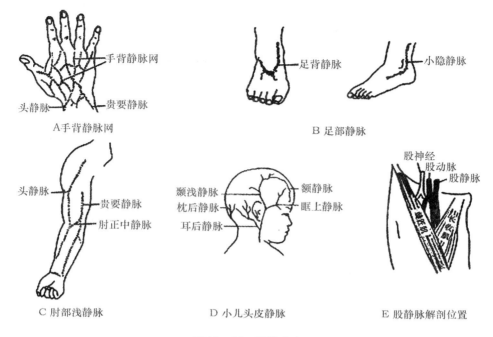

图 16－16 静脉分布

1. 四肢浅静脉

上肢常用肘部浅静脉（头静脉、贵要静脉、正中静脉）、腕部、手背静脉；下肢大隐静脉、小隐静脉及足背、踝部静脉等。

2. 头皮静脉

小儿头皮静脉极为丰富，表浅易见，易于固定，方便患儿四肢活动，易于患儿护理。

3. 股静脉

股静脉位于股三角区内，在股动脉内侧 0.5cm 处。股动脉位于髂前上棘和耻骨结节联线的中点相交。

【评估】

（1）患者病情及治疗情况。

（2）患者意识状态，肢体活动状况，对静脉注射的认识和合作程度。

（3）患者穿刺部位的皮肤情况，静脉充盈度和血管壁弹性。

【计划】

1. 护士准备

衣帽整洁、修剪指甲、洗手、戴口罩。

2. 患者准备

理解静脉注射目的、方法、注意事项及配合要点。

3. 物品准备

治疗车、基础注射盘、盘内另备 5～20ml 注射器、6～9 号针头、头皮针、注射卡、药液、无菌纱布、止血带、胶布（输液贴）。

4. 环境准备

病室空气洁净、安静、减少不必要的人员走动、温度适宜、床单位整洁。

【实施】

1. 操作方法

操作程序	操作步骤	要点与说明
药液准备	按医嘱核对药液；抽吸药液，套上安瓿或护套，放入无菌盘内	严格无菌操作和查对制度
核对患者	携用物至患者床旁，核对其床号、姓名；向患者解释静脉注射目的和注意事项	确认患者，根据患者病情选择坐位或卧位
	四肢静脉注射	
1. 部位选择	选择粗直、弹性好、易于固定的静脉，避开关节和静脉瓣，用手探明静脉走向及深浅	
2. 垫小棉垫	将棉垫置于穿刺部位下方，并将止血带置于穿刺部位上方6cm处	
3. 消毒皮肤、扎止血带	用2%碘酊消毒皮肤一遍，待干，备胶布，扎止血带，再用75%乙醇脱碘一遍，待干	消毒面积≥5cm×5cm 止血带末端向上，以防污染无菌区域
4. 核对排气	根据医嘱二次核对患者、药物，排尽气体	操作中查
5. 穿刺	嘱患者握拳。左手绷紧静脉下端皮肤，右手持注射器，针尖斜面向上与皮肤呈20°角自静脉的上方或侧方刺入皮下，再沿静脉的走向潜行刺入静脉。见回血后，顺静脉再进针少许（图16-17）	进针时迅速穿过真皮层，以减少患者疼痛；针进入到皮下后沉着冷静，一针见血，勿乱刺造成局部血肿
6. 两松一固定	松开止血带，嘱患者松拳，固定针头（如为头皮针，用胶布固定）	
7. 注药	均匀缓慢注入药液（图16-18），推注过程中要证实针头确实在血管内，防止药液注入血管外	
8. 拔针	注射毕，用无菌棉签按压穿刺部位，快速拔针并嘱患者按压片刻	
9. 再次核对		操作后查
10. 整理	整理床单位及用物，协助患者取舒适卧位	用物按照规定分类放置
11. 洗手记录	洗手，记录给药名称、患者情况并签名	
	小儿头皮静脉注射	
1. 选择静脉	患儿仰卧或侧卧，必要时剃去注射部位毛发	剃去毛发易于固定
2. 皮肤消毒	常规皮肤消毒	
3. 核对排气	根据医嘱二次核对患者、药物，排尽气体	操作中查
4. 穿刺	由助手固定患儿头部。左手拇指、食指固定静脉两端，右手持头皮针针柄，以静脉最清晰点后约0.3cm处与皮肤成15°~20°角向心方向刺入静脉，见回血后再进针少许，确保针尖斜面完全进入静脉后，胶布固定	注意鉴别头皮静脉和头皮动脉，静脉外观微蓝色，无搏动；动脉暗红色或与皮肤同色，有搏动感

续表

操作流程	操作步骤	要点与说明
5. 注药	缓慢匀速推注药液	观察患儿反应
6. 拔针	注药毕，用无菌棉签轻按针刺处，迅速拔针。	嘱家属按压至不出血
7. 再次核对	核对患儿和药物	操作后查
8. 整理	整理床单位及用物，协助患者取舒适卧位	用物按照规定分类放置
9. 洗手记录	洗手，记录给药名称、时间并签名	
	股静脉注射	
1. 安置体位、定部位	协助患者取仰卧位，两腿伸直，略外展，在股三角内搏动最明显处作股动脉定位	
2. 皮肤消毒	常规消毒局部皮肤及操作者左手食指、中指	
3. 核对排气	根据医嘱二次核对患者、药物，排尽气体	操作中查
4. 穿刺	操作者以左手食指、中指扪及股动脉搏动点，右手持注射器，针头与皮肤呈45°或90°角，在股动脉内侧0.5cm处刺入，右手固定针栓及注射器，左手抽回血，有暗红色血液抽出，提示进入股静脉，固定针头	如抽出血液为鲜红色，提示针头进入股动脉，立即拔出针头，用无菌纱布压迫穿刺部位5～10min，直至无出血为止。采集静脉血标本亦可采用此法
5. 注药	缓慢匀速注入药液	
6. 拔针与按压	注射或采血毕，用无菌棉签或无菌纱布按压局部，快速拔针	局部按压5～10min，至止血
7～9	同小儿头皮静脉注射	

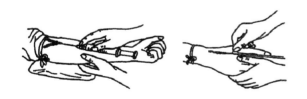

图 16－17　静脉注射进针法

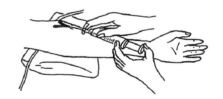

图 16－18　静脉注射注入法

2. 注意事项

（1）根据医嘱、药物性质和患者病情，掌握推药的速度，注意倾听患者的主诉及观察注射局部情况。

（2）静脉注射选择粗直、弹性好、易于固定的血管。长期作静脉注射的患者要有计划地使用静脉，应由小到大，由远心端向近心端选择血管，以保护静脉。

（3）小儿头皮静脉注射时如回血呈鲜红色，推药阻力大，局部血管树枝状突起，患儿疼痛、尖叫，提示误入动脉，应立即拔出针头，按压至少5～10min。股静脉注射时，如有鲜红血液涌入注射器，并随脉搏搏动，提示针头刺入动脉，应立即拔出针头，用无菌纱布按压穿刺点5～10min，直至无出血。

（4）注射刺激性强的药物，可先用生理盐水注射，确认针头在血管内再更换吸有药物的注射器进行注射，防止药物溢出血管壁，造成组织坏死。

（5）有出血倾向的患者不宜进行股静脉注射。

3. 静脉穿刺常见的失败原因及处理

（1）针头斜面嵌在血管壁上，针头斜面一半在血管内，一半在血管外，抽吸有回血，但推药时有部分药液溢出至皮下，局部肿胀有痛感。

（2）针头刺入过深，刺破对侧血管壁，部分在血管内，一部分药液溢入深部组织，抽吸有回血，注入少量药液无局部隆起，但有痛感。

（3）针头刺入过深，刺破静脉下壁进入深层组织抽吸无回血，注入少量药液无局部隆起，但有痛感。

以上三种失败原因无论是哪种情况，都应拔出针头，重新选择血管穿刺。

4. 提高穿刺成功率

（1）水肿患者　可沿静脉解剖位置，用手按压局部，以暂时驱散皮下水分，使静脉充分显露后，尽快消毒皮肤进行穿刺。

（2）脱水患者　血管充盈不良，穿刺困难，可作局部热敷、按摩，待血管充盈后再行穿刺。

（3）肥胖患者　肥胖者皮下脂肪较厚，静脉较深，难以辨认，但易于固定。注射时，在摸清血管走向后，由静脉上方进针，稍加大进针角度（30°～40°）。

（4）老年患者　老年人皮下脂肪少，血管脆性大，易滑动，针头不易刺入静脉。穿刺时，可用手指分别固定静脉上下两端，在静脉的上方进针，角度稍减和减慢进针速度。

（5）肢体浅表静脉因天气寒冷收缩，不易穿刺。可让患者用热水袋、热宝等保暖措施使血管充盈后再行穿刺。

【评价】

（1）护士操作熟练、正确，无菌观念强，注意保护静脉。

（2）护患沟通良好，注射局部无渗出、肿胀、感染发生。

第五节　药物过敏试验法

药物过敏反应是指有特异体质的患者使用某种药物后产生的不良反应，它与药物的剂量无关。过敏反应发生最多的药物有青霉素类。其他容易引起过敏反应的药物还有如链霉素、庆大霉素、普鲁卡因、细胞色素C、碘造影剂等。

为防止过敏反应发生，使用致敏高的药物前，必须做药物过敏试验，结果阴性者才可用药。

一、青霉素过敏试验

青霉素是常用的抗生素之一，主要用于敏感的革兰氏阳性球菌、阴性球菌和螺旋体感染。青霉素具有抗菌作用强、疗效高及毒性低等优点，但较易发生不良反应。易发生于多次接受青霉素治疗患者，偶见初次用药的患者。皮试阴性而在使用过程中发生过敏反应的情况也屡见报道。所以，不论何时何地使用青霉素等药物，必须有专职人员在场，并应备有必要的抢救设施，否则是非常危险的。

（一）青霉素过敏反应的发生机制

青霉素过敏反应系抗原和抗体在致敏细胞上相互作用而引起的。其过敏反应是由于青霉素及其降解产物作为半抗原进入体内，与蛋白质或多肽分子结合成全抗原，刺激机体产生抗体，黏附于皮肤、鼻、咽、声带、支气管黏膜下微血管周围的肥大细胞及血液中的嗜碱性粒细胞表面，使机体呈致敏状态。当具有过敏体质的人再次接触该抗原后，即与抗体结合，发生抗原抗体反应，导致细胞破裂，释放组胺、缓激肽、5－羟色胺等血管活性物质。这些物质作用于效应器官，使平滑肌痉挛、微血管扩张、毛细血管通透性增高、腺体分泌增多，从而产生一系列临床表现。

（二）青霉素过敏反应的临床表现

1. 过敏性休克

是最严重的过敏反应，有时呈闪电式，会威胁人的生命。青霉素过敏性休克既可发生于皮内试验过程中，也可以在注射后数秒钟、几分钟内发生，也有发生在用药后30min 内。主要临床表现：

（1）呼吸道阻塞症状　由于喉头水肿、支气管痉挛、肺水肿所引起的胸闷、气促、紫绀、呼吸困难伴濒死感。

（2）循环衰竭症状　由于周围血管扩张导致有效循环血量不足，表现为面色苍白、四肢厥冷、血压下降、脉搏细速或触不到、脉压差小、尿少等。

（3）中枢神经系统症状　因脑组织缺血、缺氧，可导致烦躁不安，昏迷，抽搐，大小便失禁等。

2. 血清病型反应

一般于用药后 7 ~ 12 天内发生，临床表现和血清病相似，有发热、各种形态的皮疹、淋巴结肿大、水肿、关节肿痛等。

3. 各器官或组织的过敏反应

（1）皮肤过敏反应　有皮肤瘙痒，荨麻疹及其他皮疹等，血管神经性水肿，严重者可发生剥脱性皮炎。

（2）消化道过敏反应　常见到恶心、呕吐、腹痛、腹泻等，可引起过敏性紫癜。

（3）呼吸道过敏反应　引起哮喘或诱发原有的哮喘发作。

（三）青霉素过敏反应的处理措施

1. 青霉素过敏性休克的急救措施

青霉素过敏性休克如抢救不及时，常会因呼吸、循环衰竭而死亡，因此，应分秒必争进行抢救。其方法为：

（1）立即停止给药，协助患者平卧，足部抬高，注意保暖；就地抢救，同时报告医生。

（2）迅速用等渗溶液建立静脉通道，快速补足血容量：首次给于 500ml 胶体或晶体液滴入，而后视血压和有效血容量情况适当补充。

（3）遵医嘱皮下注射 0.1% 盐酸肾上腺素 0.5 ~ 1ml，小儿剂量酌减。如症状不缓解，可每隔30min皮下注射该药0.5ml，直至脱离危险期。盐酸肾上腺素是抢救过敏性休克的首选药物，具有收缩血管平滑肌，提高外周阻力，使血压上升；扩张冠状动脉，增加心肌收缩力，兴奋心肌，使心输出量增加；松弛气管平滑肌，减轻气管痉挛等作用。

（4）给予氧气吸入，改善缺氧症状。呼吸抑制时，肌内注射尼可刹米、洛贝林等呼吸兴奋剂。如出现呼吸停止，应立即进行口对口人工呼吸，有条件者插入气管导管借助人工呼吸机辅助或控制呼吸。遇有喉头水肿引起窒息时，应立即配合施行气管切开术。

（5）遵医嘱给予地塞米松5~10mg静脉注射或用氢化可的松200mg加入5%或10%葡萄糖液500ml静脉滴注，此药有抗过敏作用，能迅速缓解症状。

（6）对血压急剧下降者，加入升压药物，如阿拉明20~100mg加入生理盐水250~500ml中静脉滴注，根据血压随时调整滴速，以维持到正常血压水平。根据病情给予血管活性药物，如多巴胺、间羟胺或去甲肾上腺素静脉滴注；纠正酸中毒和抗组胺类药物，如肌内注射盐酸异丙嗪25~50mg或苯海拉明40mg。

（7）如心跳骤停，应立即进行心肺复苏抢救。

（8）密切观察患者的生命体征、神志及尿量，不断评估治疗与护理效果；神志及尿量是抢救是否有效的重要指标，为进一步抢救提供依据。患者未脱离危险期，不宜搬动患者。

2. 迟缓性过敏反应（血清病型反应、器官或组织的过敏反应）的处理措施

立即停药，按医嘱给予激素和抗组胺药，进行对症处理，同时要密切观察病情变化，加强皮肤护理，预防感染。

（四）青霉素过敏反应的预防

（1）用药前详细询问用药史、过敏史和家族史。无过敏史者用药前必须做皮肤过敏试验，结果阴性方可应用。已知青霉素过敏者严禁做过敏试验。

（2）试验阳性者禁止使用青霉素，同时须报告医生，在医嘱单、体温单、病案、床头卡、注射卡上醒目地注明青霉素过敏试验阳性反应，并告知患者和家属。

（3）青霉素水溶液必须现配现用，因为青霉素水溶液在室温下放置过久易产生致敏物质，引起过敏反应，还可使药物效价降低，影响治疗效果。

（4）配置青霉素试验液或稀释青霉素的生理盐水、注射器及针头应专用；配置时远离其他患者的药物，防止污染引起过敏。

（5）对皮试结果不确定时，应在对侧前臂内侧注射生理盐水0.1ml做对照试验，确认青霉素皮试结果阴性方可用药。但应注意有少数患者会呈假阴性反应，所以用药期间要严密观察并倾听患者主诉。

（6）停药3天或更换批号，必须按常规重新做皮试。首次注射后须观察30min，以防迟缓反应的发生。

（五）青霉素过敏试验法

【操作前准备】

（1）详细询问患者用药史、过敏史及家族药物过敏史。

（2）备齐抢救药物与用品　如0.1%盐酸肾上腺素、急救小车（备有各种抢救药物与用物）、氧气、吸痰器等。

（3）其他同皮内注射。

【操作步骤】

1. 青霉素皮试液的配制

以1ml试验药液含青霉素200～500U为标准，注入皮内0.1ml，剂量为20～50U。具体配制方法见表16－4。

表16－4 青霉素皮肤试验药液配制（200U/ml为例）

青霉素钠	加生理盐水	试验药液	要点与说明
80万U	4ml	20万U/ml	溶解充分摇匀
取上液0.1ml	0.9ml	2万U/ml	摇匀
取上液0.1ml	0.9ml	2000U/ml	摇匀
取上液0.1ml	0.9ml	200U/ml	配液完毕，排气，待用

2. 青霉素皮内试验方法

核对无误后，再次询问患者无过敏史后，取上述试验液0.1ml（含青霉素20U）于前臂掌侧下段内侧皮内注射，20min后观察并判断皮试结果。

3. 青霉素皮内试验结果的判断（表16－5）

表16－5 青霉素皮内试验结果的判断

结果判定	皮丘及局部情况	患者主诉
阴性	皮丘大小无改变，周围无红肿，无红晕	无自觉症状
阳性	皮丘隆起增大，周围出现红晕硬块，直径大于1cm，或红晕周围有伪足，痒感	严重时可有头晕、心慌、恶心、甚至发生过敏性休克

二、其他药物过敏试验

（一）链霉素过敏试验及过敏反应的处理

链霉素是氨基糖苷类抗生素的一种，主要对革兰氏阴性杆菌及结核杆菌有较强的抗菌作用。链霉素易引起类似于青霉素的过敏反应，故使用链霉素时，也应做皮内过敏试验。

1. 试验药液配制法

要求1ml试验液含链霉素2500U为标准配制。

【操作步骤】

具体配制方法见表16－6。

表 16 - 6　链霉素试验药液配制法

链霉素	加生理盐水	链霉素试验液	要求与说明
100 万 U	3.5ml	25 万 U/ml	充分摇匀
取上液 0.1ml	0.9ml	2.5 万 U/ml	摇匀
取上液 0.1ml	0.9ml	2500U/ml	摇匀
			配置完毕，排气，待用

2. 试验方法

取上述链霉素试验药液 0.1ml（含 250U）作前臂内侧皮内注射，20min 后观察判断结果，其结果判断标准与青霉素相同。

3. 链霉素过敏反应的临床表现及处理

链霉素过敏反应的临床表现与青霉素基本相同。轻者表现为发热、皮疹，对症治疗；重者出现过敏性休克，救治措施同青霉素过敏性休克。

链毒素的毒性反应比过敏反应更常见，耳毒性表现为眩晕、恶心、呕吐、耳鸣、听力减退等，肾脏损害有时出现蛋白尿。出现以上症状应立即停药，可给予 10% 葡萄糖酸钙或 5% 氯化钙溶液 10ml 静脉缓慢注射，因链霉素可与钙离子络合，使毒性症状减轻或消失。

（二）破伤风抗毒素过敏试验

破伤风抗毒素（TAT）能中和患者体内的破伤风毒素，临床常用于治疗和预防破伤风。破伤风抗毒素是一种免疫马血清，对人体是异种蛋白，注射后容易出现过敏反应，严重时会出现过敏性休克。因此，在用药前须作过敏试验。曾用过破伤风抗毒素停用超过一周者，如再次使用，还须重作过敏试验。

1. TAT 过敏试验法

（1）皮试液标准　1ml 皮试液含破伤风抗毒素 150IU，注入皮内剂量 0.1ml（15IU）。

（2）皮试液配制　备 1500IU 的破伤风抗毒素 1 支（1ml），用 1ml 注射器吸取 0.1ml 破伤风抗毒素加生理盐水稀释到 1ml 摇匀，则 1ml 皮试液含破伤风抗毒素 150IU，备用。

（3）皮内试验　注入皮内 0.1ml（15IU），20min 后观察结果并记录。

（4）皮内试验结果判断标准：

阴性：局部皮丘无红肿，全身无不适。

阳性：局部皮丘红肿、硬结，直径大于 1.5cm，红晕直径超过 4cm，有时出现伪足、痒感。全身过敏反应、血清病型反应与青霉素过敏反应相同。

若试验结果判断不肯定，应做对照试验；阴性反应，将余液 0.9ml 作肌内注射；阳性反应，根据病情需要用药，采取脱敏注射法。

2. TAT 脱敏注射法

给 TAT 过敏试验阳性者分多次小剂量注射药液的方法称为脱敏注射法（表 16 -7）。每次间隔 20min，注射后均须密切观察病情。在脱敏注射过程中如发现患者有气促、紫绀、荨麻疹及过敏性休克等反应，立即停止注射，并迅速处理，处理方法与青霉素过敏反应相同；如反应轻微，待症状消退后，酌情减少剂量，增加注射次数，使其顺利注入所需的剂量。

表 16 – 7　破伤风抗毒素脱敏注射法

次数	TAT	加生理盐水
1	0.1ml	0.9ml
2	0.2ml	0.8ml
3	0.3ml	0.7ml
4	余量	加至 1ml

（三）普鲁卡因过敏试验

用普鲁卡因局部麻醉，或注射普鲁卡因青霉素前须先作皮肤过敏试验。

1. 皮试液配制及试验

取 0.25% 普鲁卡因液 0.1ml 作皮内注射。

2. 结果判断及过敏处理

试验结果判断和过敏反应的处理同青霉素。

（四）细胞色素 C 过敏试验法

细胞色素 C 是一种细胞呼吸激活剂，常作为组织缺氧治疗的急救和辅助用药。偶有过敏反应发生，用药前须做过敏试验。

1. 皮内试验

用 1ml 注射器从一支 2ml 内含 15mg 的细胞色素 C 中吸取 0.1ml，加生理盐水至 1ml（每 ml 含 0.75mg），皮内注射 0.1ml（含 0.075mg）。20min 后观察结果。

2. 划痕试验

取细胞色素 C 原液（每 ml 含 7.5mg）1 滴，滴于前臂掌侧下段皮肤，以无菌针头透过药液，在皮肤表面做两道划痕，长约 0.5 cm，其深度以微量渗血为宜。20min 后观察结果。

3. 皮试结果判断

局部发红，直径大于 1cm，有丘疹者为阳性。

（五）碘过敏试验

临床上常用碘化物造影剂作肾脏、胆囊等脏器造影。凡首次用药者应作碘过敏试验，结果阴性方可行造影检查。

1. 皮内试验

取碘造影剂 0.1ml 作皮内注射，20min 后观察结果。结果的判断可参考青霉素皮内试验。

2. 口含法

10% 碘化钾 5ml 口含，5min 后观察反应。如出现口麻、头晕、心慌、恶心、呕吐、荨麻疹等症状为阳性。

3. 静脉注射法

取碘造影剂（30% 泛影葡胺）1ml 缓慢静脉注射，10min 后观察反应结果。但须先皮内试验阴性后，再静脉注射，两者均阴性后，方可碘造影。如出现恶心、呕吐、手足麻木，血压、脉搏、呼吸和面色改变则为阳性反应。

少数患者过敏试验虽为阴性，但在碘造影过程中仍有严重的过敏反应发生。故应备齐急救药物和用物，以便需要时采取急救措施。过敏反应处理同青霉素过敏反应处理。

（六）头孢菌素类药物过敏试验法

头孢菌素类药物是目前临床用药量最大的一类抗生素，因其会引起过敏反应，必须在用药前做过敏试验。头孢菌素类药物间可有交叉过敏现象，故使用某一种头孢菌素药物过敏者，一般不可使用其他品种；头孢菌素类与青霉素间存在不完全交叉过敏反应，对青霉素过敏者约有 10% ~ 30% 对头孢菌素类也过敏，而对头孢菌素过敏者中绝大多数对青霉素也过敏。所以，试验液应用药物本身配制，不宜用青霉素皮试液代替。

（1）方法 以头孢唑啉钠为例，头孢唑啉钠皮试液标准为 500μg/ml，注入皮内剂量 0.1ml（含头孢唑啉钠 50μg），20min 观察结果。配制方法见表 16 – 8。

表 16 – 8 头孢唑啉钠试验液的配制

头孢唑啉钠	加生理盐水	试验液	要求与说明
0.5g	2ml	250mg/ml	摇匀
取上液 0.2ml	0.8ml	50mg/ml	摇匀
取上液 0.1ml	0.9ml	5mg/ml	
取上液 0.1ml	0.9ml	500ug/ml	配置完毕，排气，待用

（2）有关患者的评估、皮试结果的判断、过敏性休克的抢救与青霉素皮内过敏试验相同。

第六节 局部给药

局部给药（local application of medication）是使药物直接接触病变部位，具有治疗迅速、有效、全身不良反应少、方法简便等优点。根据各专科特殊治疗需要，可采用以下一些局部用药的方法。

一、滴药技术

【评估】
（1）患者眼、耳、鼻部疾患的具体情况及严重程度。
（2）患者的心理状况，对所患疾病的认识程度，对治疗的态度、合作程度。
【计划】
1. 护士准备
洗手、戴口罩、着装整齐。
2. 患者准备
向患者说明目的，取适当体位。

3. 用物准备

治疗盘内备弯盘一个、滴管（或眼药瓶）、眼药水、无菌棉球、治疗卡、洗手液等。

治疗盘内备盘一个、药液、滴瓶或滴管、消毒棉签或棉球、治疗卡、洗手液、3%的过氧化氢溶液、吸引器、消毒吸引器头等。滴鼻药瓶、纸巾。

4. 环境准备

安静、清洁、整齐、光线充足。

（一）眼用药法

1. 滴眼药水法

【目的】

（1）杀菌、消炎治疗眼部感染。如氯霉素滴眼液、氧氟沙星滴眼液等。

（2）缓解疲劳、干涩、止痒使眼睛湿润，缓解眼睛不适。如润洁、润舒等。

（3）诊断、治疗。如散瞳作用眼药水双星明眼液；局部麻醉作用眼药水地卡因眼液。

（4）降眼压、治疗青光眼。如常用曲伏前列素滴眼液。

（5）治疗白内障。如吡诺克辛、穴白内停。

【实施】

1. 操作方法

操作程序	操作步骤	要点与说明
1. 核对患者	携用物至床旁，核对患者床号、姓名，做好解释	确认患者，沟通
2. 摆体位	协助患者取仰卧位或坐位，头略向后仰	
3. 洗手		防止交叉感染
4. 核对	核对药液和患者	操作中查
5. 滴药	操作者站于患者身旁或身前。用消毒棉签或棉球清洁患者眼部的分泌物，嘱患者眼向上看。操作者右手持眼药瓶，左手轻轻向下牵拉下眼睑，以暴露结膜下穹隆，将药液1~2滴滴入下结膜囊内（图16-19），然后用手指将上眼睑轻轻提起，使药液在结膜囊内充分弥散，嘱患者闭眼休息1~2min	动作轻柔，药量准确 勿使滴管末端触及睫毛或眼睑缘，以防污染 利于药液吸收
6. 压泪囊	用棉球轻压迫泪囊部1~2min，以免药液经泪道流入泪囊和鼻腔。用干棉球拭净流出药液	
7. 再次核对	核对患者姓名、床号和药液名称	操作后查
8. 整理	整理床单位和用物，协助患者取舒适卧位	用物按规定分类放置
9. 洗手记录	洗手，记录给药名称、时间，患者情况	

2. 注意事项

（1）严格查对制度，操作规范，防止交叉感染。

（2）一般将药放在带盖盒内，以免曝光变质。需避光保存的药物，如毒扁豆碱（依色林）等应贮于深色瓶内。需冷藏的药液应放在冰箱内。

（3）散瞳药与缩瞳药必须分开放置，尤其散瞳药，应有明显特殊的标志。使用前必须认真核对。

（4）滴药前后须洗净双手，如双眼滴药应先滴患病较轻眼；先给一般患者滴药，最后给结膜炎或隔离患者滴药。结膜炎或隔离患者的眼药水应单独存放。

（5）由于角膜感觉灵敏，药液不可直接滴在角膜上；滴药时勿压眼球，尤其对角膜溃疡、角膜软化及虹膜脱出者。

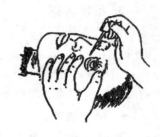

图 16 - 19　滴眼药法

（6）滴管应完整，勿将药液吸入滴管胶囊内或倒置吸管。

（7）毒性药物，如阿托品类、毒扁豆碱、呋索碘铵（青光胺）等，滴后用棉球压迫泪囊部 2~3min，以防药液流入鼻腔后经黏膜吸收引起全身不良反应，儿童用药更应谨慎，注意观察用药后患者的反应。

【评价】

患者眼部症状减轻，自感舒适；护患沟通有效，患者用药依从性好。

2. 涂眼药膏法

【目的】

（1）延长药物在眼内停留时间，可以较为充分的吸收，以达到消炎、镇痛、散瞳或缩瞳的目的。

（2）对眼睑闭合不全者，在睡眠时涂眼膏可以保护眼球，防止结膜、角膜干燥。

（3）减轻眼睑对角膜、结膜的摩擦，可以预防睑球粘连的发生。

【实施】

1. 操作方法

（1）操作者站于患者身旁或身前，用消毒棉签或棉球清洁患者的眼部分泌物。

（2）操作者一手向下轻轻拉患眼下睑，嘱患者眼向上看。暴露出下穹窿部结膜，另一持眼药膏挤出少量置于穹窿部，将上睑轻轻提起下压，使眼药膏置于结膜囊内。然后可用棉球在闭合的眼睑上轻轻按摩数次，使药膏能均匀分布在角膜表面及结膜各部位。嘱患者闭眼休息 1~2min，利于药物吸收。

2. 注意事项

（1）双眼用药者先涂患病较轻的眼。在使用前先挤出一点眼药膏抛弃不用，然后再挤出绿豆大小眼药膏涂在结膜囊内，不宜太多，以免黏稠不适，影响视力。

（2）如有玻璃棒，则将眼药膏挤在玻璃棒一端，平行于睑裂，从侧面把玻璃棒置于结膜囊内，然后闭合眼睑，把玻璃棒从外侧抽出，注意切勿伤及角膜。玻璃棒在使用前要检查圆头有无破损，以免擦伤结膜或角膜。

（3）操作时动作要轻快敏捷，切勿压迫眼球，尤其对角膜溃疡或眼球穿孔伤患者，更应注意，不可加压于眼球。

（4）若眼药水与眼药膏同时用，应先滴眼药水后涂眼药膏。

（5）直接用眼膏管涂眼膏时，注意勿触及睫毛或眼睑。眼药膏较为黏稠，为不影响日常的生活工作，一般常在临睡前涂用眼药膏。

（二）耳滴药法

是将药液滴入耳道，达到清洁、消炎目的的一种给药方法。

【目的】

（1）抗炎杀菌、消肿止痛、治疗耳部疾患　可滴入氧氟沙星治疗中耳炎及外耳道炎。

（2）耵聍栓塞，软化耵聍　可滴用3% ~5%碳酸氢钠溶液软化耵聍。

（3）麻醉或杀死昆虫　如昆虫飞入外耳道滴入乙醚使其麻醉取出。

（4）清洁外耳道　滴入3%的过氧化氢溶液清除耳垢或脓液。

【实施】

1. 操作方法

操作程序	操作步骤	要点与说明
1. 核对患者	携用物至床旁，核对患者床号、姓名，做好解释	尊重患者并沟通
2. 摆体位	协助患者取侧卧位或将头偏向一侧，使患耳外耳道口朝上	
3. 洗手防止交叉感染		
4. 核对	核对患者和药物	操作中查
5. 清洁耳道	吸净耳道内分泌物，必要时用3%的过氧化氢溶液反复清洗，用棉球拭干	
6. 滴药	一手将耳廓向后上方轻轻牵拉，使耳道变直，另一手持药瓶，掌根轻置于耳廓旁，滴入药液2~4滴（图16 - 20），使药液沿耳道壁缓缓流入耳内，轻压耳屏数次，用无菌棉球堵塞外耳道。嘱患者保持原位5~10min，便于药液流入促使药液进入中耳并与黏膜充分接触	
7. 再次核对	核对患者和药液	操作后查
8. 整理	协助患者取舒适卧位，整理床单位，用物分类放置	
9. 洗手记录	洗手，记录给药名称、时间，患者情况并签名	

2. 注意事项

（1）滴药前用消毒棉签拭净外耳道分泌物，否则滴入的药液会被分泌物阻隔或稀释，从而使药物作用减弱或失效。

（2）滴耳药的温度不宜过凉，以免因冷刺激鼓膜或内耳，引起眩晕、恶心等反应。滴药前可将药物置手心中温热后再使用，不能在灯上加热，防止温度过高导致药物变质。

（3）滴药前应将外耳道拉直，成人的耳廓向后上方牵引，小儿的耳廓向后下方牵引，然后滴药。滴药后轻轻按压耳屏数次即可。

（4）如双耳均须滴药，在滴完一侧10~15min后再滴另一侧。软化耵聍滴药后3~4天取出，不宜双侧同时进行。

（5）滴药的滴管不要接触患者的外耳道壁，以免造成二次污染。

（6）下列情况禁忌滴药　①已经干燥的慢性化脓性中耳炎（穿孔）；②鼓膜外伤，

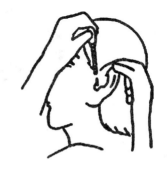

图16 - 20　滴耳药法

出现裂孔的急性期；③外耳道皮肤药物过敏而呈弥漫性红肿者。

【评价】

治疗沟通有效；患者自述无不适，耳部症状减轻、听力改善。

（三）鼻腔滴药法

【目的】

（1）治疗鼻腔和鼻窦疾病。

（2）收缩鼻黏膜血管，保持鼻腔通畅和止血。

（3）润滑鼻腔。

【实施】

1. 操作方法

操作程序	操作步骤	要点与说明
1. 核对患者	携用物至患者床旁，核对床号、姓名，做好解释	尊重患者，沟通
2. 清洁鼻腔	嘱患者轻轻擤出鼻腔内分泌物或用棉签清理鼻腔	
3. 摆体位	协助患者取仰卧，解开衣领，肩下垫枕头，颈伸直、头后仰，即仰卧垂头位（图 16-21）	
4. 核对	核对患者和药液	操作中查
5. 滴药	一手持干棉球以示指轻推鼻尖部，使鼻腔充分暴露，另一手持滴管（或滴瓶）距鼻孔约 2 cm 处向鼻腔内滴入药液 3~5 滴，轻捏鼻翼，嘱患者头略向两侧轻轻摇动，使药液均匀分布鼻腔黏膜	保持原位 3~5min，然后捏鼻坐起
6. 再次核对	核对患者和药液	操作后查
7. 整理	协助患者取舒适卧位，整理床单位，用物分类放置	
8. 洗手记录	洗手，记录给药名称、时间，患者情况并签名	

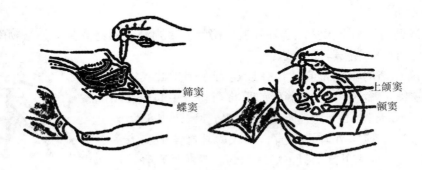

筛窦
蝶窦
上颌窦
额窦

图 16-21 滴鼻药法

2. 注意事项

（1）严密观察患者滴药后的局部及全身反应。

（2）滴管（或滴瓶）头部不可触及鼻孔，滴药后勿擤鼻。

【评价】

经过滴药护理后，患者症状减轻，精神状态良好。

二、插入给药技术

插入给药常用药物为栓剂，包括直肠栓剂和阴道栓剂。栓剂外形完整光滑，其熔点为 37 ℃左右，塞入腔道后无刺激性，并与分泌液混合，逐渐释放而产生药效，产生局部或全身作用。

【评估】

评估患者病情和用药的需要，患者用药的自理能力，对用药计划的了解、认识和合作程度。

【计划】

1. 护士准备

衣帽整洁，修剪指甲，洗手，戴口罩。

2. 患者准备

了解用药目的，掌握放松和配合的方法。

3. 用物准备

方盘、直肠栓剂、指套或手套、阴道栓剂、阴道置入器或手套、卫生纸。

4. 环境准备

病室安静、整洁、温湿度适宜。注意保暖，必要时用屏风遮挡，拉好窗帘。

（一）直肠栓剂插入法

【目的】

（1）可在肠道起润滑作用，直肠插入甘油栓，软化粪便，以利排出。

（2）消肿化瘀，生肌止血，清热止痛的功能，如痔疮栓。

（3）栓剂中有效成分被直肠黏膜吸收，而达到全身治疗作用，如小儿退热栓。

【实施】

1. 操作方法

操作程序	操作步骤	要点与说明
1. 核对患者	携用物至床旁，核对患者床号、姓名，并解释	尊重患者，沟通
2. 摆体位	协助患者取侧卧位，膝部弯曲，暴露肛门	
3. 戴指套	戴指套或手套取出栓剂	避免污染手指
4. 核对	核对患者和药物	操作中查
5. 插入栓剂	嘱患者深呼吸，尽量放松。用示指将栓剂沿直肠壁朝脐部方向送入 6~7cm（图 16-22），必须确定栓剂靠在直肠黏膜上，插至肛门内括约肌以上，置入栓剂后，保持侧卧位 15min，若插入粪块，则不起作用，若栓剂滑脱出肛门外，应予重新插入，确保用药效果	使肛门括约肌松弛 防止栓剂滑脱或融化后渗出肛门外
6. 再次核对	核对患者和药物	操作后查
7. 整理	协助患者穿裤，取舒适体位，整理床单位，用物分类放置	不能下床者，将便器、卫生纸、呼叫器放于患者易取处
8. 洗手记录	洗手，记录给药名称、时间，患者情况并签名	

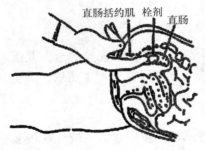

图 16-22 直肠栓剂插入法

2. 注意事项

（1）观察用药后效果，若为解除便秘，则需观察是否排便。如为退热则需监测体温。

（2）指导患者放松以及配合的方法，采取提高用药效果的措施。注意保护患者隐私。

【评价】

护士药物放置方法正确，未造成黏膜损伤，患者症状减轻，身心状态良好。

（二）阴道栓剂插入法

【目的】

局部消炎、杀虫、抗菌等药物治疗阴道炎。

【实施】

1. 操作方法

操作程序	操作步骤	要点与说明
1. 核对患者	携用物至床旁，核对患者床号、姓名，并做好解释	尊重患者，沟通
2. 摆体位	协助患者取屈膝仰卧位，双腿外展暴露会阴部，铺橡胶单及治疗巾于会阴下	
3. 戴指套	一手戴上指套或手套取出栓剂	避免污染手指
4. 核对	核对患者和药物	操作中查
5. 插入栓剂	嘱患者深呼吸，尽量放松，利用置入器或戴上手套将栓剂沿阴道下后方轻轻送入 5cm，达阴道穹窿，成年女性阴道长约 10cm，故必须置入 5cm 以上深度，以防滑咐（图 16-23）。嘱咐患者至少平卧 15min，以利药物扩散至整个阴道组织	必须确定阴道口后才能置药，避免误入尿道 确保用药效果
6. 再次核对	核对患者和药物	操作后查
7. 整理	取出治疗巾及橡胶单，为避免药物或阴道渗出物弄污内裤，可使用卫生棉垫；协助患者取舒适卧位，整理床单位及用物，用物分类放置	
8. 洗手记录	洗手，记录给药名称、时间，患者情况并签名	

2. 注意事项

（1）准确判断阴道口，必须置入足够深度，做好提高用药效果的措施。注意保护患者隐私部位。

（2）嘱患者在置入药物后，至少平卧 15min，并指导患者在治疗期间避免性生活。

【评价】

护士操作正确，患者状态良好，局部症状好转。

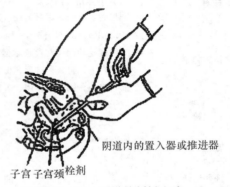

阴道内的置入器或推进器

子宫 子宫颈 栓剂

图 16-23 阴道栓剂插入法

三、皮肤给药技术

皮肤给药是将药物直接涂于皮肤，药物通过皮肤渗透进入体内，以起到局部治疗的作用。皮肤外用药的剂型分溶液、糊剂、软膏、乳剂、酊剂、粉剂、硬膏、油剂等多种剂型。

【作用】

1. 溶液

是一种或多种药物的水溶液，临床根据所含药物的不同，常用于局部湿敷、洗涤、涂擦，有抗菌、消炎、止痒作用；适应于急性皮炎、湿疹的渗出期。常用溶液有 3% 硼酸液（用于小面积糜烂），1/1000 雷弗诺尔溶液，1/5000 高锰酸钾溶液等。

2. 糊剂

又称泥膏，粉剂（占 25%～50%）和油脂混合调匀而成（为含有多量粉末的半固体制剂）。如氧化锌糊等，有保护受损皮肤、吸收渗液和消炎等作用。

3. 软膏

粉剂（占 25% 以下）和油脂混合调匀而成，如鱼石脂软膏、红霉素软膏、复方水杨酸软膏等。具有保护、润滑和软化痂皮等作用。一般用于慢性增厚性皮损。

4. 乳（膏）剂

是油和水经乳化而成，分为油包水型（称脂）和水包油型（称霜），有保护、润滑皮肤、消炎止痒等作用，一般用于亚急性皮炎。如达克宁、皮康王等。

5. 酊剂和醑剂

不挥发性药物的乙醇溶液为酊剂，如碘酊；挥发性药物的乙醇溶液为醑剂，如樟脑醑。二者均具有杀菌、消毒、止痒等作用。常用于慢性皮炎、瘙痒性皮肤病。

6. 粉剂

为一种或数种药物的极细粉均匀混合制成的干燥粉末样制剂，如滑石粉、炉甘石粉、痱子粉等。能起保持皮肤干燥，减轻外界对皮肤的摩擦、散热，止痒作用。适用于急性或亚急性皮炎而无糜烂渗液的受损皮肤。

【评估】

患者全身及局部皮肤情况，对局部用药计划的了解、认识和合作程度，皮肤用药的自理能力。

【计划】

1. 护士准备

衣帽整齐，修剪指甲，洗手，戴口罩。

2. 患者准备

了解用药目的和注意事项，清洁局部皮肤。

3. 用物准备

方盘内备皮肤用药、无菌棉签、无菌纱布、无菌持物钳、弯盘、橡胶单、治疗巾等，需要时备清洁皮肤用物。

4. 环境准备

拉下窗帘，必要时用屏风遮挡患者，注意保暖。

【实施】

1. 操作方法

操作程序	操作步骤	要点与说明
1. 核对患者	携用物至床旁，核对患者床号、姓名，解释用药目的	尊重患者，沟通
2. 清洁皮肤	根据部位需要铺橡胶单和治疗巾，涂搽药物前先用温水与中性肥皂清洁皮肤，如有皮炎则仅用清水清洁	防止弄湿床单
3. 洗手		防止交叉感染
4. 核对	核对药液，确认患者	操作中查
5. 涂药	**溶液**：用塑料布或橡胶单垫于患处下面，用钳子夹沾湿药液的棉球涂抹患处，至清洁后用干棉球抹干。亦可用湿敷法给药。**糊剂**：用棉签将药糊直接涂于患处，药糊不宜涂得太厚，亦可将糊剂涂在纱布上，然后贴在受损皮肤处，外加包扎。**软膏**：用搽药棒或棉签将软膏涂于患处，不必过厚，如为角化过度的皮损，应略加摩擦，除用于溃疡或大片糜烂受损皮肤外，一般不需包扎。**乳膏剂**：用棉签将乳膏剂涂于患处，禁用于渗出较多的急性皮炎。**酊剂和醑剂**：用棉签蘸药涂于患处，注意因药物有刺激性，不宜用于有糜烂面的急性皮炎、黏膜以及眼、口的周围。**粉剂**：将药粉均匀地扑撒在受损皮肤处。注意粉剂多次应用后常有粉块形成，可用生理盐水湿润后除去	
6. 再次核对	核对药液名称，患者床号、姓名	操作后查
7. 整理	撤出治疗巾及橡胶单，协助患者取舒适卧位	整理床单位及用物，用物分类放置
8. 洗手记录	洗手，记录患者局部用药及全身情况，签名	

2. 注意事项

（1）询问患者局部用药处的主观感觉（如痒感是否减轻或消除），并有针对性地做好解释工作。观察用药后局部皮肤反应，动态地评价用药效果，实施提高用药效果的措施。

（2）在用新药之前，应作过敏试验。方法就是将要用的药，先在患者的前臂曲侧或侧颈部，涂小片面积，观察48~72h，看皮肤是否有红斑，丘疹，搔痒等症状出现，如果对该药过敏，应通知医生更换其他药物。

【评价】

护士操作方法正确，患者精神状态良好，局部用药后症状好转。

四、舌下给药技术

由于舌下血管比较丰富，将一些药物置于舌下，药物就可以通过舌下黏膜直接吸收入血，发挥疗效，被称作舌下给药。适用于急症救治。

【目的】

1. 治疗高血压

如硝苯地平、尼群地平等。

2. 治疗心绞痛

如硝酸甘油、速效救心丸等。硝酸甘油剂，舌下含服一般 2～5min 即可发挥作用，用药后患者心前区压迫感或疼痛感可减轻或消除。

3. 治疗支气管哮喘

如异丙肾上腺素舌下含服用于控制急性发作，疗效快而强。

【实施】

协助患者取卧位或半卧位，将药物放在舌下，让其自然溶解吸收。

【注意事项】

（1）正确的舌下含药法是将药片置于舌的下方，不可嚼碎吞下，否则会影响药效。但异丙肾上腺素片最好嚼碎后置于舌下，以便于吸收。

（2）口腔干燥时，可饮少许水，以利药物的溶解吸收。

（3）冠心病患者舌下给药时，在扩张冠状动脉的同时也能扩张周围动脉，所以宜采取半卧位，使回心血量减少，减轻心脏负担，使心肌供氧量相对满足自身需要，从而缓解心绞痛。

（4）密切观察患者生命体征，直至症状缓解。

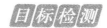

一、单项选择题

1. 须要加锁保管的药物是
    A. 盐酸肾上腺素　　B. 维生素 C　　　　C. 麻醉药　　　　D. 疫苗

2. 下列哪类药物在服药前需测量脉率
    A. 氟美松　　　　　B. 强心苷　　　　　C. 氨茶碱　　　　D. 安定

3. 患儿小军，10 个月，因佝偻病用鱼肝油治疗，每次 6 滴，每日一次，护士每次配药前在药杯内加入少量的温开水，其目的是
    A. 减轻药味刺激　　　　　　　　　　B. 避免油腻
    C. 防止药量损耗，保证剂量准确　　　D. 有利于药物吸收

4. 抢救青霉素过敏性休克的首选药是
    A. 盐酸异丙嗪　　　B. 去甲肾上腺素　　C. 盐酸肾上腺素　　D. 异丙肾上腺素

二、简答题

1. 描述臀大肌注射的两种定位方法。

2. 简述静脉注射常见失败原因及处理。

3. 简述青霉素过敏性休克的急救措施。

4. 破伤风抗毒素过敏试验阳性的表现是什么？如何进行脱敏注射？

（陈亚清）

第十七章

静脉输液与输血法

学习目标

1. 掌握静脉输液、静脉输血的目的及注意事项。
2. 掌握静脉输液、静脉输血的常见不良反应及护理。
3. 熟悉常用溶液的种类和作用，血液制品的种类及作用。
4. 了解颈外静脉穿刺置管输液法和自体输血法。
5. 熟练掌握周围静脉输液技术。
6. 学会间接输血法。
7. 严格执行无菌操作和查对制度，对患者关心、体贴。

【引导案例】

患者，张某，男，79岁，因肺源性心脏病住院治疗。实习护士遵医嘱为其进行输液治疗，半小后输入液体 300 ml，患者突感胸闷、气促，呼吸困难，咳嗽，咳粉红色泡沫样痰，查体肺部闻及湿啰音。

请问：

1. 该患者的主要护理诊断是什么？
2. 请针对主要护理诊断制定相应的护理措施？
3. 如何正确为患者实施静脉输液？

静脉输液和输血是临床抢救和治疗的重要护理措施，通过静脉输液和输血可以迅速、有效地补充机体丧失的水分和电解质，增加血容量，维持血压，改善微循环，维持机体内环境的稳定。另外，还可通过静脉输液输入药物，达到治疗疾病的目的。所以护理人员应熟练掌握静脉输液和输血的理论知识，运用护理程序的工作方法，全面评估患者的身心状况，拟定护理计划，正确熟练实施静脉输液和输血操作，并能及时发现和处理各种输液、输血的不良反应，使患者获得安全、有效的治疗，以促进康复。

第一节　静脉输液

静脉输液是将一定量的无菌溶液或药液直接输入静脉的治疗方法。静脉输液是利用大气压和液体静压形成的输液系统内压高于人体静脉压的原理，将液体输入体内。

一、静脉输液的目的

1. 输入药物，治疗疾病

输入各种药物治疗相应疾病是最主要的输液目的。如输入抗生素控制感染；输入解毒药物达到解毒作用；输入脱水剂降低颅内压、利尿消肿等。

2. 补充水分及电解质

纠正水、电解质紊乱和酸碱失衡。常用于因各种原因造成的脱水、酸碱平衡失调，如剧烈呕吐、腹泻等患者。

3. 补充营养，供给热能

促进组织修复，维持正氮平衡。常用于慢性消耗性疾病、胃肠道吸收障碍、大手术后及不能进食（如昏迷、口腔疾患）的患者。

4. 增加血容量，改善微循环

维持血压和微循环灌注量，常用于大面积烧伤、大出血、休克等患者的抢救与治疗。

二、常用溶液及作用

（一）晶体溶液

晶体溶液的分子量小，在血管内存留时间短，对维持细胞内外水分的相对平衡具有重要作用，可有效纠正体内的水、电解质失调。

知识拓展

输液原则

输入溶液的种类及量应根据患者水、电解质及酸碱平衡紊乱的程度来确定，一般遵循"先晶后胶"、"先盐后糖"、"宁酸勿碱"和"宁少勿多"的原则。输液后，当尿量增加到 40ml/h 时，需适当补钾，并注意遵循补钾的"四不宜"原则：不宜过浓（浓度不超过0.3%），不宜过快（不超过 20mmol/h），不宜过多（成人每日不超过 5g，小儿 0.1~0.3g/Kg 体重），不宜过早（见尿后补钾）。

1. 葡萄糖溶液

用于补充水分和热量，临床上还常用作静脉给药的媒介或稀释剂。常用的有 5% 葡萄糖溶液和 10% 葡萄糖溶液。

2. 等渗电解质溶液

用于补充水分和电解质，维持体液容量和电解质平衡。常用的有 0.9% 氯化钠溶液、复方氯化钠溶液（林格等渗溶液）和 5% 葡萄糖氯化钠溶液等。

3. 碱性溶液

用于纠正酸中毒，调节酸碱失衡。常用的有 5% 或 1.4% 的碳酸氢钠溶液、11.2% 或 1.84% 的乳酸钠溶液等。

4. 高渗溶液

用于利尿脱水，消除水肿，同时可以降低颅内压。常用的有 20% 甘露醇、25% 山梨醇、25%~50% 葡萄糖溶液等。

（二）胶体溶液

胶体溶液的分子量大，在血管内存留时间长，能有效维持血浆胶体渗透压，增加血容量，改善微循环，提高血压效果明显。

1. 右旋糖酐溶液

常用的有中分子右旋糖酐（右旋糖酐 - 70）和低分子右旋糖酐（右旋糖酐 - 40）。中分子右旋糖酐能提高血浆胶体渗透压，扩充血容量；低分子右旋糖酐可降低血液粘稠度，改善微循环和抗血栓形成。

2. 代血浆

常用的代血浆有羟乙基淀粉（706 代血浆）、氧化聚明胶和聚乙烯吡咯酮等。输入后可增加循环血量和心输出量，急性大出血时可与全血共用。

3. 蛋白类制品

常用的有 5% 白蛋白和血浆蛋白等。输入后可提高胶体渗透压，扩大和增加循环血量，补充蛋白质和抗体，有助于组织修复和增强机体免疫力。

（三）静脉高营养液

常用的静脉高营养液有复方氨基酸注射液、脂肪乳剂和水解蛋白等。静脉高营养液主要成分有氨基酸、脂肪、高浓度葡萄糖和水分，还含有各种维生素和矿物质，能供给患者热能，维持正氮平衡，促进机体康复。

三、静脉输液技术

【目的】

同"静脉输液目的"。

【评估】

1. 患者用药史及目前用药情况

患者既往用药情况及疗效，有无不良反应和过敏史；患者目前所用药物的特性、治疗作用及可能出现的不良反应；患者目前健康状况与药物治疗的关系等。

2. 患者生理状况

患者年龄、病情、心肺功能、肝肾功能、肢体活动度、意识状态等。

3. 患者心理状态及合作程度

患者情绪反应、心理需求，对治疗的态度以及对输液的认识及配合程度。

4. 穿刺静脉及穿刺部位的皮肤状况

患者穿刺静脉的解剖位置、充盈程度、管壁弹性及滑动度，穿刺部位皮肤是否适合穿刺，有无破损、皮疹、感染等情况。

【计划】

1. 护士准备

着装整洁、剪指甲、洗手、戴口罩，必要时（如接触传染性患者）戴手套。

2. 患者准备

患者知道静脉输液的目的，了解输液方法及注意事项，做好配合准备；嘱咐患者提前排空大、小便，取舒适卧位。

3. 用物准备

（1）注射盘　注射常规用物一套，止血带、治疗巾、瓶套、启瓶器、胶带或输液贴。

①密闭式输液：另备一次性输液器（图17-1）。

②静脉留置针输液：另备静脉留置针（图17-2）、5ml注射器、肝素稀释溶液、透明敷贴。

③颈外静脉输液：另备无菌穿刺包：内置穿刺针2根（长约6.5cm，内径2mm，外径2.6mm）、硅胶管2条（长约25~30cm，内径1.2mm，外径1.6mm）、5ml和10ml注射器各1只、6号针头2根、尖头刀片、镊子、纱布、洞巾、弯盘。1%普鲁卡因注射液、无菌0.9%氯化钠溶液、无菌手套、宽胶布或透明敷贴、肝素帽、稀肝素溶液。

④开放式输液：另备开放式输液瓶（图17-10）。

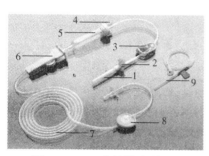

图17-1 一次性输液器

1. 输液瓶针；2. 空气过滤器；3. 液体流通开关；
4. 注药胶管；5. 茂菲氏滴管；6. 流量调节器；
7. 输液管；8. 药液过滤器；9. 输液针头

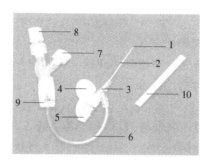

图17-2 封闭式普通型头皮式套管针

1. 引导针；2. 套管；3. 套管针座；
4. 针翼；5. 引导针座；6. 延长管；
7. 肝素帽；8. 乳头接口；9. 小夹子；
10. 护针套

（2）根据医嘱准备液体和药物。

（3）输液架，必要时备小垫枕、夹板、绷带、手套及输液泵（图17-11）。

（4）输液执行单和输液观察记录卡 输液执行单（表17-1）根据医嘱填写，做为患者当天输液治疗的依据，用于液体配制和输液过程中的核查；输液观察记录卡（表17-2）是监督、核查输液计划执行情况和对输液全程重点监护内容的动态观察记录。

表17-1 输液执行单

病区_____ 房号_____ 床号_____ 姓名_____ 日期_____

输液总量：			医嘱滴速：	
瓶次	输液开始时间	液体种类	加入药物	护士签名

表 17－2　输液观察记录卡

观察时间	瓶次及存量	滴速	局部情况	全身反应	输完时间	护士签名

4. 环境准备

符合无菌操作环境要求，安静整洁，温湿度适宜、光线适中。

【实施】

（一）周围静脉输液法

通过四肢浅表静脉进行输液的方法。上肢常用肘正中静脉、头静脉、贵要静脉、手背静脉网；下肢常用大隐静脉、小隐静脉、足背静脉网。

1. 密闭式输液法操作方法

利用原装密封瓶（袋）插入输液器进行输液的方法。

操作流程	操作步骤	要点与说明
输液前		
1. 评估解释	核对床号、姓名，对患者进行初步评估	询问患者姓名，评估穿刺部位
	解释输液目的，嘱患者按需要排空大小便 准备输液架	消除顾虑，取得患者配合
2. 准备药液	护士洗手，戴口罩	七步洗手法洗手
	核对输液执行单与医嘱，按医嘱填写输液卡	严格查对制度
	根据输液卡核对患者和药液，对光倒置检查溶液有无变色、浑浊、沉淀或絮状物；将输液卡倒贴在溶液瓶（袋）上	核对药名、剂量、浓度和有效期；检查瓶盖有无松动，瓶身有无裂缝或塑料瓶（袋）有无渗漏
	打开瓶盖中心部分，消毒瓶塞或瓶盖后，根据医嘱加入药物，加药后检查有无沉淀、浑浊	如为玻璃瓶装溶液，去掉塑料盖，套瓶套，常规消毒瓶塞；如为塑料瓶装溶液，拉开外盖后常规消毒内盖；如为塑料袋装溶液，常规消毒塑料袋开口处塑料管
3. 插管备用	检查输液器，将输液器针头插入溶液瓶塞或溶液袋的塑料管，直至针头根部，关闭调节器	认真检查输液器有效期及包装有无破损
输液中		
4. 核对沟通	备齐用物携至患者床旁，再次核对，与患者沟通，备输液贴	注意省时、节力，严格"三查、八对"

续表

操作流程	操作步骤	要点与说明
5. 初次排气	将溶液倒挂于输液架上开始排气。倒置茂菲氏滴管，打开调节器，使液体流入滴管中达 1/2～2/3 时，转正滴管，同时上提滴管下端输液管，再慢慢放下，使液体缓慢下降（图17-3），直至液体流入针头延长管，立即关闭调节器，检查输液管内确无气泡后放置妥当	首次排气原则不滴出药液如下端输液管内存有小气泡，可向上轻弹输液管使气泡进入滴管
6. 选择静脉	协助患者取舒适体位，选择静脉；在穿刺部位肢体下铺治疗巾或垫小枕，在穿刺点上方约6cm处扎止血带（图17-5）	穿刺静脉应避开关节和静脉瓣，以手指探明静脉方向及深浅
7. 消毒皮肤	常规消毒穿刺部位皮肤（二次消毒），待干	消毒面积大于 5cm×5cm
8. 再次排气	再次核对；打开调节夹，再次排气至少量药液滴出，关闭调节器并检查针头及输液管内有无气泡，取下护针帽	严格无菌，避免污染或跨越无菌区域
9. 静脉穿刺	操作者以左手拇指绷紧穿刺部位远端的皮肤使静脉固定，右手持针柄，使针尖斜面向上，与皮肤呈15°～30°角进针，见回血后，再平行顺静脉走向潜行少许	必要时嘱患者握拳，以增加静脉压力，扩张血管便于穿刺从静脉上方刺入皮下，可缩短组织内的针距，减少刺激以减轻疼痛
10. 固定针头	右手固定针柄，左手松开止血带，打开调节器，观察液体滴入通畅、患者无不适后，用输液贴固定针柄、覆盖针眼、固定针头延长管（图17-4）	若患者握拳，同时嘱患者松拳根据需要使用夹板绷带固定肢体
11. 调节滴速	护士一手持手表，一手持调节器调节滴速（图17-6）	根据患者年龄、病情、药物性质调节，时间至少15 s
12. 整理用物	取出止血带、治疗巾或小垫枕；协助患者取舒适卧位，整理床单位	
13. 记录嘱咐	再次核对；在输液观察记录卡上记录并签名，并将输液观察记录卡挂于输液架上；交代输液过程中的注意事项，感谢患者配合	呼叫器置于患者易取处，嘱咐患者如有溶液不滴、穿刺部位肿胀或有全身不适等情况，要及时呼叫
14. 巡视观察	输液过程中加强巡视，耐心听取患者主诉，密切观察患者有无输液反应，输液局部有无肿胀等，每次巡视情况均记录在输液观察卡上	及时发现和处理输液反应及输液故障
15. 更换液体	如需继续输液，应及时更换溶液瓶（袋）。携用物至床旁，核对，消毒瓶塞，从第一瓶（袋）内拔出输液器针头，插入第二瓶（袋）内	待点滴通畅后方可离开，更换液体后应及时记录在输液观察记录卡上
输液毕		
16. 拔针按压	核对解释，告知患者输液完毕需要拔针；轻轻撕去针头延长管和针柄处输液贴，关闭调节器，轻压穿刺点上方，迅速拔针	拔针后嘱患者按压片刻至无出血，并告知注意事项
17. 整理致谢	协助患者取舒适体位，整理病床单位，感谢患者合作	询问患者是否还有其它需要
18. 用物处理	取下输液卡及输液瓶，用物按规定处理，剪断输液管，头皮针及输液瓶针头置于锐器盒内；护士洗手，记录	依据《消毒技术规范》和《医疗废物管理条例》做相应处理记录时间、患者反应、有无并发症以及处理过程，签全名

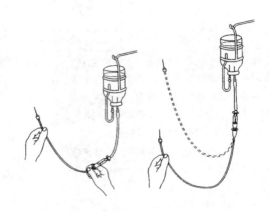

图 17 - 3　排气法示意图

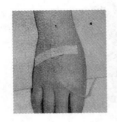 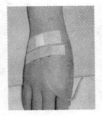 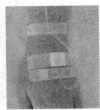

图 17 - 4　输液贴固定方法

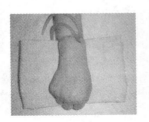 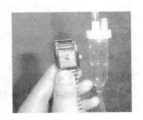

图 17 - 5　扎止血带法　　　　图 17 - 6　调节滴速法

2. 静脉留置针输液法操作方法

静脉留置针输液法适用于长期输液，静脉穿刺较困难的患者。此法可以减少反复穿刺造成的血管损伤，从而保护静脉，并可减轻患者的痛苦，同时保持静脉通道通畅，亦便于抢救和治疗，目前已在临床广泛使用。

操作流程	操作步骤	要点与说明
输液前		
1. 评估解释	同密闭式静脉输液	同密闭式静脉输液法
2. 备液插管		
输液中		
3. 核对沟通	同密闭式静脉输液法	
	备好输液贴及透明敷贴，在透明敷贴上书写日期和时间	为更换套管针提供依据

续表

操作流程	操作步骤	要点与说明
4. 排气连接	将输液管内气体排尽 取出静脉留置针，将输液器针头刺入肝素帽内	严格无菌操作，避免污染
5. 选择静脉	选择静脉，在穿刺点上方 10～15cm 处扎止血带	选择粗直、弹性好、清晰的静脉
6. 皮肤消毒	常规消毒穿刺部位皮肤（二次消毒）	消毒范围 8cm×10cm
7. 静脉穿刺	去除留置针护针套，旋转针芯松动外套管（图 17－7），调整针头斜面；将留置针内气体排尽，关闭调节器	切忌套管上移，使管顶超越针头
	嘱患者握拳，左手绷紧注射部位下端皮肤，固定静脉，右手持留置针针翼，针尖斜面向上，与皮肤成 15°～30°角进针，见回血后，随即压低角度，沿静脉走行进针 0.2cm，固定留置针后撤针芯 0.5cm 后，将外套管送入静脉，再全部撤出针芯	确保外套管在静脉内 针芯放于锐器搜集器中
8. 三松固定	松开止血带，打开调节器，嘱患者松拳；用透明敷贴固定留置针，用透明胶布固定三叉接口，用输液贴固定头皮针（图 17－8）	
9. 调节滴速	同密闭式静脉输液法	
10. 记录挂卡		
11. 整理嘱咐		
12. 巡视观察		

输液毕

13. 拔针封管	输液完毕，关闭调节器，拔出头皮针，消毒肝素帽，将抽有封管液的注射器针头刺入肝素帽内，以边推药边退针的方法正压封管，夹闭留置针 无菌纱布覆盖肝素帽及导管中枢部并加以固定	如使用可来福接头替代肝素帽，可不用封管（因其能维持正压状态）用

再次输液

14. 消毒连接	常规消毒肝素帽，将已备好的输液器针头刺入肝素帽内，调节滴速，即可完成输液	注意排尽管内气体
15. 拔留置针	去除胶布和敷贴，关闭调节器，迅速拔出留置针，按压穿刺点至不出血为止	拔针后勿用力按压局部，以免引起疼痛
16. 整理致谢	同密闭式静脉输液	
17. 用物处理		

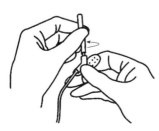

图 17－7　旋转松动外套管

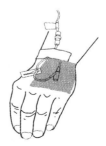

图 17－8　留置针固定法

3. 注意事项

（1）严格无菌操作和查对制度　预防感染和差错事故的发生。

（2）严防造成空气栓塞　输液前必须排尽输液管和针头内的空气，输液中要及时更换输液瓶，输液完毕要及时拔针。

（3）合理选用和保护静脉　选择粗直、弹性好、避开关节和静脉瓣的静脉；长期静脉输液患者，一般从远端小静脉开始，交替使用。

（4）合理安排输液顺序　根据病情需要，遵守治疗原则，按急、缓及药物半衰期等情况合理输入药物，如需输入多种药物，注意药物配伍禁忌。

（5）正确调节滴速　根据患者病情、年龄、药物性质调节滴速，一般成人 40～60 滴/分，儿童 20～40 滴/分。年老、体弱、婴幼儿、心肺疾患的患者输入速度宜慢；严重脱水、心肺功能良好的患者输入速度可稍快；脱水剂、利尿剂的输入速度可稍快，但高渗盐水、含钾药、升压药及输入刺激性较强的药物时速度宜慢。

（6）输液中加强巡视　耐心倾听患者主诉，解答患者询问，密切观察患者反应，及时发现和处理输液故障和输液反应，保证输液顺利进行。

（7）做到安全输液　严格检查药液质量，使用合格的一次性输液器具，连续输液 24h 以上者，需每日更换输液器。

（8）静脉留置针的护理　保留时间参照使用说明书，一般可以保留 3～5 天，最长不超过 7 天，更换透明贴膜后，也要记录首日穿刺日期；输液后，嘱患者穿刺手臂不要用力过猛，并尽量避免肢体下垂，以免引起回血堵塞导管；注意观察穿刺部位变化及听取患者主诉，若穿刺部位有红肿、疼痛等异常情况时，及时拔出导管，给予处理。

（二）颈外静脉插管输液法

颈外静脉是颈部最大的浅静脉，其行径表浅，位置较固定，易于穿刺。随着静脉留置针的普遍运用，此法在临床已采用不多。

1. 适用范围

（1）需要长期输液而周围静脉不易穿刺者。

（2）周围循环衰竭需监测中心静脉压的危重患者。

（3）静脉内长期滴注高浓度、刺激性强的药物或行静脉内高营养治疗的患者。

2. 操作方法

操作流程	操作步骤	要点与说明
1. 评估解释		
2. 备液插管	同密闭式静脉输液法	
3. 核对沟通	携用物至患者床旁，核对床号、姓名，向患者解释；备好透明敷贴	严格查对制度
4. 排气连接	排尽输液管内空气挂于输液架上，将输液头皮针刺入肝素帽备用	
5. 患者准备	协助患者去枕平卧，头转向对侧，肩下垫小枕，头尽量后仰，使颈部平直	使患者头低肩高，充分暴露穿刺部位

续表

操作流程	操作步骤	要点与说明
6. 选穿刺点	取下颌角和锁骨上缘中点连线之上 1/3 处，颈外静脉外缘进针（图 17 - 9）	
	常规消毒局部皮肤，直径大于 10cm，打开无菌穿刺包，戴无菌手套，铺洞巾	
7. 消毒麻醉	助手协助术者将 1% 普鲁卡因溶液吸入注射器内，术者用 1% 普鲁卡因在预定穿刺点旁 2mm 处进行局部麻醉，用注射器抽吸等渗盐水，连接硅胶管，排尽空气备用	
8. 穿刺固定	术者左手绷紧皮肤，右手持穿刺针呈 45° 角向心方向进针，入皮下后呈 25° 角沿颈外静脉方向刺入（图 17 - 9），见回血后立即用一手拇指按住针栓孔，另一手拿硅胶管快速从针栓孔插入 10cm 左右。插管时，由助手一边抽回血一边缓慢注入等渗盐水	穿刺时，助手用手指按压颈静脉三角处，使静脉充盈插管动作要轻柔
	确定硅胶管在血管内后，退出穿刺针，再次抽回血确认在血管内，无误后撤去洞巾，接上输液器及肝素帽，用无菌透明敷贴覆盖穿刺点并固定针栓	固定要牢固，防止导管脱出
9. 调节滴速	同密闭式静脉输液法	
10. 拔针封管	输液结束，关闭调节器，拔出头皮针，向肝素帽内注入稀肝素溶液 2～5ml 封管	
11. 再次输液	常规消毒肝素帽，将已备好的输液器针头（排尽管内空气）刺入肝素帽内，调节滴速，即可	要先确认导管在静脉内方可输液
12. 拔硅胶管	长期置管患者应连接注射器边吸边拔，拔管后在穿刺点加压数分钟，消毒穿刺点皮肤，覆盖无菌敷料	防止空气及残留血块进入静脉
13. 整理致谢	同密闭式静脉输液法	
14. 用物处理		

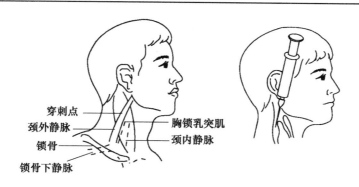

图 17 - 9 颈外静脉穿刺点示意图

3. 注意事项

（1）**严格无菌操作和查对制度** 预防感染和差错事故发生。

（2）仔细选择穿刺点 穿刺点位置过高接近下颌角妨碍操作，过低易损伤锁骨下胸膜及肺尖而导致气胸。

（3）输液过程中加强巡视 如发现输液滴入不畅，应检查硅胶管是否弯曲或滑出血管外；硅胶管内如有回血，应及时用稀释肝素溶液或0.4%枸橼酸钠盐水冲注，以免血凝块赌塞硅胶管。

（4）暂停输液的护理 用稀释肝素溶液2ml或3.8%枸橼酸钠溶液注入硅胶管进行封管。

（5）每天常规消毒穿刺点与硅胶管 穿刺点敷料每日更换，潮湿后立即更换，更换敷料时注意观察局部皮肤有无红肿，若出现红、肿、热、痛等炎症表现，应做好相应抗炎处理。

附 开放式静脉输液法

开放式静脉输液法是将药液倒入开放式输液瓶内进行输液的方法。此法可灵活变换药液种类及数量，适用于危重抢救、手术、儿科等患者，但易被污染，应严格无菌操作。

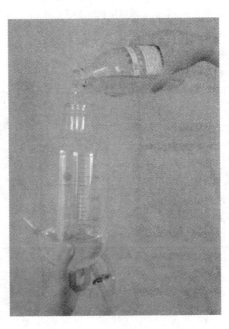

图17-10 向开放瓶内倾倒溶液法

操作时，认真检查药液，松动药液瓶瓶塞，检查一次性输液瓶的有效期及包装有无漏气，取出输液瓶，关闭调节器。一手持输液瓶，按取用无菌溶液法倒入所需溶液，冲洗输液瓶和输液管，以减少输液反应，盖好瓶盖。挂起输液瓶，排气，其余同密闭式输液法。

注意倒溶液时，溶液瓶勿触及输液瓶口（图17-10），以免污染输液瓶；于输液瓶中加药时，用注射器抽吸药液后，应取下针头，注射器的乳头应在距输液瓶口约1cm处注入药液，并轻轻摇匀。

【评价】

（1）护士操作规范，严格执行无菌操作和查对制度。

（2）治疗性沟通有效，患者感到安全，能够配合。

（3）患者穿刺局部无肿胀、疼痛，未发生输液反应。

（4）患者获得所需药物。

知识拓展

经外周中心静脉置管输液法

经外周静脉置入中心静脉导管输液法（PICC）是将导管由肘前静脉插入至上腔静脉，使药物、血制品及高浓度营养物质直接输入上腔静脉的输液方法。PICC 适用于需长期静脉输液、胃肠外营养（TPN）、输注刺激性较强的药物（如化学治疗药）、缺乏外周静脉通道的患者，可避免高渗或强刺激的药物对周围静脉的损害，同时解除由于反复穿刺外周静脉以及药液外渗等带给患者的痛苦和恐惧。由外周静脉穿刺比在中心静脉穿刺置管简单、安全、穿刺成功率高，可避免因颈部和胸部穿刺引起的严重并发症（如气胸、血气胸），且留置时间长（最长可保留一年），维护方便，患者可自由活动，所以患者易于接受。

四、输液速度的调节

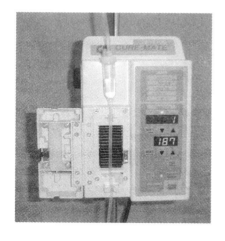
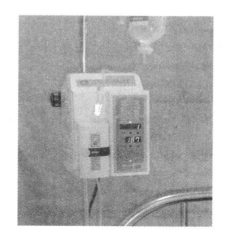

图 17 – 11　输液泵

（一）输液泵的使用

静脉输液泵（图 17 – 11）是一种电子输液调速装置，它可将药液精确、均匀地输入血管内。当输液遇到阻力 15 s 无药液滴入或电流中断时，能自动报警。如输液发生故障，电磁开关能将输液管道自动关闭，以保证患者安全。临床常用于需要严格控制输液速度时，如心脏病患者、婴幼儿静脉输液和静脉麻醉等。

使用方法：①将输液泵固定在输液架上，接通电源；②将已备好的药液挂于输液架上，按正确方法将输液管内空气排尽；③打开泵门，将输液管放于输液泵管槽中；④打开电源开关，设置输入总量（ml）、流量（ml）；⑤按启动键启动输液泵，打开调节器，再次排气；⑥按静脉输液法建立静脉通路或直接连接患者的静脉通路，观察液体滴入情况；⑦输液结束，按下"停止"键，关闭电源开关，打开泵门，取出输液管。

（二）输液速度与输液时间的计算

每毫升溶液的滴数称为该输液器的点滴系数。目前，临床上所用静脉输液器的点滴系数有 10、15、20、50 四种型号，临床可参考输液器外包装标定的点滴系数计算输液速度与时间。输液滴注速度与时间可按下列公式计算：

（1）已知输入液体总量与计划所用输液时间，计算每分钟滴数

$$每分钟滴数 = \frac{液体总量（ml）× 点滴系数}{输液时间（min）}$$

例：某患者需输液体 1000ml，计划 5h 输完，所用输液器点滴系数为 15，求每分钟滴数？

$$每分钟滴数 = \frac{1000 × 15}{5 × 60} = 50（滴）$$

（2）已知每分钟滴数与输液总量，计算输液所需用的时间

$$输液时间（h）= \frac{液体总量（ml）× 点滴系数}{每分钟滴数 × 60（min）}$$

例：某患者需输液体 1500ml，每分钟滴数为 50 滴，所用输液器点滴系数为 20，需用多长时间输完？

$$输液时间（h）= \frac{1500 × 20}{50 × 60} = 10（h）$$

五、输液故障及排除法

（一）液体不滴或滴入不畅

1. 针头滑出血管外

液体进入皮下组织，局部肿胀、疼痛、无回血，导致液体不滴或滴入不畅。应更换针头，另选静脉重新穿刺。

2. 针头阻塞

穿刺局部无肿胀、疼痛等反应，轻轻挤压靠近针头的输液管，感觉有阻力，松手后又无回血。应更换针头，另选静脉重新穿刺。

3. 针头斜面紧贴血管壁

液体滴入不畅，穿刺局部无反应。调整针头方向或适当变换肢体位置，直到滴入通畅。

4. 压力过低

由于患者周围循环不良、输液瓶位置过低或通气管不畅所致，局部无疼痛、无肿胀，可有回血。应适当抬高输液瓶位置或降低肢体位置。

5. 静脉痉挛

由于穿刺肢体在寒冷环境中暴露时间过长、输入液体温度过低或输入药物浓度过高所致，局部静脉疼痛，挤压输液管有回血。可在穿刺部位上方实施局部热敷，必要时加温液体或稀释药液。

6. 输液管扭曲受压

可因患者活动所致。排除扭曲受压因素，使输液管恢复通畅。

（二）茂菲氏滴管内液面过高

1. 滴管侧壁有调节孔

夹紧滴管上端的输液管，然后打开调节孔，等滴管露出液面至合适位置，关闭调节孔。

2. 滴管侧壁没有调节孔

可将输液瓶取下，倾斜输液瓶。使瓶内针头露出液面，待溶液缓缓流下，直至滴管露出液面，再将输液瓶挂上即可（图 17 – 12）。

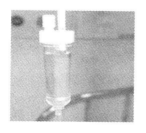
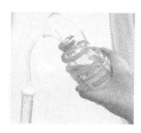

图 17 – 12　茂菲氏滴管内液面过高的处理方法

（三）茂菲氏滴管内液面过低

1. 滴管侧壁有调节孔

夹紧滴管下端的输液管，然后打开调节孔，等滴管液面上升至合适位置，关闭调节孔。

2. 滴管侧壁无调节孔时

反折茂菲氏滴管下端输液管，用手挤压滴管，直至液面升至滴管约 1/2 处即可（图 17 – 13）。

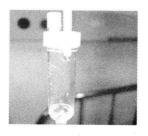
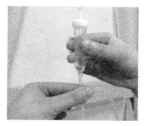

图 17 – 13　茂菲氏滴管内液面过低的处理方法

（四）茂菲氏滴管内液面自行下降

若滴管内液面自行下降，多由滴管或其以上部位漏气所致。检查输液器，如有漏气或裂缝，则需更换输液器。

六、输液反应及护理

（一）发热反应

1. 原因

（1）输入致热物质　多由于输入的溶液或药物制品不纯、灭菌保存不良，输液器和注射器质量不合格、灭菌保存不良，操作过程中未能严格执行无菌技术操作，空气质量不良等因素引起。

（2）输液微粒污染。

（3）输液量大、速度快、液体温度低。

2. 临床表现

多见于输液后数分钟至1h发生。患者表现为发冷、寒战，继而发热。轻者体温在38℃左右，停止输液后数 h 内可自行恢复；重者体温可高达 40℃以上，并拌有恶心、呕吐、头痛、脉速等全身症状，患者情绪紧张。

3. 护理措施

（1）轻者减慢输液滴速，注意保暖，密切观察病情变化，通知医生。

（2）反应严重者立即停止输液，保留静脉通道，更换输液器和液体，保留剩余药液和输液器进行检测，以便查找原因。

（3）及时通知医生，遵医嘱给予药物治疗。

（4）密切观察体温变化，做好对症护理，患者发冷时给予保暖，高热时采取降温措施。

（5）耐心解释，安慰患者，减轻其紧张或恐惧情绪。

4. 预防

（1）输液前认真检查药液、输液器、注射器的质量，严格按照操作规程配置液体。

（2）严格执行无菌技术操作；定期进行空气消毒。

（3）根据病情调节滴速，必要时加温液体。

（二）循环负荷过重

1. 原因

（1）由于输液速度过快，在短时间内输入大量液体，使循环血容量急剧增加，心脏负荷过重引起。

（2）患者原有心肺功能不良，如急性左心功能不全的患者。

2. 临床表现

输液过程中患者突然出现胸闷、气促、呼吸困难、咳嗽、咯粉红色泡沫样痰，严重时痰液可从口、鼻涌出，听诊肺部布满湿啰音，心率快且节律不齐，坐位时颈静脉怒张，烦操不安、紧张甚至恐惧。

3. 护理措施

（1）立即停止输液，但维持静脉通道以便急救用药；迅速通知医生，进行紧急处理。

（2）协助患者取端坐位，如病情许可，可使患者两腿下垂，以减少静脉血液回流，减轻心脏负荷。

（3）安慰患者，减轻患者的紧张、恐惧情绪。

（4）保持呼吸道通畅，清除呼吸道分泌物，指导患者进行有效呼吸。

（5）给予高流量吸氧，一般氧流量为 6～8L/min，以提高肺泡内氧气压力，促进氧的弥散，改善低氧血症，同时减少肺泡内毛细血管渗出液的产生。在湿化瓶内加

20%～30%乙醇湿化氧气，因为乙醇能降低肺泡内泡沫表面张力，使泡沫迅速破裂消散，从而改善肺部气体交换，缓解缺氧症状。

（6）遵医嘱给予镇静、强心、利尿、平喘和扩血管的药物。

（7）必要时进行四肢轮扎，用橡胶止血带或血压计袖带适当加压四肢，压力以阻断静脉血流，但动脉血仍可通过为宜，四肢轮扎可有效地减少静脉回心血量，减轻心脏负荷。注意每5～10min轮流放松一个肢体上的止血带，待症状缓解后，逐渐解除止血带。

4. 预防

（1）严格控制输液速度和输液量，对心肺功能不良、老年人、儿童输液时更应谨慎。

（2）在输液过程中，要加强巡视病房，密切观察患者情况。

（三）静脉炎

1. 原因

（1）长期在外周静脉输入高渗液体或刺激性较强的药物。

（2）穿刺针或套管针针头过粗、固定不牢或在静脉内留置时间过长。

（3）输液过程中未严格执行无菌技术操作，导致局部静脉感染或微粒污染。

（4）输液速度过快。

2. 临床表现

患者输液部位沿静脉走向出现条索状红线，局部组织发红、肿胀、灼热、疼痛，细菌感染时可伴有畏寒、发热等全身症状。

3. 护理措施

（1）立即更换输液部位，停止在此静脉处继续输液，抬高患肢并制动。

（2）24h内用50%硫酸镁溶液或95%乙醇局部冷湿敷，24h后热湿敷，每日两次，也可用中药如意金黄散加醋调成糊状，局部外敷，每日两次。

（3）超短波理疗，每日1次。

（4）合并感染者，遵医嘱用抗生素治疗。

（5）安慰患者，给予心理支持，减轻紧张和恐惧。

4. 预防

（1）严格无菌操作，遵守操作规程。

（2）输注刺激性强、浓度高的药物充分稀释后再输入，并尽量选择粗大的静脉以便有足够的血液稀释。

（3）静脉内置管时间不宜过长，要有计划更换静脉穿刺部位。

（4）选择明显小于穿刺血管腔针头或套管针，并妥善固定针头，必要时适当约束患者肢体。

（四）空气栓塞

1. 原因

（1）输液时输液管内空气未排尽；导管连接不紧，有漏气。

（2）拔出较粗的、近胸腔的深静脉导管后，穿刺点封闭不严。

（2）加压输液时无人守护，液体输完未及时更换药液或拔针，均可能导致大量空气进入静脉。

气体进入静脉后，随血液循环经右心房到达右心室，如果空气量少，则被右心室压入肺动脉并分散到肺小动脉内，最后经毛细血管吸收，不足以引起严重后果；如果空气量大，则在右心室内阻塞肺动脉入口（图17-14），使右心室内的血液（静脉血）不能进入肺动脉，导致从机体组织回流的静脉血不能在肺内进行气体交换，引起机体严重缺氧而危及生命。

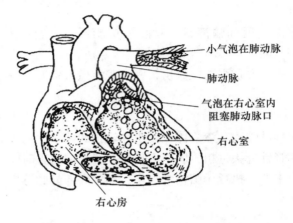

图17-14　空气在右心室内阻塞肺动脉入口

2. 临床表现

患者突感胸部异常不适或胸骨后疼痛，随即发生呼吸困难，严重紫绀，患者极度恐惧伴濒死感，听诊心前区，可闻及响亮的、持续的"水泡音"。心电图呈现心肌缺血和急性肺心病的改变。

3. 护理措施

（1）立即安置患者取左侧头低足高位，此体位有助于使阻塞肺动脉入口的气泡向上漂移，气泡随心脏舒缩混成泡沫，分次少量地进入肺动脉内，弥散至肺泡逐渐被吸收（图17-15）。

（2）给予高流量氧气吸入，可提高患者的血氧浓度，改善缺氧症状。

（3）有条件者可通过中心静脉导管抽出空气。

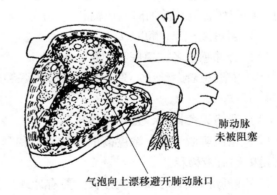

图17-15　安置患者左侧头低足高卧位，使气泡避开肺动脉口

（4）严密观察病情变化，如有异常及时对症处理，同时做好病情动态记录。

4. 预防

（1）输液前认真检查输液器的质量，排尽输液管内的空气。

（2）拔出较粗的、近胸腔的深静脉导管后，必须立即严密封闭穿刺点。

（3）输液过程中加强巡视，及时更换输液瓶或及时添加药液；加压输液时要有专人守护。

（五）药物渗漏

1. 原因

（1）针头滑出血管壁。

（2）输入高渗溶液或刺激性强的药物，刺激血管壁，使其通透性增加。

（3）输液时间过长或速度过快时，溶液可沿针体露出血管外。

2. 临床表现

穿刺局部变硬、肿胀；高渗溶液或刺激性强的药物渗漏时，患者有明显疼痛。

3. 护理措施

（1）出现上述临床表现时，应立即拔针，更换输液部位，对渗漏局部进行理疗。

（2）必要时配合医生对症处理。

4. 预防

（1）严格无菌操作，遵守操作规程。

（2）输注刺激性强、浓度高的药物，应充分稀释后再输入，并尽量选择粗大的静脉，也可采用静脉留置针或 PICC，减少刺激和损伤。

（3）严格控制输液速度，密切观察局部反应，若发现药物渗漏尽早处理。

七、输液微粒污染与防护

输液微粒是指输入液体中的非代谢颗粒杂质，肉眼不易观察到，其直径一般在 1~15μm，大的直径可达 50~300μm。输液微粒随液体进入人体，对人体造成严重危害的过程称为输液微粒污染 。

（一）输液微粒的来源

（1）药液在生产过程中混入的异物和微粒。

（2）盛装药液的容器不洁净。

（3）输液器和注射器不洁净。

（4）配液环境不洁净。

（5）操作过程污染，如切割安瓿、开瓶塞、反复穿刺溶液瓶橡胶塞等。

（二）输液微粒污染的危害

主要取决于微粒的大小、形状、化学性质以及堵塞血管的部位，血液阻断的程度和人对微粒的反应等。最易受微粒损害的脏器有肺、脑、肝和肾等部位。输液微粒进入人体可引起的危害有血管栓塞、静脉炎、肺内肉芽肿、血小板减少和过敏反应等。

（三）输液微粒污染的预防

（1）使用合格的输液器和注射器　应采用一次性密闭式输液器，输液器通气管末端使用终端过滤器。

（2）输液前认真检查药液的透明度、质量和有效期，药液现用现配。

（3）净化配液与输液环境　设置静脉滴注药物配置中心（PIVAS），在高洁净环境下配制静脉滴注液，可有效防治细菌和微粒污染。

(4) 严格遵守液体配制操作规程，配液、输液过程中严格执行无菌技术操作。

(5) 采用全密闭式输液、输血系统，减少污染机会。

第二节　静脉输血

静脉输血是将全血或成分血如血浆、红细胞、白细胞或血小板等通过静脉输入体内的方法。是临床上急救和治疗的一项重要技术。

一、静脉输血的目的

(一) 补充血容量

增加有效循环血量，提高血压，增加心输出量。常用于失血、失液引起的血容量减少或休克患者。

(二) 补充血红蛋白

促进血液携氧功能。常用于贫血患者。

(三) 补充凝血因子和血小板

有助于止血。常用于凝血功能障碍的患者。

(四) 补充抗体、补体

增强机体抵抗力，提高机体抗感染能力。常用于严重感染的患者。

(五) 补充白蛋白

以维持胶体渗透压，减轻组织渗出和水肿。常用于低蛋白血症的患者。

二、血液制品的种类

(一) 全血

是指从人体内采集未经任何加工处理而存于保养液中的血液。分为新鲜血和库存血。

1. 新鲜血

是指在4℃冰箱内冷藏，保存期在1周内的血液。它基本上保留了血液中原有的各种成分。多用于血液病患者。

2. 库存血

是指在4℃冰箱内冷藏，保存期在2~3周内的血液。主要保留了红细胞和血浆蛋白。库血保存时间越长，血液成分变化越大，其中血小板、凝血因子、白细胞等含量随着保存时间的延长而逐渐降低；此外随着保存时间的延长，血液酸性增加，钾离子浓度增高。故大量输库血时，要警惕酸中毒和高钾血症的发生。临床常用于各种原因引起的大出血患者。

(二) 成分血

成分血是指将血液中的各种成分进行分离提纯后，加工成的各种血液制品。临床上可根据病情需要，针对性地为患者输注相关血液成分。成分输血可以节省血液资源，减少输血反应，提高治疗效果，达到一血多用的目的，目前已在临床广泛应用。

1. 血浆

是全血经过分离后所得的液体部分，主要成分是血浆蛋白，不含血细胞和凝集原。分为以下三种：

（1）新鲜血浆 是采血后立即分离的血浆，含有正常量的全部凝血因子，适用于凝血因子缺乏的患者。

（2）冰冻血浆 在 –30℃保存，有效期为 1 年。使用时放入 37℃温水中融化。

（3）保存血浆 用于低血容量及血浆蛋白较低的患者。

2. 红细胞

（1）浓缩红细胞 是新鲜全血经离心或沉淀分离血浆后的剩余部分。适用于携氧功能缺陷和血容量正常的贫血患者，如急慢性失血、贫血和心肺功能不全者。

（2）洗涤红细胞 是红细胞经等渗盐水洗涤数次后，再加入适量的等渗盐水。适用于免疫性溶血性贫血、一氧化碳中毒以及组织、器官移植和输全血或血浆过敏的患者。

（3）红细胞悬液 全血经离心去除血浆后的红细胞加入等量的红细胞保养液制成。适用于战地急救及中小手术患者。

3. 浓缩白细胞悬液

是将新鲜全血经离心后取其白膜层的白细胞，4℃保存，有效期为 48h。适用于粒细胞缺乏伴严重感染的患者。

4. 浓缩血小板悬液

是由新鲜全血离心所得，22℃保存，有效期为 24h。适用于血小板减少或血小板功能障碍的出血患者。

5. 各种凝血制剂

如凝血酶原复合物、抗血友病因子等。适用于凝血因子缺乏的出血性疾病患者。

（三）其他血液制品

1. 白蛋白液

从血浆中提取，能提高机体血浆蛋白和胶体渗透压。适用于低蛋白血症患者。

2. 抗血友病球蛋白浓缩剂

适用于血友病患者。

3. 纤维蛋白原

适用于纤维蛋白缺乏症、弥散性血管内凝血的患者。

三、血型和交叉相容配血试验

（一）血型

血型即红细胞膜上特异抗原的类型。由于此类抗原能促成红细胞凝集，又称为凝集原。根据红细胞所含的凝集原把人的血型区分为若干类型，临床上主要应用的有 ABO 血型系统及 Rh 血型系统。

1. ABO 血型系统

人类血液红细胞含有 A、B 两种凝集原，依据所含凝集原的不同，将血液分为 O、

AB、A、B 四型。血清中含有与凝集原相对抗的物质，称为凝集素，分别有抗 A 与抗 B 凝集素（表 17 - 3）。

表 17 - 3　ABO 血型系统

血型	凝集原	凝集素
A	A	抗 B
B	B	抗 A
AB	A、B	无
O	无	抗 A、抗 B

2. Rh 血型系统

人类红细胞除含有 A、B 抗原外，还有 C、c、D、d、E、e 六种抗原。其中 D 抗原的抗原性最强，故凡红细胞含有 D 抗原者称为 Rh 阳性。汉族人中，99% 为 Rh 阳性，1% 为 Rh 阴性。Rh 阴性的人输入 Rh 阳性血液，或者 Rh 阳性胎儿的红细胞从胎盘进入 Rh 阴性的母体内，就会使 Rh 阴性者产生抗 Rh 抗体，当再次输入 Rh 阳性血液时，就会出现不同程度的溶血反应。

（二）交叉相容配血试验

为了确保输血安全，输血除了作血型鉴定外，事先还须将供血者和受血者的血液作交叉配血试验。目的是检查供血者和受血者血液中有无不相容的抗体。

1. 直接交叉相容配血试验

即供血者红细胞和受血者血清进行配合实验。目的是检查受血者血清中有无破坏献血者红细胞的抗体。

2. 间接交叉相容配血试验

即供血者血清和受血者红细胞进行配合实验。目的是检查输入血液的血浆中有无能破坏受血者红细胞的抗体。

无论直接还是间接交叉相容配血试验，只要有一项发生凝集就表示血型不合，不能输血。

交叉相容配血试验具体方法见表 17 - 4。

表 17 - 4　交叉相容配血试验

	直接交叉相容配血试验	间接交叉相容配血试验
供血者	红细胞	血清
受血者	血清	红细胞

四、静脉输血法

【评估】

1. 患者生理状况

病情、生命体征、心肺功能、肝肾功能、肢体活动度、近期血常规化验结果、输血目的及血型、输血史、过敏史等。

2. 患者穿刺部位皮肤及静脉状况

穿刺部位皮肤是否完整、有无破损、皮疹、感染以及静脉的解剖位置、充盈程度、管壁弹性及滑动度。

3. 患者心理状态

情绪反应、心理需求等。

4. 患者的合作程度

年龄、沟通能力、意识状态以及认知程度、理解和配合程度。

【计划】

1. 护士准备

衣帽整洁，洗手，戴口罩，熟悉备血、取血和输血的操作程序和方法。

2. 患者准备

了解输血目的，能主动配合，排便并取舒适体位。

3. 用物准备

（1）间接输血法　同密闭式静脉输液用物，将一次性输液器换为一次性输血器（图17-16，滴管内有过滤网，穿刺针头为9号）一套、0.9%氯化钠溶液、血液制品（根据医嘱准备）。

（2）直接输血法　同密闭式静脉输液用物，另备50ml注射器数具（按输血量决定）、9号穿刺针头、3.8%枸橼酸钠溶液，其余同静脉注射用物。

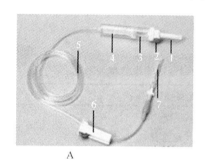
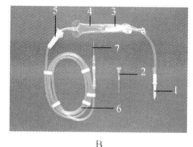

A　　　　　　　　　　B

图 17-16　一次性输血器

1. 引血针；2. 进气开关；3. 输血滴管；　　1. 引血针；2. 进气针头；
4. 输血滴管内过滤网；5. 输血管；　　　　3. 输血滴管内过滤网；4. 输血滴管；
6. 调节器；7. 输血针头　　　　　　　　　5. 调节器；6. 输血管；7. 输血针头；

4. 环境准备

治疗室和病室安静整洁、宽敞明亮、有安全感。

【实施】

1. 输血前准备

（1）备血　根据医嘱抽取患者血标本2ml，与填写完整的输血申请单（表17-5）和血液交叉配合试验报告单（表17-6），一起送血库，作血型鉴定和交叉配血试验。

（2）取血　根据输血医嘱，凭提血单到血库取血，和血库人员共同认真做好"三查八对"。三查：血液的有效期、血液的质量及输血装置是否完好无损；八对：姓名、床号、住院号、血袋（瓶）号、血型、交叉配血相容试验的结果、血液种类和血量。确认无误后于交叉配血单上签全名后取回。

表 17－5　临床输血申请单

××医院输血申请单

编号：0036965

受血者姓名：_____ 性别：_____ 年龄：_____ 受血者属地：_____

科别：_____ 病区：_____ 床号：_____ ID：_____

临床诊断：_____ 输血目的：_____ 预定输血日期：_____

既往输血史：（有/无）　　　　　　孕_____ 产_____

预定输血成分：_____ 预定输血量：_____

受血者：血型_____ 血红蛋白_____ HCT_____ 血小板_____

ALT_____ U/L HBsAg_____ Anti－HCV_____ Anti－HIV_____ 梅毒_____ 标本已抽结果未出□

申请医师签字：_____ 主治医师审核签字：_____

血型鉴定结果：ABO 系统_____ 型　RH_____ 性　鉴定者签字：_____

申请日期：_____ 上/下午_____ 时 以往输血后情况：_____

备注：请医师逐项认真准确填写，请于输血前一日送输血科/血库

受血者姓名：_____ 科别：_____　　受血者姓名：_____ 科别：_____

床号：_____ 血型：_____　　　　床号：_____ 血型：_____

编号：0036965　采血者签名：_____　　编号：0036965　采血者签名：_____

表 17－6　血液交叉配合试验报告单

××医院输血科
血液交叉配合试验报告单

患者姓名_____ 性别_____ 年龄_____ ID 号_____ 配血者：_____

患者血型_____ 科室_____ 病房_____ 床 发血者：_____

献血员条码_____ 血量_____ 毫升 输血者：_____

交叉配合试验结果：　　　　　核对者：_____

献血员红细胞＋患者血清　　　日期：_____

患者红细胞＋献血员血清　　　时间：_____

（3）取血后　血液取出后，勿剧烈震荡，以免红细胞大量破坏造成溶血。切勿将血液加温，防止血浆蛋白凝固变性而引起输血反应，可在室温下放置 15～20min 后再输入。取出的血液应在 4h 内输完。

（4）输血前　需两人再次核对一遍，确定无误并检查血液质量合格后方可输入。

（5）知情同意　输血前，患者应该理解并同意接受输血，签署知情同意书。

2. 静脉输血操作方法

操作流程	操作步骤	要点与说明
间接输血法		
1. 评估解释	根据医嘱，核对并评估患者	严格"三查八对"
	向患者解释说明输血的目的、过程及方法	缓解患者紧张情绪，使患者有安全感，取得合作
2. 输入生理盐水	按密闭式输液法穿刺，先输入少量 0.9% 氯化钠溶液	严格无菌技术操作
3. 再次核对	助手念交叉配血单，操作者查看输血治疗单与血袋，二人认真进行"三查、八对"，确认无误后，二人签名	严格查对制度，确保患者安全
4. 输入血液	打开贮血袋封口，消毒开口处塑料管，将输血器针头从生理盐水瓶上拔出，插入血袋塑料管至针头根部，缓慢将贮血袋倒挂于输液架上；若为双头输血器则关闭 0.9% 氯化钠溶液调节夹，打开输血管道（图 17-17）开始输血	轻轻旋转血袋，使血液摇匀 血液内不得加入其他药物，并避免和其他溶液相混，以防血液变质
5. 调节滴速	开始输血速度宜慢，观察患者情况 15min，如无不良反应，根据病情和年龄调节滴速	成人 40~60 滴/分，儿童酌减，年老体弱、心衰患者速度宜慢，急性失血性休克患者速度应快
6. 打勾签字	再次核对姓名、血型，在输血治疗单上打勾、签字	
7. 交待嘱咐	向患者交待注意事项，嘱患者勿随便调节滴速，如有不适及时呼叫。感谢患者的配合	协助患者取舒适体位，将呼叫器置于易取处
8. 巡视观察	输血过程中应加强巡视患者，严密观察有无输血反应，及时发现并处理	
9. 输血完毕	输血毕再输入少量生理盐水	直至输血器内的血液全部输入患者体内
	拔针按压，交待注意事项，整理床单位并致谢	因输血针头较粗，拔针后按压时间应稍长
10. 整理记录	操作后根据规定处理用物，护士洗手记录输血时间、种类、血型、血量及有无输血反应和相应的处理，签全名	用物依据《消毒技术规范》和《医疗废物管理条例》做相应处理，
直接输血法		
1. 核对解释	认真核对供血者和患者的姓名、血型、交叉配血试验结果，	三查八对，向供血者和患者做好解释工作
2. 抽抗凝剂	在 50ml 的注射器中抽 3.8% 的枸橼酸钠溶液，每 50ml 血液中加 3.8% 的枸橼酸钠溶液 5ml，抽好后放入无菌盘内备用	
3. 准备卧位	嘱供血者和患者分别卧于相邻的床上，露出一侧手臂。将血压计袖带缠于供血者上臂，充气加压	压力维持在 100mmHg 左右
4. 抽、输血液	选择粗直静脉，常规消毒穿刺部位皮肤，戴手套，由三名护士协作，一人抽血，一人传递，一人按静脉注射法输血，如此连续进行。	连续抽血时，只更换注射器，不拔出针头，放松袖带，用手指压迫穿刺部位前端静脉，减少出血
5. 拔针止血	拔出针头，按压止血	
6. 整理记录	协助患者取舒适卧位，整理病床单位，感谢患者和供血者的合作；清理用物	

3. 注意事项

（1）严格执行无菌操作和查对制度，血液须由二人核对无误后方可输入。每次只能给一个患者采集血标本，禁止同时给二个患者采集，以免发生差错。

（2）血液内不得随意加入其他药品和高渗或低渗性溶液，以防血液变质。

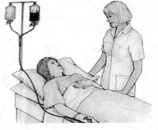

（3）输入两个以上供血者的血液时，应间隔输入少量等渗盐水，防止血液凝集或溶血。

图 17 - 17　双头输血器输血

（4）输血穿刺针头较粗，拔针后按压时间应长。

（5）采用直接输血法连续抽血时，只需更换注射器，不必拔出针头，但要放松袖带，并用手指压迫穿刺部位前端静脉，以减少出血。

（6）采用直接输血法，从供血者血管内抽血不可过急过快，并注意观察其面色、血压等变化，询问有无不适。推注速度不可过快。

（7）输血过程中要加强巡视，认真听取患者主诉，密切观察有无输血反应，如发生严重输血反应，应立即停止输血，通知医生，及时处理，并保留余血以供查找分析原因。

【评价】

（1）护士操作规范，严格执行无菌操作和查对制度。

（2）治疗性沟通有效，患者感到安全，能够配合。

（3）患者穿刺局部无肿胀、疼痛，未发生输血反应。

（4）患者获得所需血液制品，达到输血目的。

五、自体输血法

是指术前采集或术中回收患者自己的血液，需要时再输还给本人。

（一）优点

（1）节省血源。

（2）不需要检测血型和进行交叉配血试验，避免了抗原抗体反应所致的溶血、发热和过敏反应。

（3）避免了因输血而引起的疾病传播。

（4）降低了医疗费用。

（二）方法

1. 术前血液预存法

对身体状况良好的择期手术患者，在术前 2～3 周内，定期反复采血，贮存在 4℃的冰箱中，在手术中回输给患者。一般于术前 3 周开始，每周或隔周采血一次。最后一次采血应在手术前 3 天完成，以利机体恢复至正常的血浆蛋白水平。

2. 术前血液稀释法

于手术日手术开始前采血，同时根据采血量的多少再输入等量的血浆代用品，使患者血容量保持不变，但血液处于稀释状态，减少术中红细胞丢失，采取的血液可在术中或术后输给患者。

3. 术中失血回输法

在手术中收集血液，使用自体输血装置，经抗凝和过滤后再将血液回输给患者。多用于脾破裂、宫外孕出血、大手术出血等，血液流入腹腔 16h 内，无污染、无凝血者。自体失血回输的总量应限制在 3500ml 以内，大量回输自体血时，应适当补充新鲜血浆和血小板。

六、输血反应及护理

（一）发热反应

是最常见的输血反应。

1. 原因

（1）输入致热原　血液、保养液、贮血器或输血器被致热原污染。

（2）操作时违反无菌原则　造成输血各环节不同程度的细菌污染。

（3）免疫反应　多次输血后，受血者血液中产生白细胞抗体和血小板抗体，再次输血时，对白细胞及血小板发生免疫反应，引起发热。

2. 临床表现

一般在输血开始后的 15min 或输血后 1～2h 内发生。临床表现为发冷、寒颤、发热，体温可达 38℃～41℃，高热患者可伴有皮肤潮红、头痛、恶心、呕吐等全身症状。发热持续时间不等，轻者 1～2h 即可缓解，体温逐渐降至正常。

3. 护理措施

（1）轻者减慢输血速度，重者立即停止输血，用等渗盐水维持静脉通路，并及时通知医生。

（2）对症处理　发冷者给予保暖，高热者给予物理降温。

（3）遵医嘱给予抗过敏药、退热药或肾上腺皮质激素。

（4）密切观察生命体征的变化。

（5）将输血器、剩余血液连同贮血袋一起送检。

4. 预防

（1）严格执行无菌技术操作，防止污染。

（2）严格管理血液制品和输血器。

（二）过敏反应

1. 原因

（1）患者是过敏体质，输入血液中含有使患者致敏的物质。

（2）多次输血者体内可产生过敏性抗体，当再次输血时，发生过敏反应。

（3）供血者血中的变态反应性抗体随血液输给受血者。

2. 临床表现

多发生在输血后期或输血即将结束时，反应程度轻重不一，症状出现越早，反应越严重。

（1）轻度过敏反应　表现为局部或全身皮肤瘙痒、荨麻疹；轻度血管神经性水肿，多见于颜面部，表现为眼睑、口唇轻度水肿。

（2）重度过敏反应　由于喉头水肿可发生呼吸困难，两肺可闻及哮鸣音，大小便失禁，甚至发生过敏性休克。

3. 护理

（1）轻者减慢输血速度，重者立即停止输血，维持静脉通路，保留余血待查。

（2）遵医嘱皮下注射 0.1% 盐酸肾上腺素 0.5～1ml，给予抗过敏药物（如苯海拉明、异丙嗪等）或激素治疗。

（3）密切观察病情变化，呼吸困难者给予氧气吸入，喉头水肿严重者，配合行气管切开，循环衰竭者给予抗休克治疗。

4. 预防

（1）勿选有过敏史的供血者。

（2）供血者在采血前 4h 内不宜吃高蛋白质和高脂肪食物，可进食少量清淡饮食或饮糖水，以免血中含有致敏物质。

（3）对有过敏史的患者，输血前给予抗过敏药物。

（三）溶血反应

是受血者或供血者的红细胞发生异常破坏或溶解，而引起的一系列临床症状，是最严重的输血反应。

1. 原因

（1）输入异型血　多由于 ABO 血型不相合引起，供血者和受血者血型不合，造成了血管内溶血，一般输入 10～15ml 血液即可出现症状。

（2）输入变质血　输血前红细胞已变质溶解，如血液贮存过久、保存温度不当、受到剧烈震荡、被细菌污染、加入高渗或低渗溶液或者加入影响 pH 的药物等，均可使红细胞大量破坏造成溶血。

（3）输入 Rh 因子不合的血　Rh 阴性者输入 Rh 阳性血液，2～3 周后，体内可产生抗 Rh 阳性的抗体，如再次输入 Rh 阳性的血液，即可发生溶血反应。通常在输血后几小时甚至几天才发生，并且较少见。

2. 临床表现

患者表现轻重不一，轻者与发热反应相似，重者在输血 10～15ml 时即出现症状，死亡率高，其临床表现可分为三个阶段。

（1）第一阶段　受血者血浆中凝集素和输入血中红细胞的凝集原发生凝集反应，使红细胞凝集成团，阻塞部分小血管，造成组织缺血缺氧。患者出现头部胀痛、四肢麻木、腰背部剧烈疼痛和胸闷等。

（2）第二阶段　由于凝集的红细胞发生溶解，使大量血红蛋白释放入血浆中。患者出现黄疸和血红蛋白尿，同时伴有寒战、高热、恶心、呕吐、呼吸困难和血压下降等症状。

（3）第三阶段　由于大量血红蛋白从血浆进入肾小管，遇酸性物质变成结晶体，阻塞了肾小管；此外，抗原抗体相互作用，引起肾小管内皮细胞缺血、缺氧而坏死脱落，使肾小管阻塞进一步加重，导致急性肾功能衰竭。患者表现为少尿、无尿、尿内有管型和蛋白、高血钾、酸中毒，严重者可导致死亡。

3. 护理措施

（1）立即停止输血，保留静脉输液通道，通知医生紧急处理。

（2）双侧腰部封闭，并用热水袋热敷双侧肾区，解除肾血管痉挛，保护肾脏。

（3）遵医嘱静脉滴注5%碳酸氢钠溶液，以碱化尿液，避免血红蛋白结晶阻塞肾小管。

（4）严密观察生命体征及尿量，并做好记录。

（5）对少尿、无尿者，按急性肾功能衰竭护理。对出现休克症状者，即配合抗休克治疗。

（6）保留余血送检，重做血型鉴定和交叉配血试验。

4. 预防

（1）认真做好血型鉴定和交叉配血试验。

（2）严格执行查对制度，杜绝差错事故发生。

（3）确保血液质量，不使用变质的血液制品。

（四）与大量输血有关的反应

大量输血是指24h内紧急输血量相当于或大于患者总血容量。常见反应有循环负荷过重、出血倾向、枸橼酸钠中毒反应。

1. 循环负荷过重（肺水肿）

其原因、临床表现、护理措施及预防同静脉输液反应。

2. 出血倾向

（1）原因　由于库血中血小板及凝血因子破坏较多，在长期反复输入库血或短时间内大量输入库血时，会产生出血倾向。

（2）临床表现　表现为皮肤黏膜瘀点、瘀斑，牙龈出血，穿刺部位大块瘀斑，手术切口、伤口渗血。

（3）护理措施　对反复输入库血或短时间内大量输入库血者，应密切观察患者意识、血压、脉搏等情况，注意皮肤、黏膜或手术伤口有无出血情况。

（4）预防　遵医嘱间隔输入新鲜血或血小板悬液，以补充血小板和凝血因子。

3. 枸橼酸钠中毒反应

（1）原因　由于大量输血使枸橼酸钠大量进入体内，如果患者肝功能不良，枸橼酸钠不能完全氧化和排出，而与血中游离钙结合使血钙下降，导致凝血功能障碍、毛细血管张力减低、血管收缩不良和心肌收缩无力等。

（2）临床表现　患者手足抽搐、血压下降、心率缓慢、心电图$Q-T$间期延长、心室纤维颤动，甚至发生心跳骤停。

（3）护理措施　严密观察患者反应，发现症状及时通知医生。

（4）预防　每输入库血1000ml，遵医嘱静脉注射10%葡萄糖酸钙或氯化钙10ml，补充钙离子，预防低血钙的发生。

4. 肺微血管栓塞

保存全血中的白细胞和血小板可积聚在一起成为微聚物，当大量输血时可以导致肺部栓塞。

5.体温过低

（五）其他反应

1.输血不当还可引起空气栓塞

其原因、临床表现、护理措施及预防同静脉输液反应。

2.因输血传播疾病

即献血者的疾病通过输血传给受血者，如病毒性肝炎（主要有乙型、丙型、丁型和庚型）、艾滋病（AIDS）、巨细胞病毒感染、疟疾及梅毒等。主要防治措施是净化血源，对献血者进行严格筛选和管理，提高检测技术，对血液进行严格检测，保证每袋血的质量。

3.细菌污染反应

要严格把握采血、贮血和输血操作的各个环节，预防输血反应的发生，确保患者的输血安全。

目标检测

一、单项选择题

1.输液过程中发生空气栓塞的致死原因为

　　A.阻塞主动脉入口　　　　　　　　B.阻塞肺静脉入口

　　C.阻塞肺动脉入口　　　　　　　　D.阻塞上腔动脉入口

2.张先生，在输液过程中，突然感到胸闷，胸骨后疼痛，血压低，随即出现呼吸困难，口唇严重紫绀，应立即让患者采取

　　A.左侧卧位和头低足高卧位　　　　B.右侧卧位和头低足高卧位

　　C.端坐位　　　　　　　　　　　　D.平卧位和头高足低卧位

3.李女士，35岁，现需输入10%葡萄糖1000ml，所用输液器的点滴系数为15，计划用5h输完，每分钟滴数为

　　A.20滴　　　　　　B.30滴　　　　　　C.40滴　　　　　　D.50滴

4.患者大量输入库存血容易出现

　　A.高血钙　　　　　B.高血钾　　　　　C.低血钾　　　　　D.低血磷

5.溶血反应时出现头胀、四肢麻木。腰背部剧痛等症状，是由于

　　A.红细胞凝集成团，阻塞部分小血管

　　B.红细胞溶解，大量血红蛋白释放到血浆中

　　C.血红蛋白遇酸变成结晶体，阻塞肾小管

　　D.肾小管坏死脱落

二、问答题

1.静脉输液的目的有哪些？

2.若发现患者静脉输液时溶液不滴，应考虑哪些原因？如何处理？

3．常见的输血反应有哪些?

4．孙先生，39 岁。因交通事故创伤入院，诊断为骨盆骨折，因患者术中失血较多，医嘱给予全血 800ml 静脉滴注。患者输血 20ml 时，突然出现头胀痛，面部潮红，心前区压迫感，四肢麻木，腰背部剧烈疼痛，继而出现寒颤、高热，测脉搏 110 次/分，血压 80 /50mmHg，尿液呈酱油色。分析病情并请回答:

（1）患者为什么要输血?

（2）患者出现了什么反应?

（3）请叙述护理及预防措施?

（宋艳苹）

第十八章

冷热疗技术

学习目标

1. 掌握冷热疗法的目的、操作方法及注意事项。
2. 掌握冷热疗的禁忌证。
3. 熟悉冷热疗的作用。
4. 了解影响冷热疗的因素。
5. 熟练掌握乙醇拭浴、热湿敷及热水袋的使用方法。
6. 学会热水坐浴的操作。

【引导案例】

患者，女，25岁，下楼时不慎踝部扭伤，立即来医院就诊。查体：局部青紫、肿胀、疼痛、活动受限。诊断：踝部软组织挫伤。

请问：

1. 护士应立即为患者采取什么方法处理？为什么？

2. 在该患者踝部受伤48h后护士又该行何种处理方法？为什么？

冷、热疗法是临床常用的物理治疗方法。利用低于或高于人体温度的物质作用于人体表面，通过神经传导引起皮肤或血管的收缩或舒张，改变机体各系统血液循环和新陈代谢，达到止血、止痛、消炎、消肿、退热、增进舒适和减轻症状的目的。护理人员应及时、有效地评估患者局部或全身状况，了解冷热疗法的生理反应、继发反应及影响因素，正确使用冷、热疗法，满足患者的身心需要，防止不良反应发生，同时确保患者安全达到治疗目的。

第一节　冷疗技术

一、冷疗的作用

（一）减轻局部充血或出血

冷可使局部血管收缩，毛细血管通透性降低，减轻局部充血；冷可使血流减慢，血液的黏稠度增加，有利于血液凝固而控制出血。适用于扁桃体摘除术后、鼻出血、局部软组织损伤的初期（48h内）等。

（二）减轻组织的肿胀和疼痛

冷可抑制细胞的活动，减慢神经冲动的传导，降低神经末梢敏感性而减轻疼痛；同时冷使血管收缩，血管壁的通透性降低，渗出减少，从而减轻由于组织肿胀压迫神经末梢引起的疼痛。适用于急性损伤初期、牙痛、烫伤等。

（三）控制炎症扩散

冷使局部血管收缩，血流减少，降低细胞的新陈代谢和细菌的活力，限制炎症的扩散。适用于炎症早期。

（四）降低体温

局部或全身皮肤直接用冷，通过传导与蒸发的物理作用，使体温降低。适用于高热、中暑等患者。

（五）保护脑细胞

头部用冷疗可降低脑细胞的代谢，提高组织对缺氧的耐受性，减少脑细胞损害。适用于脑损伤、脑缺氧等患者。

二、影响冷疗的因素

（一）冷疗方式

采用冷疗方法不同则效果也不同。一般分为湿冷法和干冷法两大类。同样温度条件下，湿冷法的效果要优于干冷法，因为水的传导和渗透能力比空气强。所以使用干冷法的温度应比湿冷法的低一些，才会达到治疗效果。临床应用中，护士要根据患者病情和治疗需要选择合适的冷疗方式。

（二）冷疗时间

冷疗应用需要有一定的时间才能产生效应，而此效应是随着时间的延长而增强的，以达到最大治疗效果。一般冷疗时间为20～30min，用冷时间持续30～60min后，反而引起血管扩张，这是机体避免长时间用冷造成对组织损伤引起的防御反应，称为继发效应，所以用冷时间要适宜，如果作用时间过久反而抵消治疗效应，甚至还可引起不良反应，如疼痛、皮肤苍白、冻伤。

（三）冷疗温度

用冷疗法的温度与体表的温度相差越大，机体对冷的刺激反应越强烈；反之则对冷刺激反应越小。其次，环境温度也可能影响冷疗效应，如室温过低，则散热过快，冷疗效果加强。

（四）冷疗部位

冷疗部位不同，产生反应也不同。身体皮肤有厚有薄，皮肤比较薄的区域如前臂内侧对冷的刺激较为敏感，用冷效果较好。而皮肤比较厚的区域如手和脚，对冷刺激的耐受力强，用冷效果则比较差。同样，血液循环的情况也会影响冷疗效果，血液循环良好的部位，可增强冷疗的效果。因此，临床上为高热患者物理降温时，将冰袋放于皮肤比较薄，血液循环良好的部位，如颈部、腋下、腹股沟等。

（五）冷疗面积

应用冷疗产生的效应与应用面积的大小有关。用冷面积越大，产生的效应越强；反之应用的面积越小，效应就越弱。但大面积应用冷疗法时，导致血管收缩，周围皮肤的血液分流到内脏血管，使患者血压升高。因此在为患者大面积使用冷疗时，应密切观察患者局部及全身反应，以保证治疗安全。

（六）个体差异

患者机体状况、精神状态、年龄、性别等方面不同，对冷刺激的反应也有所差异。因此，用同一强度的温度刺激不同患者，会产生不同的效应。如老年人由于感觉功能减退，对冷刺激敏感性降低，易冻伤；婴幼儿的体温调节中枢发育不完善，对冷刺激反应较为强烈。

三、冷疗的禁忌

（一）冷疗的禁忌证

1. 局部血液循环不良

冷疗会加重血液微循环障碍，导致组织变性及坏死。如大面积组织受损、休克、周围血管病变、糖尿病、微循环障碍等患者。

2. 慢性炎症或深部有化脓病灶

用冷可使局部血流量减少，妨碍炎症吸收。

3. 组织损伤、破裂

冷疗可使血液循环障碍加重，组织损伤加重，影响伤口愈合，特别是大面积组织损伤禁止使用冷疗法。

4. 对冷过敏者

对冷过敏者用冷疗可出现荨麻疹、肌肉痉挛、关节疼痛等症状，应禁忌使用冷疗方法。

5. 慎用冷疗情况

昏迷、年老体弱者、婴幼儿、感觉异常、心脏病及关节疼痛者等均应慎用冷疗。

（二）冷疗的禁忌部位

（1）枕后、耳廓、阴囊处用冷易引起冻伤。

（2）心前区用冷易引起反射性心率减慢、心房纤颤或心室纤颤及房室传导阻滞。

（3）腹部用冷易引起腹痛、腹泻。

（4）足底用冷可引起反射性末梢血管收缩而影响散热或一过性的冠状动脉收缩。

四、冷疗技术

冷疗法（cryotherapy）是用低于人体温度的物质，作用于机体的局部或全身，以达到止血、止痛、消炎和退热的治疗方法。

根据冷疗面积及方式，冷疗法可分为局部冷疗法和全身冷疗法。局部冷疗法包括冰袋、冰囊、化学冰袋、冰帽、冰槽、冷湿敷法等；全身冷疗法包括温水擦浴、酒精拭浴。

（一）局部冷疗法

1. 冰袋（冰囊）的使用

【目的】

降低体温，局部消肿、止血、消炎、减轻疼痛。

【评估】

（1）患者的年龄、病情、意识、体温及治疗情况。

（2）患者局部皮肤状况，如颜色、温度、有无硬结、瘀血等，有无感觉障碍及对冷过敏等。

（3）患者的心理状况、活动能力及合作程度。

【计划】

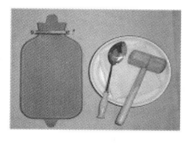

图18-1 冰袋、冰勺、木槌、布套

（1）护士准备 衣帽整洁、剪指甲、洗手、戴口罩，熟悉冰袋（冰囊）的作用及使用方法，向患者解释使用冰袋（冰囊）的目的及注意事项。

（2）患者准备 了解用冷的意义，接受并配合使用冰袋（冰囊）的方法。

（3）用物准备 冰袋或冰囊及布套、帆布袋、冰块、木槌、盆及冷水、毛巾、勺（图18-1）。

（4）环境准备 室温适宜，无对流风直吹患者，酌情关闭门窗。

【实施】

（1）操作方法

操作流程	操作步骤	要点与说明
1. 准备用物	洗手，准备用物。将冰块放入帆布袋内，用木槌敲成小碎块，放入盆中用冷水冲去棱角用勺将冰块装入冰袋至1/2～2/3满，排气后扎紧袋口。擦干，倒提冰袋，检查无漏水后装入布套内	避免冰块棱角损坏冰袋发生漏水 布套可避免冰袋与患者皮肤直接接触
2. 核对解释	携冰袋至患者处，核对床号、姓名，并向患者解释说明目的、过程及方法	确认患者并了解病情 通过解释，以取得患者合作
3. 放置冰袋	将冰袋放至所需部位	高热患者降温置冰袋于患者前额、头顶部和体表大血管分布处（图18-2） 扁桃体摘除术后将冰囊置于颈前颌下（图18-3）
4. 观察记录	随时观察局部皮肤颜色，询问患者感觉；记录使用部位、使用时间、效果、反应等	
5. 撤掉冰袋	用冷30min后，撤掉冰袋，协助患者取舒适卧位，整理患者床单位	防止产生继发效应影响冷疗效果
6. 整理归位	整理用物，清洁后放于原处备用。倒空冰袋内的水，倒挂、晾于通风阴凉处；布套洗净备用	便于再次使用

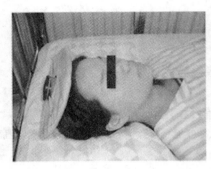

图 18 - 2　冰袋置于头顶部

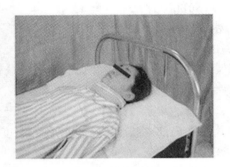

图 18 - 3　扁桃体摘除术后将
冰囊置于颈前颌下

（2）注意事项

①用冷的时间准确掌握，最多不得超过 30min，如需长时间使用者，休息 1h 后再使用，给予局部组织复原时间。

②注意观察局部皮肤变化，每 10min 查看一次局部皮肤颜色，一旦发现患者局部皮肤发紫，有麻木感，立即停止使用冰袋，防止冻伤发生。

③用冰袋物理降温时，应在用冷 30min 后测量体温并记录。当体温降至 38℃ 以下，取下冰袋。

④使用过程中，检查冰袋有无漏水及冰块融化情况，及时更换与添加。

【评价】

（1）患者舒适，局部皮肤无发紫、麻木及冻伤，达到冷疗效果。

（2）护患沟通有效，患者身心需要得到满足。

2. 冰帽（冰槽）的使用

【目的】

头部降温，防治脑水肿，减轻脑细胞损害。

【评估】

（1）患者的年龄、病情、意识、体温及治疗情况。

（2）患者头部皮肤状况。

（3）患者的心理状况、活动能力及合作程度。

【计划】

（1）护士准备　衣帽整洁、剪指甲、洗手、戴口罩，熟悉冰帽（冰槽）的作用及使用方法，向患者解释用冰帽（冰槽）的目的及注意事项。

（2）患者准备　了解用冷的意义，接受并配合冰帽（冰槽）的使用。

（3）用物准备　冰帽（冰槽）、帆布袋、冰块、盆及冷水、木槌、勺、海绵垫（3块）、水桶、肛表、冰槽降温时备不脱脂棉球及凡士林纱布 2 块、治疗碗、橡胶单、中单、治疗巾、海绵、小垫枕。

（4）环境准备　室温适宜，无对流风直吹患者，酌情关闭门窗。

【实施】

（1）操作方法

操作流程	操作步骤	要点与说明
1. 准备用物	洗手，准备用物	按照冰袋法备用物
2. 评估解释	携用物至患者处，核对并评估患者，向其解释说明目的、过程及方法	确认患者并了解病情 耐心解释，以取得合作
3. 去枕铺巾	去枕，在头下铺橡胶单及中单，铺治疗巾于冰帽内	保护床单
4. 头戴冰帽	将小垫枕垫于患者肩下，在患者枕颈部及双耳廓垫上海绵，戴上冰帽。用冰槽的患者双耳道塞不脱脂棉球，双眼用凡士林纱布遮盖。将冰帽（冰槽）的引水管置于水桶中，注意水流情况（图18-4）	防止枕部和耳廓冻伤 以防冰槽内冰水流入患者耳内 保护角膜
5. 观察记录	观察患者生命体征、局部皮肤情况、全身反应及病情变化，每30min测量体温一次，记录用冷部位、时间、效果及反应，测得体温记录在特别护理记录单上	维持肛温在33℃左右，不宜低于30℃，以防出现心室纤颤等并发症
7. 撤掉冰帽	用毕，取下冰帽或冰槽，协助患者取舒适卧位，整理床单位	用冷时间，依据患者病情而定
8. 整理归位	冰帽处理同冰袋，使用冰槽者，将冰槽内冰水倒空，消毒备用	

（2）注意事项

①用冷的时间最长不得超过30min，如需长时间使用者，休息1h后可再次使用，给予局部组织复原时间。

②观察冰帽有无破损、漏水，冰块融化后，应及时更换或添加冰块。

③注意观察患者心率变化，有无心房纤颤、心室纤颤与房室传导阻滞的发生。

④观察头部皮肤变化，每10min查看一次局部皮肤颜色，尤其注意患者耳廓部位有无发紫、麻木及冻伤的发生。

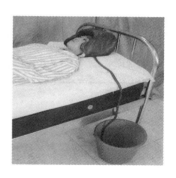

图18-4 冰帽的使用

【评价】

（1）操作方法正确，达到冷疗目的，患者耳廓无发紫、麻木及冻伤的发生。患者的心率无变化，无心房、心室纤颤及房室传导阻滞的发生。

（2）护患沟通有效，患者身心需要得到满足。

3. 冷湿敷法

【目的】

降温，局部组织止血、止痛、消炎，用于早期扭伤、挫伤。

【评估】

（1）患者的年龄、病情、意识、体温及治疗情况。

（2）患者局部皮肤状况，注意有无伤口。

（3）患者的心理状况、活动能力及合作程度。

【计划】

（1）护士准备　衣帽整洁、剪指甲、洗手、戴口罩，熟悉冷湿敷的作用及用法，向患者解释用冷湿敷的目的及注意事项。

（2）患者准备　了解冷疗的意义，知晓使用冷湿敷的正确方法，并接受治疗。

（3）用物准备　盆内盛冰水，治疗盘内放弯盘，纱布，敷布2块，长把钳子2把，外放凡士林，棉签，橡胶单、治疗巾（一次性治疗巾），干毛巾，酌情备屏风，如有伤口，应准备换药用物、无菌棉垫、胶布。

（4）环境准备　室温适宜，无对流风直吹患者，酌情关闭门窗。

【实施】

（1）操作方法

操作流程	操作步骤	要点与说明
1. 评估解释	备齐用物，携至床边，核对患者床号、姓名并评估患者，向其解释说明目的、过程及方法	确认患者并了解病情 耐心解释，以取得合作
2. 暴露患处	协助患者取舒适卧位，暴露患处，在受敷部位下垫橡胶单、治疗巾（一次性治疗巾），受敷部位涂凡士林后盖一层纱布	保护皮肤及床单位 防止皮肤受到过冷的刺激
3. 湿敷患处	将敷布浸入冰水盆中，双手各持一把钳子将浸在冰水中的敷布拧干（图18-5），抖开敷布，折叠后敷在患处。每3~5min更换一次敷布，冷敷持续15~20min。冷湿敷结束后，撤掉敷布和纱布，擦去凡士林。	敷布需浸透，拧至不滴水为宜 高热患者敷于前额
4. 整理记录	协助患者躺卧舒适，整理床单位。整理其他用物，清洁、消毒后放于原处备用。洗手，记录	记录冷湿敷部位、时间、效果、反应

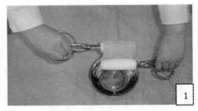

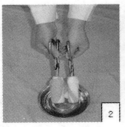 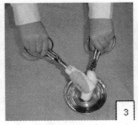 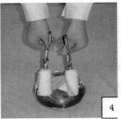

图18-5　敷布拧法

（2）注意事项

①注意观察局部皮肤变化，每10min查看一次局部皮肤颜色。

②使用过程中，检查湿敷情况，及时更换敷布。如冷敷部位为开放性伤口，须按无菌技术操作原则进行冷湿敷并更换伤口敷料。

③用冷湿敷法降温时，在使用此方法30min后，应测体温，并将体温记录在体温单上。

【评价】

（1）用冷的时间正确，达到冷疗目的，患者无不适反应，局部皮肤无发紫、麻木及冻伤。

（2）护患沟通有效，患者身心需要得到满足。

（二）全身冷疗法

使用温水或乙醇进行全身擦浴，通过其蒸发和传导作用来带走机体大量的热，达到全身降温的目的。

1. 温水拭浴法

【目的】为高热患者降温。

【评估】

（1）患者的年龄、病情、意识、体温及治疗情况。

（2）患者局部皮肤状况，如皮肤温度、颜色、完整性等。

（3）患者的心理状况、活动能力及合作程度。

【计划】

（1）护士准备　衣帽整洁、剪指甲、洗手、戴口罩，熟悉温水拭浴的作用及用法，向患者解释操作目的及注意事项。

（2）患者准备　了解温水拭浴的目的、方法、注意事项及配合要点。取舒适体位，接受温水拭浴降温，按需排尿。

（3）用物准备　盆内盛32℃～34℃温水2/3满、大纱布垫（小毛巾）2块、大浴巾、热水袋（内装60℃～70℃热水，装入布套中）、冰袋（内装冰块、装入布套中），必要时备干净衣物、大单、便器及屏风。

（4）环境准备　关闭门窗，调节室温，必要时用屏风遮挡。

【实施】

（1）操作方法

操作流程	操作步骤	要点与说明
1. 评估解释	备齐用物，携至床边，核对患者床号、姓名并评估患者，向其解释说明目的、过程及方法	确认患者并了解病情 耐心解释，取得合作
2. 安置卧位	松开床尾盖被，协助患者脱去上衣，松解裤带，取舒适卧位；置冰袋于患者头部，放热水袋于足底	冰袋置于头部可以降温并防止擦浴时表皮血管收缩、头部充血 热水袋置于足底使患者感觉舒服

续表

操作流程	操作步骤	要点与说明
3. 拭浴方法	暴露拭浴部位,将大浴巾垫于擦拭部位下,小毛巾用温水浸湿后拧至半干,缠在手上,以离心方向拍拭(图18-6)。擦拭完毕后用大毛巾擦干皮肤,擦拭顺序: (1)双上肢:患者取仰卧位 颈外侧→肩→上臂外侧→前臂外侧→手背;侧胸→腋窝→肘窝→手心。同法擦拭对侧上肢 (2)背部:帮助患者侧卧,从颈下肩部→背部→臀部。穿好上衣,脱去裤子 (3)双下肢:患者取仰卧位 髋部→下肢外侧→足背;腹股沟→下肢内侧→内踝;臀下→下肢后侧→腘窝→足跟。同法擦拭对侧下肢	每侧部位可擦拭3min,擦浴全过程不宜超过20min,防止发生继发效应 擦至腋窝、肘窝、手心处稍用力并延长停留时间,以促进散热 擦至腹股沟、腘窝处稍用力擦拭,并延长擦拭时间,以促进散热
4. 整理记录	擦拭完,撤掉热水袋,根据需要更换干净衣裤,协助患者躺卧舒适,整理床单位。整理其他用物,清洁、消毒后放于原处备用。洗手,记录。	记录时间、效果、反应
5. 观察处理	拭浴后30min测量患者体温并记录,体温低于39℃则取下冰袋	及时测量,准确记录

(2)注意事项

①以拍拭(轻拍)方式进行,避免因摩擦而生热。

②安全擦浴全过程不要超过20min,避免患者着凉。

③禁忌擦拭后颈、胸前区、腹部、足底。

④因全身冷疗面积较大,在给患者实施的过程中,护士应密切观察患者反应。如出现面色苍白、寒战、呼吸和脉搏异常时,应立即停止拭浴并通知医生处理。

【评价】

(1)患者感觉身体舒适,心情舒畅。

(2)用冷的时间正确,患者达到冷疗目的,无不适反应。

(3)护患沟通有效,患者身心需要得到满足。

2. 乙醇拭浴法

乙醇是一种挥发性液体,拭浴时在皮肤上迅速蒸发,吸收机体热量,而且乙醇刺激皮肤使血管扩张,因而散热能力增强。但是血液病患者和新生儿禁忌使用乙醇拭浴法降温。

乙醇拭浴需准备25%~35%的乙醇200~300ml,温度32℃~34℃,操作方法同温水拭浴。

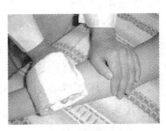

图18-6 温水拭浴法

冰毯机的使用

医用冰毯全身降温仪（简称冰毯机）是利用半导体制冷原理，将水箱内蒸馏水冷却后通过主机与冰毯内的水进行循环交换，促进与毯面接触的皮肤进行散热，以达到降温的目的。主要用于全身降温，广泛应用于颅脑疾病术前、术后的亚低温及各种类型的顽固性高热不退的病人。

使用时，冰毯上不铺任何隔热用物，以免影响效果，可在毯面上覆盖中单，助患者脱去上衣，将冰毯置于患者整个背部下，不要触及颈部，以免因副交感神经兴奋而引起心跳过缓。中单一旦浸湿，要及时更换，以免引起患者的不适。及时擦干冰毯周围凝聚的水珠，以免影响机器的正常运转，防止漏电发生。在使用过程中，应密切观察患者的病情变化，如发生寒战、面色苍白和呼吸、脉搏、血压变化时应立即停止使用。使用后要及时放出水箱内的水，以免形成水垢或变质，影响机器性能。

第二节　热疗技术

一、热疗的作用

（一）促进炎症的消散和局限

热疗使局部血管扩张，血液循环速度加快，促进组织中毒素和废物排出；同时血流量增多，白细胞数量增加，吞噬能力增强和新陈代谢加快，使机体的抵抗力和修复力增强。因而炎症早期用热，可促进炎性渗出物吸收和消散；炎症后期用热，可促进炎症局限。常用于乳腺炎等患者。

（二）减轻深部组织充血

热疗使皮肤血管扩张，使平时大量呈闭锁状态的动静脉吻合支开放，皮肤血流量增多。由于全身循环血量的重新分布，深部组织血流量减少，从而减轻深部组织的充血。

（三）减轻疼痛

热疗可使痛觉神经兴奋性降低，又可改善血液循环，加速组织胺类致痛物质排出和炎性渗物吸收，解除对神经末梢的刺激和压迫，因而减轻疼痛。同时热疗可使肌肉松弛，增强肌肉组织的伸展性，增加关节的活动范围，减少肌肉痉挛、僵硬、关节强直所致的疼痛。适用于胃肠痉挛、肾绞痛、腰肌劳损等患者。

（四）保暖与舒适

热疗可使局部血管扩张，促进血液循环，将热带至全身，使体温升高，全身感觉温暖，使患者感到舒适。适用于早产儿、年老体弱、危重、末梢循环不良的患者。

二、影响热疗的因素

（一）热疗方式

采用热疗方法不同则效果也不同。一般分为湿热法和干热法两大类。同样温度条件下，湿热法的效果要优于干热法，因为水的传导和渗透热能力比空气强。对比两种方法，湿热法不易使患者皮肤干燥、体液丢失少，而干热法具有保温时间比较长、不会浸湿皮肤、烫伤危险性小的特点。因此临床应用中，护士要根据患者病情和治疗需要选择合适的热疗方式。

（二）热疗时间

热疗应用需要有一定的时间才能产生效应，而此效应是随着时间的延长而增强的，以达到最大治疗效果。一般热疗时间为 20~30min，用热时间过长会产生继发效应，所以用热时间要适宜，如果作用时间过久反而引起血管收缩，抵消治疗效应，甚至导致烫伤。

（三）热疗温度

用热疗法的温度与体表的温度相差越大，对机体刺激反应越强烈；反之则对机体的刺激反应越小。此外，环境温度也可能影响热疗效应，如室温过高，传导散热被抑制，热疗效果加强。

（四）热疗部位

热疗部位不同，产生热效应也不同。身体皮肤比较薄的区域对热刺激较为敏感，用热效果较好。而皮肤比较厚的区域如手和脚，对热刺激的耐受力强，用热效果则比较差。此外，血液循环的情况也会影响用热效果，血液循环良好的部位，可增强热疗的效果。

（五）热疗面积

热疗产生的效应与用热面积的大小有关。用热面积越大，产生的效应越强；反之用热的面积越小，效应就越弱。但大面积使用热疗法时，导致广泛性周围血管扩张，血压下降，若血压急剧下降，易导致患者晕厥。因此在为患者大面积使用热疗时，应密切观察患者局部及全身反应，以保证治疗安全。

（六）个体差异

患者机体状况、年龄、性别、居住习惯等方面不同，对热刺激的反应也有所差异。所以，用同一强度的温度刺激，会产生不同的效应。女性比男性对热刺激更敏感。昏迷、血液循环障碍、感觉迟钝等患者，对热的敏感性降低，用热时特别要注意防止烫伤。

三、热疗的禁忌

（一）未明确诊断的急腹症

急性腹痛未明确诊断前用热疗虽可减轻疼痛，但是会掩盖病情真相而贻误诊断和治疗，有引发腹膜炎的危险。

（二）面部危险三角区的感染

该区域血管丰富，无静脉瓣，且与颅内海绵窦相通，用热可使该处血管扩张，血流量增多，导致细菌和毒素进入血液循环，促进炎症扩散，造成颅内感染或败血症。

（三）各种脏器出血、出血性疾病

热疗可使局部血管扩张，增加脏器的血流量和血管通透性从而加重出血。出血性疾病用热使血管扩张，加重出血倾向。

（四）软组织损伤或扭伤早期（48h 内）

用热可促使局部血管扩张，通透性增加，血液循环加快，加重皮下出血和肿胀，从而加重疼痛。

（五）其他

1. 感觉功能损伤、意识不清者

用热疗可能会造成烫伤，所以慎用。这类患者应在严密监测下使用热疗。

2. 孕妇

热疗可影响胎儿的生长。

3. 心、肝、肾功能不全患者

大面积热疗时，皮肤血管扩张，使供应内脏器官的血液减少，加重病情。

4. 急性炎症

热疗可使局部温度升高，利于细菌繁殖和分泌物增多而加重病情，如中耳炎、结膜炎等。

5. 皮肤湿疹

热疗可加重皮肤受损和局部痒感。

6. 恶性肿瘤病变部位

热疗加速肿瘤细胞的新陈代谢，而加重病情。同时热疗加快血液循环而使肿瘤扩散和转移。

7. 金属移植物、人工关节

金属是热的良好导体，用热疗易造成烫伤。

8. 睾丸

用热会抑制精子发育并破坏精子。

四、热疗技术

热疗法（cryotherapy）是用高于人体温度的物质，作用于机体的局部或全身，促进血液循环、消炎、解痉和解除疲劳的治疗方法。

根据热疗面积及方式，热疗法可分为干热疗法和湿热疗法。干热疗法包括热水袋、烤灯等；湿热疗法包括热湿敷、热水坐浴、温水浸泡等。

（一）干热疗法

1. 热水袋的使用

【目的】

保暖、舒适、解痉、镇痛。

【评估】

（1）患者的年龄、病情、意识、治疗情况。

（2）患者局部皮肤状况，如颜色、温度、有无硬结、瘀血等，循环情况，有无感觉障碍及对热的耐受程度情况等。

（3）患者的心理状况、活动能力及合作程度。

【计划】

（1）护士准备　衣帽整洁、剪指甲、洗手、戴口罩，熟悉热水袋的作用及使用方法，向患者解释用热水袋的目的及注意事项。

（2）患者准备　了解热水袋的作用，接受并配合使用热水袋。

（3）用物准备　热水袋及布套，水温计，量杯，热水（60℃ ~ 70℃）1000 ~ 1500ml，大毛巾。

（4）环境准备　酌情调节室温，无对流风直吹患者，必要时关闭门窗。

【实施】

（1）操作方法

操作流程	操作步骤	要点与说明
1. 准备用物	洗手，准备用物，检查热水袋有无破损。调节水温，放平热水袋，去塞，一手持热水袋袋口的边缘，边灌边提高热水袋口灌至热水袋的 1/2 ~ 2/3 满。将热水袋端逐渐放平，见热水达到袋口即排尽袋内空气，旋紧塞子。擦干热水袋外壁水迹；倒提热水袋并轻轻抖动无漏水后装入布套内，系紧带子（图18-7）	根据患者病情，调节水温 以防热水外溢 排尽空气，防止影响热传导 布套可避免热水袋与患者皮肤直接接触，并可以吸收潮气 严格检查热水袋有无漏水现象，避免烫伤患者
2. 核对解释	携热水袋至患者处，核对床号、姓名，并向患者解释说明目的、过程及方法	确认患者并了解病情 通过解释，以取得合作
3. 放热水袋	将热水袋放至所需部位，袋口朝向身体外侧	意识不清、感觉迟钝的患者使用热水袋时，应再用大毛巾包裹在外面，以防烫伤
4. 询问观察	用热期间询问患者感觉，随时观察局部皮肤颜色	一旦发现皮肤有潮红、疼痛等现象，应立即停止使用，并在局部涂凡士林来保护皮肤
5. 撤热水袋	根据热疗目的而设定用热时间，用于治疗一般时间不超过 30min，用毕，撤掉热水袋，协助患者取舒适卧位，整理患者床单位	如保暖可持续使用热水袋 防止产生继发效应影响热疗效果
6. 整理记录	整理用物，清洁后放于原处备用。倒空热水袋内的水，清洗、倒挂、晾干，向袋内吹少量气体旋紧塞子，存放于阴凉处备用；布套洗净晾干后备用。洗手，记录	防止热水袋两层橡胶粘连 记录使用部位、作用时间、效果、反应等

（2）注意事项

①感觉功能障碍或减退、意识不清、年老体弱等患者，用热水袋可能会造成烫伤，所以慎用。这类患者应在严密监测下使用热疗。

②为老年人、婴幼儿、昏迷、麻醉未清醒、末梢循环不良、感觉障碍等患者使用热水袋时，水温应调至 50℃ 以内，并用大毛巾包裹，定时检查局部皮肤情况，以免烫伤。

③在使用热水袋过程中，应经常检查用热局部皮肤的变化，特别是意识障碍者。

④连续使用热水袋保暖，应每 30min 检查水温一次，及时更换热水，并严格执行交接班制度。

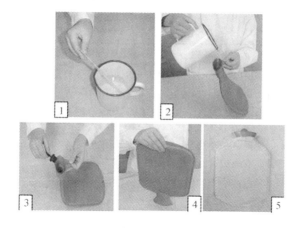

图 18 - 7 热水袋的使用

【评价】

（1）达到热疗的目的，患者感觉舒适，安全。

（2）患者无过热、心慌、头晕等感觉。

（3）护患沟通有效，患者身心需要得到满足。

2. 烤灯的使用

烤灯是利用热的辐射作用于人体，使人体局部温度升高、血管扩张、局部血液循环加速、促进组织代谢、改善局部组织营养状况。

【目的】

消炎、解痉、镇痛、促进创面干燥结痂，促进肉芽组织生长，利于伤口愈合。用于感染的伤口、压疮、臀红、神经炎、关节炎等症状。

【评估】

（1）患者的年龄、病情、治疗情况。

（2）患者局部皮肤及伤口情况，循环情况，有无感觉障碍及对热的耐受程度情况等。

（3）患者的意识状况、活动能力及合作程度等。

【计划】

（1）护士准备 衣帽整洁、剪指甲、洗手、戴口罩，熟悉烤灯的作用及使用方法，向患者解释用烤灯的目的及注意事项。

（2）患者准备 了解烤灯热疗的作用，接受并配合使用烤灯。

（3）用物准备 红外线灯或鹅颈灯，必要时备有色眼镜和屏风。

（4）环境准备 酌情调节室温，无对流风直吹患者，必要时用屏风遮挡。

【实施】

（1）操作方法

操作流程	操作步骤	要点与说明
1. 准备用物	检查烤灯的性能，根据需要选择不同功率灯泡	确定烤灯功能正常
2. 核对解释	携烤灯至患者处，核对床号、姓名，并向患者解释说明目的、过程及方法	确认患者了解病情 通过解释，以取得合作
3. 照射患处	暴露治疗部位，协助患者躺卧舒适，移动烤灯至治疗部位斜上方或侧方；有保护罩的可垂直照射，调节灯距。接通电源，打开开关，进行治疗（图18-8）	注意保暖，必要时屏风遮挡 烤灯距离治疗部位约30～50cm，温热为宜，可用手试温，或可根据厂家说明调节距离
4. 观察记录	照射时间为20～30min，在照射过程中，随时观察局部皮肤颜色，询问患者感觉；记录烤灯照射部位、时间、效果、反应	一旦发现皮肤紫红色、疼痛等现象，应立即停止使用，并在局部涂凡士林来保护皮肤
5. 关闭烤灯	照射完毕，关闭开关，嘱咐患者休息15min后再离开	以防患者感冒
6. 整理归位	清理用物，整理床单位	

（2）注意事项

①利用烤灯热疗时，根据治疗部位选择不同功率灯泡，如手、足等小部位一般用250W的灯头，胸腹、腰背部等部位可用500～1000W的灯头。

②照射患者的面颈部、胸部时，应注意保护眼睛，可戴有色眼镜或用湿纱布遮盖。

③照射过程中，应随时观察患者照射部位皮肤反应，如皮肤出现桃红色为合适剂量；若出现紫红色则应立即停止照射，并涂凡士林以保护皮肤。

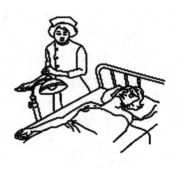

图18-8 烤灯法

【评价】

（1）患者感觉舒适，无过热、头晕、心慌等不良反应。

（2）照射患者颈部和胸部时，眼睛未受到伤害。

（3）护患沟通有效，患者身心需要得到满足。

（二）湿热疗法

1. 湿热敷法

【目的】

消炎、消肿、解痉、镇痛。

【评估】

同"热水袋的使用的评估内容"。

【计划】

（1）护士准备　衣帽整洁、剪指甲、洗手、戴口罩，熟悉湿热敷的作用及使用方法，向患者解释用湿热敷的目的及注意事项。

（2）患者准备　了解湿热敷的作用，接受并配合使用湿热敷法。

（3）用物准备

①治疗盘内放：敷布（大于患处面积）2块、敷钳2把、纱布、弯盘、凡士林、棉签、小橡胶单、治疗巾、毛巾。

②小水盆内盛温水（水温50℃～60℃）、水温计、热水瓶或热源。

③必要时备屏风、热水袋，有伤口者需备换药用物。

（4）环境准备　室内无对流风直吹患者，必要时用屏风遮挡。

【实施】

（1）操作方法

操作流程	操作步骤	要点与说明
1. 评估解释	备齐用物，携至床边，核对患者床号、姓名并评估患者，向其解释说明目的、过程及方法	确认患者并了解病情 耐心解释，以取得合作
2. 暴露患处	协助患者取适当卧位，暴露患处，在受敷部位下垫橡胶单、治疗巾（一次性治疗巾），受敷部位涂凡士林后盖一层纱布	保护皮肤及床单位 凡士林可减缓热传导，防止烫伤患者，并使热疗效果持久
3. 湿敷患处	将敷布浸入热水盆中，双手各持一把敷钳将浸在热水中的敷布拧干，抖开敷布，可用手腕掌侧皮肤试温，应无烫感为宜敷在患处，敷布上可加盖毛巾以维持热敷温度。患者感到烫热，可揭开一角散热。每3～5min更换一次敷布，持续热敷15～20min	敷布需浸透，拧至不滴水为宜 治疗部位不忌受压者，可在敷布上加热水袋，再盖上毛巾或棉垫以维持热敷温度
4. 观察效果	热敷过程中注意询问患者感觉，观察局部皮肤变化及全身状况。热敷完毕，撤掉敷布和纱布，擦去凡士林	
5. 整理记录	协助患者躺卧舒适，整理床单位。整理其他用物，清洁、消毒后放于原处备用。洗手，记录	记录热湿敷部位、时间、效果、反应

（2）注意事项

①有伤口或创面的部位作湿热敷时，应按无菌技术操作进行，敷后伤口按换药法进行处理。

②面部湿热敷的患者，热敷后休息15min再离开，以防着凉感冒。

③湿热敷过程中注意局部皮肤状况，每3～5min更换一次敷布，以保持热敷部位适当的温度。

【评价】

（1）湿热敷后，患者局部炎症和疼痛有所减轻，感觉舒适，未发生烫伤。

（2）护患沟通有效，患者身心需要得到满足。

2. 温水浸泡

【目的】

消炎、镇痛、清洁及消毒伤口。用于手、足、前臂、小腿部位的感染早期，使炎症局限；感染晚期伤口破溃，促进伤口愈合。

【评估】

同"热水袋使用的评估内容"。

【计划】

（1）护士准备　衣帽整洁、剪指甲、洗手、戴口罩，熟悉温水浸泡的作用及使用方法，向患者解释用温水浸泡的目的及注意事项。

（2）患者准备　了解温水浸泡的作用，接受并配合使用温水浸泡。清洗浸泡部位皮肤。

（3）用物准备　盆内盛43℃~46℃热水（根据医嘱添加药物）1/2满，纱布2块，弯盘，镊子1把，纱布数块，必要时备屏风。

（4）环境准备　病室安静，整洁，温湿度适宜，必要时用屏风遮挡。

【实施】

（1）操作步骤

操作流程	操作步骤	要点与说明
1. 评估解释	备齐用物，携至床边，核对患者床号、姓名并评估患者，向其解释说明目的、过程及方法	确认患者并了解病情 耐心解释，取得合作
2. 协助浸泡	可酌情调节水温，将热水或药液倒入浸泡盆的1/2处，协助患者将需浸泡肢体慢慢放入盆内浸泡液中，需要时用镊子夹取纱布反复清洗创面（图18-9）	浸泡液的温度可依据患者习惯调节，但应防止烫伤患者 镊子尖端勿接触创面
3. 观察效果	浸泡15~20min，浸泡期间观察患者局部皮肤情况	观察皮肤有无发红、疼痛等情况
4. 整理记录	浸泡完毕，用纱布擦干肢体，协助患者躺卧舒适，整理床单位。整理用物，清洁、消毒后放原处备用。洗手，记录	有伤口者行外科换药 记录温水浸泡部位、时间、反应、效果

（2）注意事项

①浸泡伤口或创面的部位时，需用无菌浸泡盆及浸泡溶液，浸泡后按换药法进行处理。

②温水浸泡过程中，及时听取患者主诉，检查热水的温度及患者皮肤颜色，随时调节水温，患者无不适感觉，无烫伤发生。

③温水浸泡过程中，应随时添加热水或药液，以维持所需温度；添加热水时，应将患者肢体移出盆外，以免烫伤。

【评价】

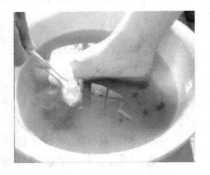

图18-9　温水浸泡

（1）温水浸泡后，患者局部炎症和疼痛有所减轻，感觉舒适，未发生烫伤。

（2）护患沟通有效，患者身心需要得到满足。

3. 热水坐浴

【目的】

减轻直肠、盆腔内器官的充血，达到消肿、止痛和清洁作用，常用于会阴部、肛门、外生殖器疾患及手术前后。

【评估】

同"热水袋的使用的评估内容"。

【计划】

（1）护士准备 衣帽整洁、剪指甲、洗手、戴口罩，熟悉热水坐浴的作用及使用方法，向患者解释用热水坐浴的目的及注意事项。

（2）患者准备 了解热水坐浴的作用，接受并配合使用热水坐浴。排空大小便，清洗坐浴部位皮肤。

（3）用物准备 坐浴椅上置无菌坐浴盆（图18 - 10），盆内盛40℃ ~45℃热水（根据医嘱添加药物），无菌纱布，水温计，毛巾，必要时备屏风。

（4）环境准备 病室安静，整洁，温、湿度适宜，关闭门窗，必要时用屏风遮挡。

【实施】

（1）操作方法

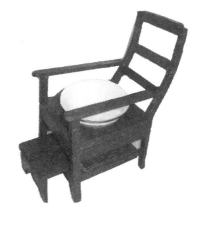

图18 - 10 坐浴椅

操作流程	操作步骤	要点与说明
1. 评估解释	备齐用物，携至床边，核对患者床号、姓名并评估患者，向其解释说明目的、过程及方法	确认患者并了解病情 耐心解释，取得合作
2. 协助坐浴	将坐浴盆放置在坐浴椅上，将遵医嘱配制的药液或热水倒入坐浴盆的1/2处，调节水温。协助患者脱裤至膝盖部取坐位，先用纱布蘸取药液清洗外阴，适应后坐入浴盆内	水温40℃ ~45℃，应防止烫伤患者 随时调节水温，防止患者着凉 臀部完全浸泡在水中
3. 询问观察	浸泡15 ~20min，坐浴期间询问患者有无不适，观察患者反应及局部皮肤情况	若出现面色苍白、脉搏加快、眩晕等情况，应停止坐浴
4. 整理记录	坐浴完毕，用毛巾擦干坐浴部位，协助患者穿好衣裤，躺卧舒适，整理床单位，清理用物。洗手，记录	有伤口者行外科换药 记录热水坐浴部位、时间、反应及效果

（2）注意事项

①女性患者月经期、妊娠后期、产后2周内、阴道出血和盆腔急性炎症不易坐浴，以免引起感染。

②热水坐浴前嘱患者排便、排尿，因热水可刺激肛门、会阴部易引起排便、排尿反射。

③坐浴过程中，及时倾听患者主诉，随时观察患者面色、呼吸、脉搏，如有异常时应停止坐浴，扶患者上床休息。

④坐浴部位若有伤口，坐浴盆、溶液及用物必须无菌；坐浴后应按照无菌技术处理伤口。

知识拓展

化学加热袋的使用

化学加热袋是大小不等的密封塑料袋。使用时，将化学物质充分混合，使袋内的化学物质发生反应而产热。化学加热袋最高温度可达76℃，平均温度为56℃，可持续使用2h左右。使用化学加热袋时，一定要加布套或包裹后使用。因为化学加热袋在袋内两种化学物质反应初期热温不足，以后逐渐加热并有一高峰期，温度可达70℃以上，这时要注意防治烫伤，必要时可加双层包裹使用。对老年人、小儿、昏迷、感觉麻痹的患者不宜使用化学加热袋。

【评价】

（1）热水坐浴后，患者局部炎症和疼痛有所减轻，感觉舒适，未发生烫伤。

（2）护患沟通有效，满足患者自尊的需要，患者身心需要得到满足。

目标检测

一、单项选择题

1．患者，女性，15岁，大叶性肺炎。体温40℃，脉搏120次/min，口唇干燥，护士采取的护理措施不正确的是

　　A．注意保暖　　　　　　　　　　B．每4h测量体温1次

　　C．鼓励饮水　　　　　　　　　　D．冰袋放于头顶，足底处

2．患者，女性，38岁，突然剧烈腹痛来诊。视诊见患者面色苍白，出冷汗。确诊明确之前，值班护士不宜采用的措施是

　　A．测量生命体征　　　　　　　　B．与医生沟通，留血标本

　　C．了解病史，进行护理评估　　　D．给予热水袋止痛

3．患儿，4岁，因车祸昏迷1周。患儿四肢冰冷，用热水袋保暖。护士配置的水温宜为

　　A．48℃　　　　　B．55℃　　　　　C．63℃　　　　　D．70℃

二、简答题

1．冷、热疗法的目的？

2．冷热疗法应用时有哪些禁忌？为什么？

3．冷热疗法均有减轻疼痛的作用，请分析各自的作用机制。

4．患者刘某，40岁，女性，神志不清，面色潮红而灼热，T41℃，P120次/分，R24次/分，诊断为中暑，需立即行乙醇擦浴降温。请问：

　　（1）操作前应怎样进行护理评估？

　　（2）乙醇溶液的浓度与用量是多少？

　　（3）擦浴中应注意那些问题？

（林　琳）

第十九章

标本采集

学习目标

1. 掌握标本采集原则、方法及注意事项、防腐剂的选用。
2. 熟悉咽拭子标本的采集方法及注意事项；血、痰、尿、粪便标本容器的选用。
3. 了解标本采集的意义。
4. 学会血、尿、大便、痰标本的采集方法。

【引导案例】

患者李某，男，50 岁，有哮喘病史 10 年，近日来经常出现呕吐，呕吐物为黑色，量约 110ml，柏油样便每次量约 160g，伴有心慌、出冷汗。腹部彩超示：肝内混合性病变，胆囊息肉样病变。根据医嘱护士为患者采集血、大便、痰等检验标本。

请问：

1. 护士采集标本的意义有哪些？

2. 护士在采集标本时应遵循哪些原则？

随着医学的发展，诊断疾病方法的日益增多，但各种标本检验的结果仍是临床基本的诊断方法之一，医生对患者进行临床诊断和治疗的过程中，常常需要借助血液、尿液、粪便等检验结果来判断机体状态，病理变化或治疗结果。正确采集标本是获得正确检验结果的保证，因此护士必须了解各种标本检验的临床意义，熟练掌握采集标本的基本知识和技能，以确保检验结果的准确性。

第一节　标本采集的意义和原则

一、标本采集的意义

标本是指采集患者少量的血液、排泄物（尿、粪）、分泌物（痰、鼻分泌物）、呕吐物、体液（胸水、腹水）及组织细胞等样本，经过物理、化学、生物学的实验技术和方法进行检验，其检验结果作为判断患者机体功能和结构有无病理变化的依据。因此，标本采集具有如下意义：①协助明确疾病诊断；②观察病情变化，推测病程进展；

③作为制定治疗、护理措施的依据；④进行疗效评价，判断预后。

二、标本采集的原则

（一）遵照医嘱采集标本

采集各种标本均应按医嘱执行。医生填写检验申请单，要求项目填写完整，目的明确，字迹清楚，医生签全名。护士根据医嘱核实化验单后进行采集，凡对医嘱、检验单有疑问者必须核实准确后方可执行。

（二）采集前做好充分准备

（1）采集标本前应明确检验项目、目的、选择采集方法、确定采集标本的量，了解注意事项。

（2）应认真评估患者的病情、心理反应与合作程度。耐心向患者解释检验的目的及注意事项，消除患者顾虑，取得信任和合作。

（3）根据检验目的准备好物品，选择合适的容器，容器外按要求贴上标签，注明患者的科别、病室、床号、姓名、住院号、检查目的和送检日期。

（4）护士操作前做好自身准备，衣帽整齐，修剪指甲，洗手，戴好口罩、手套等。

（三）严格查对

采集前认真查对医嘱及化验单，核对申请项目、患者姓名、科室、床号、住院号等，如有疑问，核实准确后方可执行。采集完毕和送检前应再次核对，确保标本采集无误。

（四）正确采集，确保标本质量

（1）要确保标本质量，必须掌握正确的采集方法、采集时间、采集的量。例如作妊娠试验要留晨尿，因为晨尿内绒毛膜促性腺激素的含量高，容易获得阳性检验结果。

（2）培养标本的采集应严格执行无菌技术操作，标本必须放入无菌容器内，且容器无裂缝，瓶塞干燥，不可混入防腐剂、消毒剂及其他药物，培养基应足量，无浑浊、变质，以免影响检验结果。应在使用抗生素之前采集，如已经使用抗生素，应在血药浓度最低时采集，并在检验单上注明已使用抗生素的名称。

（五）及时送检

标本采集后应及时送检，不能放置过久，避免污染或变质而影响检验结果，特殊标本还应注明采集的时间或加入防腐剂。

第二节　各种标本采集技术

一、血液标本采集

（一）静脉血标本采集法

静脉血液标本分全血标本、血清标本、血培养标本。

【目的】

1. 全血标本

用于作血常规检查、血沉及测定血液中某些物质的含量，如血糖、尿素氮、肌酐、尿酸、肌酸、血氨。

2. 血清标本

用于测定血清酶、脂类、电解质和肝功能等。

3. 血培养标本

用于查找血液中的病原微生物。

【评估】

（1）患者年龄、病情、诊断及治疗用药情况。

（2）患者穿刺部位的血管及皮肤情况。

（3）患者的心理状态和合作程度。

（4）患者对疾病、标本采集的目的及注意事项的认知程度。

【计划】

1. 护士准备

衣帽整齐，洗手，戴口罩及手套。

2. 患者准备

采血局部皮肤清洁，患者明确采血目的，能主动配合。作生化检查时患者应空腹。

3. 用物准备

检验单、注射盘内备皮肤消毒剂、棉签、止血带、弯盘、小垫枕、必要时备无菌纱布、一次性手套、真空采血针、真空采血管（按检验项目选用，图19-1）、或备5ml或10ml一次性注射器（按采血量多少选用）、标本容器（干燥试管、抗凝试管、血培养瓶），根据需要准备酒精灯、火柴（采集培养标本时用）。

4. 环境准备

环境应安静、清洁、宽敞、光线充足，符合采血要求。

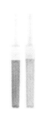 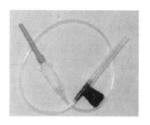

A. 真空采血针（直刺式）　　B. 真空采血针（头皮针式）

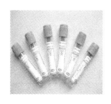 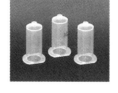

C. 真空采血管　　　D. 持针器

图19-1　真空采血针、采血管

【实施】

1. 操作方法

操作流程	操作步骤	要点与说明
1. 核对解释	备齐用物至床旁，核对床号、姓名，向患者解释采血的目的和配合方法，以取得合作。安置合适体位，戴手套	严格查对，尊重患者 若需要抽空腹血检验，应提前告知患者
2. 选择静脉	选择合适的静脉，垫上小垫枕，在静脉穿刺点上方约6cm处扎止血带，常规消毒皮肤2遍，嘱患者握拳，使血管充盈	使静脉充盈，便于穿刺回血 严格无菌操作
3. 采集标本	真空采血针采血 ◆手持真空采血针，按静脉注射法进行静脉穿刺，见回血后，将真空采血针另一端针头刺入真空采血管，血液迅速流入真空采血管内，自动留取到所需血量，取下真空采血管，如需继续采集，置换另一真空采血管 ◆当最后一支采血管即将完毕时，松开止血带，嘱患者松拳，用干棉签按压穿刺点，拔出针头，使采血针内血液被采血管剩余负压吸入管内，嘱患者按压穿刺点片刻。	规范操作，抽血时不松拳及止血带 正确按压，一般1~2min，凝血功能差的按压时间稍长一些
4. 留取标本	注射器采血 ◆手持一次性注射器，按静脉注射法进行静脉穿刺，见回血后，抽取所需血量，松开止血带，嘱患者松拳，用干棉签按压穿刺点，拔出针头，嘱患者按压穿刺点片刻。取下针头，将血液注入标本瓶内。同时抽取几个项目的标本时，注入顺序如下： ◆血培养标本：注入密封瓶，先除去铝盖中心部分，常规消毒瓶盖，更换无菌针头后将血液注入瓶内，轻轻摇匀；注入三角烧瓶时，先点燃酒精灯，将瓶口纱布松开，取出瓶塞，迅速在酒精灯火焰上消毒瓶口，取下针头，将血液注入瓶内，轻轻摇匀，再将瓶塞和瓶口经火焰消毒后盖紧，扎紧封瓶纱布 ◆全血标本：取下针头，将血液顺管壁缓慢注入抗凝试管内，立即轻轻转动试管，使血液和抗凝剂混匀防止血液凝固 ◆血清标本：取下针头，将血液沿管内壁缓慢注入干燥试管内。勿注入泡沫，不可摇动，防止红细胞破裂造成溶血	严格无菌操作 避免震荡、防止溶血
5. 再次核对	操作后再次核对床号、姓名、检验项目	
6. 安置患者	脱手套，整理患者衣物、被服，协助患者取舒适体位	
7. 用物处理	按消毒隔离原则处理用物，预防交叉感染。洗手，记录	用物分类处理
8. 及时送检	将血标本分类，连同化验单及时送检，特殊标本注明采集时间	健康教育，致谢

2. 注意事项

（1）做生化检验需清晨抽取空腹血，应提前告知患者禁食，避免因进食而影响检验结果。

（2）根据不同的检验目的计算采血量。一般血培养采血为5ml，对亚急性细菌性心内膜炎患者应采血 10～15ml，以提高细菌培养阳性率。

（3）严禁在输液、输血的针头处抽取血标本，应选择对侧肢体采集，以免影响检验结果。

（4）根据检验目的选择标本容器，采集血清标本时，需用干燥试管；采集全血标本时，需用抗凝试管；采集血培养标本时，需用无菌培养瓶。如同时抽取不同种类的血标本，应先注入血培养瓶，然后注入抗凝试管，最后注入干燥试管。

（5）采集血标本前应严格执行无菌操作，培养液的种类及量符合要求，且无污染，瓶塞保持干燥；间歇性寒战患者应在寒战或体温高峰前采集血液，当预测寒战或高热时间有困难时，应在寒战或发热时尽快采集血培养标本；已使用过抗生素治疗的患者，应在下次使用抗生素前采集血培养标本。

（6）真空试管采血时，不可先将真空试管与采血针头相连，以免试管内负压消失而影响采血。

【评价】

1. 严格按照无菌技术操作采集静脉血标本，采集的血标本符合检验要求。

2. 患者配合并对操作满意。

知识拓展

真空采血管的分类及用途

试管名称	头盖颜色	检验项目	分类	采血量（ml）
普通血清管	红色	血清生化、血库和血清学相关检验	血清	3.0～5.0
快速血清管	橘红色	急诊血清生化实验	血清	3.0～5.0
肝素抗凝管	绿色	血浆生化、血液流变学实验	血浆	3.0～5.0
血浆分离管	浅绿色	常规和急诊血浆生化检验	血浆	3.0～5.0
血清分离胶促凝管	金黄	急诊血清生化、血库和血清学相关检验	血清	3.0～5.0
EDTA 抗凝管	紫色	全血实验、血型鉴定、交叉配血	全血	2.0～5.0
枸橼酸钠凝血管	蓝色	血液凝固实验	血浆	1.8～3.6
枸橼酸钠血沉管	黑色	血细胞沉降率实验	全血	1.6～2.4

（二）动脉血标本采集法

【目的】

常用于作血液气体分析。

【评估】

（1）患者年龄、病情、诊断及治疗用药情况。

（2）患者穿刺部位的血管及皮肤情况。

（3）患者的心理状态和合作程度。

（4）患者对疾病、标本采集的目的及注意事项的认知程度。

【计划】

1. 护士准备

衣帽整齐，洗手，戴口罩及手套。

2. 患者准备

采血局部皮肤清洁，患者明确采血目的，能主动配合。

3. 用物准备

检验单、注射盘内备皮肤消毒剂、棉签、小沙袋、动脉血气针、无菌纱布、无菌软木塞、无菌手套、或备 2ml 或 5ml 一次性注射器、肝素。

4. 环境准备

环境应安静、清洁、宽敞、光线充足，符合采血要求。

【实施】

1. 操作方法

操作流程	操作步骤	要点与说明
1. 核对解释	备齐用物至床旁，核对床号、姓名，向患者解释采血的目的和配合方法，以取得合作。安置合适体位	严格查对，尊重患者
2. 选择动脉	选择合适的动脉，一般选择股动脉或桡动脉，以搏动最明显处作为穿刺点（桡动脉穿刺点位于前臂掌侧腕关节上 2cm，股动脉穿刺点位于髂前上棘与耻骨结节连线中点）。如选择股动脉时，协助患者仰卧，下肢稍屈膝外展，可垫沙袋于腹股沟下，充分暴露穿刺部位。常规消毒局部皮肤 2 遍，戴无菌手套	严格无菌操作，准确定位
3. 采集标本	动脉血气针采血 取出并检查动脉血气针，将血气活塞拉至所需的血量刻度，血气针筒自动形成吸引等量液体的负压。用左手示指和中指在已消毒的范围内摸到动脉搏动最明显处，固定于两指间，右手持血气针在两指间垂直刺入或与动脉走向呈 40°刺入动脉，见有鲜红色回血，固定血气针，血气针会自动抽取所需血量 注射器采血 取出一次性注射器并检查，抽取 0.5ml 肝素湿润注射器内壁后，弃去余液。用左手示指和中指在已消毒的范围内摸到动脉搏动最明显处，固定于两指间，右手持注射器在两指间垂直刺入或与动脉走向呈 40°刺入动脉，见有鲜红色血液流入注射器时，一手固定注射器，另一手抽取所需血量	操作规范、熟练、穿刺成功
4. 拔针处理	采血完毕，迅速拔出针头，用无菌纱布按压穿刺部位 5～10min，必要时加沙袋压迫止血	防止出现皮下血肿
5. 隔绝空气	拔出针头后，立即将针头刺入无菌软木塞内以隔绝空气，用手搓动注射器使血液和抗凝剂混匀	避免凝血
6. 安置患者	脱手套，整理患者衣物、被服，协助患者取舒适体位	
7. 用物处理	按消毒隔离原则处理用物，预防交叉感染。洗手，记录	用物分类处理
8. 及时送检	连同化验单及时送检	健康教育，致谢

2. 注意事项

（1）严格执行无菌操作，防止感染。

（2）注射器与针头应连接紧密，注射器内不可留有空气，防止气体混入标本，影响检验结果。

（3）血气分析采血量一般为 0.5～1ml。

（4）有出血倾向的患者，应谨慎选用动脉采血。

（5）新生儿最好选择桡动脉穿刺，因股动脉穿刺，垂直进针时易伤及髋关节。

（6）拔针后，穿刺部位应用无菌纱布或沙袋加压止血，以避免形成皮下血肿。

【评价】

（1）严格按照无菌技术操作采集静脉血标本，采集的血标本符合检验要求。

（2）患者配合对操作满意。

（三）毛细血管采集技术

常用于血常规检查或部分生化检查，常选择成人指端采血，婴儿足跟两侧，耳垂等部位。目前此标本采集技术由检验人员完成，所以具体操作方法从略。

二、尿液标本采集

尿标本分常规标本、培养标本和 12h 或 24h 标本。

【目的】

1. 常规标本

检查尿液的颜色、透明度、细胞和管型、测定尿比重、作尿蛋白、尿糖定性检查等。

2. 尿培养标本

采集未被污染的尿液作细菌学检查，以了解病情，协助诊断及治疗。

3. 12h 或 24h 尿标本

用于各种尿生化、激素检查和尿浓缩查结核杆菌，如钠、钾、氯、肌酐、肌酸、17－羟类固醇、17－酮类固醇等。

【评估】

（1）患者病情、意识状态、诊断、治疗及自理能力。

（2）患者的排尿情况。

（3）患者的心理状态、理解能力和合作程度。

（4）患者对该操作的目的及注意事项的认知程度。

【计划】

1. 护士准备

衣帽整洁，洗手，戴口罩及手套。

2. 患者准备

患者能理解采集尿标本目的、知道正确的采集方法及注意事项，主动配合。

3. 用物准备

根据检验目的选择适当容器，贴化验单副联于容器上，注明科别、床号、姓名、性别、检验目的和送检时间。根据检验目的准备容器：

（1）常规标本　一次性尿杯或清洁玻璃瓶1个（容积在100ml以上），必要时备便盆或尿壶。

（2）尿培养标本　无菌试管、试管夹、酒精灯及火柴、无菌手套、外阴冲洗及消毒用物，必要时备导尿包（见导尿术）。

（3）12h或24h尿标本　清洁带盖的集尿瓶（容量为3000～5000ml）、防腐剂（表19－1）。

4. 环境准备

安静、舒适、安全、隐蔽，注意保护患者的隐私。

【实施】

1. 操作方法

操作流程	操作步骤	要点与说明
1. 核对解释	备齐用物至床旁，核对患者床号、姓名及检验项目，向患者解释留取尿标本目的、方法及注意事项，取得合作	严格查对，尊重患者耐心解释，患者配合
2. 标本采集	◆常规标本 （1）能自理的患者，给予标本容器，嘱其留取清晨第一次尿液约30～50ml于标本瓶内（测量尿比重留取100ml）。因晨尿浓度高，未受饮食的影响，检验结果准确 （2）不能自理的患者，协助患者在床上使用便器或尿壶，再收集尿液于标本容器中 （3）留置导尿的患者，于集尿袋下方引流孔处打开橡胶塞收集尿液 ◆培养标本 （1）中段尿留取法：用于清醒合作的患者，屏风遮挡，协助患者取舒适卧位，妥善放置便器，按导尿法清洁、消毒外阴；嘱患者自行排尿，弃去前段尿液，用试管夹夹住无菌试管，并在酒精灯上消毒试管口后，留取中段尿约5ml，再将无菌试管口及棉塞在酒精灯火焰上消毒，立即盖紧棉塞，防止污染，熄灭酒精灯；操作完毕，协助患者穿裤，整理用物，及时送验 （2）导尿术留取法：用于昏迷、不合作的患者。按照导尿术插入导尿管将尿液引出，留取尿标本 ◆12h或24h尿标本 检验单副联注明留取尿液起止时间，贴于集尿瓶上：12h尿标本，嘱患者于晚7时排空膀胱，弃去尿液后，开始留取尿液至次晨7时留取最后一次尿液；24h尿标本，嘱患者于清晨7时排空膀胱，弃去尿液后，开始留取尿液至次晨7时留取最后一次尿液	屏风遮挡保护患者隐私 不可混入粪便，以免粪便中的微生物使尿液变质 严格无菌操作 根据检验的目的不同加入相应的防腐剂
3. 安置患者	协助患者穿裤、整理床单位，协助患者取舒适体位	
4. 用物处理	用物按消毒、隔离原则处理，洗手	健康教育，致谢
5. 记录送检	记录尿液总量、颜色、气味等，将标本连同化验单及时送检	

表 19 – 1　常用防腐剂的作用及用法

名称	作用	用法	检查项目
甲醛	固定尿液中有机成分，防腐，抑制细菌生长	24h 尿液中加 40% 甲醛 1 ~2ml	艾迪计数
浓盐酸	使尿液保持在酸性环境中，防止尿液中激素被氧化，防腐	24h 尿液中加 5 ~10ml	17 – 羟类固醇、17 – 酮类固醇
甲苯	可形成一层薄膜覆盖于尿液表面，防止细菌污染，以保持尿液的化学成分不变	应在第一次尿液倒入后再加，按每 100ml 尿液加 0.5% ~1% 甲苯 2ml	尿蛋白定量、尿糖定量及钾、钠、氯、肌酐、肌酸定量

2. 注意事项

（1）女性患者在月经期不宜留取尿标本，必要时应先清洁外阴，再用无菌干棉球塞住阴道后留取，会阴部分泌物过多时，应先清洗或冲洗外阴，再留尿标本。

（2）不可将粪便混于尿液中，以防粪便中的微生物使尿液变质。

（3）小孩或尿失禁患者可用尿袋、尿套或集尿器等协助收集尿标本。

（4）昏迷或尿潴留患者可导尿留取标本，男性患者可用假性导尿套固定接尿。留置导尿者于集尿袋内收集尿液。

（5）留取尿培养标本，应严格无菌操作，以防污染尿液标本，而影响检验结果。

【评价】

（1）留取的尿标本应符合检验的要求。

（2）能与患者进行有效的沟通，取得配合，患者无不适。

三、粪便标本采集

粪便标本分为常规标本、培养标本、隐血标本、寄生虫或虫卵标本。

【目的】

1. 常规标本

用于检查粪便颜色、性状、混合物、寄生虫及虫卵等。

2. 培养标本

用于检查粪便中的病原微生物。

3. 寄生虫或虫卵标本

用于检查粪便中的寄生虫、幼虫及虫卵计数。

4. 隐血标本

用于检查粪便中肉眼不能看到的微量血液。

【评估】

（1）患者的意识状态、病情、诊断、治疗及自理能力。

（2）患者的排便情况。

（3）患者的心理状态、理解能力和合作程度。

（4）患者对疾病、采集粪便标本的目的及注意事项的认知程度。

【计划】

1. 护士准备

衣帽整齐、洗手，戴口罩及手套。

2. 患者准备

患者理解采集粪便标本的目的、方法及注意事项，能主动配合。

3. 用物准备

根据检验目的选择合适的容器，贴化验单副联于容器上，注明科别、床号、姓名、性别、检验目的和送检日期。

（1）常规标本或隐血标本　检便盒（内附检便匙或棉签）、清洁便盆。

（2）寄生虫或虫卵标本　检便盒（内附检便匙或棉签）、清洁便盆、透明胶带及载玻片。

（3）培养标本　无菌培养瓶、无菌棉签、0.9%生理盐水、消毒便盆。

4. 环境准备

环境要安静、舒适、安全、隐蔽，注意保护患者隐私。

【实施】

1. 操作方法

操作流程	操作步骤	要点与说明
1. 核对解释	备齐用物至床旁，核对患者床号、姓名及检验项目，向患者及家属解释留取粪便标本目的、方法及注意事项	严格查对，尊重患者耐心解释，患者配合
2. 标本采集	◆常规标本 嘱患者排尿后，排便于清洁便盆内，用检便匙取粪便中央部分或黏液、脓血等异常粪便约5g左右（相当于蚕豆大小），放于检便盒内。（重症患者由护士协助留取，腹泻患者应将水样便盛于容器中送检）	用屏风遮挡，保护患者隐私，勿混入尿液
	◆隐血标本 按常规标本留取	患者禁食肉、鱼、血、肝、绿色蔬菜及含铁药物3天
	◆寄生虫或虫卵标本 （1）检查寄生虫卵：嘱患者排便于清洁便盆内，用检便匙取不同部位带血或黏液粪便约5~10g，放于检便盒内。如患者服用驱虫药或做血吸虫孵化检查，应留取全部粪便 （2）检查蛲虫：嘱患者在睡前或清晨未起床前，将透明胶带贴在肛门周围，取下胶带，将粘有虫卵的一面贴在载玻片上或相互对合。也可在23时左右，患者感觉肛门周围发痒时，用无菌棉签蘸生理盐水，自肛门周围皱壁处拭取，然后插入试管内，塞好管口 （3）检查阿米巴原虫：在采集标本前，应先将便盆加温，再嘱患者排便于便盆内，并连同便盆立即送检，以保持阿米巴原虫的活动状态，因阿米巴原虫排在低温环境中可失去活力，难以查找	保温送检，防止阿米巴原虫死亡

续表

操作流程	操作步骤	要点与说明
	◆培养标本 嘱患者排便于消毒的便盆内，用无菌棉签在粪便中央或取黏液、脓血等异常粪便约 2 ~ 5g，放于无菌培养瓶内盖紧瓶塞。如患者无便意，可用无菌长棉签蘸 0.9% 生理盐水，轻轻插入肛门约 6 ~ 7cm，沿一方向边旋转边退出棉签，将棉签放于无菌培养瓶中，盖紧瓶塞	无菌操作防止污染
3. 安置患者	再次核对，协助患者穿裤、整理床单位，协助患者取舒适体位	
4. 用物处理	用物按消毒、隔离原则处理，洗手	
5. 记录送检	记录粪便颜色、量、性状、气味。将标本连同化验单及时送检	健康教育，致谢

2. 注意事项

（1）采集隐血标本时，嘱患者检查前 3 天禁食肉类、动物肝脏、动物血、绿叶蔬菜以及含铁丰富的药物和食物，以免出现假阳性。

（2）采集寄生虫标本时，如患者服用驱虫药或作血吸虫孵化检查，应留取全部粪便送检。

（3）检查阿米巴原虫时，采集前几天不能给患者服用钡剂、油剂或含金属的泻药，以免影响阿米巴虫卵及胞囊的显露。

【评价】

（1）留取粪便标本符合检验的要求无污染。

（2）与患者进行有效沟通，取得配合，患者无不适。

四、痰标本采集

痰标本按检验目的分为常规痰标本、痰培养标本、24h 痰标本三种。

【目的】

1. 常规标本

涂片后经特殊染色用于检查细菌、虫卵和癌细胞等。

2. 培养标本

用于检查痰液中的致病菌。

3. 24h 痰标本

用于观察 24h 痰液的量和性状。

【评估】

（1）患者目前的病情、意识状态、症状、体征、诊断、治疗情况及自理能力。

（2）患者口腔黏膜及咽部情况，听诊肺部呼吸音、痰鸣音。

（3）患者的心理状态、理解能力和合作程度。

（4）患者对疾病、采集痰标本目的及注意事项的认知程度。

【计划】

1. 护士准备

衣帽整齐、洗手，戴口罩及手套。

2. 患者准备

患者理解采集痰标本目的、方法及注意事项，能主动配合。

3. 用物准备

查对医嘱及化验单，选择合适的容器，贴化验单副联于容器上，注明科别、床号、姓名、性别、送检时间。

（1）常规标本　一次性痰盒。

（2）培养标本　无菌培养盒或无菌集痰器、朵贝儿溶液、漱口溶液200ml。无力咳嗽或不能合作的患者另备吸引器、吸痰管、一次性手套、特殊无菌瓶等。必要时备开口器、压舌板、手电筒。

（3）24h痰标本　痰杯或清洁的广口瓶，容量为500ml。

4. 环境准备

整洁、安静、舒适、安全。

【实施】

1. 操作方法

操作流程	操作步骤	要点与说明
1. 核对解释	备齐用物至床旁，核对患者床号、姓名及检验项目，向患者及家属解释留取痰标本的目的、方法及注意事项，取得合作	严格查对，尊重患者，耐心解释，患者配合
2. 标本采集	◆常规标本 （1）能自行咳痰患者：嘱患者清晨醒来未进食前，用清水漱口，深呼吸数次后用力咳出气管深处的痰液盛于痰盒内 （2）无法咳痰或不合作的患者：协助患者取合适体位，叩击胸背部（自下而上），使痰液松动，然后将集痰器分别连接吸引器和吸痰管吸痰（集痰器开口高的一端接吸引器，开口低的一端接吸痰管），吸痰液于集痰器中，加盖（图19－2）	留晨起后第一口痰
	◆培养标本 （1）能自行咳痰的患者，嘱患者清晨醒来未进食前，先用朵贝尔溶液漱口，去除口腔细菌，再用清水漱口，以清洁口腔，在深呼吸几次后用力咳出气管深处的痰液，留于无菌集痰器内，加盖 （2）无力咳痰或不合作的患者：取合适体位，叩击胸背部（自下而上），使痰液松动，戴无菌手套，将无菌集痰器分别连接吸引器和吸痰管（集痰器开口高的一端接吸引器，开口低的一端接吸痰管），按吸痰法吸2～5ml痰液于集痰器中，加盖（图19－2）	严格无菌操作
	◆24h痰标本 清洁广口瓶内加少量清水，贴好标签，注明起止时间，并作好交接班，嘱患者清晨起来，将晨7时开始至次晨7时的全部痰液留在容器中。交待患者不可将漱口液、唾液等混入	耐心指导
3. 安置患者	协助患者漱口，必要时做口腔护理，整理床单位	健康教育，致谢
4. 记录送检	洗手，记录痰液的量、颜色和性状，将标本连同化验单及时送检	
5. 用物处理	用物按消毒、隔离原则处理，防止交叉感染	

2. 注意事项

（1）如果痰标本查找癌细胞，留取标本后立即送检，或用10%的甲醛或用95%的乙醇固定后送检。

（2）收集痰液的时间应选择在清晨，因此时的痰液量多，痰内的细菌也较多，阳性的检出率较高。

（3）采集痰标本的过程中，患者不可将唾液、漱口水、鼻涕等混入痰液中。

（4）采集痰培养标本时，应严格无菌操作。

【评价】

（1）留取痰标本无污染，符合检验要求。

（2）与患者进行有效沟通，取得合作，患者无不适。

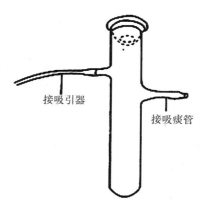

图 19-2　集痰器

五、咽拭子标本采集

【目的】

从咽部或扁桃体采集分泌物作细菌培养或病毒分离，以协助临床诊断和治疗。

【评估】

（1）患者病情、症状、体征、诊断、治疗情况及自理能力。

（2）患者口腔、咽喉部黏膜有无破损、出血、溃疡、炎症等。

（3）患者心理状态、理解能力和合作程度。

（4）患者对疾病、采集标本目的及注意事项的认知程度。

【计划】

1. 护士准备

衣帽整齐、洗手，戴口罩及手套。

2. 患者准备

患者明确采集咽拭子标本的目的、方法及注意事项，能主动配合。

3. 用物准备

无菌咽拭子培养试管（试管外贴标签，注明科别、床号、姓名、性别、检验目的）、酒精灯、火柴、手套、压舌板、手电筒、试管夹、检验单。

4. 环境准备

环境整洁、舒适、光线充足。

【实施】

1. 操作方法

操作流程	操作步骤	要点与说明
1. 核对解释	备齐用物至床旁，核对患者床号、姓名及检验项目，向患者及家属解释留取痰便标本的目的、方法及注意事项，取得合作	严格查对，尊重患者 耐心解释，患者配合

续表

操作流程	操作步骤	要点与说明
2. 标本采集	点燃酒精灯，嘱患者张口发"啊"音（必要时用压舌板）取出培养管内的无菌长棉签，蘸0.9%生理盐水轻柔而快速擦拭两侧腭弓、咽、扁桃体的分泌物。在酒精灯火焰上消毒试管口，将棉签插入试管，塞紧试管口	以充分暴露咽喉部，动作轻稳、敏捷，防止标本污染
3. 安置患者	协助患者取舒适卧位，整理床单位	
4. 记录送检	洗手，记录采集时间，将标本连同化验单及时送检	
5. 用物处理	用物按消毒、隔离原则处理，防止交叉感染	健康教育，致谢

2. 注意事项

（1）采集方法要正确，注意棉签不要触及其他部位，防止污染标本，影响检验结果。

（2）防止呕吐，采集咽拭子标本应避免在患者进食后2h内进行，同时动作应轻、稳。

（3）采集真菌培养标本，应在口腔溃疡面上取分泌物。

【评价】

（1）留取咽拭子标本无污染，符合检验要求。

（2）与患者进行有效沟通，取得合作，患者无不适。

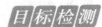

一、单项选择题

1. 同时抽取几个项目的静脉血标本时，注入的顺序是：

    A. 血培养瓶　干燥试管　抗凝试管

    B. 血培养瓶　抗凝试管　干燥试管

    C. 干燥试管　抗凝试管　血培养瓶

    D. 抗凝试管　血培养瓶　干燥试管

2. 下列哪项血标本需要注入抗凝管

    A. 肝功能　　　　　　　　　　B. 血清钾、钠、氯

    C. 甘油三酯　　　　　　　　　D. 血糖

3. 检查尿中钾、钠、氯、肌酐、肌酸定量时，尿标本中应加入的防腐剂是

    A. 甲醛　　　　　　　　　　　B. 甲苯

    C. 浓盐酸　　　　　　　　　　D. 95%的乙醇

4. 全血标本注入容器内的方法，不正确的是

    A. 注入血液后静置不摇动　　　B. 泡沫勿注入

    C. 将血液注入容器内及时摇匀　D. 血液沿着容器内壁注入

二、简答题

1. 简述标本采集的原则？

2．采集静脉血标本的注意事项有哪些?

3．患者王先生，为明确诊断，现采集血标本检查血糖、做血培养及查肝功能。

问：（1）作为护士应该准备哪些容器?

（2）如何正确留取?

（张春菊）

病情观察及危重患者的抢救

【引导案例】

患者张某，女，40岁，因家庭矛盾而口服农药自杀，服药约1h后被人发现，急送医院急诊科抢救。入院查体发现患者全身软弱无力，有大量唾液分泌，并大量出汗，呕吐，腹泻，瞳孔针尖样缩小，肌肉抽搐，手震颤，呼出气体有蒜味并进入昏迷状态。

请问：

1. 根据患者的表现，初步判断患者可能是哪类药物中毒？
2. 应如何尽快帮助患者减轻中毒症状？
3. 洗胃时插胃管的长度是多少？应注意什么？

病情观察是护理危重患者的先决条件，是医务人员在诊疗和护理工作中运用视、听、触、叩、嗅觉及辅助工具，有目的、有计划地观察患者的生理、病理变化及心理反应的过程。危重患者是指病情危重，随时可能发生生命危险的患者。抢救危重患者是医疗、护理工作中的一项紧急任务，应做到争分夺秒。护士必须及时、准确地观察患者的病情变化，熟练掌握抢救技术，积极与医生配合，保证抢救工作的顺利进行。

第一节　病情观察及危重患者的支持性护理

一、病情观察

（一）病情观察的意义

病情观察是临床护理工作中的一项重要内容，及时、准确、有效地观察病情变化，可有助于判断疾病的发展和转归，及时了解治疗效果和用药后的反应。为诊断、治疗、护理和预防并发症提供重要依据，也为危重患者的抢救赢得了宝贵时间。

（二）病情观察的方法

1. 直接观察法

（1）视诊 指利用视觉观察患者的局部及全身情况，以及患者呕吐物、排泄物（引流物）的性状、量、颜色等变化；观察患者的外貌、年龄、性别、发育、营养状况、肢体活动、姿势体位、意识状态、面部表情、皮肤黏膜的颜色以及各系统的生理和病理变化。视诊时光线要明亮。

（2）听诊 通过听觉辨别患者的语音、语调、咳嗽有无异常，借助听诊器还能辨别患者心音、呼吸音及肠鸣音有无异常。

（3）触诊 利用手的感觉直接触摸或按压患者的某个部位，以了解其局部的变化。如触诊可了解患者皮肤的温度和湿度、皮肤的弹性及光滑度；某些脏器的大小及形状；脉搏的速率和节律；肿块的位置及大小等。

（4）叩诊 利用手指叩击患者身体的某个部位，使之震动产生音响，以此来了解患者局部有无病理改变。如叩诊可观察或确定患者某个脏器的大小、形状、位置及密度，有无腹水及腹水的量等。

（5）嗅诊 指利用嗅觉来判断患者的各种气味，以此来协助诊断。如呼吸有烂苹果味提示糖尿病酮症酸中毒；呼吸有大蒜味提示有机磷农药中毒。通过嗅觉可以识别患者的呕吐物、排泄物有无异常气味等。

2. 间接观察法

（1）通过与患者或患者的亲属、朋友、同事及医务人员的交流，查阅病历、各种检验报告、会诊报告及其相关资料，获取与病情相关的信息。

（2）借助医疗仪器检查获得有关患者症状和体征的信息。

（三）病情观察的内容

1. 一般情况的观察

（1）发育与体型 发育是否正常与遗传、营养、锻炼等因素有关。可通过年龄、身高、智力、体重等因素来判断。发育正常时，年龄和体格成长状态之间的关系是平衡的。正常成人胸围为身高的一半，头围为身高的1/7，两上肢展开的长度约等于身高，坐高等于下肢的长度。成人的体型有三种：①均称型/正力型：身体的各个部位均称适中，见一般的正常人；②瘦长型/无力型：身体瘦长，颈长肩窄，胸廓扁平；③矮胖型/超力型：身短粗壮，颈粗肩宽，胸廓宽厚。

（2）表情与面容 人在不同的情况下表情与面容是不同的。疾病可影响患者的表情与面容，如高热、急性感染性疾病的患者常表现为面颊潮红、烦躁不安、表情痛苦等急性病容；严重结核、恶性肿瘤等患者常表现为面色苍白、灰暗、目光暗淡、憔悴、精神萎靡等慢性病容；严重休克的患者常表现面容枯槁、肤色苍白或发绀，表情淡漠、眼窝下陷、目光无神等病危病容。

（3）皮肤与黏膜 应观察皮肤的弹性、颜色、温度、完整性，有无瘀点、瘀斑、皮疹、水肿、黄疸和发绀；黏膜有无溃疡及出血点等情况。如贫血患者面色、甲床及黏膜呈苍白色；严重缺氧患者口唇发绀等。

（4）饮食与营养　危重患者机体分解代谢增强，能量消耗增加，摄入量减少，消化、吸收功能减退。因此，应观察危重患者进食、饮水情况，准确记录出入液量，评估营养、水分能否满足机体基本需要。营养状态是根据皮肤、毛发、皮下脂肪、肌肉的发育情况综合判断的，也可通过一定时间内体重的变化来观察营养状态。

（5）呕吐与排泄　观察呕吐物、排泄物（引流物）的性状、量、颜色、次数，呕吐和排泄方式及伴随的症状等，必要时收集标本送检。如喷射状呕吐常见于颅内压增高的患者；柏油样便常见于上消化道出血的患者。引流液应观察引流液的量、性质的变化以及引流管是否通畅。

（6）姿势与体位　观察患者的姿势与体位变化对病情的判断具有非常重要的意义。如急性腹痛常呈强迫体位，昏迷、极度衰竭的患者由于不能自行调整或变换肢体位置呈被动卧位，破伤风患者可出现角弓反张位。

2. 生命体征的观察

（1）体温　体温低于35℃，多见于休克及衰竭的患者；体温突然升高，多见于急性感染；体温持续不升、持续高热均提示病情严重。

（2）脉搏　应观察脉搏的频率、节律、强弱的变化。脉率 < 60 次/分或 > 140 次/分、出现间歇脉、脉搏短绌均说明病情有变化。如严重的心脏疾患、电解质紊乱、药物中毒等。

（3）呼吸　应观察呼吸的频率、节律、深浅度、呼吸音、呼吸困难和伴随气味。呼吸频率 > 40 次/分或 < 8 次/分，都是病情危重的征象。

（4）血压　血压的观察对危重患者的病情观察具有重要意义，如血压过高、过低或不稳定均为病情严重的表现。收缩压、舒张压持续升高，应警惕发生高血压危象。

3. 意识状态的观察

（1）嗜睡　是最轻的意识障碍。患者处于持续的睡眠状态，能被语言或轻度刺激所唤醒，醒后能正确、简单而缓慢地回答问题，但反应迟钝，刺激去除后又很快入睡。

（2）意识模糊　其程度较嗜睡重，表现为思维、语言不连贯，对时间、地点、人物的定向力全部或部分障碍，可有错觉、幻觉、谵妄或精神错乱。

（3）昏睡　患者处于熟睡状态，不易被唤醒，给予强刺激可唤醒，醒后答非所问，停止刺激后又进入熟睡状态。

（4）昏迷　是最严重的意识障碍。按昏迷程度可分为：①浅昏迷：意识大部分丧失，无自主运动，对声、光刺激无反应，对疼痛刺激可有痛苦表情及躲避反应。瞳孔对光反射、角膜反射、吞咽反射、咳嗽反射存在。生命体征无明显改变，可有大小便失禁。②深昏迷：意识完全丧失，对各种刺激均无反应。全身肌肉松弛，四肢瘫软，深、浅反射均消失，偶有深反射亢进和病理反射出现，机体仅能维持呼吸、循环，但生命体征不稳定，大小便失禁。

4. 瞳孔

（1）形状、大小和对称性　正常人瞳孔双侧等大，等圆，边缘整齐，在自然光线下直径约为 2 ~ 5mm。直径 > 5mm 为瞳孔散大，常见于颠茄类药物中毒、颅内压增高及濒死期患者；直径 < 2mm 为瞳孔缩小，常见于有机磷农药、巴比妥类及吗啡类药物

中毒等；一侧瞳孔散大常见于脑疝、脑肿瘤、脑出血压迫一侧动眼神经等。

（2）对光反应　正常人瞳孔对光反应灵敏，若瞳孔大小不随光线刺激而变化，称瞳孔对光反应消失，常见于深度昏迷或濒死期患者。

（四）各类患者观察的重点及要求

1. 新入院患者

（1）初步估计病情的轻重，确定重点观察的内容　新入院患者病情轻重不一，有的诊断也不明确，护士应根据患者的病史、各种检验结果、结合患者的入院方式和一般情况，对病情的轻重做出判断，确定重点观察的内容。如大面积烧伤、创伤的患者应重点观察生命体征尤其是血压的变化，以警惕早期休克的发生。

（2）注意观察潜在或继发症状或体征　新入院的患者往往是诊断尚未明确，所以护士应注意观察潜在或继发的症状或体征。如创伤患者在外观上只表现为机体局部组织的损伤，但护士仍应密切观察其血压和神志变化，警惕内脏有无出血的可能。

（3）心理状态的观察　新入院患者对医院环境、规章制度、周围人员、生活习惯等都很陌生，对自身疾病的病情也不了解，对疾病诊治的期望很高，容易产生复杂的心理问题。护士应注意观察，给予患者相应的心理疏导，使其尽快适应医院的生活。

2. 老年患者

（1）老年患者的特点　老年患者的症状、体征不典型，新陈代谢低下，感觉迟钝，患病时往往反应不明显。如有些老年人患肺炎后，往往体温、白细胞计数不高。因此，护士对症状、体征不典型的老年人也要做到细致、全面的观察。

（2）疾病的先兆症状　老年患者很容易发生心、脑血管意外，如冠心病患者频繁发作心绞痛，且疼痛程度逐渐加重，持续时间延长，服用硝酸甘油无效，应警惕心肌梗死的发生，需严密观察和及时处理。因此，护士应注意观察老年患者的先兆症状，以便采取积极的防治措施。

（3）并发症　老年患者的抵抗力差，疾病恢复慢，容易出现并发症。如对卧床患者应密切观察有无压疮的发生等。

（4）心理问题的疏导　老年患者的心理反应比较复杂，护士应做到尊重患者，耐心倾听患者的主诉，细心观察，并给予针对性的心理疏导。

3. 小儿患者

小儿患者往往病情复杂多变，又无法诉说自己的病情，因此，护士应重点观察患儿的体温变化、精神状态、饮食情况、大小便的性状及颜色、啼哭的声音等。

4. 危重患者

危重患者病情重、复杂、变化快，若未及时发现病情变化，可能延误抢救而影响预后，甚至威胁生命。因此，护士应重点观察其生命体征及相关的症状、体征，以尽早发现病情变化，采取相应的措施，抢救患者生命。

5. 手术后的患者

对手术后的患者应重点观察麻醉清醒的时间、生命体征、伤口有无出血、引流液的颜色及有无其他并发症。

6. 特殊检查或药物治疗后的观察

（1）特殊检查后的观察 临床上，对暂时未作出明确诊断的疾病，常要进行一些特殊检查，如冠状动脉造影、脑血管造影、胃镜、乙状结肠镜、胸腔穿刺、腹腔穿刺等，这些检查均会对患者产生不同程度的创伤，护士应重点观察生命体征、倾听患者的主诉，防止并发症的发生。如肝硬化患者腹腔穿刺术后应密切观察患者的神志、血压、尿量、穿刺点有无渗液及其他不良反应，如发生了水电解质紊乱，应警惕诱发肝性脑病。

（2）特殊药物治疗后的观察 药物治疗后护士应注意观察其疗效、副作用及毒性反应。如糖尿病患者使用胰岛素后，应观察有无心慌、出冷汗、神志不清等低血糖反应；应用易引起过敏反应的药物后，应注意观察有无过敏反应的发生等。

二、危重患者的支持性护理

（一）病情观察与记录

护士须严密观察患者病情及生命体征的动态变化，准确及时做好各项护理记录。如患者出现呼吸、心脏停搏等危急情况，应立即报告医生，并做好应急处理。

（二）保持呼吸道通畅

清醒患者鼓励定时翻身、做深呼吸运动及有效的咳嗽，促进患者排痰，改善通气功能，预防继发感染。昏迷患者头偏向一侧，及时清理呼吸道分泌物，防止误吸；舌后坠患者，用舌钳将舌拉出，防止阻塞呼吸道；人工气道患者应及时雾化、吸痰。

（三）加强临床护理

1. 眼、口鼻及皮肤的护理

危重患者眼、口鼻常出现分泌物，应及时用湿棉球或纱布擦拭。眼睑不能自行闭合者易发生角膜干燥，导致结膜炎或并发角膜溃疡，可涂金霉素眼膏或覆盖凡士林纱布，以保护角膜。做好口腔护理，每日2～3次，以促进食欲，防止口腔发生炎症或溃疡等。危重患者因长期卧床、大小便失禁、出汗增多等因素，易发生皮肤受损，因此，注意保持床褥、内衣整洁、舒适，预防压疮的发生。

2. 补充营养及水分

危重患者机体分解代谢增强，能量消耗增加，对营养物质的需要量增加，为了保证患者的营养及水分，维持体液平衡，应设法增进患者的食欲。帮助自理缺陷的患者进食，对不能进食者，给予鼻饲或胃肠外营养；对液体不足的患者，应补充足够的水分，必要时静脉输液。

3. 维持肢体功能

要保持关节功能位，对于病情允许者，可协助患者做肢体被动运动、按摩，每日2～3次，以促进血液循环，增加肌肉张力，预防肌肉萎缩或静脉血栓形成。

4. 保持各种导管通畅

危重患者身上常带有多种导管，如输液管、输血管、导尿管、吸氧管、术后引流管等，要妥善放置，防止导管扭曲、受压、堵塞、脱落，确保通畅。

5. 维持排泄功能

保持大小便通畅，尿潴留或尿失禁者，可采取相应的措施，必要时实施留置导尿。便秘者可酌情给予缓泻药物或灌肠；大、小便失禁者要保持床褥整洁、干燥，做好皮肤护理。

（四）确保患者安全

对意识丧失、谵妄或昏迷的患者要确保安全，必要时可使用保护具。对牙关紧闭、抽搐的患者，可用压舌板裹上数层纱布，放于上下白齿之间，以免出现舌咬伤。室内光线宜柔和，工作人员动作要轻稳，避免引起患者抽搐。及时、准确执行医嘱，确保患者安全。

（五）心理护理

注意观察患者的心理变化，及时满足患者的需求，尊重患者的权利，保护患者的自尊。及时鼓励、安慰、疏导患者，解释说明各种抢救措施的目的，关心理解患者，缓解患者的心理压力。

第二节 危重患者的抢救技术

一、抢救工作的组织管理与抢救设备的管理

（一）抢救工作的组织管理

1. 成立抢救小组

抢救小组分为全院性和科室性两种。全院性的抢救小组一般由分管院长负责，全院各科室医护人员参与，适用于大型的灾难性、突发性事件的抢救。科室性的抢救小组由科主任或护士长负责实施。参与抢救的各级医护人员，必须服从指挥，在抢救过程中态度要严肃、认真，动作迅速准确，既要分工明确，又要密切配合。

2. 及时制定抢救方案

根据患者的病情，护士与医生共同制定并实施抢救方案，护士应根据抢救方案确定护理诊断与预期目标，制定有针对性的护理计划，解决患者现存的或潜在的健康问题。

3. 严格查对、规范记录

各种急救药物须严格查对无误后方可使用。口头医嘱须向医生复述一遍，双方确认无误后方可执行，抢救完毕医生应及时补写医嘱。抢救过程中使用药物的各种空瓶应集中放置，以便查对。及时做好抢救记录，字迹清晰、准确、无涂改，且注明执行时间及执行者。

4. 严密观察病情

责任护士应随医生参加每次查房、会诊及病例讨论，了解治疗方案。注意抢救后的病情观察，随时掌握病情的动态变化。

5. 抢救药品和物品管理

抢救室内应备有充足的抢救药品和功能完好的抢救设备，严格执行"五定"制度，即定数量品种、定点安置、定专人管理、定期消毒灭菌、定期检查维修。护士应熟悉

抢救物品的性能和使用方法，并能排除一般故障。抢救药品和物品使用后按要求处理，及时补充或归还原处。

6. 做好交接班工作

包括物品交接和患者交接。抢救室内物品完好率要求达100%，物品不准外借，值班护士应每班严格交接，并作记录；对患者的交接包括床边交接、书面交接和口头交接，以保证抢救工作和护理措施的连续性。

（二）抢救设备管理

1. 抢救室

抢救室应设在靠近医护办公室的单独房间内，环境要宽敞、光线适宜、安静，设专人管理，有严格的管理制度。

2. 抢救床

以能升降的活动床为宜，最好是多功能床，另备胸外心脏按压板一块。

3. 抢救车（图20-1）

抢救车内需准备常见急救药品、无菌物品和其他物品。

（1）急救药品（表20-1）。

（2）无菌物品　各种型号注射器及针头、输液器、输血器、静脉留置针、静脉切开包、气管切开包、气管插管包、开口器、舌钳、牙垫、氧气导管、吸痰管、胃管、各种穿刺包、缝合包、导尿包、无菌手套及敷料等。

（3）其他物品　血压计、听诊器、开口器、手电筒、压舌板、舌钳、止血带、电源插座等。

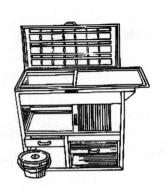

图20-1　抢救车

表20-1　常见急救药品

类别	药物
呼吸兴奋药	尼可刹米（可拉明）、山梗菜碱（洛贝林）等
升压药	去甲肾上腺素、盐酸肾上腺素、异丙肾上腺素、间羟胺、多巴胺等
降压药	利血平、硝普钠等
强心剂	去乙酰毛花苷丙、毒毛花苷K等
抗心律失常药	利多卡因、普鲁卡因胺、胺碘酮等
血管扩张药	硝酸甘油、硝普钠等
止血药	卡巴克络、酚磺乙胺、维生素K_1、氨甲苯酸、垂体后叶素等
止痛镇静药	哌替啶、苯巴比妥、氯丙嗪、吗啡等
解毒药	阿托品、解磷定、氯磷定、亚甲蓝、二巯丙醇、硫代硫酸钠等
抗过敏药	异丙嗪、苯海拉明、氯苯那敏（扑尔敏）等
抗惊厥药	地西泮、苯妥英钠、硫酸镁等
脱水利尿药	20%甘露醇、呋塞米等
碱性药	5%碳酸氢钠、11.2%乳酸钠等
其他	地塞米松、氢化可的松、等渗盐水、葡萄糖溶液、氯化钾、10%的葡萄糖酸钙、氯化钙、代血浆等

二、常用抢救技术

（一）氧气吸入疗法

氧气吸入疗法是常用的抢救技术之一，是指通过供给患者氧气，以提高动脉血氧分压（PaO_2）、动脉血氧饱和度（SaO_2）和动脉血氧含量（CaO_2），纠正各种原因引起的缺氧，促进组织的新陈代谢，维持机体生命活动的一种治疗方法。

1. 缺氧程度判断

氧疗之前必须对患者的缺氧情况进行评估，以明确缺氧的原因及类型、确定给氧的方法及时间。对缺氧程度的判断，除临床表现外，主要根据患者的动脉血氧分压和动脉血氧饱和度确定（表 20 - 2）。

表 20 - 2　缺氧程度判断

缺氧程度	PaO_2（mmHg）	SaO_2（%）	临床表现	氧疗
轻度	50 ~ 70	>80	无发绀或轻度发绀、神志清	如有呼吸困难，可给低浓度、低流量吸氧
中度	30 ~ 50	60 ~ 80	有发绀、呼吸困难、神志清烦躁	需要吸氧
重度	<30	>60	明显发绀、三凹征明显、嗜睡或昏迷	是吸氧的绝对适应证

2. 缺氧的类型

（1）**低张性缺氧**　是由于吸入气体中氧分压过低、肺通气障碍、静脉血分流入动脉引起的。血气分析动脉血氧分压（PaO_2）降低、动脉血氧含量（CaO_2）减少，组织供氧不足。常见于慢性阻塞性肺疾病、先天性心脏病等。氧疗对低张性缺氧疗效最好。

（2）**血液性缺氧**　是由于血红蛋白数量减少或性质改变，造成血氧含量降低。血气分析动脉血氧分压（PaO_2）一般正常，动脉血氧含量（CaO_2）降低。常见于贫血、一氧化碳中毒、高铁血红蛋白血症等。

（3）**循环性缺氧**　是由于动脉血灌注不足和静脉回流障碍，组织血流量减少引起的缺氧。血气分析动脉血氧分压（PaO_2）、动脉血氧饱和度（SaO_2）、动脉血氧含量（CaO_2）一般正常，动 - 静脉血氧含量差增加。常见于休克、心力衰竭、大动脉栓塞。

（4）**组织性缺氧**　是由于组织细胞利用氧异常所致。血气分析：动脉血氧分压（PaO_2）、动脉血氧饱和度（SaO_2）、动脉血氧含量（CaO_2）正常，常见于氰化物中毒、硫化物中毒等。

3. 氧气成分、氧浓度和氧流量的换算方法

（1）**氧气成分与吸氧浓度**　氧气在空气中占 20.93%。给氧时，浓度低于 25% 无治疗价值；在常压下吸入 40% ~ 60% 的氧是安全的；高于 60% 的氧浓度，持续吸入时间超过 1 ~ 2 天，则会发生氧中毒，表现为眩晕、恶心、烦躁不安、面色苍白、进行性呼吸困难等。对慢性呼吸衰竭，缺氧和二氧化碳潴留并存者，应低流量、低浓度持续给氧。因此类患者呼吸中枢兴奋性主要是靠缺氧维持，对二氧化碳刺激已不敏感，若吸入高浓度氧，解除缺氧对呼吸中枢的刺激作用，可使呼吸中枢兴奋性降低，甚至呼吸停止。

（2）氧浓度和氧流量的换算公式

吸氧浓度（%）= 21 + 4 × 氧流量（L/min）

氧浓度与氧流量的关系可参阅（表 20 - 3）。

表 20 - 3 氧浓度与氧流量对照表

氧流量（L/min）	1	2	3	4	5	6	7	8	9
氧浓度（%）	25	29	33	37	41	45	49	53	57

4. 氧气筒内氧气可供时数计算方式

$$氧气筒内氧气可供应时间 = \frac{氧气筒容积（L）× [压力表压力（kg/cm^2）- 5（km/m^2）]}{氧流量（L/min）× 60min × 1kg/cm^2}$$

5. 供氧装置

常见的有中心管道供氧装置、氧气筒供氧装置。

（1）中心管道供氧装置　医院氧气由供应站集中供给，通过管道把氧气输送到各病区、门诊、急诊室等用氧区。供应站总开关由专人负责进行管理，各病区用氧单位配有氧气表（图 20 - 2）。

（2）氧气筒与氧气表的安装（图 20 - 3）

①氧气筒：为圆柱形无缝钢筒，筒内高压达 $150kg/cm^2$，容纳氧气约 6000L。氧气筒的顶部有一总开关，可控制氧气的流出。使用时将总开关逆时针方向旋转 1/4 周，即可放出氧气；不用时，向顺时针方向将总开关旋紧。氧气筒顶部的侧面有一气门，可与氧气表相连，是氧气自筒中输出的途径。

②氧气表：由压力表、减压器、流量表、湿化瓶、安全阀组成。压力表可测得氧气筒内的压力，以 kg/cm^2 表示；减压器可将来自氧气筒内压力减低至 $2 \sim 3kg/cm^2$（$0.2 \sim 0.3MPa$），使流量平稳，保证安全；流量表测量氧气每分钟的流出量，用 L/min 表示，以浮标上端平面所指刻度读数为标准；湿化瓶内盛蒸馏水或冷开水（1/3 ~ 1/2），用来湿化氧气，以免呼吸道黏膜受到干燥气体的刺激；安全阀的作用是当氧气流量过大、压力过高时，内部活塞自行上推，使过多的氧气由四周的小孔流出，以确保用氧安全。

③氧气表的安装

装表法：将氧气筒置于氧气架上，打开总开关使小量的氧气从气门流出，以清洁气门，然后迅速关闭总开关，将氧气表的螺帽与氧气筒的气门衔接，初步用手旋紧，再用扳手旋紧，使氧气表直立于氧气筒旁，上湿化瓶，检查无漏气后备用。

卸表法：关闭总开关，放完余气后关闭流量表，卸下湿化瓶，用扳手旋松氧气表的螺帽，再用手旋开，将氧气表卸下。

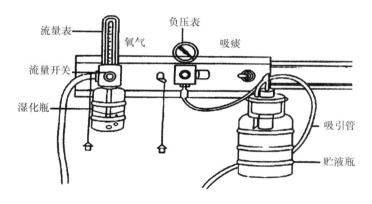

图 20 - 2　中心管道供氧装置

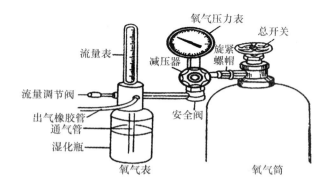

图 20 - 3　氧气筒及氧气的安装

6. 吸氧法

（1）单侧鼻导管吸氧法　此法节省氧气，但刺激鼻腔黏膜。持续使用鼻导管吸氧者，每日应更换鼻导管 2 次以上，二侧鼻腔交替插管，并及时清除鼻腔内分泌物，防止鼻导管堵塞。

知识拓展

高压氧舱

高压氧医学是一门新兴学科。1837 年在法国里昂建立相对完善的高气压舱，并开始治疗疾病。20 世纪 60 年代初，福建医学院建成了我国第一台医用高压氧舱。目前医院使用的有大、中、小型氧舱。大型三舱七门式氧舱，由手术舱、治疗舱和过渡舱组成，可同时容纳数十人治疗。中型舱多为一舱二室四门式，可同时容纳数人治疗或进行急救。小型舱亦称单人氧舱，只能容纳 1 人治疗。高压氧舱通过向舱内输入高压氧或高压空气，使舱内形成一个高压环境，患者在舱内吸氧治疗，增加血液和组织中的氧储量。高压氧治疗必须经过加压、稳压吸氧、减压三个阶段。工作人员可与患者对话联络，还可通过窗（孔）观察患者反应。高压氧可以治疗一氧化碳中毒、急性减压病等 100 余种疾病，也可对老年人进行保健治疗。

【目的】

1) 提高血氧含量及动脉血氧饱和度。

2) 纠正各种原因引起的缺氧。

【评估】

1) 患者的意识状态、缺氧原因及缺氧程度等。

2) 患者的鼻腔黏膜有无充血、水肿、鼻黏膜有无息肉等情况。

3) 患者及家属的心理状态，对有关用氧知识的了解程度等。

【计划】

1) 护理准备：衣帽整洁、洗手、戴口罩。

2) 患者准备：了解吸氧的目的、注意事项、配合要点。

3) 用物准备：供氧装置一套、治疗盘内放棉签、一次性鼻导管、玻璃接管、安全别针、纱布、胶布、蒸馏水或冷开水、橡胶管、弯盘、小药杯或治疗碗内盛冷开水、扳手、用氧记录单、笔。

4) 环境准备：温湿度适宜、安静整洁、禁止明火、避开热源。

【实施】

1) 操作方法

操作流程	操作步骤	要点与说明
1. 核对解释	携用物至床前，核对床号、姓名；解释并说明操作的目的、方法及过程	确认患者 取得合作
2. 清洁鼻腔	检查鼻腔有无异常，选择一侧鼻腔用棉签蘸水清洁，备两条胶布	
3. 安装氧气表	打开氧气筒总开关吹尘，随后关上总开关，将氧气表接在气门上，初步用手旋紧，再用扳手旋紧	总开关打开1/4周
4. 调节流量	链接橡胶管、玻璃接管和鼻导管；先关流量表、再开总开关、然后再开流量表，根据需要调节流量	先调节好流量，防止大量氧气进入肺内，损伤肺组织
5. 湿润鼻导管测量长度	鼻导管蘸水湿润并检查是否通畅，测量插管长度，鼻尖至耳垂的2/3（图20-4）	减轻对鼻黏膜的刺激，保证用氧的有效性
6. 插管固定	轻轻插入所需长度，无呛咳，用胶布分别固定于鼻翼和面颊部，安全别针固定胶管	注意勿影响患者的活动
7. 交代注意事项	向患者及家属交代安全用氧的注意事项	注意安全用氧
8. 观察记录	观察用氧情况，记录用氧时间及氧流量，签名	注意观察用氧情况，缺氧症状是否改善，有无氧疗的副作用
9. 停氧处理	停用氧气时，先拔出鼻导管，安置好患者，再关总开关，放出余气后，关闭流量表后卸表	防止操作不当引起肺组织损伤
10. 整理用物	整理床单位，清理用物	防止交叉感染
11. 记录	记录停氧时间并签名	记录停氧时间

2）注意事项

① 严格遵守操作规程，注意用氧安全，做好"四防"，即防震：搬运时应避免倾倒、撞击，防止爆炸；防火：周围严禁烟火和易燃品，至少距火源5m；防热：氧气筒应放于阴凉处，距离暖气1m以上；防油：氧气表及螺旋口上勿涂油，避免引起燃烧。

② 为保证用氧安全，使用氧气时，应先调节流量而后应用。停用氧气时应先拔出鼻导管，再关闭氧气开关。中途改变流量时，先将氧气和鼻导管分离，调节好流量后再连接上，以免大量氧气突然冲入呼吸道，损伤肺组织。用氧过程中注意观察患者缺氧改善情况及用氧装置是否完好。

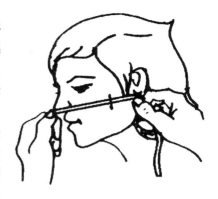

图 20 - 4　鼻导管插管长度

③ 氧气筒内氧气不可用尽，压力表指针降至 $5kg/cm^2$，不可再用，以防灰尘、杂质进入氧气筒内，再次充气时引起爆炸。未用或已用空的氧气筒，应分别悬挂"满"或"空"的标志，分开存放。以便及时调换，并避免急用时搬错而影响抢救速度。

（2）双侧鼻导管吸氧法　此法刺激性小，长期使用患者无不适，且使用方便，目前广泛应用于临床。

操作流程	操作步骤	要点与说明
1. 核对解释	携用物至床前，核对床号、姓名；解释并说明操作的目的、方法及过程	确认患者 取得合作
2. 清洁鼻腔	检查鼻腔有无异常，棉签蘸水清洁双侧鼻腔	
3. 安装氧气表	打开氧气筒总开关吹尘，随后关上总开关，将氧气表接在气门上，初步用手旋紧，再用扳手旋紧	总开关打开1／4周
4. 调节流量	打开一次性鼻导管与氧气表相连，先关流量表、再开总开关、然后再开流量表，根据需要调节流量	先调节好流量，防止大量氧气进入肺内，损伤肺组织
5. 插管固定	鼻导管蘸水湿润并检查是否通畅，将双侧鼻导管（图20－5）轻轻插入双侧鼻腔约1cm，再将导管绕过耳后，固定于下颌处（图20－6），松紧适宜	注意勿影响患者的活动
7. 交代注意事项	向患者及家属交代安全用氧的注意事项	注意安全用氧
8. 观察记录	观察用氧情况，记录用氧时间及氧流量，签名	注意观察用氧情况，缺氧症状是否改善，有无氧疗的副作用
9. 停氧处理	停用氧气时，先拔出鼻导管，安置好患者，再关总开关，放出余气后，关闭流量表后卸表	防止操作不当引起肺组织损伤
10. 整理用物	整理床单位，清理用物	防止交叉感染
11. 洗手记录	洗手、记录并签名	记录停氧时间

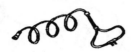

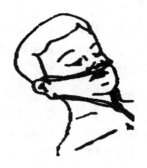

图 20 - 5 双侧鼻导管   图 20 - 6 双侧鼻导管固定法

（3）鼻塞法 将鼻塞连接在供氧装置胶管上，检查是否通畅，调节好流量，轻轻插入鼻腔，鼻塞大小以塞住鼻腔为宜。此法刺激性小，患者感到舒适，使用方便，适用于长时间用氧的患者。

（4）面罩法 将面罩（图 20 - 7）连接在供氧装置上，流量调至 6~8L/min，接好氧气，将面罩置于患者口鼻部，固定。适用于病情较重或鼻导管给氧效果不佳者。

（5）头罩法 将氧气接于头罩氧气进孔处，将患者头置于头罩内，适用于新生儿、婴幼儿供氧。头罩与患者颈部之间要保持适当距离，防止呼出的二氧化碳再次吸入。长期给氧不会产生氧中毒（图 20 - 8）。

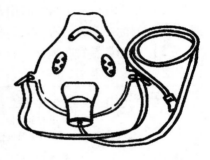

图 20 - 7 氧气面罩

（6）氧气帐法 将氧气接于氧气进孔处，将患者头胸部置于氧气帐内给氧。因设备复杂，造价高，仅用于烧伤和新生儿抢救。

（7）氧气枕给氧法 氧气枕是一长方形橡胶枕，枕的一角有一橡胶管与湿化瓶相连，有调节器可调节氧流量（图 20 - 9）。使用时将充满氧气的氧气枕枕于患者头下。此法可用于家庭氧疗、危重患者的转运途中。新购氧气枕内有粉尘，充气前应反复用自来水灌洗并揉捏，直至放出的水清洁为止，以防引起吸入性肺炎甚至窒息等。

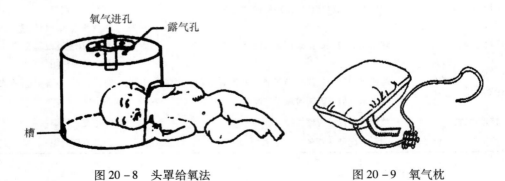

图 20 - 8 头罩给氧法   图 20 - 9 氧气枕

【评价】

（1）患者缺氧症状改善。

（2）患者及家属了解用氧的相关知识。

（3）未见呼吸道损伤及意外发生。

（二）吸痰法

吸痰法是利用负压吸引的原理，经口、鼻或人工气道吸出呼吸道分泌物，保持呼吸道通畅的一种方法。适用于无力咳嗽、排痰的患者。如新生儿、危重、昏迷、麻醉未清醒、气管切开的患者。吸痰法可以分为电动吸引器吸痰、中心负压吸引装置吸痰法、注射器吸痰法。

【目的】

（1）清除患者呼吸道分泌物，保持呼吸道通畅。

（2）防止窒息和吸入性肺炎等并发症。

（3）改善肺通气，促进呼吸功能。

【评估】

（1）患者目前的病情、意识状态、呼吸状况。

（2）患者有无鼾声呼吸，有无痰鸣音，口腔、鼻腔黏膜的情况。

（3）患者对吸痰操作的认识程度，有无焦虑、恐惧情绪及合作程度。

【计划】

1. 护士准备

衣帽整洁、洗手、戴口罩。

2. 患者准备

了解吸痰目的、方法、注意事项及配合要点，体位舒适。

3. 用物准备

（1）电动吸引器（图20－10）　主要由马达、偏心轮、气体滤过器、压力表、安全瓶、贮液瓶、连接管等组成；多项电源插座。

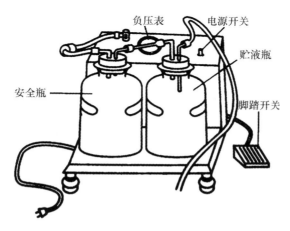

图 20－10　电动吸引器

（2）治疗盘内放　无菌持物钳2把、有盖无菌容器2个（1个放12～14号无菌吸痰管数根，另1个盛无菌生理盐水）、弯盘、无菌纱布、玻璃接管，盛有消毒液的浸泡筒、注射器必要时备压舌板、开口器、舌钳、标本容器、手套等。

4. 环境准备

光线充足，空气流通，温、湿度适宜。

【实施】

1. 操作方法

（1）电动吸引器吸痰法

操作流程	操作步骤	要点与说明
1. 核对解释	携用物至床前，核对床号、姓名；解释并说明操作的目的、方法及过程	确认患者 取得合作
2. 检查机器	检查电动吸引器的电压与电源电压是否相符，接通电源，打开开关，检查吸引器的性能是否正常	
3. 调节负压	调节负压，成人40～53.3kPa，儿童＜39.9kPa，婴幼儿13.3～26.6kPa，新生儿＜13.3kPa	
4. 安置体位	将患者的头偏向操作者一侧，检查口腔情况。昏迷患者用开口器协助张口，取下活动义齿	若口腔吸痰有困难，可从鼻腔吸痰
5. 检查试吸	连接吸痰管，吸少量生理盐水试通畅	湿润吸痰管，检查吸力以免负压损伤黏膜
7. 抽吸痰液	一手将吸痰管末端折叠（链接玻璃接管处），另一手用无菌持物钳夹持吸痰管插入口咽部，然后放松折叠处，先吸净口咽部分泌物 更换吸痰管，在患者吸气时顺势将吸痰管插入气道约15cm，吸出气管内分泌物 抽吸时动作要轻柔、敏捷，从深部向上提吸，左右旋转，每次吸痰时间＜15s。如有咳嗽反射，应轻轻退出吸痰管	若气管切开者，吸痰时注意无菌操作，先吸气管切开处，再吸口鼻处 采用左右旋转并向上提拉的手法，以利于呼吸道分泌物的充分吸引
8. 冲管消毒	每次吸痰管退出后，应立即抽吸生理盐水冲洗吸痰管及导管	以防止分泌物堵塞吸痰管
9. 整理记录	吸痰结束，关闭吸引器开关及电源开关 用纱布擦净患者口鼻及面部，必要时做口腔护理，安置舒适体位，整理病床单位。清醒患者要给予安抚，整理用物归位 记录吸痰时间、痰液性状、量、患者呼吸情况	吸痰用物根据吸痰操作性质每班更换或每日更换1～2次

（2）中心负压吸引装置吸痰法　将贮液瓶装置插入墙壁中心负压吸引装置插孔内，连接导管，打开开关，调节负压，检查吸引性能，管道有无漏气，是否通畅。具体吸痰的方法和要求同电动吸引器吸痰法。

（3）注射器吸痰法　用50ml或100ml注射器连接吸痰管抽吸痰液，以保持呼吸道通畅。适用于家庭或无吸引装置、吸引器的紧急情况。

2. 注意事项

（1）严格执行无菌操作，治疗盘内吸痰用物每天更换1～2次，吸痰管每次更换，勤做口腔护理。贮液瓶、安全瓶内的液体应及时倾倒，做好消毒处理。

（2）注意观察病情，保持呼吸道通畅，听到患者喉头有痰鸣音或排痰不畅应及时抽吸。痰液黏稠可配合叩背、雾化吸入，气管插管或气管切开者也可向气管内滴入少量生理盐水或化痰药物，使痰液稀释，便于吸出。

（3）每次吸痰时间＜15s，人工气道吸痰时连续吸痰不超过3次，以免引起缺氧。使用呼吸机或缺氧严重者，吸痰前后可根据病情给患者吸氧。

（4）为婴幼儿吸痰时，吸痰管要细、动作要轻、负压要小，以免损伤黏膜。

（5）口腔、鼻腔、气管切开同时需吸痰时，应先吸气管切开处，再吸口腔、最后吸鼻腔。

【评价】

（1）患者愿意配合，有安全感。

（2）患者呼吸道分泌物及时吸出、气道畅通、呼吸功能得到改善。

（3）未见呼吸道损伤及意外发生。

（三）洗胃法

洗胃法是让患者将大量的洗胃液口服引吐或将胃管经口腔或鼻腔插入胃内，通过胃管向胃内反复灌入和吸出洗胃液，以冲洗并清除胃内容物的方法。

【目的】

1. 解毒

清除胃内有毒物质或刺激物，减少毒物吸收。

2. 减轻胃黏膜水肿

清除幽门梗阻患者胃内滞留食物，减轻胃黏膜充血水肿。

3. 为手术或某些检查做准备

如食管下段、胃部、十二指肠手术前准备。

【评估】

（1）患者的中毒情况，如摄入毒物的种类、浓度、量、中毒时间及途径等，是否曾经呕吐过以及是否采取其他处理措施等。

（2）患者的生命体征、意识状态及瞳孔的变化、口腔、鼻腔黏膜情况、口中异味等。

（3）患者的心理状态及合作程度。

【计划】

1. 护士准备

衣帽整洁、洗手、戴口罩。

2. 患者准备

中毒患者应尽快去除污染衣物，清洁皮肤，注意保暖。为患者安置体位，观察口腔黏膜情况，有无活动义齿及活动能力。

3. 用物准备

（1）口服催吐法　治疗盘内放量杯、饮水杯、压舌板、毛巾、围裙、水温计、弯盘；治疗车下放水桶2只（一只盛洗胃液，一只盛污水）、洗胃液。

（2）自动洗胃机洗胃法　洗胃机及装置、电源插座。治疗盘内放胃管、水温计、量杯、润滑油、开口器、牙垫、压舌板、舌钳、棉签、胶布、洗胃液。治疗车下放治疗碗、水桶 2 只（一只盛洗胃液，一只盛污水）。

（3）电动吸引器洗胃法 电动吸引器、输液架、输液瓶、输液器、止血钳、Y 型三通管，其余同自动洗胃机洗胃法。

（4）漏斗胃管洗胃法 治疗盘内放量杯、漏斗胃管、压舌板、毛巾、围裙、水温计、弯盘；治疗车下放水桶 2 只（一只盛洗胃液，一只盛污水）、洗胃液。

根据患者中毒的药物，选择适当的洗胃液（表 20 - 4）10000 ~ 20000ml，温度为 25℃ ~ 38℃。

4. 环境准备

整洁、安静、温度适宜、必要时屏风遮挡。

表 20 - 4 常见药物中毒的灌洗液和禁忌药物

毒物种类	洗胃溶液	禁忌药物
碱性物	镁乳、蛋清水、牛奶	强酸药物
酸性物	5% 醋酸、白醋、蛋清水、牛奶	强碱药物
敌敌畏	2% ~ 4% 碳酸氢钠、1% 盐水、1：15000 ~ 1：20000 的高锰酸钾溶液	
1605、1059、4049（乐果）	2% ~ 4% 碳酸氢钠	高锰酸钾
敌百虫	1% 盐水或清水，1：15000 ~ 1：20000 的高锰酸钾	碱性药物
DDT、666	温开水或等渗盐水、50% 硫酸镁导泻	油性泻物
巴比妥类（安眠药）	1：15000 ~ 1：20000 的高锰酸钾，硫酸钠导泻	硫酸镁
灭鼠药（磷化锌）	1：15000 ~ 1：20000 的高锰酸钾，0.5% 硫酸铜洗胃 0.5% ~ 1% 硫酸铜溶液每次 10ml，每 5 ~ 10min 口服一次，配合用压舌板刺激舌根引吐	油类、脂肪类食物
氰化物	口服 3% 过氧化氢溶液后引吐，1：15000 ~ 1：20000 的高锰酸钾溶液洗胃	

注：①蛋清水可黏附于黏膜或创面上，从而对胃肠黏膜起到保护作用，并可使患者减轻疼痛；②1605、1059、4049（乐果）等禁用高锰酸钾洗胃，否则能氧化成毒性更强的物质；③敌百虫遇碱性药物可分解出毒性更强的敌敌畏，其分解随碱性的增强和温度的升高而加速；④硫酸钠对心血管和神经系统没有抑制作用，不会加重巴比妥类药物的中毒；⑤磷化锌中毒时，口服硫酸铜可使其成为无毒的磷化铜沉淀，阻止吸收，并促进其排出体外。磷化锌易溶于脂类物质，忌用油性食物，以免促使其溶解吸收。

【实施】

1. 操作方法

操作流程	操作步骤	要点与说明
1. 核对解释	备齐用物，携至床旁，核对患者，做好解释	消除患者紧张情绪，减轻不适感
2. 安置体位	协助患者取合适的卧位，围好围裙，弯盘置于口角旁，污物桶置床头下方	口服催吐法取坐位，其余方法取坐位或半坐卧位，危重或昏迷者去枕取左侧卧位

续表

操作流程	操作步骤	要点与说明
口服催吐洗胃法	嘱患者自饮大量洗胃液后引吐，不易吐出时，可用压舌板压其舌根部催吐 反复进行，直至吐出的液体澄清为止	一次饮液量为 300～500ml
自动洗胃机洗胃法（图20-11）	接通电源，打开开关，检查机器的性能。连接导管，将三根橡胶管分别与机器的药管（进液口）、胃管、污水管（排液口）相连 将药管和污水管分别放于备好的洗胃液桶和污水桶内 润滑胃管前端，经口腔插入约45～55cm（前额发际至剑突），胶布固定胃管，证实胃管在胃内后，胶布固定胃管，将机器胃管的一端与患者的胃管连接 依次按键，先吸出胃内容物，再对胃进行冲洗，每次入量300～500ml，反复进行，直至吸出的液体澄清为止，按"停机键"停止工作 洗胃完毕，反折胃管末端迅速拔出，协助患者漱口，安置舒适卧位，使患者休息 将洗胃机的胃管、药管、污水管同时放在清水中，按清洗键清洗干净取出，排尽机器内的水，关机，整理用物	利用电磁泵为动力源，通过自控电路控制，使电磁阀自动转换动作，完成向胃内冲洗药液和吸出胃内容物的过程
电动吸引器洗胃法（图20-12）	接通电源后，检查电动吸引器功能 安装：输液管与Y形管主管相连，胃管和电动吸引器分别与Y形管两个分支相连，将灌洗液倒入输液瓶内，夹紧输液管，挂输液架上 插胃管，证实胃管确在胃内后，胶布固定胃管 打开电动吸引器（负压保持在13.3kPa左右），吸出胃内容物后关机，夹紧引流管 打开输液导管，使液体流入胃内300～500ml，夹闭输液管，打开引流管及电动吸引器，吸出灌洗液，如此反复至洗出液澄清无味为止 洗胃完毕，反折胃管末端迅速拔出，协助患者漱口，安置舒适卧位，使患者休息 插胃管，证实胃管确在胃内后，胶布固定胃管 将漏斗放置低于胃部水平的位置，挤压橡胶球，抽尽胃内容物 整理用物	利用负压吸引原理进行洗胃的方法
漏斗胃管洗胃法（图20-13）	举漏斗高过头部（坐位时）约30～50cm，将灌洗液缓慢倒入漏斗300～500ml，当漏斗内尚余少量液体时，迅速将漏斗降至低于胃部的位置，倒置于污水桶内 反复灌洗到流出液澄清无味 洗胃完毕（同电动吸引器洗胃法）	利用虹吸原理，将洗胃液灌入胃内后再引出的方法 每次灌入量和洗出量基本相同
3. 观察效果	洗胃过程中，随时观察洗出液的性质、颜色、气味、量及患者的面色、脉搏、呼吸和血压的变化	如果患者有腹痛、休克、洗出液呈血性，应立即停止洗胃，采取相应急救措施
4. 洗手记录	记录洗胃的时间、灌洗液的名称、量及吸出液的量、性状、颜色、气味、患者情况等	

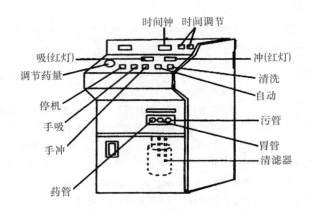

图 20－11　洗胃机

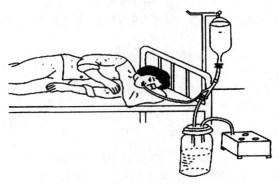

图 20－12　电动吸引器洗胃法

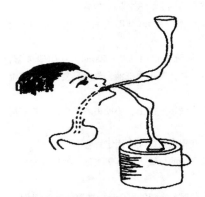

图 20－13　漏斗胃管洗胃法

2. 注意事项

（1）急性中毒神志清醒患者应立即采取口服催吐法进行洗胃，如患者不合作或合作困难者应迅速插管洗胃，以减少毒物的吸收，插管动作要轻柔、迅速，切勿损伤食管黏膜或误入气管。

（2）中毒物质不明时应先抽取少量胃内容物（洗胃前）送检。洗胃溶液可选用温开水或等渗盐水，待毒物性质明确后，再选用拮抗剂进行洗胃（常见胃灌洗液和禁忌药物见表20－4）。

（3）洗胃过程中注意观察患者的呼吸、脉搏、神志变化、倾听患者的主诉，每次灌入量以300～500ml为宜，灌入量与吸出量需平衡。如患者感到腹痛，吸出液体呈血性或出现休克，应立即停止洗胃，报告医生。

（4）幽门梗阻患者洗胃宜在饭后4～6h或空腹时进行。洗胃时，需记录胃内潴留量，以了解梗阻情况。

（5）吞服强酸、强碱等腐蚀性物质、消化道溃疡、食管狭窄、食管静脉曲张、胃癌等患者禁忌洗胃。昏迷患者洗胃应谨慎。

【评价】

（1）患者胃内毒物得到清除。

（2）患者没有误吸及急性胃扩张。

（3）患者中毒症状得到缓解和控制。

目标检测

一、单项选择题

1. 口服下列哪种药物中毒时，不能选用高锰酸钾溶液洗胃
　　A. 安定中毒　　　　B. 敌敌畏中毒　　　C. 鼠药中毒　　　　D. 乐果中毒
2. 李女士与家人争吵后服用了大量灭鼠药（磷化锌）被发现后急送医院，入院后给予洗胃，应选择哪种洗胃液
　　A. 40% 碳酸氢钠　　B. 0.1% 硫酸铜　　C. 50% 硫酸镁　　　D. 牛奶、豆浆
3. 患者需要吸入氧浓度为29%，氧流量应是
　　A. 2L／min　　　　B. 3L／min　　　　C. 4L／min　　　　D. 5L／min
4. 气管内吸痰的正确方法是
　　A. 自下而上反复抽吸　　　　　　　　　B. 自上而下反复抽吸
　　C. 自下而上、左右旋转抽吸　　　　　　D. 自上而下、左右旋转抽吸

二、简答题

81. 患者，女，63岁。患慢性支气管炎10余年。当晚出现胸闷、呼吸费力、不能平卧，急诊入院。检查：T36.8℃，P100次／分，R28次／分，BP130／80mmHg，口唇发紫，烦躁不安。血气分析：血氧分压40mmHg，二氧化碳分压72mmHg。诊断为肺源性心脏病。
　　（1）根据目前情况患者属于何种程度的缺氧？应如何为患者正确吸氧？
　　（2）吸氧的注意事项有哪些？
2. 一患者不慎误服农药敌百虫100ml，请问应选择何种溶液进行洗胃？洗胃时每次灌入液量是多少？为什么？

（李秀芝　张春菊）

第二十一章

临终护理

学习目标

1. 掌握临终关怀的概念；临终患者的心理反应及护理。
2. 掌握死亡的标准；死亡过程的分期及表现。
3. 熟悉临终患者生理反应及护理；临终患者家属的护理及健康教育。
4. 了解临终关怀的发展史及组织形式。
5. 学会在模拟人身上正确完成尸体护理的操作，要求步骤正确、连贯，态度严肃、认真。

【引导案例】

患者，黄某，男，56 岁，因食欲不振、面色灰暗、进行性吞咽困难近三月，在家属陪同下到某医院就诊，经过全面的检查，确诊为"食道癌晚期伴转移"，建议保守治疗。

请问：

1. 患者得知病情后会出现哪些心理反应？
2. 护士该如何正确帮助患者度过剩余的时间？

生、老、病、死是生命发展的自然规律，死亡是生命过程的最后阶段，也是一种不可避免的客观存在。在人生旅途的最后时刻，最需要的就是关怀和帮助。在患者即将到达人生终点的时刻，护理人员应了解其生理和心理反应，为其提供恰当、正确的身心方面的护理，使其安静、坦然的面对死亡，有尊严的到达人生的终点，从而提高临终患者的生命质量，维护患者的尊严。同时对临终患者的家属给予安慰和指导，使其早日从悲伤中得以解脱，也具有十分重要的作用。

第一节 概 述

一、临终关怀

（一）临终关怀的概念

临终关怀（hospice care）又称终末护理、终善服务、安宁照顾等，英文的字面意思为保护的场所，可译为"小旅馆"、"收容所"、"济贫院"，香港将"hospice care"翻译为"善终服务"，台湾将"hospice care"翻译为"安宁照顾"。

临终关怀是指社会各层人员组成的团队向临终患者及其家属提供全面性的支持和照顾，包括生理、心理、精神、社会等各方面的照顾，主要目的是为临终患者减轻痛苦，症状得到控制，使患者的生命得到尊重，提高生命质量，能够安宁、舒适地走完人生的最后旅程。并使家属的身心健康得到维护和增强，能正确的面对丧亲之痛。临终关怀不仅是一种服务，也是一门以临终患者的生理、心理发展和为临终患者提供全面照顾、减轻患者家属精神压力为研究对象的一门新兴学科。临终关怀涉及医学、护理学、心理学、社会学、伦理学、管理学、宗教学（西方较多）等多学科知识，所以也是一门综合性学科。

（二）临终关怀的历史和发展

古代的临终关怀可以追溯到中世纪西欧的修道院和济贫院，当时是为重病濒死的朝圣者、旅游者提供照料的场所，使其得到最后的安宁。在中国可以追溯到两千多年前的春秋战国时期祖国医学中的临终关怀思想。

现代临终关怀萌芽于 17 世纪，1600 年法国的教士 Vince Depaul 在巴黎成立了慈善修女会，开设院舍，照顾贫病交加者并操办其临终事宜。随后，英国的 Mary Aiken-hend 于 1840 年在栖林创立了"爱尔兰慈善修女会"为临终患者服务，这就是现代临终关怀机构的最早雏形。世界上第一个现代化临终关怀组织创始于 20 世纪 60 年代，创始人为桑得斯博士，1967 年桑得斯博士在英国希登汉建立了世界上第一所"圣·克里斯多弗临终关怀院"（Dame Cicely Saunders），被誉为"点燃了世界临终关怀运动的灯塔"，从此以后，美国、法国、日本、加拿大、荷兰、瑞典、挪威、以色列等 60 多个国家相继建立了多种形式的临终关怀机构。

1988 年 7 月我国天津医学院在美籍华人黄天中博士的资助下，成立了中国第一个临终关怀研究中心，中国的临终关怀是从天津医学院临终关怀研究中心的成立开始的，崔以泰被誉为"中国临终关怀之父"。同年 10 月上海诞生了中国第一家临终关怀医院——南汇护理院。1992 年在北京成立了中国大陆第一所民办临终关怀医院——松堂医院。1993 年成立了"中国心理卫生协会临终关怀专业委员会"，并于 1996 年正式创办"临终关怀杂志"，这些都标志着我国已跻身于世界临终关怀研究与实践的行列。此后，沈阳、北京、南京、河北、西安等省市都相继开展临终关怀服务，建立临终关怀机构。临终关怀把医学对人类所承担的人道主义精神体现得更加完美，它是一项利国利民的社会工程。

从生物学家高尔敦创立优生学这一门学科起，人类对自身生命的开始已运用科学知识来加以把握。作为生命的最后阶段——死亡，人们自然也要提出调节和控制的要求。人类不仅需要优生、优育、优活，而且还需要优死。所谓优死，就是在人生的最后阶段有一个合适的环境与适宜的时间，在此期间对死不恐惧、不孤独，能战胜人生失落和依恋，心愿已了，无牵挂，没有痛苦和遗憾，在浓厚亲情友爱中告别人间。优死是一种坦然迎接"自然死亡"的人生观。

（三）临终关怀的研究内容

1. 临终患者全面的照顾

包括患者医疗护理、生活护理、心理护理，应特别注意控制患者的疼痛。临终关怀的核心是控制疼痛及其他主要的不适，如：恶心、呕吐、便秘、食欲减退、口腔炎、吞咽困难、焦虑、抑郁、意识障碍、惊厥及呼吸困难等，因为这些不适时刻困扰着患者并使他们产生焦虑甚至恐惧。

2. 临终患者及家属的需求

临终患者的需求包括生理、心理、社会及精神等方面的需求。临终患者家属的需求包括家属对临终患者的治疗和护理要求、心理需求及为其提供殡葬服务等。

3. 临终患者家属的照护

主要是为其提供情感支持，包括尽可能满足患者家属照护患者的需要，并尽可能指导家属参与患者的日常照顾；多与家属沟通，建立良好的关系。

4. 死亡教育

死亡教育是探讨生与死的过程，是运用与死亡有关的医学、护理学、心理学及精神、经济、法律、伦理学等知识对人们进行教育，帮助人们树立正确的生死观、价值观、生命伦理观，使受教育者更加珍惜生命、欣赏生命、减少盲目的轻生和不必要的死亡，并能正确对待和接受死亡。对临终患者进行死亡教育的目的是帮助患者消除对死亡的恐惧心理，学习"准备死亡、面对死亡、接受死亡"。对临终患者家属进行死亡教育的目的是帮助他们适应患者病情的变化，接受患者死亡的事实，帮助他们缩短哀伤过程，认识自身继续生存的社会意义和价值。

5. 临终关怀的模式

由于东西方文化的差异导致患者对死亡的态度存在着很大差异，这种差异决定了中国的临终关怀模式应具有中国的特色。因此，探讨适合中国国情的临终关怀模式和特点，成为临终关怀研究的重要内容之一。

（四）临终关怀的组织形式

1. 临终关怀专职医院

配备有比较完善的医疗、护理设备。照顾人员配备比较齐全，照护技术专业化、规范化、人性化，组织管理较科学，能独立为临终患者提供专业化服务。

2. 综合性医院内附设临终关怀病房

目前我国最主要的临终关怀形式是在有条件的综合性医院、肿瘤医院或老年护理院内建立的临终关怀病区或病房，配备必要的设施和固定的专业工作人员，专为临终患者提供医疗、护理和生活照顾。如天津二院开设的"安宁病房"。

3. 居家照护

根据临终患者的病情，医护人员每日或每周数次到家中探视，提供临终照护。居家照护，对患者来说，在最后一刻能感受家人的关心和体贴，减少其生理上和心理上的痛苦；对家属来说，能给予患者尽力照顾，使逝者死而无憾，生者问心无愧。

（五）临终关怀的理念

1. 以对症照护为主的理念

临终关怀的服务对象是各种疾病的末期、晚期肿瘤的患者，治疗已不再生效，生命即将结束。对这些患者不能以延长其生命为主，而是要提高患者的生命质量。通过实施全面的身心照护，提供姑息性治疗，控制症状，缓解痛苦，获得心理、社会支持，使其得到最后的安宁。因此，临终关怀是以治愈为主的治疗转变为以对症为主的照护，这种照护是以重视患者个人实际需求为前提，尽量按照患者和家属的愿望进行护理，最终达到满足患者舒适为目的。

2. 以提高患者的生命质量为主的理念

临终关怀不以延长患者生存时间为重，而以丰富患者有限生命，提高其临终阶段生命质量为宗旨。正确认识和尊重临终患者生命的价值，为其提供一个安静、舒适、有意义、有尊严的生活，让患者在有限的时间里，在可控制的病痛中，接受关怀，享受人生的关爱，安详舒适地渡过人生最后的阶段。临终关怀充分显示了人类对生命的尊重与热爱。

3. 尊重临终患者的尊严和权利的理念

临终患者是临近死亡而尚未死亡的人，其思维、意识、情感、个人的尊严和权利仍然存在。医护人员应维护临终患者的尊严，尊重他们的权利。不能因生命活力的降低而忽视患者的尊严，患者的权利也不可因身体衰竭而被剥夺。注意维护和保持患者的价值和尊严，在临终照护中应允许患者保留原有的生活方式，尽量满足其合理要求、参与医护方案的制定、保留个人隐私权利等。

4. 满足临终患者家属心理需求的理念

在对临终患者全面照护的同时，也应为临终患者的家属提供心理、社会的支持，对家属进行生死观教育，使其做好准备，从而坦然地接受和面对亲人死亡。

二、濒死及死亡的定义

1. 濒死（dying）

又称临终，是生命活动的最后阶段。指各种疾病和损伤导致人体主要器官功能衰竭，经过一段时间的治疗后，仍不能好转，病情加速恶化，各种迹象显示生命活动即将终结的状态。

2. 死亡（death）

是个体新陈代谢和生命活动不可逆的终止。美国《布拉克法律辞典》（1951）将死亡定义为："血液循环停止，由此导致的心跳、呼吸及脉搏等身体重要功能的永久性终止"，即死亡是个体生命功能的永久终止。

从古至今，人们一直把心脏跳动和呼吸视为生命的本质特征，进而把心脏停止跳动和呼吸停止作为判断死亡的标准。随着医学科学技术的发展，临床上各种维持生命的技术、仪器、药物等得以应用，尤其是器官移植和复苏技术的应用。已停止心跳、呼吸的人可借助药物和机器来维持生命，只要大脑功能保持着完整性，一切生命活动都有恢复的可能。因此，心跳呼吸停止的人并非一定死亡。现代医学表明，心跳停止时，人的大脑、肾脏、肝脏并没有死亡，因此，传统的死亡标准受到了冲击。医学界人士提出新的比较客观的死亡标准，即脑死亡标准。

脑死亡（brain death）即全脑死亡，包括大脑、中脑、小脑、脑干的不可逆死亡。

不可逆的脑死亡是生命活动结束的象征。1968 年美国哈佛大学在世界第 22 次医学会上提出的脑死亡标准为：

（1）不可逆的深度昏迷。

（2）自发呼吸停止。

（3）脑干反射消失。

（4）脑电波消失（平坦）

凡符合上述标准并在 24h 内反复检查无改变，并排除体温过低（低于 32℃）及中枢神经系统抑制剂的影响，即可作出脑死亡的诊断。脑死亡标准的确立具有十分重要的意义：①指导医护人员准确判断死亡时间，减少医疗资源的浪费；②十分有利于器官移植的开展，益于合理使用社会资源；③减轻了患者家属等待无望的痛苦，让患者死的有尊严，促进人们对生命质量的探寻；④准确、科学地判断一个人的死亡时间，在司法工作中具有重要意义，减少法律纠纷。

三、死亡过程的分期

死亡不是骤然发生的，而是一个逐渐进展的过程，一般可分为三期：即濒死期、临床死亡期、生物学死亡期。

（一）濒死期

濒死期（agonal stage）又称临终期。此期的主要特点是机体各系统的功能发生严重障碍，脑干以上的中枢神经系统功能丧失或深度抑制，导致意识、心跳、血压、呼吸和代谢方面的紊乱。患者表现为意识模糊或丧失，各种反射减弱，肌张力减退或消失，心跳减弱，血压下降，呼吸微弱或出现潮式及间断呼吸。濒死期的持续时间可随患者机体状况及死亡原因而异，年轻者及慢性病患者较年老体弱者及急性病患者濒死期长；猝死、严重的颅脑损伤等患者可不经此期直接进入临床死亡期。此期生命处于可逆阶段，若得到及时有效的抢救治疗，生命可复苏。反之，则进入临床死亡期。

（二）临床死亡期

临床死亡期（clinical death stage）又称躯体死亡或个体死亡。此期主要特点为中枢神经系统的抑制过程已由大脑皮质扩散到皮质下部位，延髓处于功能丧失和极度抑制状态。表现为心跳、呼吸完全停止，瞳孔散大，各种反射消失，但各种组织细胞仍有微弱而短暂的代谢活动。此期一般持续 5~6min，超过这个时间，大脑将发生不可逆的变化。但在低温条件下，尤其是头部降温脑细胞耗氧量降低时，临床死亡期可延长达 1h 或更久。临床上对触电、溺水、大出血等致死患者，及时采取积极有效的急救措施，患者仍有复苏的可能，因为此期重要器官代谢还没停止。

（三）生物学死亡期

生物学死亡期（biological death stage）是死亡过程的最后阶段，又称全脑死亡、细胞死亡或分子死亡。此期主要特点为从大脑皮质开始整个中枢神经系统及机体各器官的代谢活动相继停止，并出现不可逆的变化，整个机体已不可能复苏。随着此期的进展，相继出现尸冷、尸斑、尸僵及尸体腐败等现象。

1. 尸冷（algor mortis）

是最先发生的尸体现象，死亡后因体内产热停止而散热继续，尸体温度逐渐降低称尸冷。死亡后尸体温度的下降有一定的规律，一般死后 10h 内尸体温度下降速度约为每小时 1℃，10h 后为 0.5℃，大约 24h 左右，尸温与环境温度相同。测量尸体温度通常以直肠温度为标准。

2. 尸斑（livor mortis）

死亡后血液循环停止，由于地心引力的作用，血液向身体的最低部位坠积，该处皮肤呈现暗红色斑块或条纹称尸斑。尸斑的出现时间是死亡后 2~4h。若患者死亡时为侧卧或俯卧，则应在尸体料理时将其转为仰卧，头下垫枕头，以防脸部瘀血青紫，发生颜色的改变。

3. 尸僵（rigor mortis）

尸体肌肉僵硬，并使关节固定称为尸僵。形成机制主要是三磷酸腺苷（ATP）酶的缺乏，即死后肌肉中 ATP 不断分解而不能再合成，致使肌肉收缩，关节固定，尸体变硬。尸僵一般在死后 1~3h 从面部小块肌肉开始出现，表现为先由咬肌、颈肌开始向下至躯干、上肢和下肢。4~6h 扩展到全身，12~16h 高峰，24h 后尸僵开始减弱，肌肉逐渐变软，称为尸僵缓解。

4. 尸体腐败（postmortem decomposition）

是最常见的晚期尸体现象。死亡后机体组织的蛋白质、脂肪和碳水化合物因腐败细菌的作用而发生分解的过程称为尸体腐败。一般在死亡 24h 后出现。患者生前存在于口腔、呼吸道、消化道的各种细菌，可在死亡后侵入血管和淋巴管，并在尸体内大量生长繁殖，体外细菌也可侵入人体繁殖，尸体成为腐败细菌生长繁殖的场所。尸体腐败常见的表现有尸臭、尸绿等。尸臭是肠道内有机物分解从口、鼻、肛门逸出的腐败气体。尸绿是尸体腐败时出现的色斑，一般在死亡后 24h 先在右下腹出现，逐渐扩展至全腹，最后波及到全身。

知识拓展

安乐死

安乐死一词来源于希腊文，原意是"无痛苦的死亡、幸福的死亡"、"安然去世"。安乐死一般是指那些有不治之症的患者在危重濒死状态，由于精神和躯体的极端痛苦，在患者或亲友的强烈要求下，经医生认可，停止无望救治或用人为的方法帮助患者无痛苦的度过死亡阶段。安乐死分为主动安乐死和被动安乐死。主动安乐死是由医务人员或其他人员采取某种措施，如口服或注射致命的药物等方法，主动结束患者的痛苦或加速患者的死亡进程。被动安乐死是指停止对患者采取的一切治疗措施，如停止用药和撤除维持生命的一切医疗器械，使其自然死亡。

安乐死问题在国内外一直是一个争论比较大的问题，安乐死无论是在国内，还是在国外，都面临着短期内很难解决的问题。一是死亡究竟何时发生，客观上缺乏明确的标准，主观上也很难以判断；二是如果患者同意安乐死，那么由谁来执行；三是安乐死涉及医学、哲学，并牵涉到社会舆论，关系到患者、家属和医生等，没有一定的法律程序、社会基础，在短期内是很难实施的。目前荷兰是世界上唯一通过安乐死法案的国家。

（来源：李晓松.《基础护理技术》（第二版）人民卫生出版社）

第二节　临终患者和家属的护理

一、临终患者的生理变化及护理

（一）临终患者的生理变化

1. 循环功能减退

表现为皮肤苍白、湿冷、大量出汗，四肢发绀、斑点，脉搏快而弱、不规则甚至触不到，血压降低或测不出，心尖搏动常为最后消失。

2. 呼吸功能减退

表现为呼吸频率由快变慢，呼吸深度变浅，出现潮式呼吸、间断呼吸、鼻翼呼吸、张口呼吸等，由于分泌物在支气管内潴留常出现痰鸣音及鼾声呼吸，最终呼吸停止。

3. 疼痛

患者主诉疼痛，表现为烦躁不安，血压及心率改变，呼吸变快或减慢，瞳孔放大，疼痛面容（五官扭曲、眉头紧锁、眼睛睁大或紧闭、双眼无神、咬牙）。

4. 感知觉、意识改变

表现为视觉逐渐减退，由视觉模糊发展到只有光感，最后视力消失。眼睑干燥，分泌物增多。听觉常是患者最后消失的一个感觉，意识改变表现为嗜睡、意识模糊、昏睡、昏迷等。

5. 胃肠道蠕动逐渐减弱

表现为恶心、呕吐、腹胀、食欲不振、口干、严重者出现脱水。

6. 肌肉张力丧失

表现为吞咽困难，大小便失禁，肢体软弱无力，不能进行自主躯体活动，无法维持良好舒适的功能体位，脸部外观改变呈希氏面容（面肌消瘦，面部呈铅灰色、眼眶凹陷、双眼半睁半滞、下颌下垂、嘴微张）。

7. 临近死亡的体征

皮肤苍白湿冷或有瘀血斑，口唇呈青紫色，血压降低，心音低而无力，脉搏快而弱，且极不规律，甚至测不到；呼吸表浅、困难、出现潮式呼吸或点头样呼吸等、瞳孔散大，各种反射逐渐消失，肌张力减退、丧失。通常呼吸先停止，随后心跳停止。

（二）护理措施

1. 减轻疼痛

（1）晚期肿瘤患者临终前常伴有疼痛。护理过程中应观察疼痛的性质、部位、程度及持续时间。

（2）协助患者选择减轻疼痛的有效方法。若患者选择药物止痛，注意观察用药后的反应，把握好用药的阶段，选择恰当的剂量和给药方式，达到控制疼痛的目的。目前 WHO 建议应用三阶梯疗法控制疼痛。

（3）也可以采用其他方法减轻疼痛，如松弛术、音乐疗法、外周神经阻断术、针灸疗法、生物反馈法等。

（4）护理人员采用同情、安慰、鼓励方法与患者交谈沟通，稳定患者情绪，并适当引导转移患者注意力从而减轻疼痛。

2. 促进患者舒适

（1）适当装饰病房 按照患者要求在房间内摆放一些装饰物品，适当摆放一些植物和鲜花，增加病房中的温馨气氛，减轻患者焦虑和绝望的心理。

（2）加强皮肤护理 为防止压疮的发生，对大小便失禁者，注意保持会阴、肛门附近皮肤的清洁、干燥，必要时留置导尿；大量出汗时，应及时擦洗干净，勤换衣裤；床单位保持清洁、干燥、平整、无碎屑。

（3）加强口腔护理 晨起、餐后、睡前协助患者漱口，对不能经口进食者，给予口腔护理每日 2～3 次，保持口腔清洁；口唇干裂者可用湿棉签湿润或涂石蜡油、唇膏等，有溃疡或真菌感染者酌情涂药。

（4）促进患者舒适 保持舒适的体位，定时翻身，更换卧位，避免某一部位长期受压，促进血液循环。

3. 改善呼吸功能

（1）病室内温湿度适宜，定时通风换气，保持室内空气清新。

（2）神志清醒者，采用半卧位，扩大胸腔容量，减少回心血量，改善呼吸困难。

（3）昏迷者，采用仰卧位头偏向一侧或侧卧位，防止呼吸道分泌物误入气管引起肺部并发症或窒息。必要时吸痰，保持呼吸道通畅。

（4）呼吸困难者给予氧气吸入，纠正缺氧状态，改善呼吸功能。

4. 改善血液循环

（1）观察体温、脉搏、呼吸、血压的变化，指端末梢血液循环情况及皮肤色泽和温度等。

（2）患者四肢冰冷不适时，可提高室温，加强保暖，必要时给予热水袋。

5. 增进食欲，加强营养

（1）给予足够热量、营养均衡的流质或半流质饮食，便于患者吞咽。必要时采用鼻饲法或完全胃肠外营养（TPN），保证患者营养供给。

（2）注意食物的色、香、味，少量多餐，以减轻恶心，增进食欲。

（3）加强监测，观察患者电解质指标及营养状况。

6. 减轻感知觉改变的影响

（1）提供适宜的环境 环境安静、空气新鲜、有一定的保暖设施，适当的照明，避免临终患者视觉模糊产生恐惧心理，增加安全感。

（2）眼部的护理 及时用湿纱布擦去眼部分泌物，如患者眼睑不能闭合，可涂红霉素、金霉素或覆盖凡士林纱布，以保护角膜，防止角膜干燥发生溃疡或结膜炎。

（3）听觉是最后消失的感觉 护理中应避免在患者周围窃窃私语，以免增加患者的焦虑。可采用触摸患者的非语言交流方式，配合柔软温和的语调、清晰的语言交谈，使临终患者即使在生命的最后时刻也能感受到人们的关爱，并不感到孤独。

二、临终患者的心理变化及护理

（一）临终患者的心理变化

患者在临终时期的心理反应分为五个阶段，即否认期、愤怒期、协议期、忧郁期、接受期。

1. 否认期（denial）

患者尚没有接受自己疾病严重性的思想准备，当得知自己病重面临死亡，其心理反应是"不，这不会是我，那不是真的！"以此极力否认、拒绝接受事实，认为这可能是医生诊断错误，他们怀着侥幸的心理四处求医，希望是误诊，无法接受任何对病情的解释和说明。几乎所有临终患者都会出现否认的心理。否认是为了减少不良信息对患者的刺激，使患者有更多的时间来调整自己的心理正确面对死亡，这是一种心理防卫机制，这是患者得知自己即将死亡后的第一反应，对这种心理应激的适应时间的长短因人而异，大部分患者都能很快停止否认，而有的患者持续到死亡。

2. 愤怒期（anger）

当否认无法再持续下去，有关自己的疾病已经被证实时。患者会表现为生气与激怒，产生"为什么是我，老天对我太不公平"的心理。患者变得难以接近或不配合，怨恨、痛苦、无助等交织在一起的情绪往往迁怒于医护人员和家属，经常怨天尤人，无缘无故的砸东西以发泄内心的不满，抱怨人们对他照顾不周，对医护人员治疗和护理百般挑剔，经常无故指责和辱骂别人以弥补内心的不平。

3. 协议期（bargaining）

当患者无法改变死亡的事实时，愤怒的心理消失，开始承认和接受临终的事实，不再怨天尤人。请求医生想尽办法治疗疾病并期望奇迹的出现，会作出许多承诺作为交换条件，出现"如果让我好起来，我一定会……"的心理。此期患者变得和善，对自己过去所做的错事表示悔恨，要求宽容，对自己的病情抱有希望，积极配合治疗和护理。

4. 忧郁期（depression）

随着病情的日益恶化，患者认识到无法阻止死亡来临时，就会产生强烈的失落感，"好吧，那就是我"，就会出现消沉、抑郁、悲伤、退缩、沮丧等心理，体验到一种准备后事的悲哀，变得沉默寡言，情绪极度低落、压抑或哭泣等，要求与亲朋好友见面，希望有他喜爱的人陪伴照顾。

5. 接受期（acceptance）

这是临终的最后阶段。在一切的努力、挣扎之后，患者变得平静、安详，认为自己完成了人生的一切并准备接受死亡的到来，对死亡不再恐惧和悲伤，患者表现为比较平静、安详、喜欢独处，睡眠时间增加，情感减退，静静地等死亡的到来，有的则进入嗜睡状态。

（二）护理措施

1. 否认期

护理人员不要揭穿患者的心理防御机制，让患者有更多的时间调整自己来接受事实。根据患者对病情的认识情况，进行沟通，护士要具有真诚的态度，在交谈中因势利导，循循善诱，使其建立正确的生死观。坦然和蔼地回答患者对病情的询问，不要欺骗患者，并且要注意医护人员对患者病情的言语一致性，举止要体现真诚、关爱、理解和尊重。

2. 愤怒期

护理人员应多理解、包容患者的言行，给患者提供机会尽情地发泄内心的不满或帮助他们使其充分地倾诉内心的痛苦，护理人员应将患者的发怒看成是一种有益健康的行为，应认真倾听患者的内心感受，允许患者以发怒、抱怨、不合作的方式来宣泄内心的不愉快。当有破坏性行为时，护理人员应调动一切力量进行安抚和疏导或采取措施制止，预防意外事件的发生。

3. 协议期

这一时期的患者是积极配合医疗活动的，因为他们抱有希望，试图通过自己的合作，友善的态度改变命运，延长生命。护理人员应加强对患者的沟通，给予患者指导和关心，加强护理，尽量满足患者的要求，使患者更好地配合治疗，以减轻痛苦，控制症状。

4. 忧郁期

护理人员应多给予患者同情和照顾，经常陪伴患者，允许其用不同的方式宣泄情感，如悲伤、哭泣等。尽量满足患者的合理要求，安排亲朋好友见面、相聚，并尽量让家属陪伴在身边。注意安全，及时观察患者的不良心理反应，预防自杀等意外事件的发生。若患者因心情忧郁忽视个人清洁卫生，护理人员应协助和鼓励患者保持身体的清洁与舒适。

5. 接受期

护理人员应尊重、关心患者，不要强迫与患者交谈，给患者创造一个安静、清洁、舒适、单独的环境，尽量避免外界的干扰。帮助患者了却未尽的心愿，加强生活护理，让其平静、安详地离开人间。

三、临终患者家属的护理

（一）临终患者家属的心理反应

患者的临终过程也是其家属心理应激的过程，当家属获知亲人患了绝症或病情已无法医治时，家属首先要承受精神上的打击，会表现不理解、不知所措和惊恐等，他们在感情上难以接受即将失去亲人的事实，继而出现难以控制的悲伤的心理过程，在行动上表现为四处求医以求得奇迹出现，延长亲人的生命。当看到亲人死亡不可避免时，他们的心情十分沉重、苦恼、烦躁不安，甚至产生愤怒、怨恨自己等无助的情绪。临终患者的家属可以出现以下改变：

1. 个人目标的改变或放弃

一人生病，牵动全家，尤其是面对临终患者，更会造成经济条件的改变、平静生活的失衡、精神支柱的倒塌。家庭成员在考虑整个家庭的状况后，不得不放弃或改变自己既定的人生目标，如升学、就业、出国等。

2. 家庭中角色的调整与再适应

临终患者在家庭中的角色缺如，家庭必须重新调整有关成员的角色，如慈母兼严父、长姐如母、长兄如父，以保持家庭的稳定。

3. 压力增加，社会性互动减少

照顾临终患者期间，家属因精神的哀伤，体力、财力的消耗，而感到心力交瘁，正常的工作与生活秩序可能被打乱，由于长期照护患者而减少了与亲友、同学间的社会互动，内心的压力无法宣泄。特别是我国有着与西方国家不同的文化背景、风俗习惯、伦理道德观念等，我们倾向于对患者隐瞒病情，避免其知晓后产生不良后果而加速病情的发展，因此家属既要压抑自我的哀伤，又要不断地隐瞒病情，更加重其身心压力。

（二）护理措施

1. 满足家属照顾患者的需要

1986年，费尔斯特和霍克（Ferszt & Houck）提出临终患者家属的七大需要：

（1）了解患者病情、照顾等相关问题的发展。

（2）了解临终关怀医疗小组中哪些人会照顾患者。

（3）参与患者的日常照顾。

（4）知道患者受到临终关怀医疗小组良好照顾。

（5）被关怀与支持。

（6）了解患者死亡后相关事宜，如处理后事等。

（7）了解有关资源，如经济补助、社会资源、义工团体等。

2. 护理人员应指导、教育家属为患者做一些力所能及的照料

家属在照料亲人的过程中可以获得心理上的慰藉，也可以减轻临终患者的孤独和无助感。当病情允许时，尽量安排家属在医院环境中的家庭活动，以增进患者心理调适，保持家庭完整性。如共进晚餐、看电视、下棋等活动。

3. 鼓励家属表达感情

护理人员要与家属积极沟通，建立良好的关系，取得家属的信任。与家属会谈时，提供安静、隐蔽的环境，耐心倾听，鼓励家属说出内心的感受、遇到的困难，积极解释临终患者的生理、心理变化产生的原因，减少家属疑虑。

4. 满足家属本身的生理需求

对家属多关心体贴，帮助其安排陪伴期间的生活，尽量解决实际困难。

> **知识拓展**
>
> ### 三阶梯疗法控制疼痛
>
> 目前世界卫生组织（WHO）建议用三阶梯疗法控制疼痛。
>
> 第一阶段：选用非麻醉性镇痛药，如阿司匹林、对乙酰氨基酚等。主要适用于轻度疼痛的患者。
>
> 第二阶段：选用弱麻醉药，如可待因、美沙酮等。主要适用于中度疼痛的患者。
>
> 第三阶段：选用强麻醉性镇痛药，如吗啡、哌替啶等。主要用于重度疼痛和剧烈癌痛的患者。

第三节　死亡后的护理

一、尸体护理

尸体护理是对患者实施整体护理的最后步骤，也是临终关怀的重要内容之一。做好尸体护理不仅是对死者的尊重，也是对死者家属心灵上的安慰，体现了人道主义精神和高尚的护士职业道德。尸体护理应在确认患者死亡，医生开具死亡诊断书之后立即进行，既可防止尸体僵硬，也可避免对其他患者的不良影响。护理人员应以唯物主义死亡观和严肃认真的态度尽心尽力地做好尸体护理工作，尊重患者的遗愿，满足家属的合理要求。

【目的】

（1）维持良好的尸体外观，易于识别。

（2）防止液体外流及疾病的传播。

（3）使家属得到安慰，减轻悲痛。

【评估】

（1）评估死者生前的诊断、治疗、抢救过程、死亡时间及原因。

（2）评估尸体清洁程度，有无伤口、引流管及医疗器械等。

（3）评估家属的社会背景、心理状况及对死亡的态度。

【计划】

1. 护士自身准备

衣帽整洁，表情严肃，修剪指甲，洗手，戴口罩，戴手套、熟练掌握尸体护理操作程序。

2. 死者及家属准备

撤离死者身上的治疗、护理用物，劝慰家属暂时离开病房。

3. 用物准备

（1）治疗盘内备清洁衣裤 1 套、尸单、血管钳 1 把、未脱脂棉球、剪刀 1 把、尸体识别卡 3 张（表 21 - 1）、梳子 1 把、松节油、绷带。

表 21 - 1　尸体识别卡

姓名_____ 住院号_____ 年龄_____ 性别_____			
病区_____ 床号_____ 籍贯_____ 诊断_____			
地址_____			
死亡时间_____ 年_____ 月_____ 日_____ 时_____ 分			
		护士签名_____	
		_____ 医院	

（2）擦洗用具、屏风。

（3）有伤口者备换药敷料，必要时备隔离衣。

4. 环境准备

请其他人员回避，用屏风遮挡，安静、肃穆。

【实施】

1. 操作方法

操作流程	操作步骤	要点与说明
1. 准备用物	洗手、戴口罩、填写尸体识别卡 3 张、备齐用物携至床旁（减少多次进入病房引起家属的不安），必要时用屏风遮挡	态度严肃、认真，尊重死者
2. 劝慰家属	劝慰家属暂时离开病房，如果家属不在医院，应尽快通知家属来医院探视遗体	
3. 撤去用物	撤去一切治疗用物（如：器械、输液管、吸氧管、导尿管等）	便于尸体护理
4. 安置卧位	将床放平，尸体仰卧，头下垫枕头，脱去衣裤，双手放于身体两侧，用大单遮盖尸体	尸体仰卧，头下垫枕头，防止颜面部淤血变色
5. 清洗面部	洗脸，有义齿为其装上，闭合口眼，如眼睑不能闭合，可用毛巾热湿敷或在上眼睑下垫少许棉花，使上眼睑下垂闭合。嘴不能闭合者，轻托下颌或用绷带托住	装上义齿可避免脸部变形，口眼闭合维持尸体外观，符合习俗，对家属也是一种心理安慰
6. 填塞孔道	用血管钳将棉球填塞口、鼻、耳、阴道及肛门等孔道	防止体液外溢，但棉球勿外露；如为传染病患者应用消毒液浸泡的棉球填塞孔道
7. 清洁身体	擦净全身，梳理头发。用松节油擦净胶布痕迹，有伤口者更换敷料，有引流管者应拔出后缝合伤口或用蝶形胶布封闭并包扎	保持尸体清洁，无渗液，维持良好的尸体外观
8. 更衣包裹	穿上尸体衣裤，撤去大单，将 1 张尸体识别卡系在尸体手腕部，用尸单包裹尸体，用绷带在胸、腰、踝部固定，系第二张尸体识别卡在胸前尸单上	便于尸体的运送与识别
9. 运送尸体	移尸体于平车上，盖上大单，将另一张尸体识别卡交于太平间工作人员，由太平间工作人员将尸体送往太平间，置于停尸屉内，将第 3 张尸体识别卡系在尸屉外面	避免尸体辨认错误
10. 终末处理	处理床单位及各种用物	如死者为传染病患者，按照传染患者的终末消毒处理
11. 洗手记录	洗手，填写死亡通知单，完成各项记录，整理病历、归档案，办理出院手续结账	停止一切药物、治疗和饮食
12. 交接遗物	整理遗物交于家属	若家属不在，应由两人共同清点，将物品列出清单交护士长保管

2. 注意事项

（1）患者死亡后若家属不在医院，应马上通知家属来院探视遗体。

（2）医生开出死亡证明，并得到家属许可后，护士方可进行尸体护理。

（3）患者死亡后应及时进行尸体护理，以防尸体僵硬。

（4）床单位非传染病患者按一般出院患者方法处理，传染病患者按传染病患者要求进行终末消毒处理。

（5）清理患者遗物时，若家属不在，应由两人清点后，列出清单交护士长保管。

【评价】

（1）尸体整洁，表情安详，姿势良好，易于辨别。

（2）对死者家属进行劝慰，减轻家属的哀痛。

二、丧亲者的护理

丧亲者即死者家属，主要是指失去父母、配偶、子女者（直系亲属）。失去亲人，是一个重大的生活事件，也是一次非常痛苦的经历。这种痛苦在患者去逝后相当的一段时间都持续存在。这对其身心健康、生活、工作均有很大的影响，因此护理人员应理解和帮助他们，尽量做好居丧期家属的护理工作。

（一）丧亲者的心理反应

丧亲者的心理特征主要表现为悲伤，根据美国社会学家派克斯的观点将失去亲人的悲伤过程分为四个阶段。

1. 震惊与麻木阶段

这是丧亲者失去亲人后的第一个反应，丧亲者都会经历这个阶段，病程较短或突发意外死亡的，丧亲者震惊和麻木的程度更重，可出现发呆症状，且无法发泄自己的悲伤，此过程可以持续几小时到几天不等，极个别的人因无法承受这种打击而自杀。

2. 渴望与思念阶段

这是震惊和麻木之后的反应，丧亲者逐渐从麻木中解脱出来，意识到亲人确实死亡，继而产生悲伤心理，痛苦、无助的情绪随之而来，哭泣是主要的表达方式，并伴有强烈的思念之情。渴望奇迹出现，亲人复活，表现对亲人遗物的珍爱，对其音容笑貌的思念，反复回忆死者在世的情形，检讨自己以往对亲人的过错，有时仿佛听到他的声音，看到他的身影，常常觉得亲人还在身边。

3. 颓丧阶段

随着时间的流逝，丧亲者开始接受失去亲人的事实，痛苦的程度和次数随着时间逐渐减弱。但同时由于亲人的失去而带来原有生活的改变，伴随着无所适从的感觉，人会变得颓废、孤独、对事物不感兴趣、对人淡漠。

4. 恢复阶段

这是一个逐渐的过程，丧亲者认识到亲人已经逝世，痛苦已成为过去，逐渐从颓丧中解脱出来，恢复对生活的兴趣，重新寻找生活的方向，将亲人永远怀念。

（二）影响丧亲者调适的因素

1. 对死者的依赖程度

家人对死者在经济上、生活上、情感上依赖性越强，面对患者死亡后的调适越困难，常见于配偶关系。

2. 病程的长短

急性死亡病例，由于家人对突发事件毫无思想准备，易产生自责、内疚心理；慢性死亡病例，家人已有预期性心理准备，则能较快调适。

3. 死者的年龄与家人的年龄

死者的年龄越轻，家人越易产生惋惜和不舍，增加内疚和罪恶感；死者如为年长高龄者，一般认为是自然规律，对这样的死者家属悲痛时间较短，悲痛程度也较轻。

4. 家属的支持系统

家属存在其他支持系统（亲朋好友、各种社会活动、宗教信仰等），且能提供支持满足其需要，对调整哀伤有一定的作用。

5. 家属的文化水平与性格

文化水平较高的家属能够正确地理解死亡，一般能够面对死亡现象。性格外向的家属，因其悲伤能够及时发泄出来，悲伤期会较短，而性格内向的家属悲伤持续时间会较长。

6. 失去亲人后的生活改变

失去亲人后生活改变越大，越难调适，如中年丧夫、老年丧子等。

（三）丧亲者的护理

1. 做好死者的尸体护理

做好死者的尸体护理，体现对死者的尊重，给丧亲者极大的心理安慰，以减轻丧亲者悲痛的心理反应。

2. 对丧亲者进行心理疏导

死亡是患者痛苦的结束，而对丧亲者则是悲痛的高峰，必将影响其身心健康和生存质量。安慰丧亲者面对现实，鼓励其宣泄感情，陪伴他们并认真聆听他们的倾诉。获知亲人死亡信息后，丧亲者最初的反应是震惊和麻木，此时护理人员应陪伴、安慰他们，同时认真地聆听，在聆听时，护士可以握紧他们的手，劝导他们毫不保留地宣泄内心的痛苦。哭泣是丧亲者最常见的情感表达方式，是一种很好的舒解内心忧伤情绪的途径，可以协助其表达愤怒情绪和罪恶感，所以应该给予丧亲者一定的时间，并创造适当的环境，让他们能够自由痛快地哭出来。彻底地发泄内心的悲痛，以减少对健康的影响。

3. 鼓励丧亲者之间相互安慰

通过观察发现死者家属中的重要人物和坚强者，鼓励他们相互安慰，相互给予支持和帮助，使其尽快度过悲伤期。

4. 协助解决实际困难

患者去世后，丧亲者会面临许多需要解决的家庭实际问题，临终关怀中医护人员应了解家属的实际困难，并积极地提供支持和帮助，如经济问题、子女问题、家庭组合、社会支持系统等，使家属感受到人世间的温情。提出合理的建议，帮助家属作出决策去处理所面对的各种实际问题。但在居丧期不宜引导家属作出重大的决定及生活方式的改变。

5. 丧亲者随访

目前在国外，临终关怀机构通过信件、电话、家庭访视对死者家属进行追踪随访。鼓励其参加社会活动，建立新的生活方式。

临终关怀强调人道主义善终照顾，免除了无意义的检查与治疗，减轻了社会、家庭的经济负担，节约有限的医疗资源；同时将患者与家属视为护理的整体，强调患者生理、心理、社会的支持，让患者在人生的最后时刻身心得到最大满足，保持有尊严的离开人世，并给予家属情感支持，对家庭和社会均是一项有益的行为。

目标检测

一、单项选择题

1. 尸斑一般出现在尸体的
   A. 面部　　　　　　　B. 最低部位　　　　C. 腹部　　　　　D. 胸部

2. 现代医学已开始主张以下哪项标准作为死亡的依据
   A. 呼吸、心跳停止　　B. 脑死亡　　　　　C. 心电图平直　　D. 瞳孔散大

3. 临终患者最早出现的心理反应期是
   A. 忧郁期　　　　　　B. 否认期　　　　　C. 愤怒期　　　　D. 协议期

4. 张女士，40岁，肝癌，入院时身体虚弱，抗癌治疗效果差，患者情绪不稳定，经常抱怨，与家属争吵，该期的心理反应为
   A. 愤怒期　　　　　　B. 否认期　　　　　C. 忧郁期　　　　D. 接收期

二、简答题

1. 如何理解临终关怀的理念？
2. 目前临终关怀的主要服务内容有哪些？
3. 如何看待死亡是生命的组成部分？
4. 怎样做好临终患者愤怒期的护理？

（张春菊）

第二十二章

医疗与护理相关文件的记录

学习目标

1. 了解医疗与护理文件记录的意义。
2. 熟悉医疗与护理文件的书写原则和保管要求。
3. 掌握病历排列顺序。
4. 掌握医嘱的内容、种类。
5. 熟练掌握医嘱的处理方法、病室交班报告。
6. 学会重整医嘱。
7. 学会填写护理记录单、病重（病危）患者护理记录单。

【引导案例】

患者，李某，男，42 岁，因主诉咳嗽，咳痰、气短持续 3 个月，已连续两年，近 3 天加重，于 8 点入院。查体：T37.8℃，P96 次/分，R25 次/分，BP120/80mmHg，神志清楚，痛苦面容。诊断"慢性支气管炎"，医嘱：X 线检查、痰液检查，阿莫西林 3g/d po tid。

请问：

1. 以上病例需要在体温单 40℃ ~42℃之间记录的内容是？

2. 请将该患者的生命体征记录在体温单上。

3. 属于长期医嘱、临时医嘱的是？

医疗与护理文件是医院和患者的重要档案资料。随着新的《医疗事故处理条例》和最高人民法院《关于民事诉讼证据的若干规定》的实施，医疗与护理文件书写规范和管理以法律规范的形式公示于众，使其得到了充分重视和发展，这对加强医疗与护理文件质量管理、提高医护服务质量、预防医疗事故的发生起到积极的作用，为评价医院护理工作质量与护理管理水平提供重要依据。

第一节　医疗与护理文件管理

医疗与护理文件是指医护人员在医疗、护理活动过程中形成的文字、符号、图表、影像、切片等资料的总和，包括门（急）诊病案和住院病案。护士在医疗与护理文件记录和保管中，必须明确记录的意义，认真负责，严格遵守职业规范。

一、记录的意义

（一）提供患者的信息资料

医疗与护理文件记载了患者疾病的发生、发展及转归的全过程，为患者再次入院的诊断、治疗、护理等工作提供重要依据，有利于对疾病做出更快速细致和全面的判断。

（二）提供教学与科研资料

医疗与护理文件是临床工作的原始文件记录，充分体现了理论在实践中的应用，是最好的实用教材，为医疗、护理、教学和科研工作提供了重要资料。

（三）提供医学统计原始材料

医疗与护理文件为疾病的调查、传染病的管理、流行病的研究提供了医学统计的原始资料，成为卫生行政机构制定、实施政策的重要依据。

（四）提供法律依据

医疗与护理文件属法律相关性文件，也是法律上的证明文件，是法律认可的证据，在法庭上可作为医疗纠纷、保险索赔、刑事案件及遗嘱查验的证明，具有重要的法律意义。

（五）提供评价依据

医疗与护理文件可反映医院的医疗技术水平、护理质量和医护人员的业务素质，是评价医院工作和科学管理水平的重要标志之一。

二、记录的原则

（一）及时

记录及时，不得拖延或提前，更不能漏记。若因抢救急危重患者不能及时记录时，应在抢救结束后 6h 内据实补记，并注明抢救完成时间和补记时间。

（二）准确

记录内容应该准确真实，语句表述应简明扼要，重点突出，不能含糊其辞。使用医学术语和标准的外文缩写，采用国家法定的计量单位，数字一律用阿拉伯数字书写。

（三）客观

记录内容应是医护人员观察和测量到的患者客观信息，避免主观臆断。记录患者主观资料时用引号标明自诉内容，同时补充相应的客观资料。

（四）完整

眉栏、页码必须逐页逐项填写，各项记录必须有完整的日期和时间，记录内容应连续不可留有空行或空白处，记录者签全名，以示明确责任。实习、进修人员书写的各项记录，上级医护人员应及时审查并签全名。

（五）规范

各种记录应按规定的内容和格式书写，字体要清楚、端正，表述准确、语句通顺、标点正确，书写不可出格跨行，不得涂改、剪贴或滥用简化字，不可中英文夹杂叙述；记录过程中出现错字时用双线划在错字上并在上面签名；除特殊规定外，须分别使用红、蓝钢笔书写。一般白班用蓝笔，夜班用红笔书写。如为电子记录，则按统一要求打印后由相关医务人员手写签名。

三、医疗与护理文件的保管

经整理后归档的医疗与护理文件，是医院重要的档案资料，对医疗、护理、教学、科研、法律等方面至关重要。因此，医疗与护理文件无论是在患者住院期间，还是出院后均应妥善管理，以使病案资料信息得以充分利用。

（一）病历保管

1. 门（急）诊病案

医疗机构建立有门（急）诊病案档案，则由医疗机构负责保管。医疗机构未建立门（急）诊病案档案，则由患者负责保管。

2. 住院期间病案

（1）按规定存放，记录或使用后必须放回原处，未经同意不得翻阅及擅自携出病区。

（2）严禁任何人伪造、隐匿、涂改、抢夺、窃取病案。

（3）病案应保持整洁，各种记录单应按住院病案排列顺序排列，不得拆散、撕毁或遗失。

（4）除涉及对患者实施医疗、护理活动的医务人员及医疗服务监控人员外，其他任何机构和个人不得擅自查阅患者的病案。

（5）因科研、教学需要查阅病案的，需经患者就诊的医疗机构有关部门同意后查阅，查阅后立即归还，不得泄露患者隐私。

（6）印有医疗机构标志的医疗与护理文件，只限于在本医疗机构内使用，不得转卖、转让和出售，其他医疗机构不得冒用。

3. 出院后病案

患者出院或死亡后的病案，经整理后一律交病案室长期统一保管，按卫生行政部门规定的要求排序，分类存贮，妥善保管，不得丢失和破损。

（二）病历复印

住院病案因医疗活动、复印或复制等需要带出病区或医院时，应由有关工作人员传递，勿让患者或其陪护人员携带。复印或复制病案时，工作人员应根据复印证明到指定地点，并在申请人在场的情况下，按有关规定复印或复制相关内容，其他任何机构和个人不得擅自查阅、复印和复制病案。医疗机构可以为申请人复印或复制的病案资料包括：①门（急）诊病案；②住院病案，包括：体温单、医嘱单、入院记录、化验单（检验报告）、医学影像检查资料、特殊检查（治疗）同意书、手术同意书、手术及麻醉记录单、病理报告、护理记录、出院记录。

四、病案的排列顺序

（一）住院病案的排列顺序

从上至下依次为：体温单（按时间逆序排列）→医嘱单（长期医嘱单和临时医嘱单按时间逆序排列）→入院病案及入院记录→病史及体格检查→病程记录（手术、分娩及特殊治疗记录单等）→会诊记录→各项检查检验报告单→知情同意书→护理记录→住院病案首页→住院证→门诊病案。

（二）出院病案的排列顺序

从上至下依次为：住院病案首页→住院证（死亡者有死亡报告单）→出院记录或死亡记录→入院病历及入院记录→病史及体格检查→病程记录（手术、分娩及特殊治疗记录单等）→会诊记录→各项检查检验报告单→护理记录→医嘱单（长期医嘱单和临时医嘱单按时间逆序排列）→体温单（按时间逆序排列）。

第二节 医疗与护理文件的记录

一、体温单

（一）体温单的内容

体温单记录了患者的姓名、科别、床号、病室、入院日期及住院号；体温、脉搏、呼吸、血压以及其他重要资料，如入院、手术、转科、分娩、出院、死亡、液体出入量、体重等。由于体温单可以反映出患者的概况，因此，患者在住院期间体温单排列在病案首页，以便于查阅（表 22 - 1）。

（二）体温单的填写方法

1. 眉栏项目

（1）姓名、科别、床号、病室、入院日期及住院号均使用蓝色或黑色水笔正楷字体书写。

（2）日期栏 首页第 1 日及跨年度第 1 日需填写年 - 月 - 日（如：2012 - 03 - 26）。每页体温单的第 1 日及中间跨月的第 1 日需填写月 - 日（如 03 - 26），其余只填写日期，用蓝色、或黑色水笔填写。

（3）住院天数栏 自入院当日开始以阿拉伯数字计数，直至出院，用蓝色或黑色水笔填写。

（4）手术后天数栏 自手术次日开始以阿拉伯数字计数，连续填写至 14 天，若在 14 天内进行第 2 次手术，则将第 1 次手术天数作为分母，第 2 次手术天数作为分子，用红水笔填写。

2. 40℃～42℃之间的记录

（1）填写内容　在40℃～42℃之间纵向填写患者入院、转入、手术、分娩、出院、死亡等。除手术不写具体时间外，其余均按24h制记录时间，精确到分钟。转入时间由转入科室填写。

（2）填写方法　用红色水笔纵行填写，如八点二十分入院，填写方法是"入院－八点二十分"，其中破折号占两个小格；如果入院、转入、手术、分娩、出院等时间与体温单上的整点时间不一致时，应填写在靠近侧的时间栏内。

（3）手术不写具体手术名称。

3. 体温、脉搏曲线的绘制

（1）体温曲线的绘制

①体温符号：口腔温度以蓝"●"表示，腋温以蓝"×"表示，直肠温度以蓝"○"表示。

②体温从35℃至42℃，每一大格为1℃，每小格为0.2℃，在37℃处用红线明显标识。按实际测量度数，绘制于体温单35℃～42℃之间相应的点上，相邻温度用蓝直线相连。

③体温不升时，可将"不升"二字用蓝色水笔写在35℃线以下，不与下次测量的体温相连。

④物理或药物降温30min后测量的体温，以红圈"○"表示，绘制在降温前体温符号的同一纵格内，以红虚线与降温前的温度相连，下次测量的体温符号与降温前的体温用蓝直线相连。

（2）脉搏曲线的绘制

①脉搏以红"●"表示，相邻的脉搏以红直线相连。心率用红"○"表示，相邻的心率也用红直线相连。

②脉搏从40次/分至180次/分，每一大格为20次/分，每一小格为4次/分。

③脉搏与体温绘制重叠时，先划体温符号，再用红色笔在体温符号外划红圈"○"表示脉搏。

（3）呼吸的记录

①呼吸为一栏空格，用红色笔以阿拉伯数字记录测量结果。如每日测量呼吸2次以上，应在相应的时间栏内上下交错记录，第1次呼吸应当记录在上方。

②使用呼吸机的患者，呼吸以 Ⓡ 表示，在呼吸栏相应时间内上下交错用蓝色水笔或黑色水笔画 Ⓡ ，不写次数。

4. 底栏的填写

（1）血压　用蓝笔以分数的形式记录在血压栏内，单位为毫米汞柱（mmHg）。新入院的患者当日应测量血压并记录，如每日测量2次，应分别记录在血压栏内的左右两侧；如每日测量2次以上，应记录在护理记录单上。记录方式如：收缩压/舒张压（130/80），不用写单位。

（2）入量　应将前一日24h总入量记录在相应日期栏内，每隔24h填写1次，单位为毫升（ml）。

（3）出量 应将前一日24h总出量记录在相应日期栏内，每隔24h填写1次，单位为毫升（ml）。

（4）大便 应将前1日24h大便次数记录在相应日期栏内，每隔24h填写1次，单位为次/d。患者如无大便，以"0"表示；灌肠后大便以"E"表示，以分数的形式记录，分子记录大便次数，分母为灌肠"E"。例如："1/E"表示灌肠后排便1次；"0/E"表示灌肠后无排便；"1^1/E"表示自行排便1次，灌肠后又排便1次；"※"表示大便失禁；"☆"表示人工肛门。

（5）体重 新入院患者当日应测量体重并记录，根据患者病情及医嘱测量并记录，单位为公斤（kg）。如因病情重或特殊原因不能测量者，在体重栏内可填上"卧床"。

（6）身高 新入院患者当日应测量身高并记录，单位为厘米（cm）。

> **知识拓展**
>
> **电子体温单的生成**
>
> 护士凭个人账号和密码登录临床信息系统（clinical information system，CIS）中的护士工作站系统，进入生命体征录入界面，将患者的生命体征分别录入后保存，系统自动生成体温单。医生和护士可以分别从CIS系统中的医生工作站系统和护士工作站系统查阅体温单，也可以根据需要打印体温单。符号标志同手工绘制法。

（7）空格栏 可作为需增加内容和项目，如记录管路情况等。

二、医嘱单

医嘱是医生根据患者的病情需要拟定的治疗、检查计划和护理措施等书面嘱咐。医嘱单分为长期医嘱单和临时医嘱单，是医护人员共同实施治疗和护理的重要依据，也是护士处理和执行医嘱的核查依据。

（一）医嘱的内容

医嘱的内容包括：日期、时间、床号、姓名、护理常规、隔离种类、护理级别、饮食、体位、药物（名称、剂量、浓度、时间和方法），各种检查、治疗，术前准备和医生、护士签名。

（二）医嘱的种类

1. 长期医嘱

长期医嘱指有效时间在24h以上，在医生注明停止时间前一直有效。如一级护理；普通饮食；5%葡萄糖500ml+氨苄西林3.0g ivgtt qd（表22-2）。

长期医嘱单内容包括患者姓名、科别、床号、住院病历号（病案号）、开始日期和时间、长期医嘱内容、停止日期和时间、医师签名、护士签名、页码。其中，由医师填写开始日期和时间、长期医嘱内容、停止日期和时间。护士每天执行长期医嘱的给药单、输液单、治疗单等，由执行护士签名。

2. 临时医嘱

临时医嘱指有效时间在24h以内，应在短时间内执行，一般只执行1次。有的需要立即执行，如盐酸布桂嗪注射液120mg肌注st；有的需限定执行时间，如手术、会诊、X线摄片、各种特殊检查、化验等；另外出院、转科、死亡等也列入临时医嘱（表22-3）。

临时医嘱单内容包括患者姓名、科别、床号、住院病历号（或病案号）、日期和时间、临时医嘱内容、医师签名、执行护士签名、执行时间、页码。其中由医师填写医嘱时间、临时医嘱内容；由执行临时医嘱的护士填写执行时间并签全名。

3. 备用医嘱

分为长期备用医嘱和临时备用医嘱两种。

（1）长期备用医嘱（prn）有效时间在24h以上，必要时使用，两次执行之间有间隔时间，由医生注明停止时间后方为失效。如哌替啶50mg im q6h prn（表22-2）。

（2）临时备用医嘱（sos）仅在12h内有效，必要时使用，只执行一次，过时尚未执行自动失效。如地西泮5mg po sos（表22-3）。

（三）医嘱的处理

1. 医嘱的处理原则

（1）先急后缓，处理和执行医嘱应首先判断医嘱的轻重缓急，合理安排执行顺序。

（2）先临时，后长期，临时医嘱应立即安排执行。

2. 医嘱的处理方法

（1）长期医嘱　由医生开写在长期医嘱单上，并注明开写日期及时间，签全名。护士将长期医嘱分别打印（转抄）到各种执行单上，如服药单（卡）、注射单（卡）、治疗单（卡）、输液单（卡）、膳食通知单（卡）等，注明执行时间并在医嘱单护士签名栏签全名。定期执行的长期医嘱应在执行单上注明具体的执行时间，如维生素C 200mg po tid，服药单上应该注明维生素C 200mg po 8am-12n-4pm。某些有期限规定的长期医嘱，如测血压bid×3（3即3天），按长期医嘱处理，但需要同时将其停止日期、时间转抄于长期医嘱执行单上，以防遗忘。

（2）临时医嘱　由医生开写在临时医嘱单上，并注明开写日期及时间，签全名。需立即执行的临时医嘱，主班护士应安排有关护士立即执行。护士执行后，必须在医嘱单上写上执行时间并在护士签名栏签全名。有限定执行时间的临时医嘱，护士应转抄到临时治疗本或交班记录本上做好交班；会诊、手术、各种检查、检验申请单应及时转送到有关科室；执行后写上执行时间并签全名（表22-3）。

（3）长期备用医嘱（prn）　由医生开写在长期医嘱单上，并注明开写日期及时间，签全名。按长期医嘱处理，患者需要时使用。每次执行后，执行护士在临时医嘱单上记录执行时间和签全名，供下次用药参考。每次执行前必须先了解上次执行的时间。

（4）临时备用医嘱（sos）　由医生开写在临时医嘱单上，并注明开写日期及时间，签全名。待患者需要时执行，执行后按临时医嘱处理，过期未执行，护士应用红笔在该医嘱栏内写"未用"二字。日间的临时备用医嘱仅在日间有效，至19：00自动失效；夜间临时备用医嘱仅在夜间有效，至晨7：00自动失效。凡需要下一班次执行的临时备用医嘱（sos）应做好交班。

（5）停止医嘱　医生在长期医嘱单原始医嘱内容的停止栏内注明日期、时间并签全名。护士首先将该项医嘱在相应的执行单或卡片上注销，然后在医嘱单原医嘱内容的停止栏内注明执行时间和签全名（表22-2）。

（6）重整医嘱 凡长期医嘱调整项目较多或长期医嘱单超过3页的要重整医嘱。重整医嘱时，在最后一行医嘱下面用红笔画一横线，在红线下面写上"重整医嘱"四字，再将有效的继续执行的长期医嘱按原始日期排列顺序，打印（抄录）在红线以下的医嘱单上，打印（抄录）完毕需两人核对无误后，抄录者、核对者签全名。

（7）转科、手术和分娩医嘱 也要重整医嘱，即在原医嘱最后一行的下面用红笔划一横线，以示前面医嘱一律作废，同时将各执行单（卡）上的原医嘱注销。并在红线下面写上"转科医嘱"或"手术医嘱"或"分娩医嘱"，然后医生重新开写医嘱，护士处理医嘱。

3. CIS 医嘱处理

目前，国内很多医院开始使用临床信息系统（CIS）对患者的诊疗和护理信息进行管理。其中医嘱系统是医院信息系统的核心部分。医生凭个人账号和密码登陆医生工作站系统，将医嘱按照长期医嘱、临时医嘱、辅助检查、化验等分类录入系统，由护士登陆护士工作站系统作进一步处理。主要包括：

（1）审核医嘱 审核医嘱是医嘱处理全过程中至关重要的环节，只有经过授权的护士才能登录护士站工作系统审核医嘱，重点审核医嘱录入的正确性、规范性。包括医嘱内容及分类。医嘱审核确认无误后，方可进入执行医嘱环节。

（2）执行医嘱 护士凭个人账号和密码登录 CIS 的医嘱处理系统，浏览审核通过的医嘱，点击"医嘱执行"按钮，完成医嘱的生成执行，并向各相应科室发送出有关请求。如中心药房、医技科室等。医嘱执行后可以生成各种相关的汇总表（单）和执行表（单）。常用的表（单）包括：①长期或临时用药（又细分为输液药单、口服药单、中药单、毒麻药单）；②服药卡；③输液卡；④输血卡；⑤医疗卡；⑥床头卡等。

（3）打印表单和医嘱单 ①护士可根据需要选择单个患者或按病区打印各种执行表单（同上），以指导护士执行。护士执行后，在相应的表单上签署姓名和时间；②打印患者的长期医嘱和临时医嘱单，如患者手术前、转科前、出院前等。CIS 具备续打印功能，当再次打印医嘱时可以续前页进行。打印出的医嘱自动带有执行护士的电子签名和医嘱处理事项。

使用 CIS 进行医嘱处理，不仅避免了传统纸质医嘱处理时存在的手工转抄各种执行单、查对转抄的准确性及填写各种医嘱报表等繁琐工作，更重要的是通过规范化的录入界面、格式化的数据形式以及系统内部的质量控制、设置错误提示警告，保证了医嘱录入、处理的正确性、完整性、及时性，有利于提高医疗护理质量，防止医疗护理差错事故的发生。

4. 处理医嘱的注意事项

（1）医嘱必须经医生签字后方为有效。一般情况下不执行口头医嘱，在抢救或手术过程中医生提出口头医嘱时，护士必须向医生复诵一遍，双方确认无误后方可执行，抢救或手术结束后医生应及时补写在医嘱单上。

（2）护士在执行医嘱前有责任核查医嘱的正确性，不能机械的处理和执行医嘱，如有疑问，必须与医生核实，无误后方可执行。

（3）凡需下一班执行的临时医嘱和临时备用医嘱要交班，并在护士交班记录上注明。

（4）医嘱须每班、每日查对，每周总查对一次，每次查对后，参与查对者签全名。

（5）处理医嘱时，精力要集中，做到认真、细致、准确、及时，要求字迹清楚，不得任意涂改。

三、危重患者护理记录单

危重患者护理记录单是在患者住院期间，护士根据医嘱和患者的病情对危重患者实施整体护理全过程的真实记录。凡病重、大手术或特殊治疗需要监护的患者，应做好护理记录，以便及时了解病情变化，观察治疗、护理、抢救后的效果（表22-4）。

（一）记录内容

（1）意识　根据患者实际意识状态选择填写，如清醒、嗜睡、意识模糊、昏睡、浅昏迷、深昏迷、谵妄状态。

（2）体温　单位为℃，直接在"体温"栏内填写测得数值。

（3）脉搏　单位为次/分，直接在"脉搏"栏内填写测得数值。

（4）呼吸　单位为次/分，直接在"呼吸"栏内填写测得数值。

（5）血压　单位为毫米汞柱（mmHg），直接在"血压"栏内填写测得数值。

（6）血氧饱和度　根据实际填写数值。

（7）吸氧　单位为升/分（L/min），可根据实际情况在相应栏内填写数值，不需要填写数据单位，并记录吸氧方式，如双腔鼻氧管法、鼻塞法、面罩法等。

（8）出入量　①入量：单位为毫升（ml），入量项目包括：静脉输注的各种药物、口服的各种食物和饮料以及经鼻胃管、肠管输注的营养液等；②出量：单位为毫升（ml），出量项目包括：尿、便、呕吐物、引流物等，需要时写明颜色、性状。

（9）皮肤情况　根据患者皮肤出现的异常情况选择填写，如压疮、出血点、破损、水肿等，并注明皮肤异常部位或范围。

（10）管路护理　根据患者置管情况填写，如静脉置管、导尿管、引流管等。

（11）病情观察及措施　简要记录护士观察患者病情的情况，以及根据医嘱或患者病情变化采取的治疗和护理措施。

（二）书写要求

（1）楣栏项目用蓝笔填写，包括：科别、姓名、年龄、性别、床号、住院病历号、入院日期、诊断。

（2）具体内容白班用蓝笔记录，夜班用红笔记录，每次记录后应签全名。

（3）首次书写危重患者护理记录单者，应有疾病的诊断、目前病情，手术者应记录手术名称、手术时间、麻醉方式、术中情况、回病房时间、伤口情况等。详细记录生命体征的变化及出入液量。

（4）及时准确地记录患者的病情动态变化、治疗、护理措施，需要严密观察病情的患者日间至少2h记录一次，夜间至少4h记录一次，病情有变化时应随时记录。

（5）抢救患者应及时记录，未能及时书写抢救记录的，当班护士应在抢救结束后

6h 内如实补写记录。

（6）各班交班前，应将患者的病情及出入液量简要小结，并签全名。24h 出入液量应于次晨总结，并用蓝笔填写在体温单相应栏内。

（7）停止危重患者护理记录单应有病情说明，患者出院或死亡后，记录单应归入档案保存。

四、病室交班报告

病室交班报告是由值班护士针对值班期间病室内患者病情动态变化、治疗和护理情况等做出的书面交班报告。通过阅读病室报告，可掌握和了解患者的身心状况和工作重点，使接班护士做到心中有数，护理工作能够有计划连续的进行。病室交班报告一般由主班护士书写（表 22 - 5）。

（一）书写要求

（1）值班护士必须在深入病室全面了解患者情况和病情动态的基础上书写，于交班前完成。

（2）书写的内容应全面、正确、真实、使用医学术语，叙述简明扼要、重点突出，有连贯性，以利于系统的观察病情。

（3）白班用蓝水笔，夜班用红水笔书写，字迹清楚不得随意涂改，并签全名。

（4）对新入院、转入、手术、分娩患者及危重患者，在诊断栏目的下方分别用红水笔注明"新"、"转入"、"手术"、"分娩"字样，危重患者做特殊红色标记"※"，或用红笔注明"危"以示醒目。

（二）书写顺序

（1）用蓝水笔填写眉栏项目，如病室、年、月、日，患者总数和入院、出院、转出、转入患者数，危重、手术、分娩、死亡患者数，如无入院者写"0"，其他项目也类同，同一栏内的内容，按床号先后书写。

（2）先写当日离开病室的患者，如出院、转出、死亡的患者。

（3）再写进入病室的新患者，如新入和转入的患者。

（4）最后写病室内需重点护理及特殊检查的患者，如手术、分娩、危重及有异常情况的患者。

（三）交班的内容

1. 出院、转出、死亡患者

写明离开时间，转出患者注明转往何院、何科，死亡患者注明抢救过程、死亡原因及死亡时间。

2. 新入院和转入的患者

应报告患者入科的时间、方式（步行、平车、轮椅），生命体征，患者主诉、发病经过和主要症状、体征，给予的治疗、护理措施及效果，需要重点观察的内容和注意事项等。

3. 危重患者

应报告患者的生命体征、神志、瞳孔、病情动态，特殊的指标、特殊的抢救治疗、护理措施和效果及注意事项等，详细记录危重患者的病情变化。

4. 择期手术、预约检查和待行特殊治疗的患者

应报告将要进行的手术、治疗和检查项目，术前或检查前准备、用药和注意事项等。

5. 手术后患者

应报告施行何种麻醉、手术名称、手术经过，清醒时间，回病室后的情况，如生命体征，切口敷料有无渗血，是否已排尿、排气，各种引流管是否通畅及引流液情况，输液、输血及镇痛药的应用，需要重点观察的内容和注意事项等。

6. 产妇

产前应报告胎次、胎心、宫缩及破水情况；产后应报告产式、产程、分娩时间、婴儿情况、阴道出血量、会阴切口、恶露情况及有无排尿等。

7. 老年、小儿和生活不能自理的患者

应报告生活护理情况，如口腔护理、压疮护理及饮食护理等。

8. 病情突然有变化的患者

应报告病情变化详细情况，采取的治疗和护理措施，需要重点观察的内容和注意事项等。

目标检测

一、单项选择题

1. 医疗文件记录的意义不包括
   A. 提供患者的家庭信息资料　　　　　　　B. 提供法律依据
   C. 提供流行病统计资料　　　　　　　　　D. 提供教学与科研资料

2. 医嘱的内容不包括
   A. 护理常规　　　　B. 饮食种类　　　　C. 体位　　　　D. 药物批号

3. 执行口头医嘱时下列哪项不妥
   A. 一般情况下不执行　　　　　　　　　　B. 抢救时可执行
   C. 执行时护士需向医生复述一遍　　　　　D. 先记录再执行

4. 书写病室报告时应先书写
   A. 新入院的患者　　B. 危重患者　　　　C. 出院的患者　　　　D. 转入的患者

5. 吴先生患胆囊炎住院治疗，下列属于长期医嘱的是
   A. 地西泮 5mg po st　　　　　　　　　　B. 哌替啶 50mg im q6h prn
   C. 复方苷草片 3 片 po tid　　　　　　　D. 明晨查血常规

二、简答题

1. 医疗与护理文件记录有何意义？

2. 医疗与护理文件的书写原则有哪些？

3. 医嘱的概念是什么？有哪几种？

（李秀芝　　陈宝华）

表 22 - 1 体温单

姓名		年龄		性别		科别		床号			入院日期			住院病历号		
日期		2010-03-26		27		28		29			30			31		04-01
住院天数		1		2		3		4			5			6		7
手术后天数																
时间		2 6 10 14 18 22	2 6 10 14 18 22	2 6 10 14 18 22	2 6 10 14 18 22	2 6 10 14 18 22	2 6 10 14 18 22	2 6 10 14 18 22

脉搏 (次/分)	体温 (℃)							
180	42	入院						
160	41	九时四十分						
140	40							
120	39							
100	38							
80	37							
60	36							
40	35							

呼吸 (次/分)	18 18 20	18 20 18 18	18 20 18 18	18 20 18 18	18	20	18
血压 (mmHg)	130/80	135/85	130/75	125/75	140/90	130/85	125/80
入量 (ml)	2000	1900	0	2600	2200	2200	2000
出量 (ml)	1000	1000	1200	1100	1300	1400	1400
大便 (次/日)	1	0	0	1	0	1	1
体重 (kg)	68	卧床					
身高 (cm)	170						

表 22 - 2　长期医嘱单

姓名　张××　　科别　胸外　　床号 20　　住院病历号 214383

开始					停止			
日期	时间	医嘱	医师签名	护士签名	日期	时间	医师签名	护士签名
2012 - 12 - 19	13:17	胸外科护理常规	陈××	窦×				
2012 - 12 - 19	13:17	一级护理	陈××	窦×				
2012 - 12 - 19	13:17	半坐卧位	陈××	窦×	12 - 25	09:55	陈××	杨×
2012 - 12 - 19	13:17	普食	陈××	窦×				
2012 - 12 - 19	13:55	5% 葡萄糖 500ml	陈××	窦×	12 - 24	07:52	陈××	张×
2012 - 12 - 19	13:55	氨苄西林 3.0g ivgtt qd	陈××	窦×				
2012 - 12 - 19	13:55	维生素 C 200 mg po tid	陈××	窦×				
2012 - 12 - 19	13:55	洛芬待因缓释片 2 片 po q12h	陈××	窦×	12 - 24	07:52	陈××	张×
2012 - 12 - 19	13:55	哌替啶 50mg im q6h prn	陈××	窦×				

表 22 – 3　临时医嘱单

姓名　张××　　科别　胸外　　床号 20　　住院病历号 214383

日期	时间	医嘱	医师签名	执行护士 签名	执行时间
2012 – 12 – 19	13:17	血常规	陈××	窦××	13:25
2012 – 12 – 19	13:17	血型	陈××	窦××	13:25
2012 – 12 – 19	13:17	生化全项	陈××	窦××	13:25
2012 – 12 – 19	13:17	电脑多导联心电图	陈××	窦××	13:25
2012 – 12 – 19	13:17	胸腔闭式引流术一次	陈××	窦××	13:25
2012 – 12 – 19	13:17	盐酸利多卡因注射液 12ml 局麻	陈××	窦××	13:25
2012 – 12 – 19	13:17	盐酸布桂嗪注射液 120mg im st	陈××	窦××	13:25
2012 – 12 – 19	19:17	地西泮 5mg po sos 未用	陈××	李××	07:58

表 22-4 护理记录单

科别 胸外　姓名 张××　年龄 28　性别 男　床号 20　住院病历号 214383　入院日期 2012-12-19　诊断 左侧自发性气胸

日期时间	意识	体温℃	脉搏次/分	呼吸次/分	血压mmHg	血氧饱和度%	吸氧L/min	入量名称	入量ml	出量名称	出量ml	出量颜色性状	皮肤情况	管路护理	病情观察及措施	护士签名
12-19 14:00	神清	36.8	80	19	120/80	118	3	10%葡萄糖	250	小便	300		完好	胸腔闭式长管	患者精神差，引流管通畅，咳嗽时有气体引出，胸部切口	王××
12-19 15:00	神清	36.4	76	18	120/80	116	3						完好	胸腔闭式长管	水柱波动在6~7cm，胸部切口处敷料清洁干燥无渗	王××
													完好	胸腔	遵医嘱给予一级护理，持续低流量吸氧，未诉其他不适。	王××
															短症状，未诉其他不适。	王××
12-19 16:00	神清	36.8	80	18	110/70	118	3	0.9%生理温水	250	小便			完好	引流	口处敷料清洁干燥无渗出，诉伤口疼痛能忍。	刘××
														管	受，持续吸氧能忍。	刘××
12-19 18:00	神清								500		300		完好	闭式	胸部切口处敷料清洁干燥，无渗出，诉伤口疼痛能忍。	刘××
12-19 18:00	神清	37	80	18	126/80	120	3	饮水	200	小便	250		完好	胸腔	病情平稳，引流管通畅，胸部切口处敷料清洁干燥	刘××
12-19 20:00	神清	36.6	80	16	110/70	116	3						完好	闭式	病情平稳，间断睡眠6小时，引流管通畅引流	李××
12-20 06:00		36.1	72	17	110/70	98	3						完好	闭式	小时，引流管通畅引流	李××
12-20 07:00	神清													管	长管水柱波动在3~5 cm，胸部切口处敷料无渗出，间断吸氧。	李××

病区:胸外

表 22-5 病室交班报告

2012 年 12 月 19 日

病情\患者总	患者总数:30 白班				小夜班 患者总数:30				大夜班 患者总数:30			
	入院:1	转出:1	手术:1	死亡:0	入院:0	转出:0	手术:0	死亡:0	入院:0	转出:0	手术:0	死亡:0
病情	转入:0	分娩:0	病危:0		转入:0	分娩:0	病危:1		转入:0	分娩:0	病危:0	
	病重:1				病重:1				病重:0			

床号 姓名诊断	病情		
18 床 吕×× 5 床 王× 肺癌	左胸外伤 于今日 10:00 出院 于今日 11:30 转入肿瘤科,继续治疗		
20 床 张×× 左侧自发性气胸 "新""手术"	患者男性,28 岁,主诉 2 天前出现左侧胸痛,胸闷,轻度呼吸困难,咳嗽或活动后症状明显。伴咳嗽,咳白色黏痰。今日症状加重,神志清楚,情绪稳定,T37℃,P76 次/分,R25 次/分,BP112/70mmHg,立即在局麻下行左侧胸腔闭式引流术,手术过程顺利,术中出血约 8ml,术中有大量气体溢出,手术伤口以无菌敷料覆盖,胸部伤口以无菌敷料覆盖,干燥无渗出,主诉伤口疼痛能忍,未诉其他不适,胸部气管理,给予抗感染,祛痰,止痛等对症治疗,持续低流量吸氧,无胸闷气短症状,清夜班加强病情观察。	20:00 T36.8℃ P84 次/分 R24 次/分患者神志清楚,精神萎靡,咳嗽,咳频,给予持续低流量吸氧,胸腔闭式引流通畅,胸部伤口以无菌敷料覆盖,干燥无渗出,主诉伤口疼痛能忍,未诉其他不适,能入睡,病情平稳,清夜班加强病情观察。	6:00 T36.1℃,P72 次/分,R22 次/分患者神志清楚,咳嗽,咳频减轻,给予间断低流量吸氧,胸腔闭式引流通畅,长管水柱波动在 3~5cm,胸部伤口以无菌敷料覆盖,干燥无渗出,间断睡眠 5 小时,病情稳定。

护士签名:左××	护士签名:白××	护士签名:马××

参 考 答 案

第一章
选择题　1. C　2. B　3. C　4. A

第二章
选择题　1. D　2. B　3. B　4. C　5. C

第三章
选择题　1. B　2. A　3. B　4. B　5. D

第四章
选择题　1. D　2. B　3. C

第五章
选择题　1. B　2. D　3. D

第六章
选择题　1. C　2. A　3. C

第七章
选择题　1. B　2. C　3. B　4. C　5. B

第八章
选择题　1. B　2. A　3. C

第九章
选择题　1. B　2. D　3. C　4. D　5. A

第十章
选择题　1. C　2. B　3. D　4. A　5. C

第十一章
选择题　1. D　2. C　3. A　4. A　5. C

第十二章
选择题　1. D　2. C　3. C

第十三章
选择题　1. A　2. B　3. B　4. B　5. A

第十四章
选择题　1. D　2. C　3. C　4. D　5. D　6. B

第十五章
选择题　1. D　2. A　3. A　4. C

第十六章
选择题　1. C　2. B　3. C　4. C

第十七章
选择题　1. C　2. A　3. D　4. B　5. A

第十八章

选择题　1. D　2. D　3. A

第十九章

选择题　1. B　2. D　3. B　4. A

第二十章

选择题　1. D　2. B　3. A　4. C

第二十一章

选择题　1. B　2. B　3. B　4. A

第二十二章

选择题　1. A　2. D　3. D　4. C　5. C

参 考 文 献

[1] 陶莉，宋博，叶玲. 护理学基础. 北京：北京大学医学出版社，2011.

[2] 吴姣鱼. 护理学基础（案例版）. 北京：科学出版社. 2010.

[3] 杨潇二. 护理学基础. 西安：第四军医大学出版社，2010.

[4] 姜安丽. 新编护理学基础. 北京：人民卫生出版社，2006.

[5] 尚少梅，代亚丽. 护理学基础. 北京：北京大学医学出版社，2008.

[6] 崔焱. 护理学基础. 北京：人民卫生出版社，2001.

[7] 殷磊. 护理学基础. 北京：人民卫生出版社，2003.

[8] 李晓松，李玲. 护理学基础. 北京：人民卫生出版社，2009.

[9] 杨瑞贞，秦秀丽. 护理学基础. 北京：人民军医出版社，2011.

[10] 李小寒，尚少梅. 基础护理学. 北京：人民卫生出版社，2006.

[11] 段艮芳. 护理学基础. 北京：北京出版集团公司北京出版社，2011.

[12] 李小寒. 基础护理学（第4版）. 北京：人民卫生出版社，2010.

[13] 李晓松. 护理学基础（第2版）. 北京：人民卫生出版社，2008.

[14] 郑修霞. 护理学基础（第5版）. 北京：北京大学医学出版社，2003.

[15] 殷磊. 护理学基础（第2版）. 北京：人民卫生出版社，1999.

[16] 丁淑贞，王春梅. 基础护理学. 北京：人民军医出版社，2011.

[17] 叶玲，董翠红，刘美萍. 基础护理学. 北京：中国医药科技出版社，2012.

[18] 谢田. 护理概论与护理技术. 北京高等教育出版社，2005.

[19] 马如娅. 护理技术. 北京：人民卫生出版社，2002.

[20] 余菊芬. 护理学基础. 北京：高等教育出版社，2011.

[21] 周更苏，于洪宇，史云菊. 基础护理技术. 武汉：华中科技大学出版社，2011.

[22] 李晓松. 基础护理技术. 北京：人民卫生出版社，2011.

[23] 李小萍. 基础护理学. 北京：人民卫生出版社，2007.

[24] 姜安丽，石琴. 新编护理学基础. 北京：人民卫生出版社，2000.

[25] 李小寒. 基础护理学. 北京：人民卫生出版社，2006.

[26] 陈照坤. 护理技术. 北京：科学出版社，2012.

[27] 崔焱. 护理学基础. 北京：人民卫生出版社，2000.

[28] 白继荣. 护理学基础. 北京：中国协和医科大学出版社，2001.

[29] 杨世杰. 药理学（第2版）. 北京：人民卫生出版社，2010.

[30] 何维. 医学免疫学（第2版）. 北京：人民卫生出版社，2010.

[31] 邵阿末. 护理技术（第2版）. 北京：人民卫生出版社，2008.

[32] 张少羽. 基础护理技术. 北京：人民卫生出版社，2010.

［33］ 徐小兰．护理学基础．北京：高等教育出版社，2004.

［34］ 潘纯媚．最新护理技术（第 2 版）．台北：汇华图书出版股份有限公司，2005.

［35］ 陶丽云．护理基本技术（第 2 版），北京：高等教育出版社，2009.

［36］ 崔炎．护理学基础．北京．人民卫生出版社．2001.

［37］ 李小萍．基础护理学第二版．北京．人民卫生出版社．2001.

［38］ 姜安丽．新编护理学基础．北京．人民卫生出版社．2006.

［39］ 熊爱姣．基础护理技术．郑州．河南科技出版社．2008.

［40］ 李晓松．护理学基础．北京．人民卫生出版社．2002.

［41］ 龙霖．护理学基础．北京．人民军医出版社．2010.

［42］ 李小寒，尚少梅．基础护理学．北京：人民卫生出版社，2012.

［43］ 周春美．护理学基础．上海：上海科学技术出版社，2010.

［44］ 朱大年．生理学．北京：人民卫生出版社，2008.